Textbook of Human Anatomy

인체해부학
아카데미

김창국 · 김용수 · 박창열 · 서영환

dcb
대경북스

저 자 소 개

김 창 국

고려대학교 국제스포츠학부 교수

김 용 수

신성대학교 물리치료과 교수

박 창 열

전주비전대학교 응급구조과 교수

서 영 환

조선대학교 체육학부 교수

인체해부학 아카데미

초판발행 / 2014년 3월 10일

초판3쇄 / 2022년 9월 15일

발행인 / 김영대

발행처 / 대경북스

ISBN / 978-89-5676-448-1

대경북스

등록번호 제 1-1003호

서울특별시 강동구 천중로 42길 45 (길동) 2F

전화: 02) 485-1988, 485-2586~87·팩스: 02) 485-1488

e-mail: dkbooks@chol.com·http://www.dkbooks.co.kr

머리말

　인체의 구조를 밝히는 해부학과 인체의 기능을 연구하는 생리학은 인간의 움직임을 다루는 모든 학문에서 근본이 됨과 동시에 관련 분야에서의 성공을 가름하는 중요한 학문이다. 그러나 의학과 보건체육 분야는 물론 기타 건강관련 분야를 전공하는 학생들에게 해부학과 생리학이라는 학문은 그리 만만한 학문이 아니다. 전문성을 담보하자면 지나치게 난해해지고, 짧은 시간에 인체해부학을 학습하려면 수박겉핥기식의 학습이 될 수밖에 없다.

　필자들은 오래 동안 인체해부학 수업을 진행하면서 해부학을 학습하는 전공분야의 학생들에게 인체해부학이라는 학문을 어떻게 하면 조금이라도 더 쉽고 빠르게 이해시킬 것인가 늘 고민하여 왔다. 그런 와중에 해부학의 방대한 내용을 요약함과 동시에 그 난해함 속에서 놓치기 쉬운 균형감을 간직한 교재의 필요성을 느껴 이렇게 새로운 성격의 해부학 교재를 기획하게 되었다.

　본 서는 해부학이 아우르고 있는 전체적인 윤곽을 빠짐없이 다루면서도, 각각의 전공분야에 실제적으로 적용할 수 있도록 하는 데 중점을 두고서 집필되었다. 그렇기 때문에 설명만을 길게 나열하는 서술방식에서 벗어나, 핵심된 내용을 최대한 축약된 문장 속에서 간결하게 설명하였으며, 부족한 부분은 수많은 그림과 도표 및 사진을 통해 부연설명함으로써 학습효율을 극대화하였다.

　본 서의 구성은 다음과 같다.

　제1장 해부학의 개관에서는 해부학의 정의와 목적, 해부학적 자세 및 위치, 움직임과 관련한 용어 및 인체의 기본적인 구성요소에 대해 설명하였다.

　제2장 인체의 조직과 항상성에서는 인체의 구조적 단계와 세포, 조직단계의 개념과 구조 및 기능과 인체의 항상성 및 인체의 리듬을 설명하였다.

　제3장 뼈대계통에서는 뼈대계통의 기능과 구성, 뼈를 만드는 조직과 구성형태 및 뼈되기의 기전, 머리 · 척주 · 가슴우리 · 팔 · 다리를 구성하는 뼈의 구조와 기능에 대해 설명하였다.

　제4장 관절에서는 관절의 분류와 결합조직, 머리와 목 · 척주와 가슴우리 · 어깨 · 팔꿈치 및 아래팔 · 손목과 손 · 엉덩이 · 무릎 · 발목과 발에 있는 관절의 구조와 움직임에 대해 설명하였다.

　제5장 근육계통에서는 근육조직의 분류와 구조, 뼈대섬유의 조직학적 특징, 머리 · 목 · 가슴 · 배 · 등 · 팔 · 팔다리를 구성하는 근육의 구조와 기능에 대해 설명하였다.

제6장 순환계통에서는 심장계통의 구조와 기능, 혈액의 순환과 혈관, 맥박, 혈압 및 림프계통의 기능과 흐름, 순환계통의 발달과 노화에 대해 설명하였다.

제7장 신경계통에서는 뉴런과 신경조직의 종류와 특징, 신경계통을 보호하는 구조와 혈관을 설명하고, 신경계통의 두 계통인 중추신경계통과 말초신경계통에 대해 설명하였다.

제8장 호흡계통에서는 호흡기관인 코안·인두와 후두·기관과 기관지·허파의 구조와 기능, 호흡운동과 호흡기능, 가스의 교환과 산소 및 이산화탄소의 운반, 호흡조절에 대해 설명하였다.

제9장 내분비계통에서는 내분비기관인 시상하부, 뇌하수체, 솔방울샘, 갑상샘, 덧갑상샘, 부신, 고환 및 난소의 구조와 위치, 기능에 대해 설명하였다.

제10장 인체의 방어기전에서는 방어기전을 비특이방어기전과 특이방어기전으로 나누고, 비특이방어기전에서는 가슴샘·지라·림프절에 대해, 특이방어기전에서는 면역계통·항원과 항체·체액면역과 세포면역·알러지반응에 대해 설명하였다.

인체해부학은 기본적으로 재미 있고 흥미로운 학문이다. 어떤 자세로 어떻게 학습해나가느냐에 따라 얼마든지 즐겁고 유익한 수업을 진행할 수 있다. 그러나 자칫 잘못하면 지겹고 고리타분한 학문으로 여겨질 가능성도 농후하다. 본 서가 재미 있고 알찬 인체해부학 수업과 전공학생들의 인체해부학 학습에 도움이 되기를 기대해 본다.

다소 아쉬운 부분은 앞으로 개정판을 내면서 보완해 나갈 것을 약속드리며, 이 책이 나오기까지 함께 고생하신 분들께 감사의 뜻을 전한다.

2014년 2월

저자 일동

본 서는 '인간움직임을 이해하기 위한 인체해부학'을 기초로 작업되었으며, 해부학 및 의학용어는 대한의사협회의 '의학용어집(제5판)'을 기준으로 하였다.

차 례

Chapter 1
해부학의 개관
conspectus of anatomy

Chapter 2
인체의 조직과 항상성
tissues and homeostasis of human body

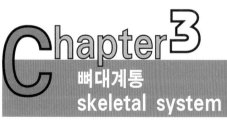

Chapter 3

뼈대계통
skeletal system

1. 총 론 ··· 66

Chapter 4
관 절
joint

Chapter5

근육계통
muscular system

Chapter 6

순환계통
circulatory system

Chapter 7

신경계통
nervous system

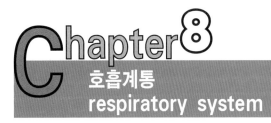

Chapter8

호흡계통
respiratory system

Chapter 9
내분비계통
endocrine system

Chapter 10

인체의 방어기전
defense mechanism of human body

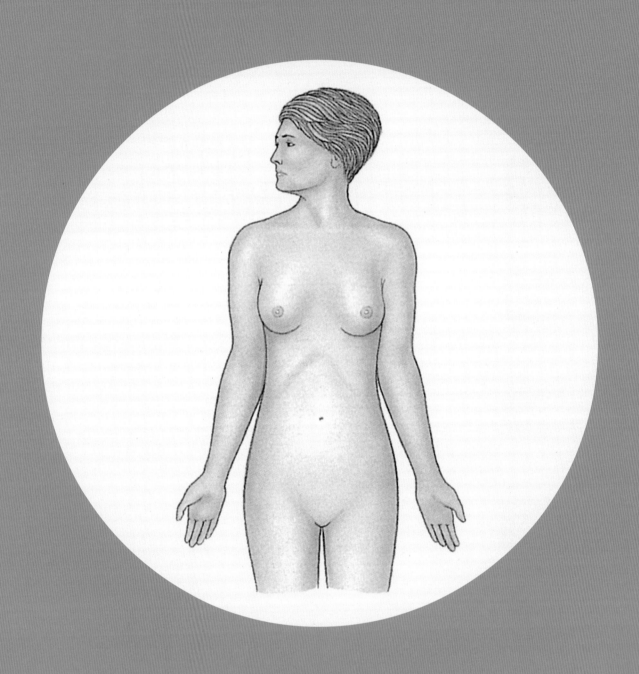

CHAPTER

1

해부학의 개관
conspectus of anatomy

학습목표

- 해부학을 정의하고 연구방법을 기술할 수 있다.
- 해부학적 자세를 설명할 수 있다.
- 위치에 관련된 해부학 용어를 기술할 수 있다.
- 움직임에 관련된 해부학 용어를 기술할 수 있다.
- 신체의 형태에 관련된 해부학 용어를 기술할 수 있다.
- 인체의 기본적 구성요소를 설명할 수 있다.

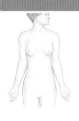

1. 해부학의 정의와 연구방법

1) 해부학의 정의

생리학(physiology)과 해부학(anatomy)은 인체를 연구하는 가장 기초적인 학문이다. 생리학은 인체의 세포, 조직 또는 각 기관이나 계통 등과 같은 인체구성단위들이 생명현상을 유지해 나가는 일(기능)을 연구하는 학문인 반면, 해부학은 인체의 각 구성단위의 형태 및 구조를 연구하는 학문이라고 정의할 수 있다.

Henry and Gray(1973)에 의하면 해부학이라는 용어는 아리스토텔레스 시대부터 사용되어 왔으며, 그 어원은 희랍어의 'anatome'에서 유래되었다고 한다. 'anatome'는 'ana'와 'tome'의 복합어인데, 'ana'는 영어의 'up' 또는 'apart'를 의미하고, 'tome'은 영어의 'cutting'을 의미한다. 따라서 해부학은 인체 각 기관의 구조와 형태(ana)를 연구하기 위하여 사체를 자른(tome) 데에서 유래되었다고 할 수 있다.

해부학이란 넓은 의미에서는 생물체의 정상적인 형태와 구조를 연구하는 학문이다. 따라서 동물해부학과 식물해부학으로 나눌 수 있는데, 의학에서의 해부학은 전자의 일부를 이루는 인체해부학(human anatomy)이다.

해부학은 단순하게 생각하면 간단한 사실을 기재하는 학문처럼 여겨지지만 실제로는 그렇지만은 않다. 생물체의 형태나 구조는 모두 '생물학적 법칙'의 지배를 받는데, 해부학은 형태 속에 숨어 있는 이 법칙을 발견하고, 개개의 형태학적 사상을 정리하고 계통을 세우는 점에 그 본질이 있다고 하겠다. 다시 말해서 해부학은 생물학의 일부분을 이루는 훌륭한 하나의 과학이다. 이러한 입장에서 논리적 해부학을 특히 형태학(morphology)이라고 하는 사람도 있다.

2) 해부학의 연구방법

해부학은 그 기술(記述)체계에 따라 계통해부학과 국소해부학으로 구별된다. 계통해부학(systematic anatomy)은 인체를 뼈대계통·근육계통·신경계통 등과 같이 계통으로 구별하여 각 계통을 개별적으로 순서대로 기술하는 것이고, 국소해부학(topography)은 인체 각 부위별 모든 계통의 상호관계를 다루는 것이다. 그렇기 때문에 전자는 신체를 세로(縱)로 기재하는 반면, 후자는 이것을 가로(橫)로 기재한다.

한편 해부학은 연구방법에 따라 육안적 해부학(gross anatomy)과 현미경적 해부학(microscopic anatomy)으로 구별된다. 전자는 그 명칭이 나타내는 것처럼 인체를 구성하는 장기의 위치·형태·구조를 육안적으로 학습하는 해부학이고, 후자는 각종 현미경의 도움을 빌어 인체의 미세구조를 밝히는 것이다.

역사적으로 보면 육안적 해부학은 그리스의학 이후로 역사가 오래되었고, 현미경적 해부학은 17세기 광학현미경이 발명된 이후 발달되기 시작하여 전자현미경의 실용화가 진행된 1950년대부터 새롭게 발전해오고 있다.

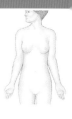

(1) 육안적 해부학

육안적 해부학(gross anatomy)은 보조기구나 기계를 사용하지 않은 채 육안으로만 볼 수 있는 인체의 구성단위를 연구하는 것이다. 뼈대계통이나 근육계통 등과 같이 동일한 기능을 하는 기관별로 연구하는 계통해부학(systemical anatomy)과 머리 · 목부위나 팔 · 다리 등과 같이 부위별로 연구하는 국소해부학(regional anatomy) 등이 이에 속한다.

(2) 현미경적 해부학

현미경적 해부학(microscopic anatomy)은 현미경이나 전자기계를 이용하여 육안으로 구별할 수 없는 미세한 인체의 구성단위를 연구하는 것이다. 인체의 최소 구성단위인 세포에 대한 연구분야인 세포학(cytology), 조직부터 기관까지를 포함한 조직학(histology)이나 기관학(organology), 그리고 단일세포에서 시작하여 출생까지 태생기간의 분화 및 성장을 연구하는 발생학(embryology) 등이 이에 속한다.

2. 해부학적 자세와 용어

1) 해부학적 자세

인체의 가장 기본적인 자세로, 인체면의 모든 방향과 위치의 기준이 되는 자세이다. 팔을 몸에 붙이고 시선은 수평을 유지한 채 발가락과 손바닥은 얼굴과 같은 방향을 하고 상체와 하체를 똑바로 세운 자세를 해부학적 자세(anatomical position)라고 한다(운동의 기준을 이름짓는 데 필요한 자세).

2) 해부학 용어

(1) 위치에 관련된 용어

- 정중시상면(median sagittal plane)……인체를 좌우로 나눈 것이며, 인체의 중심을 지나는 수직면이다. 이 면에 평행한 면을 정중옆면(paramedian plane)이라고 한다. 몸의 정중시상면에 더 가까운 것은 먼 것에 대해 안쪽(medial)에 있다고 한다. 반대로 몸의 정중시상면에 더 먼 것은 가까운 것에 대해 가쪽(lateral)에 있다고 표현한다.
- 이마면(frontal plane, coronal plane)……정중시상면과 직교하는 수직면이다. 관상면이라고도 한다.
- 수평면(horizontal plane, 가로면/transverse plane)……정중시상면과 이마면이 서로 직교하는 면이다.
- 앞(anterior) 및 뒤(posterior)……인체의 배쪽과 등쪽을 가리킬 때 이용된다. 인체에서 두 가지 구조물의 상호관계를 표현할 때 한 쪽이 다른 쪽보다 몸의 배쪽표면에 가까이 있다면 앞, 몸의 등쪽표면에 가까이 있다면 뒤가 된다. 그러나 손에 관련된 기술에서는 앞 · 뒤 대신 손바닥쪽(palmar) · 손등쪽(dorsal)이라는 용어가 사용된다. 또, 발에 관한 기술에서는 아래면쪽 · 윗면쪽 대신 발바닥족(plantar) · 발등쪽(dorsal)이라는 용어가 사용된다. 한편 몸쪽(proximal) · 먼쪽(distal)이라는 용어는 팔다리의 죽지로부

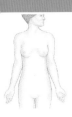
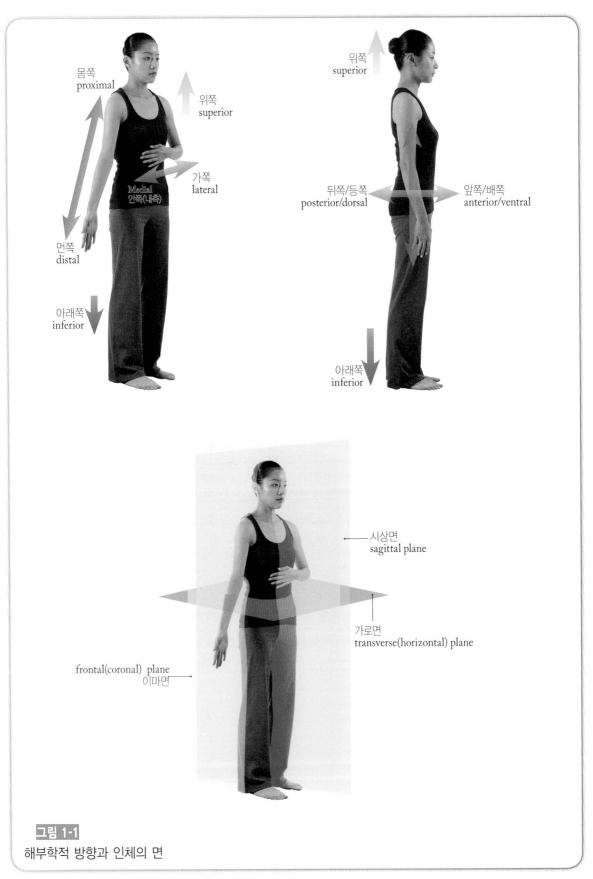

그림 1-1
해부학적 방향과 인체의 면

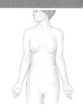

터의 거리관계를 표현할 때 이용된다. 예를 들면 위팔(arm)은 아래팔(forearm)에 대해 몸쪽에 있고, 손은 아래팔에 대해 먼쪽에 있다.

- 얕은(superficial) 및 깊은(deep)……신체표면에서부터 상대적 거리관계를 나타낼 때 사용된다.
- 위(superior) 및 아래(inferior)……높이의 상대적 관계를 나타낼 때 사용된다.
- 안/속(internal) 및 바깥(external)……어느 구조물의 빈곳(腔所) 또는 기관의 중심으로부터 거리의 상대적 관계를 나타낼 때 사용된다. 예를 들면 속목동맥은 머리뼈공간의 내부에 분포되어 있는 데 반해, 바깥목동맥은 머리뼈공간의 외부에 분포되어 있다.
- 같은쪽(ipsilateral)……몸의 같은 쪽에 있는 것을 나타내는 용어이다. 왼손과 왼발은 서로 같은쪽이다.
- 반대쪽(contralateral)……몸의 반대쪽에 있는 것을 나타내는 용어이다. 왼쪽위팔두갈래근과 오른쪽넙다리곧은근은 서로 반대쪽이다.
- 바로누운자세(supine position)……위를 향해 누운(등을 바닥에 댄) 자세이다.
- 엎드린자세(prone position)……엎드려 있는(얼굴을 바닥에 댄) 자세이다.

(2) 움직임에 관련된 용어

- 굽힘(flexion)……시상면(sagittal plane)에서의 관절동작을 나타낸다. 예를 들면 팔꿉관절 굽힘에서는 아래팔과 위팔의 각 앞면이 서로 다가선다. 굽힘은 일종의 앞쪽 움직임이라고 할 수 있는 경우가 많지만, 무릎관절을 굽힐 때와 같이 뒤쪽 움직임이 되는 경우도 있다.
- 폄(extension)……시상면 내에서 굽힘과 반대방향의 움직임인데, 뒤쪽 움직임이 되는 경우가 많다.
- 옆굽힘(lateral flexion)……몸통의 이마면 내에서의 움직임을 말한다.
- 벌림(abduction)……팔다리를 몸의 정중선에서 멀어지게 하는 이마면 내의 움직임을 말한다.
- 모음(adduction)……팔다리를 이마면 내에서 몸의 정중선에 가까이 하는 움직임을 가리킨다. 손가락에서는 손가락을 서로 떨어뜨리는 동작이 벌림이고, 손가락을 서로 가까이하는 동작이 모음인데, 엄지의 운동은 약간 복잡하다.
- 돌림(rotation)……몸의 일부를 그 부위의 세로축을 중심으로 돌리는 운동을 말한다.
- 안쪽돌림(medial rotation)……움직이는 부위의 앞면이 안쪽을 향한다.
- 가쪽돌림(lateral rotation)……움직이는 부위의 앞면이 가쪽을 향한다.
- 엎침(pronation)……손바닥을 뒤쪽으로 향하는 것과 같은 아래팔의 안쪽돌림운동을 말한다.
- 뒤침(supination)……엎침자세에 있는 아래팔을 해부학적 자세로 되돌리는 움직임에 해당되며, 손바닥을 앞쪽으로 향하게 하는 아래팔의 가쪽돌림을 가리킨다.
- 휘돌림(circumduction)……굽힘·폄·벌림·모음의 조합에 의해 생기는 관절운동이다.
- 당김(protraction)과 뒤당김(retraction)……턱관절에서 아래턱뼈의 움직임을 나타낼 때 사용된다.
- 안쪽번짐(inversion)……발바닥이 안쪽으로 향하는 움직임을 가리킨다.
- 가쪽번짐(eversion)……발바닥이 가쪽으로 향하는 움직임을 가리킨다.

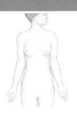
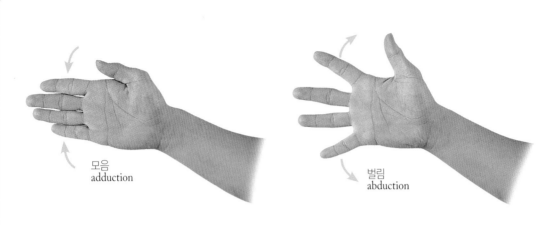

손가락의 모음

손가락의 벌림

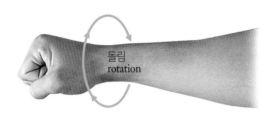

아래팔의 회전

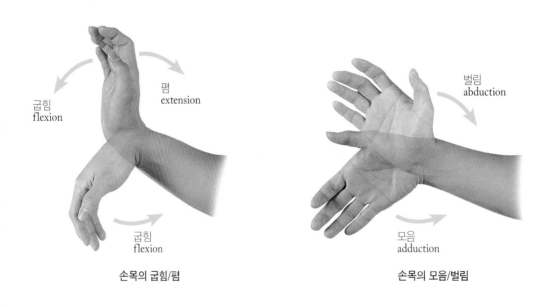

손목의 굽힘/폄

손목의 모음/벌림

그림 1-2

움직임에 관련된 해부학 용어 1

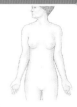

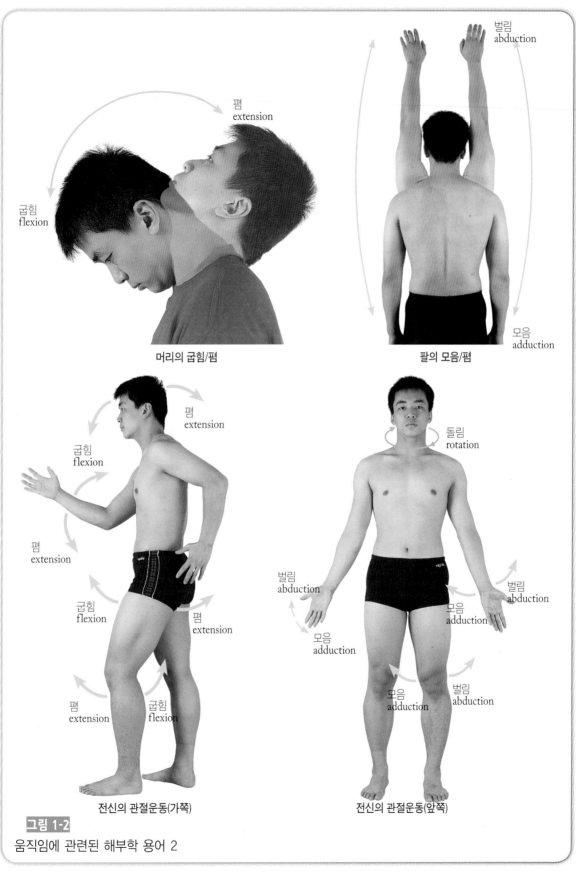

머리의 굽힘/폄

팔의 모음/폄

전신의 관절운동(가쪽)

전신의 관절운동(앞쪽)

그림 1-2

움직임에 관련된 해부학 용어 2

(3) 신체의 형태에 관한 용어

해부학에서는 일정한 형태를 가지는 신체부위에 대해 일정한 명칭이 주어져 있다. 다음에 그 주요한 것만을 보기로 한다.

① 뼈 및 기타 기관의 부분에 관한 명칭

• 몸통(body)……뼈 또는 기관의 가운데부분을 차지하는 주요 부위를 말한다. 예 : 위턱뼈몸통, 자궁몸통 등(이 외에 해면체, 모양체, 송과체 등의 용어가 있는데, 이들은 '…의 형태 또는 구조를 갖춘 기관'을 의미하고, 앞에서 기술한 것과는 전혀 다른 용법이다)
• 머리(head)……뼈 또는 기타 기관의 끝에 둥글게 뭉쳐진 부분. 예 : 위팔뼈머리, 넙다리뼈머리 등. 머리가 작은 것을 작은머리(capitulum)라고 한다. 예 : 위팔뼈작은머리
• 목(neck)……다른 부위에 비해 잘록하고 좁게 되어 있는 곳. 예 : 턱뼈목, 넙다리뼈목 등
• 꼭대기(apex)……기관의 가장 끝부분. 예 : 치아뿌리끝, 허파끝 등
• 바닥(base)……기관의 바닥부분, 즉 밑면에 가까운 넓은 곳. 예 : 머리뼈바닥, 허파바닥, 심장바닥 등
• 면(surface)……기관의 표면. 예 : 뼈의 관절면, 허파의 갈비면, 가로막면, 세로칸면 등
• 모서리(border)……두 면이 서로 바뀌는 선. 예 : 어깨뼈의 안쪽모서리, 위모서리, 가쪽모서리 등
• 벽(wall)……공간의 밖을 에워싸는 면. 예 : 코안의 안쪽벽, 가쪽벽, 위벽, 아래벽 등
• 엽(lobe)……기관을 크게 구분했을 때 각각의 부위를 가리키는 용어. 예 : 허파의 위엽·중간엽·아래엽, 뇌의 이마엽·관자엽 등

② 돌출부위에 관한 명칭

• 돌기(process)……표면에 돌출되어 있는 부위로 대부분 뼈에 대해 이용되지만, 내장 기타의 연부조직에 대해서도 사용되는 경우가 있다. 예 : 꼭지돌기, 가로돌기 등
• 관절융기(condyle)……끝부분의 볼록한 돌기. 예 : 뒤통수뼈관절융기, 넙다리뼈나 정강뼈의 안쪽관절융기·가쪽관절융기 등
• 결절(tubercle)……주위로부터 비교적 확실히 구별된 볼록한 부위. 예 : 아래턱결절, 귓바퀴결절 등
• 융기(protuberance)……뼈의 작은 돌출부. 예 : 입천장융기, 귀인두관융기 등
• 거친면(tuberosity)……뼈에서 주위보다 약간 융기된 까칠까칠한 면으로, 일반적으로 근육이 닿는 부위이다. 예 : 정강뼈거친면, 노뼈거친면, 자뼈거친면 등
• 가시(spine)……장미의 가시같은 작은 돌출부위로 보통 뼈에 대해 이용된다. 예 : 위앞엉덩뼈가시, 궁둥뼈가시 등
• 능선(crest)……길게 이어진 융기부위. 예 : 엉덩뼈능선, 팽대능선 등
• 주름(fold)……막모양의 몸통이 구부러져 이중층을 만들고 표면에서 융기된 것. 예 : 반지주름, 혀밑주름 등
• 유두(papilla)……젖꼭지모양의 돌출부위에서 연부의 형상으로 이용되는 것. 예 : 혀유두, 앞니유두, 피부유두, 콩팥유두 등

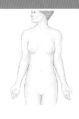

③ 함몰 · 관 · 공간 등에 관한 명칭

- 오목(fossa)……표면으로부터 함몰된 장소. 예 : 관자아래우묵, 겨드랑, 타원오목, 다리오금 등
- 패임(cut or notch)……뼈 또는 기관 주변을 칼로 도려낸 듯한 만입부분. 예 : 턱뼈패임, 궁둥뼈패임, 허파의 심장패임 등
- 틈새(fissure)……갈라진 금같은 좁은 틈새. 예 : 위 · 아래눈확틈새, 가쪽대뇌틈새 등
- 고랑(groove or furrow)……길고 가느다란 함몰부위, 도랑. 예 : 턱목뿔근신경고랑, 분계고랑 등
- 구멍(hole)……뼈와 연부 모두에서 이용된다. 예 : 턱뼈구멍, 혀막구멍 등
- 관(canal)……구멍이 길어진 것으로 뼈와 연부 모두에서 이용된다. 예 : 턱뼈관, 척수중심관 등
- 길(meatus)……관이 두꺼운 것(예 : 속 · 바깥귀길), 또는 주위로부터 다소 경계지어진 통로(예 : 콧길)
- 동굴(sinus)……넓은 동굴을 의미하며, 해부학상 모든 종류의 다른 대상에 이용된다. ① 위턱뼈동굴 · 이마뼈동굴 · 나비뼈동굴 등은 코곁동굴로서 속에 공기가 함유되어 있다. ② 경질막정맥동굴은 뇌경질막 양쪽 엽 사이의 틈새로, 그 속을 정맥혈이 통하고 있다. ③ 림프동굴 · 지라동굴 등과 같이 혈관이 특히 확장되어 혈액 또는 림프가 들어 있다. ④ 이 외에 가슴막오목 · 비뇨생식동굴 등 여러 가지로 사용될 수 있다.
- 공간(cavity)……몸속에 있는 공간 또는 실. 예 : 머리뼈공간, 입안, 복막안 등
- 안뜰(vestibule)……현관을 의미하는데, 이것은 어느 공간 바로 앞에 있는 실을 말한다. 예 : 입안뜰 등

④ 선에 관한 명칭

- 선(line)……선모양을 이루는 부위로, 뼈와 연부에서 이용된다. 예 : 턱목뿔근선, 백색선 등
- 활(arc or arch)……활모양의 부위. 예 : 광대활, 입천장혀활, 입천장인두활, 대동맥활 등
- 고리(loop)……올가미같은 선모양의 부위이며, 계제라고도 한다. 예 : 목신경고리, 헨레고리 등
- 고리(circle)……원형구조로서, 여러 가지로 이용된다. 예 : 시각신경혈관고리, 대뇌동맥고리 등
- 각(angle or corner)……두 선이 교차하여 생긴 기하학적인 각이나 막연히 우각부를 가리키는 경우도 있다. 예 : 턱뼈각, 복장뼈각, 입꼬리 등
- 가지(branch)……보통 혈관 · 신경 등의 가지로 이용되지만, 턱가지나 두덩가지와 같이 뼈의 몸통에서 나뉘어져 나온 부분을 가리키는 경우도 있다. 예 : 꼭대기구역기관가지, 목신경앞가지
- 얼기(plexus)……다수의 선모양 부위가 얽혀 있는 것. 예 : 정맥얼기, 신경얼기 등

3. 인체의 기본적 구성요소

1) 인체의 구조적 단계

인체는 복잡한 구조적 단계의 결합체라 할 수 있는데, 물질의 기본단위가 되는 원자(atom), 그리고 몇 개

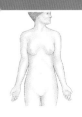

의 원자가 모인 분자(molecule)로 이루어진다. 그리고 이 분자들이 모여 이루는 거대한 분자를 생체고분자 (macromolecule)라 한다. 생체고분자들이 모여서 세포들의 대사와 합성기능을 수행하는 독자적인 역할을 담당하는 소기관(organelle)이 합쳐져 이루어지는 첫번째 단계가 화학적 단계(chemical level)이고, 각 소기 관들이 독특한 기능을 수행하는 인체의 현미경적 기본단위가 되는 세포(cell)가 두번째 단계이다. 이들은 다 시 조직(tissue)-기관(organ)-계통(system)-개체(organism)라는 일련의 구조적 단계를 형성한다.

① **세포(cell)** : 세포는 인체의 구조적 · 기능적 및 유전적 기본단위로서 위치에 따라 모양과 크기가 다르 며, 수명과 기능에 차이가 있다.

② **조직(tissue)** : 조직은 구조와 기능이 비슷한 세포들이 그 분화의 방향에 따라 형성 · 분화된 집단을 말 하며, 그 구조와 기능에 따라 상피조직(epithelial tissue), 결합조직(connective tissue), 신경조직(ner-vous tissue) 및 근육조직(muscular tissue)으로 나누어지는데, 이를 인체의 4대 기본조직이라고 한다.

③ **기관(organ)** : 기능과 구조가 비슷한 조직들이 특수한 기능을 수행하기 위해 결합된 것으로, 간이나 심장처럼 장기의 내부가 조직으로 차 있는 실질기관(parenchymatous organ)과 위나 방광처럼 내부가 비어 있는 중공기관(hollow organ)으로 구분한다.

④ **계통(system)** : 몇 개의 기관이 모여서 이루어지는 기능적 단위로, 다음과 같은 계통으로 구성된다.

- **뼈대계통(skeletal system)** : 뼈 · 연골 · 관절로 구성되는 신체의 수의적 운동기관으로 신체를 구성하 고 지주역할을 담당하며, 장기를 보호한다.

- **근육계통(muscular system)** : 뼈대근육 · 심장근육 · 민무늬근육 · 근육막 · 힘줄 · 널힘줄 · 윤활주머니 로 구성되는 신체의 수의적 운동장치의 부속기관들이다.

- **순환계통(circulatory system)** : 심장 · 혈액 · 혈관 · 림프 · 림프관 · 지라 및 가슴샘 등으로 구성되며, 영양분과 가스 및 노폐물 등을 운반하고 림프구 및 항체를 생산하여 신체의 방어작용을 담당한다.

- **신경계통(nervous system)** : 중추신경 및 말초신경으로 구성되며, 신체의 감각과 운동 및 내외환경에 대한 적응 등을 조절하는 기관이다.

- **감각계통(sensory system)** : 피부 · 눈 · 귀 · 코 · 혀 등으로 구성되며, 신체의 감각을 감수하는 장기를 말한다.

- **호흡계통(respiratory system)** : 코 · 인두 · 후두 · 기관 · 기관지 및 허파 등으로 구성되며, 신체의 호흡 을 담당한다.

- **소화계통(digestive system)** : 입에서부터 위 · 작은창자 · 큰창자 및 항문에 이르는 소화를 담당하는 장기와 그 부속기관인 간 · 이자 및 쓸개로 구성된다.

- **비뇨계통(urinary system)** : 콩팥 · 세뇨관 · 방광 및 요도로 구성되며, 소변의 생성과 배설을 담당한다.

- **생식계통(reproductive system)** : 남성의 고환 및 그 생식기관과 부속기관, 여성의 자궁과 난소 및 그 부속기관 등으로 구성되며, 남녀의 성호르몬과 정자 및 난자를 생산하는 기관을 말한다.

- **내분비계통(endocrine system)** : 뇌하수체 · 갑상샘 · 이자 · 덧갑상샘 · 부신 등으로 구성되며, 호르몬 의 생산과 분비에 관여한다.

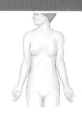

2) 체 강

체내에서 주요장기를 수용하는 빈 공간이 체강(body cavity)이다. 신체의 뒷면은 등쪽체강, 앞면은 배쪽체강으로 구분된다. 등쪽체강은 머리뼈공간(뇌)과 척수공간(척수), 배쪽체강은 가슴안(심장, 허파기관 등), 배안(간, 위, 작은창자 등) 및 골반안(방광, 남녀생식기 등)으로 구분된다. 가슴안은 심장을 둘러 싸고 있는 심장막공간과 허파를 싸고 있는 가슴막공간으로 이루어진다. 가슴안과 배안 사이에는 가로막이 있다.

3) 배쪽체강의 막

① 가슴막(pleura) : 가슴막은 허파를 싸고 있는 내장쪽가슴막과 가슴안 안쪽벽을 싸는 벽쪽가슴막이 있으며, 이들 막 사이에는 가슴막이 분비하는 가슴막액이 들어 있다.

② 심장막(pericardium) : 심장 표면에 밀착된 것을 내장쪽심장막이라 하고, 내장쪽심장막을 또 싸고 있는 것을 벽쪽심장막이라 한다. 심장막세포가 분비하는 심장막액이 이 속에 들어 있어 심장의 움직임을 원활하게 해 준다.

③ 복막(peritoneum) : 골반복막안의 막도 가슴안의 막과 같으며, 이 안에 들어 있는 기관들을 싸는 것을 내장쪽복막이라 하고, 벽쪽의 것을 벽쪽복막이라 한다. 이들 사이에는 이들 막의 세포들이 분비하는 복막액이 차 있다. 골반복막안에 있는 대부분의 장기는 벽쪽복막의 이중막으로서 골반복막안 뒷벽에 매달려 있는 상태인데, 이렇게 장기를 지지해주는 이중막을 창자간막이라 한다.

특수한 기관이나 구조를 지지해주는 창자간막은 각각 특수한 명칭을 부여한다. 창자간막은 어떤 기관을 그 위치에 고정시킬 뿐만 아니라, 그 장기로 가는 혈관 · 림프관 · 신경 등을 통과시킨다. 콩팥과 같은 것은 창자간막이 없이 내장쪽복막으로만 덮혀 있는데, 이와 같은 장기를 복막후장기라 하며, 샘창자 · 이자 · 배대동맥 · 아래대정맥 · 세뇨관 · 가슴관 · 부신 등이 여기에 속한다.

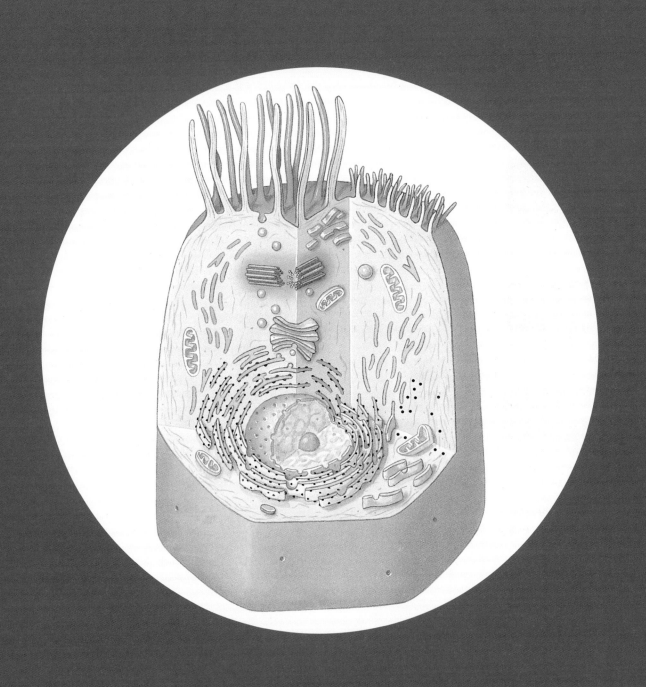

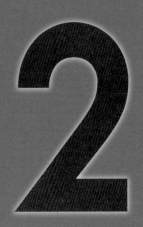

CHAPTER 2

인체의 조직과 항상성

tissues and homeostasis of human body

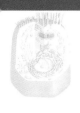
1. 인체의 조직

1) 총 론

조직(tissue)이란 같은 방향으로 분화·발육한 세포 및 그 생산물이 집합하여 형태적·기능적인 분업체제를 보이는 단위이다. 따라서 조직에는 일정한 세포와 세포사이물질이 각각 정해진 양식으로 배열되어 있다.

(1) 인체의 발생과 분화

인체의 발생은 수정란(zygotes, 접합체)의 유사분열을 시점으로 한다. 수정란은 난할(cleavage)의 반복으로 세포수를 증식하여 오디배(morula, 상실배)가 된다. 오디배는 분열을 더욱 반복하여 주머니배(blastocyst)가 되고, 여기에서 주머니배공간(blastocyst cavity)과 이것을 둘러싼 세포덩어리를 형성한다. 주머니배의 세포덩어리는 주머니배공간을 둘러싼 영양막(trophoblast)과 나중에 태아가 되는 태아배엽(embryoblast)으로 나누어진다. 태아배엽은 난황주머니(yolk sac)를 둘러싼 배엽밑층과 양막공간(amniotic cavity)을 둘러싼 배엽위층으로 나누어진다.

한편 이들 양자가 접한 부분인 외배엽으로부터 새로운 세포집단이 나타나 중배엽(mesoderm)을 형성한다. 이리하여 태아배엽으로부터는 내·중·외배엽이 완성되며, 이들 3층성배아판(trilaminar germ disc)으로부터 나중에 태아가 되는 부분이 완성된다. 배엽으로부터 인체의 모든 조직과 기관이 발생·분화한다.

(2) 조직의 종류

조직에는 다음의 4종류가 있다.

- 상피조직(epithelial tissue)
- 지지조직(supporting tissue)
- 근육조직(muscular tissue)
- 신경조직(nervous tissue)

2) 세 포

세포(cell)는 생명체를 형성하는 최소단위의 구조물이다.

(1) 세포의 구조

① 세포의 크기와 모양

사람의 세포크기는 $10\sim30\,\mu m$이지만, 세포의 종류에 따라 다르다. 적혈구의 지름은 약 $7\,\mu m$, 근육세포(근육섬유)의 지름은 수 mm~수십 cm이다. 1m나 되는 돌기가 있는 뉴런(neuron, nerve cell, 신경세포)도 있다.

세포의 모양은 각각 다르지만 크게 다음과 같이 나눠진다.

- 일정한 모양을 유지하는 세포 : 구형(지방세포), 원주형(뼈나 창자의 점막상피세포), 편평형(혈관내피세포), 방추형(섬유모세포) 등

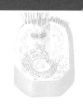

- 상황에 따라 모양이 변하는 세포 : 백혈구, 이행상피(요로상피)세포 등

② 세포의 구성요소

세포는 핵(nucleus)과 세포질(cytoplasm)로 나눠진다. 핵은 보통 1개이지만, 2개 이상의 핵을 갖는 세포도 있다(뼈속질거대핵세포, 뼈파괴세포, 가로무늬근육세포 등). 예외로 적혈구는 핵을 갖지 않는다(발생과정에서 *탈핵한다).

세포질은 세포막으로 둘러싸여 있으며, 내부는 세포액(cytosol)으로 채워져 있고, 그 속에는 여러 가지 세포소기관(cell organelle)이 들어 있다.

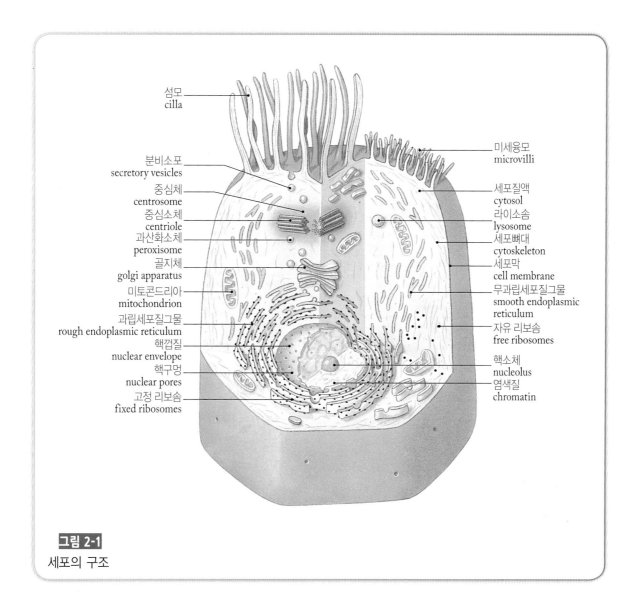

그림 2-1
세포의 구조

***탈핵**(enucleation)
적혈구가 되기 앞 단계에 있는 혈구모세포(hematoblast)가 성숙하는 도중 세포로부터 핵이 방출되어 다음 단계의 그물적혈구가 되는 것을 말한다.

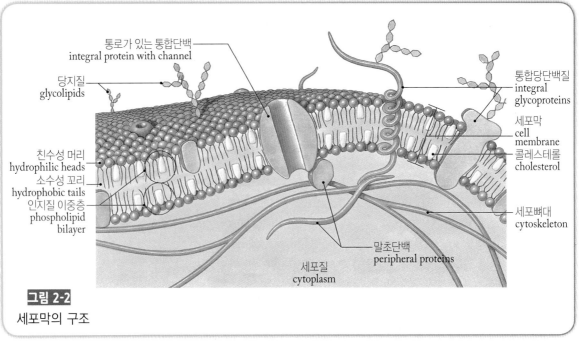

통로가 있는 통합단백
integral protein with channel

당지질
glycolipids

친수성 머리
hydrophilic heads
소수성 꼬리
hydrophobic tails
인지질 이중층
phospholipid
bilayer

세포질
cytoplasm

말초단백
peripheral proteins

통합당단백질
integral
glycoproteins

세포막
cell
membrane

콜레스테롤
cholesterol

세포뼈대
cytoskeleton

그림 2-2
세포막의 구조

심화학습

원핵세포와 진핵세포

　세포는 원핵세포(procaryotic cell)와 진핵세포(eukaryotic cell)로 나뉜다. 원핵세포는 명확한 핵구조로, 미토콘드리아(mitochondria)·세포질그물(endoplasmic reticulum) 등의 세포소기관을 갖지 않고 세균으로 대표되는 원핵생물의 구성체이다. 한편 진핵세포는 핵막으로 싸인 핵을 갖는 세포로 구성되며, ① 염색체를 갖는 핵의 존재, ② 효율 좋은 에너지대사(산소요구량이 많다), ③ 여러 가지 기능을 갖는 세포소기관의 존재 등의 특징이 있다. 진핵세포는 사람 등 고등동물을 비롯한 동물 및 식물류, 작은 것으로는 곰팡이(진균) 등을 구성한다. 진핵세포로 이루어진 생물을 진핵생물이라고 한다.

표 2-1. 진핵세포를 구성하는 구조물과 기능

구조물	기능
핵(nucleus)	유전정보의 전달과 유지
세포질그물(endoplasmic reticulum)	단백질합성, 지질합성, 해독, 이온수송
리보솜(ribosome)	단백질합성
골지장치(Golgi apparatus)	분비과립형성, 다당체와 지질단백질합성
라이소솜(lysosome)	세포안팎물질의 소화·가수분해
미토콘드리아(mitochondria)	에너지생성·호흡·이화대사(분해대사)
중심소체(centriole)	세포분열과 섬모형성에 관여
세포막(cell membrane)	외계와 경계를 이루는 벽, 세포사이결합, 물질수송

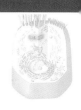

③ 세포표면의 구조와 세포의 결합

세포끼리는 기계적인 접착결합과 밀착결합(폐쇄띠), 물질수송에 유리한 연결결합 등의 형식으로 결합되어 *세포사이물질(intercellular substance)로 합쳐져 조직을 형성한다. 자유표면에는 미세융모(microvillus) 등의 돌기가 있는 경우도 있다.

④ 핵의 구조

핵은 핵막(nuclear membrane), 염색질(chromatin), 핵소체(nucleolus), 핵액(karyolymph) 등으로 구성되어 있다. 핵막은 이중구조(지질이중층)를 하고 있으며, 종종 세포질그물과 연결되기도 한다. 핵막에는 때때로 핵막공간(perinuclear cistern)이 있는데, 여기에서 핵과 세포액(cytosol)이 교통하고 있다. 염색질에는 DNA(deoxyribonucleic acid)가 있다. 핵소체는 리보핵산(RNA : ribonucleic acid)을 주성분으로 하며, 1~여러 개 있다.

(2) 세포소기관

세포소기관(cell organelle)은 모든 진핵세포의 세포액 속에 존재하며, 인체를 구성하는 물질(단백질과 지질 등)의 합성과 에너지대사와 같은 중요한 생명유지기능을 맡고 있다.

① 미토콘드리아(mitochondria, 사립체) : 세포 안에서 에너지생성·호흡에 관여하는 중요한 세포소기관이다. 구연산회로(citric acid cycle)에 관여하는 효소를 만들며, '아데노신삼인산(ATP : adenosine triphosphate)생성공장'이라고 불린다. 단백질과 지질을 합성하는 효소도 여기에서 만들어진다.

② 세포질그물(endoplasmic reticulum) : 리보솜이 부착되지 않은 무과립세포질그물(agranular endoplasmic reticulum)과 리보솜이 부착되어 있는 과립세포질그물(granular endoplasmic reticulum)로 나뉜다. 무과립세포질그물은 스테로이드호르몬의 합성과 해독, 이온수송에 관여한다. 과립세포질그물은 리보솜에 의해 단백질과 지질합성에 관여한다.

③ 리보솜(ribosome, 리보소체) : 단백질을 합성하는 곳으로, 세포질그물에 부착되는 것과 그렇지 않은 유리리보솜이 있다.

④ 골지체(Golgi apparatus, 골지장치): 분비과립의 형성, 당단백질과 지질단백질의 합성에 관여한다.

⑤ 라이소솜(lysosome, 용해소체 또는 수해소체) : 세포 밖에서 거둬들인 물질, 변성·사멸된 세포소기관, 과잉생성된 물질의 처리조절(가수분해) 등을 한다.

⑥ 중심소체(centriole) : 핵분열에 관여하고, 섬모(pili, 털)와도 관계가 깊다.

⑦ 세포막(cell membrane) : 세포 안팎의 환경과 경계를 이루며, 고도의 선택성을 갖는 필터기능(선택적 투과성)을 한다. 또한 외부와의 접착에 따른 정보교환을 담당하며, 표면에 항체분자와 결합하는 수용기(receptor)를 갖기도 한다.

---

*세포사이물질(intercellular substance)

사이물질은 실질(parenchyma)의 반대개념으로, 세포 사이의 틈새를 메우는 물질을 총칭한다. 세포사이물질은 간단히 사이물질이라고도 하며, 결합조직세포, 섬유, 바탕질(matrix)로 이루어진다. 바탕질은 세포사이(세포 외)바탕질이라고도 불린다. 세포 자신을 생성하는 콜라겐(collagen)과 프로테오글리칸(proteoglycan)을 주성분으로 하며, 세포끼리 결합하는 역할을 맡고 있어 세포사이결합질이라고도 한다. 한편 조직 사이를 메우는 것을 결합조직이라 한다.

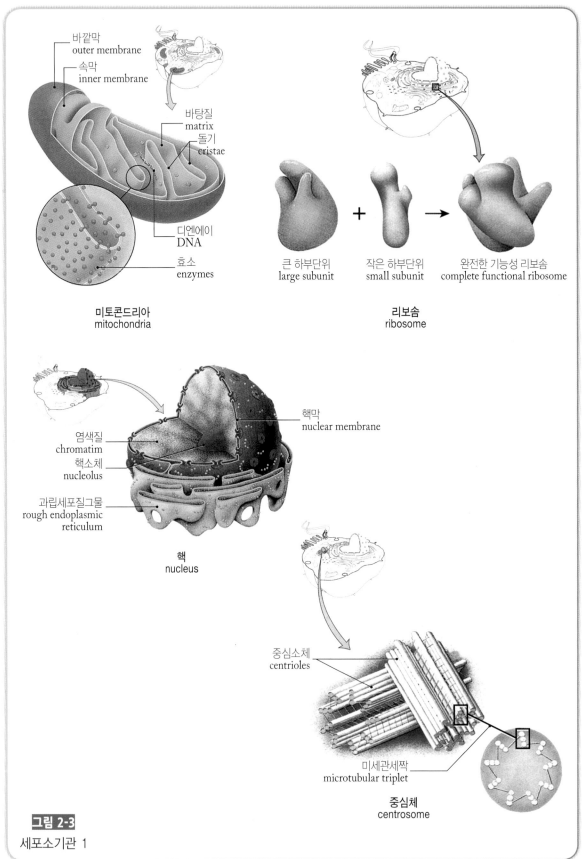

바깥막
outer membrane

속막
inner membrane

바탕질
matrix

돌기
cristae

디엔에이
DNA

효소
enzymes

미토콘드리아
mitochondria

큰 하부단위
large subunit

작은 하부단위
small subunit

완전한 기능성 리보솜
complete functional ribosome

리보솜
ribosome

핵막
nuclear membrane

염색질
chromatim

핵소체
nucleolus

과립세포질그물
rough endoplasmic
reticulum

핵
nucleus

중심소체
centrioles

미세관세짝
microtubular triplet

중심체
centrosome

그림 2-3
세포소기관 1

tissues and homeostasis of human body

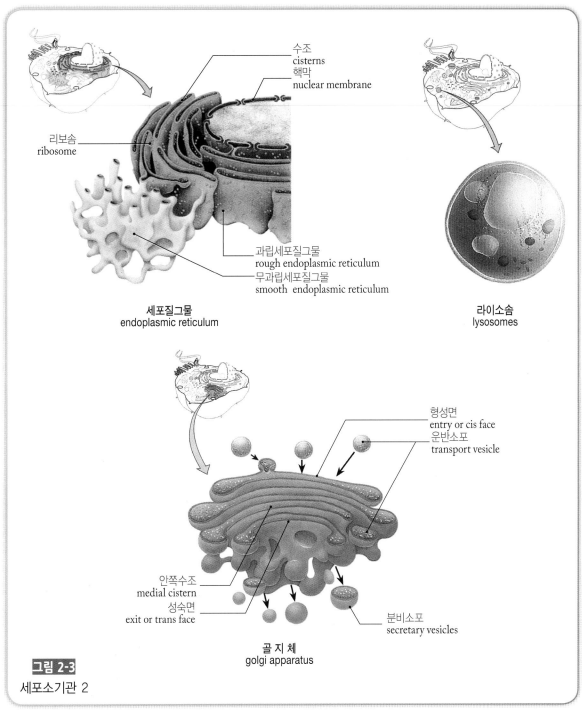

수조
cisterns
핵막
nuclear membrane

리보솜
ribosome

과립세포질그물
rough endoplasmic reticulum

무과립세포질그물
smooth endoplasmic reticulum

세포질그물
endoplasmic reticulum

라이소솜
lysosomes

형성면
entry or cis face
운반소포
transport vesicle

안쪽수조
medial cistern
성숙면
exit or trans face

분비소포
secretary vesicles

골지체
golgi apparatus

그림 2-3
세포소기관 2

(3) 세포의 증식과 분화·성장

① 세포의 증식

세포에는 수명이 있기 때문에 인체는 수명이 다된 세포를 끊임없이 보완해야 한다. 새로운 세포는 기존의 세포분열에 의해서만 생기며, 인체는 항상 세포나 그 집단의 죽음과 신생을 반복하고 있다.

 심화학습

세포뼈대구성성분

- 미세관(microtubule) : 세포분열, 세포의 뼈대, 큰 분자의 이동 등에 관여한다. 중심소체와 섬모에 관계된다.
- 마이크로필라멘트(microfilament, 미세잔섬유) : 세포 자신의 이동과 형태변화에 관여하며, 액틴(actin)과 마이오신(myosin)이 있다.
- 중간굵기섬유 : 상피세포에 존재하는 사이토케라틴(cytokeratin), 중간엽계세포에 존재하는 비멘틴(vimentin), 근육계통세포에 존재하는 데스민(desmin), 신경계통세포에서 보이는 신경필라멘트(neurofilament), 아교필라멘트(glial filament) 등이 있다.

세포와 세포뼈대

체성분 중에서 수분은 체중의 약 60%를 차지하는데, 그중 60% 정도(전체무게의 약 35%)가 세포(cell) 내에 분포되어 있다. 세포막·세포소기관막은 이 수분을 내부에 가두는 듯한 특유의 구조를 이룬다. 이 구조는 인지질(phospholipid)을 주성분으로 하는 지질이중층에 의해 '친수성부분–소수성부분–친수성부분'의 기본구조로 되어 있다. 여기에 막단백질이 가해진 것을 단위막(unit membrane)이라고 한다.

한편 세포뼈대(cytoskeleton)는 세포액(cytosol)에 존재하며, 섬유모양의 수축성단백질로 구성되어 세포의 모양을 유지하고 세포 내의 에너지를 운동으로 바꾸는 역할을 담당한다. 세포뼈대에는 미세관, 필라멘트, 중간굵기섬유 등이 있다.

세포의 크기는 보통 일정하며, *체세포분열에서는 세포분열에 의해 생기는 세포가 원래의 세포와 동일하다. 조직·장기(기관)와 사람의 크기는 세포수에 따라 결정된다(다만 비대나 위축과 같은 예외도 있다). 유전자를 포함하는 DNA(deoxyribonucleic acid)는 핵 속에 있는 염색체에 깊이 숨겨져 있다. 체세포분열을 하기 전에 먼저 원래와 같은 염색체가 2세트 만들어진다. 여기서 핵분열과 동시에 염색체는 각각의 핵으로 들어가 계속해서 세포질을 분열시켜 세포분열의 1주기를 완결한다. 이 과정에 의해 같은 유전자를 갖는 세포가 2개 만들어진다. 세포분열의 형식에는 *유사분열(mitosis)과 무사분열(amitosis)이 있다. 유사분열은 염색체가 관여하는 세포분열로, 사람은 이 형식을 취한다.

② 세포의 분화와 성장

세포가 분열하여 기능 및 형태상의 고유특징을 만들어가는 현상을 세포의 분화(differentiation)라고 한다. 분화를 마친 세포는 분열이 정지된다. 이에 대해 세포의 부피가 증가하고, 세포의 수가 증가하는 현상을 성장이라고 한다.

*체세포분열(somatic cell division)
세포분열에는 체세포분열과 감수분열(meiosis)이 있다. 생식에 관여하는 감수분열과는 반대로 체세포의 재생·증식에 관여하는 분열이 체세포분열이다.

*유사분열(mitosis)
유전체모양의 변화없이 모세포와 똑같은 세포를 만들어내는 세포분열이다. 세포분열을 할 때 방추섬유(spindle fiber) 등 실모양의 구조체가 나타나는 데서 '유사(有絲)'라는 이름이 붙었다. 간접분열이라고도 한다. 생식세포를 제외한 세포는 모두 유사분열을 한다.

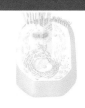

심화학습

세포분열을 하지 않는 세포

인체의 많은 기관과 조직은 세포분열에 의해 새로운 세포로 치환되거나 새로 만들어지지만, 분열하지 않는 세포도 있다. 이러한 세포를 영구세포(permanent cell)라고도 하며, 신경세포나 심장근육의 세포가 그 예이다. 이러한 세포는 한 번 사멸되면 재생되지 않는다.

성장과 비대의 차이

기관이나 조직의 부피증대도 비대라고 하지만, 보통 비대(hypertrophy)는 외적인 요인에 대한 인체의 후천적인 적합형태이다. 차이점은 비대는 대부분 병적으로 나타나는 특이적인 현상임에 반해, 성장(growth)은 발육발달과정에서 프로그램된 생리적 현상이라는 점이다.

세포의 분화와 성장

세포의 분화는 다음과 같은 예로 나타난다. 인체를 덮는 피부 중에서 피부바닥층에서는 활발히 세포분열을 일으키고 있으나 이 세포가 분화하여 각질층(horny layer 또는 stratum corneum) 등의 표피를 형성하면 이미 분열을 멈추고, 인체표면의 방어벽(barrier) 기능을 한 후 표피탈락(desquamation, exfoliation)에 의해 인체에서 분리된다. 한편 성장은 세포의 부피가 증대하는 지방세포나 유아기의 긴뼈뼈끝 등에서 나타난다.

3) 유전자와 유전정보

DNA(deoxyribonucleic acid)는 유전물질로서 2가지 역할을 담당한다. 하나는 DNA를 바탕질(cast, matrix, 기질)로 하여 같은 DNA를 재생(유전정보의 전달과 유지)하는 것이다. 유전정보는 DNA 안에 있는 유전자가 담당하고 있지만, 그 DNA는 세포분열에 의해 같은 2개의 세포로 재생되는데, 이것을 복제(replication)라고 한다.

다른 하나는 인체를 형성하면서 동시에 DNA를 수납하는 '용기'로서, 필요한 세포를 만들기 위해 단백질합성에 관여하는 것이다. DNA의 유전정보는 유전자의 염기배열에 의해 결정된다. 유전정보는 먼저 RNA(ribonucleic acid)에 복사되어 세포질로 운반되며, 지정된 아미노산배열을 갖는 단백질로 합성된다. 모든 종류의 단백질(사람은 2만 수천 가지나 있다)합성은 DNA의 설계도를 바탕으로 이루어진다.

4) 상피조직

(1) 상피세포

상피세포(epithelial cell)는 상피조직(epithelial tissue)의 최소단위이면서 몸의 표면·체강(body cavity)·속이 빈 기관의 속면, 그 외 유리면을 덮는 세포, 분비기관의 분비세포 등을 이루는데, 이들 세포의 바닥은 바닥막(basement membrane)에 부착된다. 상피세포는 감각·흡수·분비·보호 등의 기능을 하며, 세포의 유리면에는 솔가장자리(brush border, 미세융모/microvilli), 섬모(cilia), 편모(flagellum, 긴털), 부동섬모(stereocilia) 등이 있다.

심화학습

DNA

DNA(deoxyribonucleic acid)는 핵과 미토콘드리아에 들어 있다. 유전자는 DNA 중에서 유전정보를 담당하는 부분을 가리키지만, 핵의 DNA는 2만 수천 가지나 되는 단백질을 합성하는 데 반해, 미토콘드리아는 십 수 종류밖에 합성하지 않는다. 다세포생물의 세포는 생식세포 이외는 모두 같은 DNA를 가지며, 같은 유전정보(유전자)를 가지고 있다. 미토콘드리아는 자기복제능력이 있어 발생 초기의 어떤 단세포생물이 다른 세포에 기생하는 것이 아닌가 추측되고 있다.

DNA와 RNA의 구조

DNA는 이중가닥(double-stranded) 염기배열이지만, RNA(ribo-nucleic acid)는 외가닥(single-stranded) 염기배열이다. DNA는 특유의 이중나선구조를 하고 있다.

RNA의 역할

DNA로부터 나온 유전정보는 mRNA(messenger RNA, 전령RNA)로 흘러(이것을 전사라고 한다) 핵 밖으로 나가서 리보솜(ribosome)으로 운반된다. 또한 tRNA(transfer RNA, 전달RNA)는 아미노산을 리보솜으로 옮긴다. 나아가 리보솜의 일부를 이루고 있는 rRNA(ribosome RNA)가 정보를 번역하여 아미노산을 이어지게 함으로써 목적으로 하는 단백질이 생긴다.

게놈과 DNA감정

체세포는 부모로부터 물려받은 한 세트당 23개씩(그중 하나는 성염색체) 2세트로 이루어진 총 46개의 염색체를 갖고 있다. 각 세트는 DNA에 의해 각자 부모의 유전정보가 모든 역할을 하게 된다. 이러한 유전정보를 갖는 기본단위(염색체)를 게놈(genome)이라고 한다. 인체는 각각 모두 다른 게놈을 갖고 있으며, 그 게놈(세포핵 내의 DNA)은 모두 같기 때문에 어떤 사람의 신체부분(예를 들면 피부나 모발) 유전자의 염기배열을 보면 그 사람의 것인지 아닌지를 알 수 있다. 이것을 이용한 것이 DNA감정이다.

(2) 상피조직의 분류

① 발생기원에 의한 분류

- 외배엽상피(ectodermal epithelium)　　예 : 표피
- 중배엽상피(mesodermal epithelium)　　예 : 부신겉질의 샘상피
  (중간엽상피, mesenchymal epithelium　예 : 혈관의 내피세포)
- 내배엽상피(entodermal epithelium)　　예 : 이자 외분비부위의 샘상피

② 작용에 의한 분류

- 덮개상피(covering epithelium)　　예 : 표피
- 샘상피(glandular epithelium)　　예 : 뇌하수체앞엽의 샘상피
- 흡수상피(absorptive epithelium)　　예 : 작은창자융모의 점막상피
- 감각상피(sensory epithelium)　　예 : 코점막의 후각상피
- 생식상피(germinal epithelium)　　예 : 정세관의 세르톨리(sertoli)세포, 난소의 난포상피

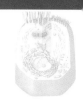

・호흡상피(respiratory epithelium)　　　예 : 허파꽈리상피

　③ 형상에 의한 분류

・편평상피(squamous epithelium)　　　예 : 표피

・원주상피(columnar epithelium)　　　예 : 코점막호흡부분의 상피

・이행상피(transitional epithelium)　　　예 : 방광의 점막상피

상피조직은 이상과 같이 분류되는데, 여기에서는 두 번째의 작용에 의한 분류에 대해 상세히 설명한다.

(3) 상피조직의 작용에 의한 분류

　① 덮개상피

　덮개상피(covering epithelium)는 인체의 표면 · 체강의 속면 · 속이 빈 기관의 속면을 덮는다. 덮개상피를 분류하면 표 2-2와 같다.

표 2-2. 상피조직의 종류

분류	존재부위	비　고
단층편평상피 simple squamous epithelium	혈관과 림프관의 내피, 체강중간상피(가슴막, 심장막, 배막), 허파꽈리상피	체강중간상피는 광선을 대면 빛을 반사하여 밝게 빛나 보인다.
중층편평상피 moist stratified squamous epithelium	표피, 입안·식도·질 및 곧창자항문부위 점막의 대부분, 각막	상피의 최표층은 종종 각질화된다.
단층입방상피 simple cuboidal epithelium	샘의 관부분, 요세관상피	세포표면에 솔가장자리를 가진 것이 있다.
단층원주상피 simple columnar epithelium	소화관(위~큰창자)의 점막상피, 자궁과 자궁관의 상피	세포표면에는 솔가장자리(혹은 껍질)를 가진 것이 있다.
중층원주상피 stratified columnar epithelium	결막천장부분, 눈꺼풀결막, 남성요도의 가로막부위와 해면체부	
거짓중층섬모원주상피 ciliated pseudostratified columnar epithelium	호흡계통(코안~기관지)의 점막상피	단층원주상피에 속하지만 상피의 높이가 각각 다르기 때문에 핵의 높이가 고르지 않다. 상피표면에는 섬모가 있어서 뭇갈래섬모상피라고도 한다.
이행상피 transitional epithelium	콩팥깔대기, 요관 및 방광의 점막상피	소속기관의 확장·수축에 따라 상피의 형태가 바뀐다. 수축 시에는 중층원주상피 모양이 되고, 확장 시에는 중층편평상피 모양을 나타낸다.

주 : 중층입방상피는 태아기에 보이다가 성장 후 소실된다.

　② 샘상피

　샘상피(glandular epithelium)는 덮개상피로부터 분화되어 분비능력을 가지고 있다. 샘상피가 여러 개 모여서 일정하게 배열되면 샘(gland)이 된다.

　샘은 외분비샘(exocrine gland)과 내분비샘(endocrine gland)으로 나누어진다. 그중에서 외분비샘은 샘의 분비물을 관(duct)에 의해 다른 곳으로 흘려보낸다. 외분비샘은 분비를 주로 하는 샘의 종말부분(terminal

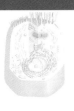

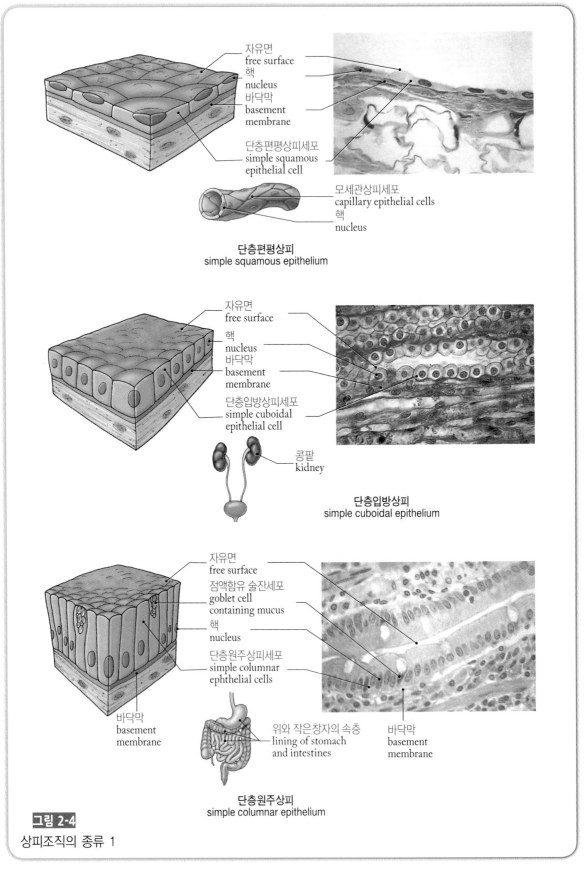

자유면
free surface
핵
nucleus
바닥막
basement
membrane
단층편평상피세포
simple squamous
epithelial cell

모세관상피세포
capillary epithelial cells
핵
nucleus

단층편평상피
simple squamous epithelium

자유면
free surface
핵
nucleus
바닥막
basement
membrane
단층입방상피세포
simple cuboidal
epithelial cell

콩팥
kidney

단층입방상피
simple cuboidal epithelium

자유면
free surface
점액함유 술잔세포
goblet cell
containing mucus
핵
nucleus
단층원주상피세포
simple columnar
ephthelial cells
바닥막
basement
membrane

위와 작은창자의 속층
lining of stomach
and intestines

바닥막
basement
membrane

단층원주상피
simple columnar epithelium

그림 2-4
상피조직의 종류 1

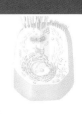

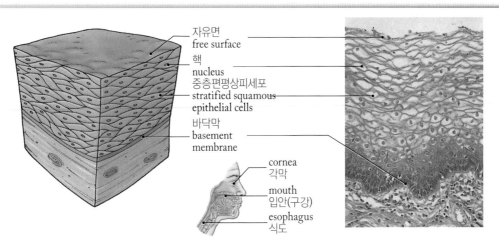

자유면
free surface

핵
nucleus

중층편평상피세포
stratified squamous
epithelial cells

바닥막
basement
membrane

cornea
각막

mouth
입안(구강)

esophagus
식도

중층편평상피
moist stratified squamous epithelium

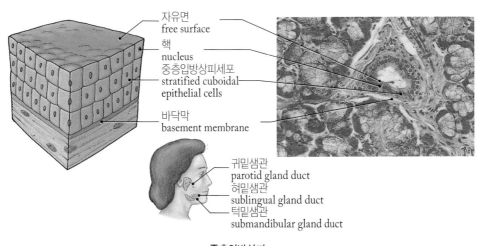

자유면
free surface

핵
nucleus

중층입방상피세포
stratified cuboidal
epithelial cells

바닥막
basement membrane

귀밑샘관
parotid gland duct

혀밑샘관
sublingual gland duct

턱밑샘관
submandibular gland duct

중층입방상피
stratified cuboidal epithelium

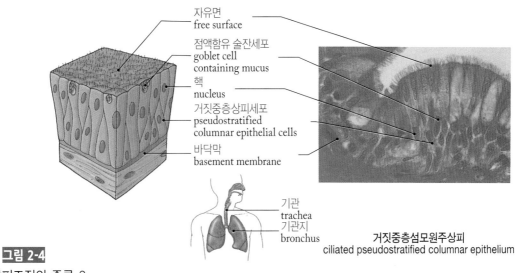

자유면
free surface

점액함유 술잔세포
goblet cell
containing mucus

핵
nucleus

거짓중층상피세포
pseudostratified
columnar epithelial cells

바닥막
basement membrane

기관
trachea
기관지
bronchus

거짓중층섬모원주상피
ciliated pseudostratified columnar epithelium

그림 2-4
상피조직의 종류 2

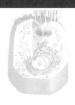

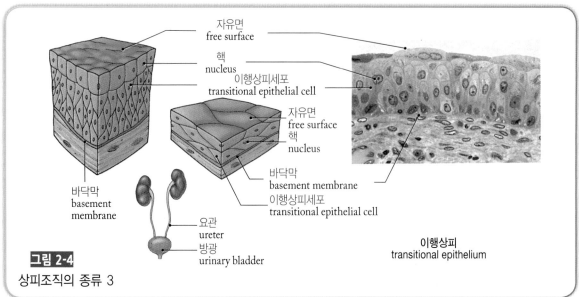

그림 2-4
상피조직의 종류 3

심화학습

편평상피

편평상피(squamous epithelium)는 단층인 것과 중층인 것이 있다. 단층편평상피는 장액막의 중피(meso-thelium)나 혈관내피 등에서 나타나고, 중층편평상피는 피부·입안·식도·항문·요도·자궁목·질점막 등에서 나타난다. 기계적 자극 또는 화학적 자극에 강한 특징이 있다.

원주상피

원주상피(columnar epithelium)는 원주모양의 긴 상피가 일층으로 늘어서 있는 조직이다. 흡수나 분비에 관여하는 세포를 포함하며, 위나 창자의 점막상피 등에 분포한다. 특수한 형태의 원주상피로서 입방상피(cuboidal epithelial cell), 섬모원주상피(ciliated columnar epithelium), 거짓중층섬모원주상피(ciliated pseudostratified columnar epithelium) 등이 있다.

한편 다음과 같은 특수한 형태의 원주상피도 있다

- 입방상피(cuboidal epithelium) : 키가 낮은 원주상피로, 요세관과 갑상샘소포상피 등이 있다.
- 섬모원주상피(ciliated columnar epithelium) : 자유표면에 섬모가 있으며, 섬모에 의해 표면의 미세한 물질이 일정방향으로 운반된다. 세기관지, 자궁관상피 등이 있다.
- 거짓중층섬모원주상피(ciliated pseudostratified columnar epithelium) : 단층이지만 높이가 일정하지 않고, 짧은 세포는 표면에 도달하지 못하고 얼핏보면 여러 층으로 보인다. 정관상피나 코안, 기관의 점막상피 등이 있다.

이행상피

이행상피(transitional epithelium)는 방광, 요관, 콩팥깔대기의 요로상피(urothelium)에 있다. 기능에 따라 형태가 이행·변화하는 것이 특징이다. 여러 층으로 보이지만 각각 바닥막과 접하고 있다.

portion, 꽈리/acinus)과 분비물을 운반하는 관으로 나누어진다. 눈물샘, 침샘, 땀샘 등과 같은 샘의 종말 주위에는 근육상피세포(myoepithelial cells ; 일종의 민무늬근육세포로서 바구니세포/basket cell라고도 한다)

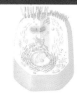

가 분포되어 있다. 이것은 자율신경의 흥분과 호르몬의 작용에 의해 수축하고, 꽈리(alveolus)를 주위에서 짜내어 그 분비를 촉진한다. 한편 내분비샘에서는 그 분비물(hormone이라고 부른다)이 혈관계통에 의해 운반되므로 외분비샘에서 볼 수 있는 것과 같은 관은 없다. 여기에서는 외분비샘에 대해서 다룬다.

외분비샘은 다음과 같이 분류된다.

㉠ 분비물의 성질에 의한 외분비샘의 분류

장액샘(seroud gland), 점액샘(mucous gland), 복합샘(mixed gland), 기름샘(sebaceous gland) 등이 있다.

표 2-3. 분비물의 성질에 의한 외분비샘의 분류

샘의 종류	분비물의 성질	존재부위
장액샘 serous gland	장액(단백액)을 분비한다. 샘상피의 세포체는 어둡고, 핵은 원형으로 세포체의 가운데에 위치한다. 산성 또는 염기성 색소에 물든 과립을 가지고 있다.	귀밑샘, 눈물샘, 이자의 외분비 부분
점액샘 mucous gland	점액(mucin)을 분비한다. 샘상피의 세포체는 밝고, 핵은 편평하고 세포체의 바닥에 편재되어 있다.	큰창자샘, 입천장샘, 혀뿌리의 샘
복합샘 mixed gland	장액샘과 점액샘의 꽈리가 섞여 있다.	혀밑샘, 턱밑샘
기름샘 sebaceous gland	지질(lipoid)을 분비한다. 샘상피의 세포체는 밝고 점액샘과 유사하지만, 핵은 포체의 중앙에 위치한다. 온분비(holocrine, 완전분비)가 이루어진다.	털샘

㉡ 샘의 형상에 의한 외분비샘의 분류

- 대롱샘(tubular gland) : 꽈리가 관모양이다.
- 꽈리샘(alveolar gland) : 꽈리가 주머니모양이다.
- 대롱꽈리샘(tubulo-alveolar gland) : 꽈리가 관모양과 주머니모양을 겸비하고 있다.

표 2-4. 샘의 형상에 의한 외분비샘의 분류

샘의 종류		존재부위	비　고
대롱샘 tubular gland	단일대롱샘	창자샘, 땀샘, 위샘, 자궁샘	관부분도 샘상피로 이루어진다.
	복합대롱샘	혀샘, 눈물샘	
꽈리샘 alveolar gland	단일꽈리샘	기름샘, 눈꺼풀판샘	관부분이 샘상피로 이루어진 것이 있다.
	복합꽈리샘	귀밑샘, 젖샘	
대롱꽈리샘 tubulo-alveolar gland	단일대롱꽈리샘	위날문샘, 전립샘	
	복합대롱꽈리샘	턱밑샘, 이자	

㉢ 분비형식에 의한 외분비샘의 분류

크게 샘분비땀샘(eccrine gland, 에크린샘), 부분분비샘(apocrine gland, 아포크린샘), 온분비샘(holocrine gland, 홀로크린샘)으로 나뉘고, 샘분비땀샘은 다시 투출분비(diacrine secretion)와 개구분비(emiocytosis, eruptocrine)로 나뉜다.

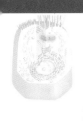

표 2-5. 분비형식에 의한 외분비샘의 분류

샘의 종류	샘의 성질	존재부위
샘분비땀샘 eccrine sweat gland	분비물만 배출된다. 샘상피의 손상은 없다.	작은땀샘(투출분비, diacrine secretion), 이자 외분비부분(개구분비, emiocytosis)
부분분비샘 apocrine gland	분비물과 함께 세포체의 일부가 배출된다. 샘세포는 빠르게 수복되어 다시 분비기능을 영위한다.	젖샘, 큰땀샘
온분비샘 holocrine gland	분비물과 함께 샘상피도 배출된다.	기름샘, 눈꺼풀판샘

③ 흡수상피

흡수상피(absorptive epithelium)는 물질의 흡수가 주기능이다. 작은창자 및 큰창자의 상피, 요세관상피 등이 있다.

④ 감각상피

감각상피(sensory epithelium)에는 특수하게 분화된 것과 신경세포가 상피화된 것이 있다. 상피세포 자체는 신경세포에서 유래하지만, 신경세포의 일부이기도 하다(예 : 코점막의 후각세포, 망막의 막대세포/피라밋세포). 그리고 상피세포는 신경세포는 아니지만 신경세포와 밀접하게 연결되어 있다(예 : 혀의 맛싹/taste bud에 있는 미각세포, 속귀의 털세포/hair cell).

⑤ 생식상피

생식상피(germinal epithelium)는 생식세포(정자와 난자)의 기본이 되는 상피세포라는 의미에서 붙여진 명칭이지만, 실제는 정소의 버팀세포(sertoli cell), 난소의 난포상피(follicular epithelium)가 여기에 속한다. 함께 생식세포를 지지하고, 영양을 주거나 단백호르몬·스테로이드호르몬을 생산한다.

⑥ 호흡상피

호흡상피(respiratory epithelium)는 허파꽈리 표면의 상피로, 혈액과 공기 사이에서 가스교환을 한다. 대(Ⅱ형) 및 소(Ⅰ형) 허파꽈리세포의 2종류가 있다.

5) 지지조직

지지조직(supporting tissue)은 중배엽(mesoderm)으로부터 발생·분화되어 체내에 골고루 분포되어 있고, 세포·조직·기관을 상호 결합·고정·지지 혹은 보호한다. 여기에는 결합조직, 연골조직 및 뼈조직이 있다.

(1) 결합조직

결합조직(connective tissue)은 세포와 세포 외의 섬유성분으로 구성되고, 양자는 조직액을 함유한 비섬유모양의 바탕질(ground substance)에 분산되어 있다.

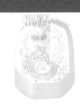

① 결합조직의 구성요소

㉠ 세포성분

▪ 고정세포(fixed cells)

- 섬유모세포(fibroblast, 섬유세포/fibrocyte)······결합조직 속의 고정세포에는 이 세포가 가장 많고, 방추모양·별모양 등 여러 가지 형태가 있으며, 아교섬유·그물섬유(Ⅲ형아교섬유)·탄력섬유를 생성한다. 또한 그물세포, 지방세포 등으로 분화하는 능력이 있다.

- 조직구(histiocyte)······섬유모세포와 유사하지만 핵이 작고 짙은 색이다. 포식능력을 가진 고정큰포식세포(fixed macrophage)이고, 단핵구 유래이다.

- 지방세포(fat cell, adiopocytes)······지방방울이 세포 안에 가득 차고, 세포질은 주변으로 압박되어 핵주위는 원판모양이 된다.

- 색소세포(pigment cell)······멜라닌색소(melanin pigment)를 생산·축적하는 세포로 멜라닌세포(melanocyte)라고도 한다.

▪ 유주세포(wandering cells)

- 림프구(lymphocyte)······6~8μm의 작은림프구가 많고, 발생 초기 뼈속질에서 유래하는 B-림프구와 가슴샘에서 유래하는 T-림프구로 구성된다. 전자는 큰포식세포(macrophage)로부터 항원제시를 받아 형질세포화되어 체액성항체를 만들고(체액면역/humoral immunity), 후자는 항원부위로 직접 나가 세포면역(cell-mediated immunity)을 만든다.

- 형질세포(plasma cell)······B-림프구가 분화된 것으로, 림프구보다 세포질이 풍부하다. 형질세포의 세포질은 강한 염기성을 나타내고(거친면소포체가 많기 때문에), 핵은 편재되어 염색질이 중심으로부터 방사형으로 배열되어 있으며, 체액성항체를 생성한다.

- 호산구(eosinophil)······항원-항체복합체를 포식·처리하는 세포로서, 알레르기과민증·기생충감염증 등으로 증가한다.

- 호중구(neutrophil)······급성염증일 때 조직 속으로 유출되어 풍부한 포식작용을 한다.

- 단핵구(monocyte)······혈관벽을 뚫고 혈중에서 조직으로 유출되는 것으로, 여기에서 포식능력을 가진 큰포식세포(조직구, 쿠퍼/kupffer세포, 지라세포 등)가 된다.

- 비만세포(mast cell)······원형 또는 타원형의 세포로서, 세포질 속에는 톨루이딘블루(toluidine blue ; 흑색분말의 핵 염색용)나 시아닌(cyanin)으로 물들었거나 적자색(이를 이염색성/metachromasia이라고 한다)의 거친과립(헤파린, 히스타민)이 포함되어 있다. 혈액 속의 호염기구(basophil)도 유사세포라고 한다.

㉡ 섬유성분

결합조직의 주요한 3가지 섬유성분은 다음과 같다.

▪ 콜라겐(collagen, 아교질) : 섬유모세포로 만들어지고, 전신에 분포되어 있으며, 5가지 유형으로 분류된다(표 2-6).

▪ 엘라스틴(elastin, 탄력소) : 탄력성이 있는 섬유성분으로 빛을 굴절하는 성질을 가지고 있으며, 탄력섬유(elastic fiber)라고 한다. 이 섬유는 주행 도중에 많은 분열을 한다. 혈관, 허파, 탄력연골 등에 분포되어

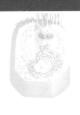
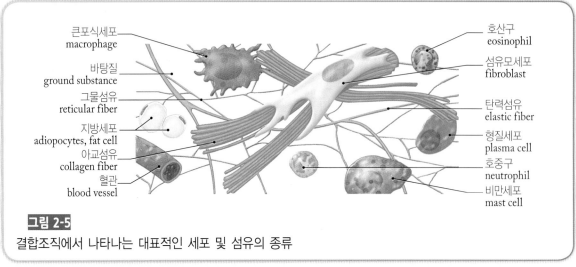

그림 2-5

결합조직에서 나타나는 대표적인 세포 및 섬유의 종류

표 2-6. 콜라겐의 유형, 성질과 상태

유 형	형 상	성질과 상태	분포 예
I	섬유모양	굵은 섬유로 강한 장력을 보이는 아교섬유(collagen fiber)이다. 호산성으로 물든다.	피부, 힘줄, 인대
II		가는 섬유모양	유리연골
III		가는 그물눈구조를 보이는 소위 그물섬유(reticular fiber)이다. 초산은에서 검게 된다.	간, 림프절, 지라
IV	비섬유모양 (무구조)		바닥막
V			(결합조직)

있다.

- 파이브로넥틴(fibronectin, 섬유결합소), 라미닌(laminin) : 두 가지 모두 당단백질이 중합된 섬유구조를 보이며, 세포표면에 부착되어 있다. 파이브로넥틴은 세포를 세포바깥바탕질(extracellular matrix)로 고정하여 세포의 이동·증식에 작용한다. 한편 라미닌은 상피세포를 그 바닥막에 고정시키는 기능이 있다.

② 결합조직의 종류

- 성긴결합조직(loose connective tissue)……아교섬유와 세포성분이 드문드문 분포되어 섬유 사이에 다량의 조직액(tissue fluid)이 축적되어 있다. 조직액이 과잉되면 부종(edema)을 일으킨다. 피부밑조직과 점막밑조직이 여기에 속한다.

- 치밀결합조직(dense connective tissue)……아교섬유가 밀접하게 분포되어 섬유 사이의 틈이 적은 조직이다. 섬유의 배열이 규칙적인 조직(힘줄, 인대 등)과 불규칙적인 조직(진피, 뇌경질막 등)이 있다.

- 젤라틴모양조직(gelatinous tissue)……세포는 큰 별모양의 섬유모세포에서 긴 돌기를 내어 서로 연결되어 그물눈을 만든다. 세포사이물질은 젤라틴상태의 물질(산성뮤코다당류)로 구성되어 있고, 끓이면 아교(glue)를 생산한다. 태아기에만 볼 수 있는 조직이며, 어른이 되면 소실된다. 실질은 젤리모양을 하고 있는데, 이것을 와튼연육(Wharton's jelly)이라고 한다.

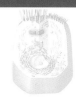

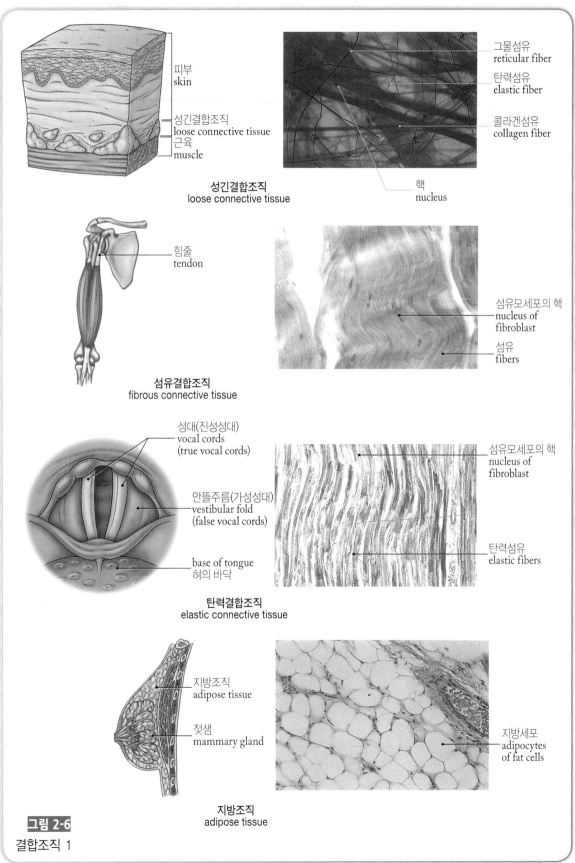

피부
skin

성긴결합조직
loose connective tissue

근육
muscle

그물섬유
reticular fiber

탄력섬유
elastic fiber

콜라겐섬유
collagen fiber

핵
nucleus

성긴결합조직
loose connective tissue

힘줄
tendon

섬유모세포의 핵
nucleus of
fibroblast

섬유
fibers

섬유결합조직
fibrous connective tissue

성대(진성성대)
vocal cords
(true vocal cords)

안뜰주름(가성성대)
vestibular fold
(false vocal cords)

base of tongue
혀의 바닥

섬유모세포의 핵
nucleus of
fibroblast

탄력섬유
elastic fibers

탄력결합조직
elastic connective tissue

지방조직
adipose tissue

젖샘
mammary gland

지방세포
adipocytes
of fat cells

지방조직
adipose tissue

그림 2-6
결합조직 1

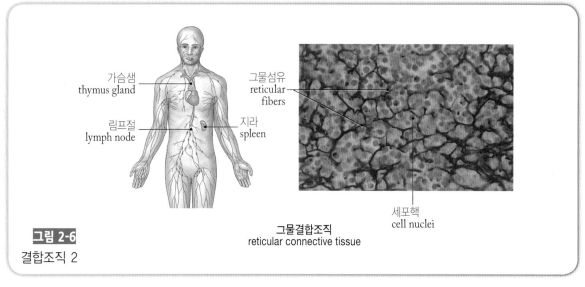

그림 2-6
결합조직 2

그물결합조직
reticular connective tissue

- 그물조직(reticular tissue)······그물세포(reticular cell)와 그물섬유(reticular fiber)로 구성되는 조직으로, 주로 조혈장기(림프절, 뼈속질, 지라 등)가 여기에 속한다. 그물세포는 서로 돌기를 내어 결합하고, 세포표면은 그물섬유가 밀접되어 있다. 그물세포는 약한 포식능력(phagocytosis)이 있어서 이 조직 내로 들어온 이물질을 포식한다. 그물섬유의 그물눈 속에는 자유세포(림프구, 단핵구, 호중구, 호산구, 적혈구 등)가 가득 차 있다. 그리고 그물조직 중의 그물섬유는 주로 섬유모세포가 생성하는 Ⅲ형아교섬유이지만, 그물세포에도 생산능력이 있는 것이 간혹 있다. 한편 간의 동굴모세혈관(sinusoid) 관벽을 둘러싸고 있는 격자모양의 구조를 이루는 섬유를 격자섬유(lattice fiber)라고 부르지만, 이것도 그물섬유이다.

- 지방조직(adipose tissue)······성긴결합조직 속에 다수의 지방세포(fat cell, adiopocytes)가 가득 찬 것이다. 초산은으로 염색하면 지방세포 주위에 미세한 그물섬유망이 물들어나온다. 피부밑지방조직 등이 그 예이다.

- 색소조직(pigment tissue)······성긴결합조직 중에서 다수의 색소세포가 포함된 것으로, 안구의 맥락막과 홍채의 결합조직이 여기에 속한다.

- 탄력조직(elastic tissue)······탄력섬유를 주성분으로 하는 결합조직으로, 육안으로 보면 담황색이다. 동맥벽과 목인대가 여기에 속한다.

- 혈액(blood), 림프(lymph), 조직액(tissue fluid)······각각의 혈관, 림프관 및 조직과 세포 사이를 흐르는 특수한 결합조직이다. 즉 그 속에 포함된 혈구는 결합조직의 세포성분에 상당하고, 혈장과 림프장은 액체형태의 세포사이물질로, 잠재적인 결합조직의 섬유성분에 상당하는 섬유소원(fibrinogen)을 함유하고 있다. 혈구에는 적혈구(erythrocyte), 백혈구(leukocyte) 및 혈소판(blood disk, platelet, 하등동물에서는 혈전구/thrombocyte)이 있다. 그리고 특히 백혈구는 과립백혈구(granulocyte, 호중구/neutrophil · 호산구/eosinophil · 호염기구/basophil)와 무과립백혈구(agranulocyte, 림프구/lymphocyte · 단핵구/monocyte)로 이루어져 있다.

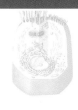

(2) 연골조직

연골조직(cartilage tissue)은 결합조직보다 단단한 탄력(elasticity)조직으로, 연골세포(chondrocyte)와 바탕질로 되어 있다. 연골세포는 바탕질 속의 연골세포방(cartilage lacuna) 안에 하나부터 몇 개가 모여 있다. 세포질 속에는 콜라겐, 지방방울, 공포(vacuole) 등이 보인다. 바탕질(matrix)은 콘드로이틴산(chondroitic acid)·아교섬유·탄력섬유 등을 함유하고, 시아닌(cyanin)·메틸렌블루(methylene blue ; 청동색 광택의 암녹색 결정) 등의 색소에 대해 이염색성(metachromasia)을 보인다. 연골표면은 섬유결합조직으로 구성되어 연골막(perichondrium)으로 덮여 있다. 연골막에는 혈관과 신경이 분포되어 있지만, 바탕질에는 분포되어 있지 않기 때문에 바탕질에는 조직액이 침투되어 영양이 공급된다.

① 연골의 종류

- 유리연골(hyaline cartilage)……반투명한 바탕질로 얼핏 동질(homogenous)로 보이지만, 자세히 보면 미세한 아교섬유와 산성뮤코다당류로 되어 있다. 예 : 관절연골, 갈비연골, 기관-기관지연골
- 탄력연골(elastic cartilage)……육안으로는 담황색인데, 바탕질에는 탄력섬유가 잘 발달되어 있어 연골 전체는 탄력성이 있다. 예 : 귓바퀴(이개)연골, 후두덮개연골, 귀인두관연골
- 섬유연골(fibrous cartilage)……바탕질에는 아교섬유가 잘 발달되어 있고, 당기면 강하게 저항한다. 예 : 척추사이원반, 두덩결합, 관절반달(관절원반)

② 연골의 발생과 성장

연골원(chondrogen)에는 토리세포집단(연골모세포/chondroblast)이 나타나 바탕질이 생성되어 세포주위에 축적된다. 바탕질이 증가함에 따라 세포는 점차 분산하고 세포분열을 반복하여 연골부피가 증가한다(사이질성장/interstitial growth). 한편 연골막의 섬유모세포는 연골세포에 분화되어 바탕질을 만들어 연골을 바깥쪽으로부터 증가시키는데, 이것이 덧붙이성장(appositional growth)이라는 연골성장의 주역이다.

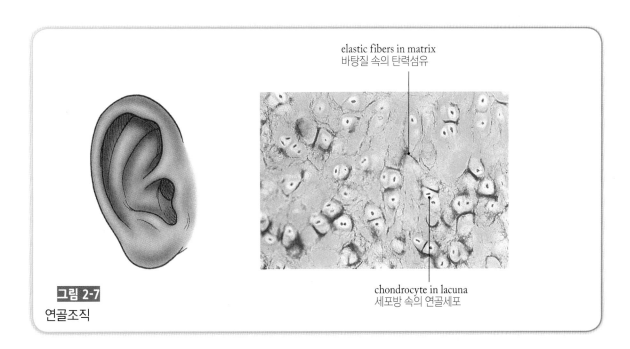

elastic fibers in matrix
바탕질 속의 탄력섬유

chondrocyte in lacuna
세포방 속의 연골세포

그림 2-7
연골조직

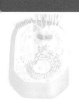
③ 연골의 재생과 변성

연골은 주로 연골막에서 재생되는데, 유리연골·섬유연골에는 석회침착이 일어나 연골이 물러진다(석회화/calcification). 또 유리연골에는 아교섬유가 현저하게 증가하고, 산성뮤코다당류가 감소하는 경우가 있는데, 이것을 석면침착증(아스베스토 변성/asbestosis)이라고 한다.

(3) 뼈조직

뼈조직(osseous tissue)은 결합조직 중 가장 단단한 조직으로, 뼈세포(osteocyte)와 바탕질(matrix)로 이루어진다. 바탕질은 칼슘(Ca)염을 풍부하게 함유하고, 아교섬유도 갖추고 있다. 그리고 바탕질에는 뼈세포를 넣는 뼈방(lacuna of bone)이 있는데, 이것은 뼈모세관(canaliculus of bone, 뼈세포의 돌기를 넣는 것)에 의해 서로 연결되어 있다.

① 구조

뼈조직의 구조는 다음과 같다.

- 뼈막(periosteum) : 뼈의 가장 바깥층을 이루는 섬유결합조직으로, 혈관과 신경은 뼈막에서 세관(폴크만관/Volkmann's canal)을 통해 뼈아교질(ossein)로 들어온다. 그리고 뼈막은 골절 등이 발생하면 뼈의 재생을 담당한다.
- 치밀질(compact substance) : 뼈층판(bone lamella)으로 이루어진다.
  - 가쪽기초층판(external basic lamella) : 뼈층판은 뼈표면에 평행으로 배열되어 있다. 이 층판에는 바깥쪽의 뼈막에서 들어오는 아교섬유(샤피섬유/Sharpey's fiber)가 인대와 힘줄의 닿는곳에서 잘 발달되어 있다.
  - 하버스계통(Haversian system, 뼈단위/osteon) : 뼈층판은 혈관·신경을 넣는 하버스관(haversian canal)을 중심으로 동심원모양으로 배열되어 있다.
  - 사이층판(interstitial lamella) : 뼈층판은 하버스계통의 틈을 채운다. 하버스계통의 개축(remodeling) 결

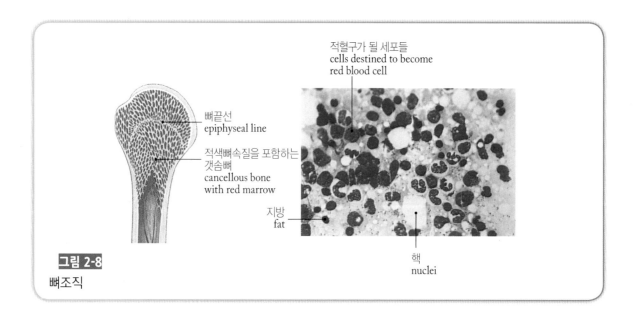

적혈구가 될 세포들
cells destined to become
red blood cell

뼈끝선
epiphyseal line

적색뼈속질을 포함하는
갯솜뼈
cancellous bone
with red marrow

지방
fat

핵
nuclei

그림 2-8
뼈조직

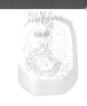

과 흡수되지 않고 남은 층판의 단편이다.

    – 안쪽기초층판(internal basic lamella) : 뼈층판은 가쪽기초층판과 평행으로 배열되어 있다.

▪ 뼈속막(endosteum) : 치밀질과 갯솜질의 속면을 덮는 것과 함께 뼈속질공간의 외주벽으로도 되는 얇은 결합조직막이다. 뼈막이 폴크만관을 통해 뼈속질공간까지 들어온 것으로, 골절 시 뼈막과 함께 뼈를 속면으로부터 재생시킨다.

▪ 갯솜질(spongy substance) : 뼈아교질은 그물모양으로 배열되어 있고, 그사이에 조혈장기인 뼈속질이 들어 있다.

  ② 뼈의 발생

뼈의 발생형식은 다음의 2종류가 있다.

▪ 연골속뼈발생(endochondral ossification, intracartilaginous ossification) : 사람 뼈의 발생과정은 대부분 유리연골이 퇴행하면서 뼈로 대치되는 방식이다. 태아의 몸은 먼저 뼈와 유사한 모양의 유리연골(hyaline cartilage)이 마련되고, 이 연골 사이를 둘러싸고 있는 연골막이 막속뼈되기(intramembranous ossification)와 유사한 방법에 의해 뼈세포를 만들어 뼈막뼈고리(periosteal bone collar)를 형성한다. 이 뼈막뼈고리는 깊은부분 연골의 영양분 공급을 차단하여 석회화를 진행시킨다. 이 석회화 부분에 뼈막으로부터 혈관을 타고 들어온 뼈모세포들이 뼈바탕질을 형성하여 뼈발생중심을 만드는데, 이 뼈발생중심을 일차뼈발생중심(primary ossification center)이라 한다. 뼈몸통쪽에서 일차뼈발생중심이 형성된 후 양쪽 뼈끝의 중심부에서도 일차뼈발생중심의 형성과 같은 기전에 의해 뼈발생이 진행되는데, 이 부분을 이차뼈발생중심(secondary ossification center)이라 한다.

    뼈발생은 뼈의 중심부에서 가장자리쪽으로 진행되며, 뼈몸통뼈발생의 가장자리와 뼈끝뼈발생의 가장자리 경계부분에는 연골로 형성된 뼈끝판(epiphyseal plate)이 남게 된다. 이 연골부분이 분열증식되어 뼈의 길이성장이 이루어진다. 25세 전후에서 뼈성장이 완성되면 뼈끝판의 전체 연골세포가 뼈세포로 전이되면서 뼈끝선이 형성된다. 뼈끝부분의 끝에는 연골이 뼈가 되지 않고 남아 관절연골이 된다.

▪ 막속뼈되기(intramembranous ossification) : 머리뼈와 일부 얼굴뼈를 비롯한 납작뼈의 뼈발생방식은 섬유결합조직의 막이 직접 뼈로 전환되는 방식이다. 다시 말하면 먼저 뼈가 형성될 부위에 중간엽세포(mesenchymal cell)로 이루어진 태아결합조직층이 나타나고, 이어서 중간엽세포들은 뼈모세포로 분화되어 유기성 뼈바탕질인 풋뼈조직(osteoid tissue)을 형성한다. 이 풋뼈조직에 무기질이 쌓이면 뼈모세포가 뼈세포로 전환되면서 뼈발생이 시작된다. 뼈발생이 시작되는 부위는 주로 막의 중앙부위이며, 뼈발생이 시작된 부위를 뼈발생중심(ossification center)이라고 한다. 예 : 얼굴뼈, 머리뼈편평부분

6) 근육조직

    근육조직은 인체를 구성하는 여러 종류의 조직과 기관의 운동을 담당하며, 근육세포(일반적으로 근육섬유/muscle fiber라고 한다)의 집합체이다. 근육섬유의 세포체는 근육세포질(sarcoplasm)이라고 한다. 그중에서 민말이집의 근육원섬유(myofibril)를 갖춘 것이 근육섬유 수축(나아가 근육수축/muscle contraction)의 근원이 된다.

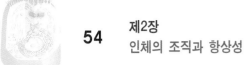

근육조직의 형태 및 기능상의 분류는 다음과 같다.

형태상의 분류 ┬ 민무늬근육(smooth muscle)
　　　　　　　└ 가로무늬근육(striated muscle) : 뼈대근육(skeletal muscle), 심장근육(cardiac muscle)

기능상의 분류 ┬ 맘대로근(voluntary muscle, 수의근) : 뼈대근육
　　　　　　　└ 제대로근(involuntary muscle, 불수의근) : 민무늬근육, 심장근육

(1) 민무늬근육

민무늬근육(smooth muscle)은 분비샘과 관모양기관벽의 일부를 구성하고, 자율신경(autonomic nerve)의 지배를 받고 수축한다. 그 기본단위를 이루는 근육섬유는 긴 방추형이고(길이 20~200㎛, 굵기 5㎛ 전후), 핵은 근육섬유의 중앙에 1개가 있다.

근육원섬유에서는 가로무늬(transverse striation)를 볼 수 없다. 또한 근육섬유는 미세한 그물섬유로 둘러싸여 다발을 이루는데, 이 다발이 층 또는 그물모양으로 배열되어 민무늬근육조직을 만들어낸다. 민무늬근육섬유는 군데군데 틈새이음(gap junction, 간극연결)으로 접합되어 있는데, 이를 통해 이온이 세포에서 세포로 옮겨져 흥분이 전달(즉 신경자극의 전달)된다.

(2) 뼈대근육

뼈대근육(skeletal muscle)은 뼈와 연골에 부착되어 운동을 담당한다. 뼈대근육의 기본단위를 이루는 근육섬유는 긴 원주형(길이 : 수~10cm 또는 그 이상, 굵기 : 20~100㎛)이고, 핵은 근육섬유의 표면층에 여러 개가 있다. 이처럼 하나의 근육섬유에 여러 개의 핵이 분포되는 이유는 발생 초기에 다수의 근육모세포(myoblast)가 합체되었기 때문인데, 이는 일종의 합포체(syncytium)라 할 수 있다.

근육원섬유(액틴필라멘트/actin filament와 미오신필라멘트/myosin filament로 구성된다)는 근육섬유의 세로축방향에 여러 개 있는데, 이것이 동일위상으로 배열되어 가로무늬를 형성한다. 가로무늬는 근육원섬유 속에서 빛을 복굴절하는 어두운 부분(A띠/A-band)과 단굴절하는 밝은 부분(I띠/I-band)이 교대로 병렬되어 생긴다. 밝은 I띠의 중앙부에는 어두운 선(Z띠/Z-band)이 있고, 어두운 A띠의 중앙부에는 약간 밝은 대(H띠/H-band)가 있으며, H띠의 중앙부에는 약간 어둡고 좁은 선(M띠/M-band)이 보인다.

근육은 다음과 같이 구성되어 있다. 몇 개의 근육섬유가 모여 근육다발(muscle bundle)을 만든다. 각 근육섬유는 근육속막(endomysium)으로 덮여 있다. 근육다발은 근육다발막(perimysium)으로 덮여 있다. 이렇게 해서 생긴 근육다발의 집단 전체는 근육바깥막(epimysium, 근막/fascia이라고도 한다)으로 덮여 있다. 이렇게 하여 하나의 독립된 근육이 만들어진다. 그리고 근육다발막에는 장력수용기로서 근육방추(muscle spindle)가 있고, 근육다발막과 근육바깥막은 근육섬유에 분포하는 혈관과 신경의 통로를 이룬다.

(3) 심장근육

심장근육(cardiac muscle)은 심장을 제대로(불수의적) 수축시켜 혈액을 받아들이고 내보낸다. 가로무늬

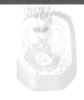

를 가진 근육섬유가 기본단위인 것은 뼈대근육과 같지만, 근육섬유의 중앙에 핵이 있고, 근육섬유끼리 서로 겹쳐 있으며(사이원반/intercalated disc 또는 밝은선/bright line), 근육섬유가 나누어지는 것처럼 뼈대근육과 민무늬근육의 중간적 성격을 갖고 있다. 심장의 속막 밑에는 특수한 심장근육(자극전도계)이 분포되어 있다. 심장근육섬유 사이의 흥분전달은 민무늬근육섬유와 같이 사이원반에 분포하는 틈새이음(gap junction)을 전해질이온이 전달함으로써 이루어진다.

7) 신경조직

신경조직(nervous tissue)은 뉴런(neuron, 신경세포)과 이것을 지지 · 고정하는 신경아교세포(neuroglia)로 이루어진다.

(1) 뉴런

뉴런은 세포체(cell body, soma 또는 주핵체/perikaryon) 및 돌기(신경섬유/nerve fiber)로 이루어진다.
　① 뉴런의 종류
뉴런은 돌기상태에 따라 다음과 같이 분류한다.
- 홀극뉴런(unipolar neuron) : 미주신경의 아래신경절세포
- 거짓홀극뉴런(pseudounipolar neuron) : 척수신경절세포, 삼차신경절세포
- 두극뉴런(bipolar neuron) : 후각세포, 달팽이의 나선신경절세포
- 뭇극뉴런(multipolar neuron) : 대부분의 중추신경계통 신경세포, 말초교감신경절세포
　② 뉴런의 구조
- 세포체 : 핵, 니슬소체(Nissl body), 신경원섬유(neurofibril, 신경미세섬유/neurofilament가 모인 것) 및 리포크롬(lipochrome, 지질색소)이라는 색소과립이 주요 성분이다. 이 중에서 니슬소체는 리보솜(ribosome)의 집합체이고, 뉴런에서 단백질합성(신경전달물질/neurotransmitter, 신경호르몬/neurohormone 등)을 주재한다. 이 소체는 중독 · 심한 피로 등으로 용해되고, 때로는 소실될 수도 있는데, 이것을 염색질용해(tigrolysis 또는 chromatolysis)라고 한다. 니슬소체는 가지돌기 안에는 있지만, 축삭 안에는 없다. 색소과립은 가수분해효소(lysosome)의 집합체로 구성되어 있다.
- 신경섬유(nerve fiber)
　㉠ 신경섬유의 구성성분
　　- 가지돌기(dendrite) : 신경자극을 세포체쪽으로 전달한다. 짧은 돌기가 여러 개 있어서 나뭇가지처럼 나누어진다. 골지(golgi)에서 보면, 돌기의 표면에 있는 여러 개의 가시(spine)는 다른 뉴런으로부터 자극을 받는 장소, 즉 시냅스인 경우가 많다.
　　- 축삭(axon, axis cylinder) 또는 신경돌기(neurite) : 세포체의 축삭둔덕(axon hillock)에서부터 일어나는 가늘고 긴 1개의 돌기인데, 신경자극을 세포체의 반대쪽으로 전달한다. 축삭은 말이집(myelin sheath)으로 싸인 말이집신경섬유와 싸여 있지 않은 민말이집신경섬유로 구별된다. 이 신경섬유의 집(sheath)은 말초신경에서는 슈반신경집(Schwann's sheath), 중추신경에서는 희소돌기

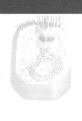

아교세포를 만들어낸다. 그리고 축삭은 주행 중 종종 옆가지를 낸다.

ⓒ 신경섬유의 말이집 유무에 따른 분류

- 말이집(myelinated) ─┬─ 말초 : 몸신경계통의 대부분, 자율신경의 신경절이전섬유
                      └─ 중추 : 중추신경계통의 백색질, 시각신경
- 민말이집(non-myelinated) ─┬─ 말초 : 자율신경의 신경절이후섬유, 몸신경의 끝부분
                            └─ 중주 : 중추신경계통의 회색질

(2) 신경아교세포

신경아교세포(glial cell, neuroglial cell)를 크게 분류하여 표 2-7에 정리하였다.

표 2-7. 신경아교세포의 종류와 분포

계 통	종 류	성 질	분포영역
뇌실계통	1. 뇌실막세포 (ependymal cell)	원주형~입방형세포. 표면에 섬모가 있다. 뇌척수액성분을 흡수하는 기능을 한다.	뇌실과 척수중심관 (syringocoele)
	2. 맥락얼기상피세포 (choroidal epithelial cell)	입방형세포. 뇌척수액을 생성·분비한다. 뇌실막세포로부터 분화되었다.	뇌실맥락얼기
중추신경계통	1. 별아교세포(astroglia)	세포체는 크고 말이집이 없는 긴 돌기를 낸다. 다수의 돌기가 혈관벽 주위를 둘러싼(혈관주위아교세포발/ perivascular glial pedicle) 신경세포와 혈관 사이의 물질수송을 중개한다.	중추신경
	2. 희소돌기아교세포 (oligodendroglia)	세포체는 작고 소수의 짧은 돌기를 낸다. 신경세포 주위를 둘러싸기 때문에 위성세포라고도 한다. 중추신경 계통의 말이집를 만든다.	
	3. 미세아교세포 (microglia, 호르테가세 포 : Hortega cell)	세포체는 작고 여러 개의 긴 돌기를 낸다. 포식작용이 있고 거짓발(pseudopodium)운동을 한다.	
말초신경계통	1. 슈반세포 (Schwann's cell)	말초신경의 축삭을 둘러싼다. 말초신경계의 말이집을 만든다.	말초신경(섬유)
	2. 위성세포 (satellite cell)	척수 및 교감신경절세포 주위를 둘러싸고, 그것의 지 지영양을 담당한다.	교감신경절 척수신경절

(3) 말초신경

신경섬유는 중추신경계통 외에서는 신경다발(nerve bundle)을 만드는데, 이것이 말초신경(peripheral nerve)이다. 말초신경은 신경속막집(endoneural sheath), 신경속막(endoneurium), 신경다발막(perineu-rium), 신경바깥막(epineurium) 등의 결합조직성피막으로 겹겹이 둘러싸여 있다. 그리고 이들 피막 속에는 혈관이 분포되어 있어 신경섬유다발의 영양공급을 맡고 있다.

(4) 신경절

신경절(nerve ganglion)은 말초신경의 주행 도중 신경세보가 개재하는 것을 말하며, 다음과 같은 것이 있다.

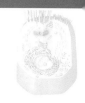

- 뇌 및 척수신경절(cerebral and spinal ganglions) : 거짓홑극뉴런으로 구성된다.
- 교감신경절(sympathetic nerve ganglion) : 뭇극뉴런으로 구성된다.

(5) 신경종말

신경종말(nerve endings)에는 신경섬유의 끝이 자유롭게 끝나는 것과 종말장치(end-apparatus)를 가지고 끝나는 것이 있다.
- 시냅스(synapse) : 뉴런이 사슬모양으로 연결되면 이들 돌기는 다른 뉴런의 세포체나 돌기에 접촉하는데, 이 접촉부분을 시냅스라고 한다.
- 운동신경종말(motor nerve ending) : 뼈대근육에 분포하는 운동신경종말은 운동종판(motor end-plate, 신경근육접합/neuro-muscular junction)을 만들어서 끝난다.
- 지각신경종말(sensory nerve ending) : 자유종말(free ending) 형태를 취한 것(표피, 점막상피내 등)과 종말장치(end-apparatus)를 갖춘 것(진피, 근육 내 등)이 있다.

2. 내부환경의 항상성

1) 체 액

성인남성은 체중의 약 60%, 여성은 약 50%를 수분이 차지한다. 물은 세포 내외 구석구석까지 들어 있으며, 여러 가지 종류의 전해질을 녹이는 용매기능뿐만 아니라 혈액(혈장)·림프·뇌척수액(수액) 등에서는 물질수송을 매개하는 생명활동에 필수적인 요소이다. 그밖에 기능에 따라 여러 가지 형상·성분을 갖고 있다. 인체에 들어 있는 물과 같은 액체성분을 총칭하여 체액(body fluid)이라고 한다. 혈액 등 순환계통의 체액 외에 소변·침·소화액 등이 있다. 체액에는 전해질과 비전해질이 포함된다.

체액은 소화기·콩팥·허파·피부 등에서 조절된다.

 심화학습

체액의 비율

체중에서 수분이 차지하는 비율은 지방이 많은 여성보다 남성이 높다. 이 비율은 연령에 따라서도 다른데, 유아는 75% 정도로 비율이 높지만 고령자는 성인보다 비율이 낮다.

(1) 체액의 구분

체액은 세포 안에 있는 세포내액과 세포 밖에 있는 세포외액으로 나눠진다. 세포내액은 체액의 약 2/3(체중의 약 40%)이고, 세포외액은 체액의 1/3(체중의 약 20%)이다.

세포외액의 대부분은 세포 사이에 존재하는 *사이질액(조직사이액)으로, 체중의 약 15%를 차지한다. 이

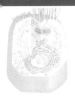

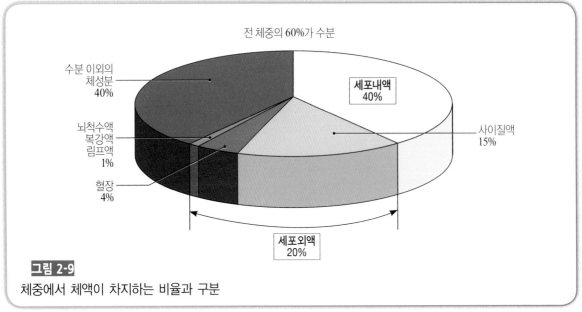

전 체중의 60%가 수분

수분 이외의
체성분
40%

세포내액
40%

사이질액
15%

뇌척수액
복강액
림프액
1%

혈장
4%

세포외액
20%

그림 2-9
체중에서 체액이 차지하는 비율과 구분

밖에 혈장(4%), 뇌척수액(수액), 림프액, 복강액 등이 있다.

(2) 체내의 수분섭취·배설

성인의 일일수분섭취량은 평균 약 2.5L이다. 섭취수분의 내역은 음료수, 음식물 속에 포함된 수분, *대사수 등이다. 한편 배설되는 수분은 소변, 무감각수분손실(transpiration, 불감증설 ; 피부, 각막 등으로부터 자신도 모르는 사이 수분이 증발되는 것), 대변에 포함된 수분 등이다. 땀은 무감각수분손실과는 구분된다.

섭취와 배설량조절에 의해 체내수분량은 일정하게 유지된다.

표 2-8. 일일수분섭취·배설량

섭취수분량		배설수분량	
음료수	1,500	소변	1,500
음실물 중 수분	800	대변	200
대사수	200	무감각수분손실(불감증설)	700
		땀	100
총 2,500		총 2,500	

*사이질액(intersitital fluid)
 사이질에 분포하는 체액으로, 조직사이액이라고도 한다.

*대사수(metabolic water)
 연소수라고도 하며, 섭취한 음식물에 포함된 영양소가 산화(물과 이산화탄소로 분해되는 화학반응)되어 발생하는 물을 말한다.

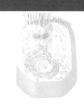

 심화학습

수분섭취 · 배설량

성인이 하루에 배설하는 수분량은 체중의 약 1/30이지만, 유아는 약 1/10이 교체되기 때문에 수분섭취 · 배설에 불균형이 발생하기 쉽다. 수분이 결핍되면 갈증이 심해지고, 수분이 과잉되면 소변량이 많아진다.

2) 체액의 전해질

전해질은 물에 녹아 정(+) 혹은 부(−)로 하전하여 이온이 되는 전기적 성질을 띤 물질의 총칭이다. 전해질은 다음과 같은 역할을 수행한다.

- 체액분포를 조정하여 일정하게 유지한다.
- 체액삼투압의 평형을 유지한다.
- 산 · 염기의 평형을 유지한다.
- 신경과 근육의 피자극성을 정상으로 유지한다.

전해질에는 나트륨이온(Na^+), 칼륨이온(K^+), 칼슘이온(Ca^{2+}), 마그네슘이온(Mg^{2+}), 염소(염화물)이온($Cl^−$), 탄산수소이온(중탄산이온)($HCO_3^−$), 인산이온($PO_4^{2−}$), 유산이온($SO_4^{2−}$), 유기산이온, 단백질이온 등이 있다. 혈중전해질의 양은 *mEq(밀리그램당량)으로 표시한다.

비전해질은 글루코스와 단백질의 분해산물(요소, 크레아티닌 등)이다.

표 2-9 혈액 중의 전해질량

양이온		음이온	
나트륨이온	142	염소(염화물)이온	103
칼륨이온	5	탄산수소이온	27
칼슘이온	5	인산이온	2
마그네슘이온	5	유산이온	1
		유기산이온	6
		단백질이온	16
합계 155		합계 155	

*Eq

당량을 말하며, '이퀴벌런트(equivalent)'라고 읽는다. 원자량 또는 분자량을 그 원자가로 나눈 값으로, 산소 1원자와 결합하는 원자량 혹은 분자량과 같다. 1밀리그램당량이 1ℓ의 물에 녹아 있는 농도를 1mEq/L로 표시한다(이 농도표시를 당량농도 혹은 규정도라고 한다).

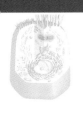

3) 체액의 산염기평형

인체는 세포가 제 기능을 발휘할 수 있도록 혈액·체액의 수소이온농도(*pH)를 일정하게 유지하는데, 이것을 산염기평형(acid-base equilibrium)이라고 한다. 정상상태에서 혈액의 pH는 7.40±0.05이다.

pH의 조정에는 다음 3가지 요인이 관여하고 있다.

- 체액(혈액, 사이질액, 세포내액)의 완충작용 : 탄산(H_2CO_3), 단백질, 헤모글로빈 등이 과잉한 산이나 알칼리에 결합하여 중화한다.
- 호흡에 의한 조절 : 혈장 중의 탄산이 분해되어 이산화탄소를 방출한다.
- 소변으로 배출 : 소변으로 H^+와 HCO_3^-를 배출하고, 혈액의 pH를 일정하게 유지한다.

 심화학습

산염기평형의 이상

체액 pH가 7.35~7.45의 범위보다 산성쪽이나 알칼리성쪽으로 기울어진 상태를 각각 산증(acidosis), 알칼리증(alkalosis)이라고 한다. 원인에 따라 호흡부전을 기반으로 하는 혈액의 이산화탄소분압(탄산수소이온/HCO_3^-)이상에 의한 경우(호흡성)와 HCO_3^- 이외의 전해질이상에 의한 경우(대사성)의 2가지로 나눠진다. 후자는 콩팥·소화기이상과 당뇨병 등과 같은 대사이상의 원인이 된다.

4) 체 온

외부온도를 피부의 수용체(온점, 냉점)로 느끼면·여기서부터 감각신경의 자극이 척수·시상하부(사이뇌)의 체온조절중추를 거쳐 대뇌겉질로 전달된다. 나아가 체온조절중추가 혈관의 확장과 수축, 대사의 항진과 억제, 발한의 조절, 털세움근의 운동 등과 같은 지령을 내려 체온을 일정하게 유지한다.

체온은 측정부위, 시간대, 연령, 성별 등에 따라 기준치가 다르다.

① 부위에 따른 기준치

- 피부온도 : 겨드랑이온도가 사용된다. 성인의 경우에는 36.89±0.342℃
- 입안온도 : 겨드랑이온도+0.2~0.5℃
- 곧창자온도 : 겨드랑이온도+0.8~0.9℃

② 그밖의 것에 의한 체온차이

시간대(일차), 연령, 성별, 개인 등에 따라서도 체온에 차이가 있다.

- 일일변동 : 새벽 무렵에 가장 낮고, 오후~저녁이 가장 높다. 일일차는 1℃ 이내이다.

---

*pH

'피에이치'라고 읽는다. 정식으로는 수소이온지수. 수용액 중 수소이온농도를 나타낸다. 중성은 pH 7.00이며, 7.0 이상은 알칼리성, 7.0 이하는 산성이다. 혈중pH는 호흡성 또는 대사성으로 변화하지만, 산염기평형에 의해 대부분 pH 7.4로 유지되고 있다.

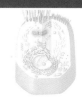

• 연령차 : 어린이는 높고, 노인은 낮은 경향이 있다.

• 성별차 : 여성은 체온변동이 두드러지는데, 월경부터 배란기까지는 낮고(저온상), 배란 후부터 월경기
까지는 높다(고온상).

③ 체온의 평형

인간의 체온은 일정하게 유지되도록 조절되어 있다.

④ 열의 생성

당 · 단백질 · 지질의 대사, 뼈대근육(skeletal muscle)의 활동, 음식물섭취에 따른 대사항진 등에 따라 체
온이 상승한다. 체열의 반 이상이 뼈대근육에서 생성되고, 그밖에 호흡근육 · 간 · 심장 · 콩팥에서도 열을 생
성한다.

⑤ 열의 방산

방사(복사, 60%), 증발(25%), 공기에 전도(대류:12%), 물체에 전도(3%) 등에 의해 체열이 소실된다.

5) 항상성

외부환경이 끊임없이 변화해도 체내의 상태(*내부환경)를 일정하게 유지하는 성질을 항상성(homeosta-
sis)이라고 하는데, 이는 생존과 건강유지에 불가결한 인체의 기능이다. 주로 신경계통(자율신경계통)과 내
분비계통에 의해 조절된다. 인체의 모든 기관계가 항상성유지에 관련되어 작용하고 있다. 순환계통(혈압,

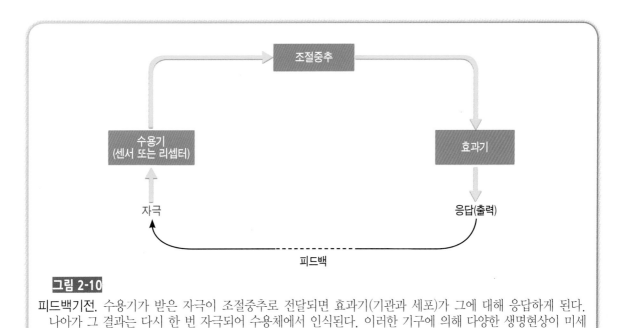

그림 2-10
피드백기전. 수용기가 받은 자극이 조절중추로 전달되면 효과기(기관과 세포)가 그에 대해 응답하게 된다.
나아가 그 결과는 다시 한 번 자극되어 수용체에서 인식된다. 이러한 기구에 의해 다양한 생명현상이 미세
하게 조절되고 일정하게 유지된다.

---

*내부환경(internal environment)
세포를 둘러싼 세포외액의 성질과 상태를 가리킨다. 이 환경을 일정하게 유지하기 위해 여러 겹의 조절기구가 개재한다.

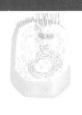
심박수), 호흡계통(호흡수, 혈액의 pH), 내분비·대사계통(호르몬의 양, 혈당치), 체온 등의 조절에 의해 세밀하게 변동을 받아가면서 전체로서 거의 일정하게 내부환경이 유지되고 있다. 세포외액의 조절에 직접 관여하는 것은 콩팥이다.

 심화학습

피드백기전

　모든 생명현상은 항상성유지를 위해 공통된 방식으로 조절되는데, 이 방식을 피드백기전(feedback mechanism)이라고 한다. 피드백(되먹이기)기전에는 부의 피드백(음성되먹이기/negative feedback)과 정의 피드백(양성되먹이기/positive feedback)의 2종류가 있다. 각각 자극을 억제하는 방향으로 작용하는 경우와 자극을 증가하는 방향으로 작용하는 경우가 있다. 대부분은 부의 피드백에 의한다.

　인체의 조절에 관여하는 주요 장치는 다음과 같다.

- 수용기(receptor) : 환경변화를 감지하는 센서역할을 하고, 이것을 자극으로 받아들인다.
- 조절중추(regulatory center) : 중추신경계통에 존재하며, 수용기로부터 신경계통(구심로)을 거쳐 전해진 정보를 분해하여 적절한 응답을 결정한다.
- 효과기(effector) : 조절중추로부터의 신경자극(원심로)을 받아 어떠한 수단으로 응답을 실행한다.

3. 인체의 리듬

1) 하루주기리듬

　하루주기리듬(circadian rhythm)은 지구의 자전주기에 일치하여 24시간 단위로 생명현상으로 생기는 주기적 변화를 가리킨다. 개일리듬, 일일리듬 등으로도 불린다. 수면과 각성의 리듬과 이에 동반하는 혈압, 맥박, 체온, 호르몬 등의 주기적 변동이 있다.

2) 수면과 각성

　대뇌겉질의 신경세포는 각성 시에는 끊임없이 자극을 받아 피로해지지만 수면에 의해 회복된다. 수면과 각성은 일정한 리듬으로 반복된다.

　수면의 중추는 뇌줄기(brain stem)에 있는 뇌줄기그물(reticular formation of brain stem)에 있다. 수면에는 *논렘수면(non-REM sleep)과 렘수면(REM : rapid eyes movement sleep)이 있으며, 이것은 하룻밤에 4~5회 교대로 일어난다.

---

*논렘수면, 렘수면
　논렘(non-REM)수면은 잠의 깊이가 깊어져 뇌파가 느릿하고 더디다. 이 시기에 땀이 난다. 렘수면 시에는 안구운동이 강하고, 근육긴장의 저하, 호흡·혈압·맥박의 변동 등이 일어난다. 꿈은 이 시기에 꾼다.

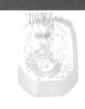

 심화학습

시차부적응

해외로 여행을 떠났을 때 나타나는 '시차부적응'은 이러한 리듬이 깨지기 때문에 일어난다.

다상성수면, 단상성수면

신생아는 2~3시간 주기로 수면과 각성을 반복하는데, 이것을 다상성수면(polyphasic sleep)이라고 한다. 이후 서서히 야간에 많이 자게 되어 학령기를 지나면 야간수면만 하게 되는데, 이를 단상성수면(monophasic sleep)이라고 한다. 노령기가 되면 야간수면이 지속되지 않고 낮잠이 부활하여 또다시 다상성수면이 되는 경우가 있다.

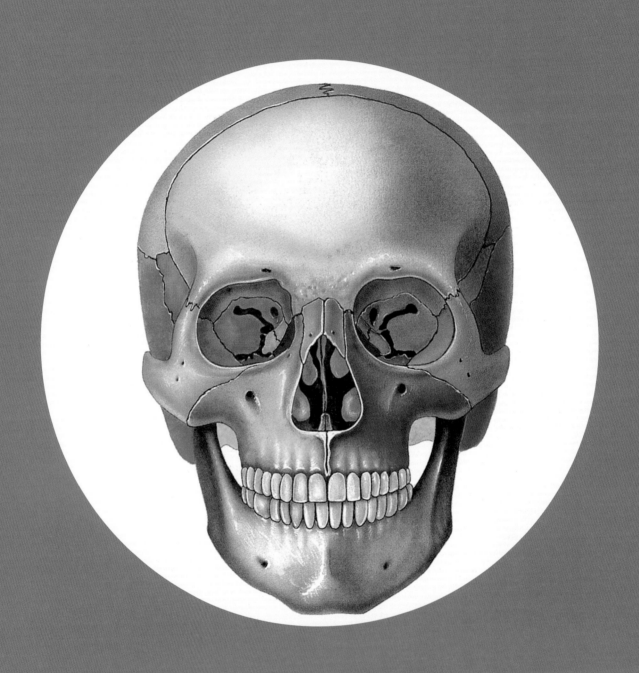

CHAPTER 3

뼈대계통
skeletal system

학습목표

- ■ 뼈대계통의 기능을 정의할 수 있다.
- ■ 뼈의 기능과 구성을 기술할 수 있다.
- ■ 뼈를 만드는 조직과 구성형태를 기술할 수 있다.
- ■ 뼈의 발생과 성장과정을 기술할 수 있다.
- ■ 뼈의 종류를 나누고, 뼈와 관련된 혈관과 신경을 기술할 수 있다.
- ■ 머리·척주·가슴우리·팔·다리의 뼈대를 구분할 수 있다.
- ■ 인체 각 부위별 뼈의 구조적 특징을 기술할 수 있다.
- ■ 팔뼈 및 다리뼈의 연결형태를 기술할 수 있다.
- ■ 팔뼈와 다리뼈를 비교하여 설명할 수 있다.

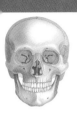

1. 총 론

단세포활동은 말할 것도 없고, 다세포활동에서도 간단한 시스템은 전체적으로 연조직만으로 이루어져 있다. 그러나 모든 동물이 진화해서 크고 복잡한 몸을 갖게 되면 연조직만으로는 몸을 지탱할 수 없게 되어 뼈대(skeleton)라는 버팀대를 갖게 된다. 뼈대가 발달하면 근육이 여기에 부착되기 때문에 뼈대는 하나의 버팀대역할뿐만 아니라 수동적 운동기관의 역할도 하게 된다. 결국 뼈대는 몇 개의 부분으로 나누어져서 각 부위가 움직일 때 서로 도와주거나 도움을 받는다.

뼈의 존재이유로 잊어서는 안 되는 것은 뼈가 인체의 활동에 가장 중요한 물질 중 하나임과 동시에 칼슘의 저장고라는 사실이다. 뼈는 얼핏보면 정지되어 불변하는 건조물처럼 보이지만, 뼈를 현미경으로 살펴보면 뼈가 닿는 곳에서 뼈아교질의 침착과 흡수가 일어난다. 이 두 가지 상반된 활동의 밸런스에 의해 혈중에 유리되는 칼슘과 뼈에 저장되는 칼슘의 평형이 유지된다.

1) 뼈의 기능

뼈는 우선 신체의 뼈대를 만들고, 몸의 지주가 되며, 나아가 몸의 크기와 모양을 결정한다. 또, 여러 기관(장기)을 보호함과 동시에 근육과 협동하여 운동기관역할도 한다. 그밖에 뼈속질(bone marrow, 골수)은 조혈기관으로 작용하며, 나아가 칼슘·인 등의 저장·조절장소이기도 하다.

2) 뼈대의 구성

뼈대에는 곤충이나 갑각류에 있는 바깥뼈대와 척추동물에 있는 속뼈대가 있다. 속뼈대의 구성단위를 이루는 것은 뼈(bone)라는 기관인데, 인체의 전체 뼈 숫자는 약 200여 개이다. 이것들은 주로 결합조직, 특히 인대(ligament)에 의해 연결되어 뼈대를 만드는데, 뼈대의 구성에는 여러 개의 연골(cartilage)이 관련된다.

뼈의 형태는 다양하지만 일반적으로 긴뼈, 짧은뼈, 납작뼈, 불규칙뼈 등으로 분류한다. 위팔뼈와 넙다리뼈는 긴뼈, 손목뼈와 발목뼈는 짧은뼈, 마루뼈와 이마뼈는 납작뼈, 척추뼈와 아래턱뼈는 불규칙뼈의 예이다. 그러나 이러한 구별은 어디까지나 편의상일 뿐이며, 모든 뼈를 이렇게 분류해서는 안 된다.

한편 벌집뼈·위턱뼈·관자뼈 등과 같이 뼈속에 공간(cavity, 강)이 있어서 그 안에 공기가 들어 있는 뼈를 공기뼈(pneumatic bone)라고 한다. 이렇게 뼈속에 공기가 들어 있는 이유는 뼈를 가볍게 하기 위해서이

🕐 **심화학습**

뼈끝판

뼈끝판(epiphyseal plate)은 뼈끝연골판 혹은 성장연골판이라고도 한다. 긴뼈 뼈끝의 뼈몸통쪽에 있는 뼈가 성장하는 부분이다. 성인이 되면 뼈로 바뀌고, 뼈끝과 몸통 사이에 흔적으로 남는다.

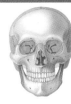

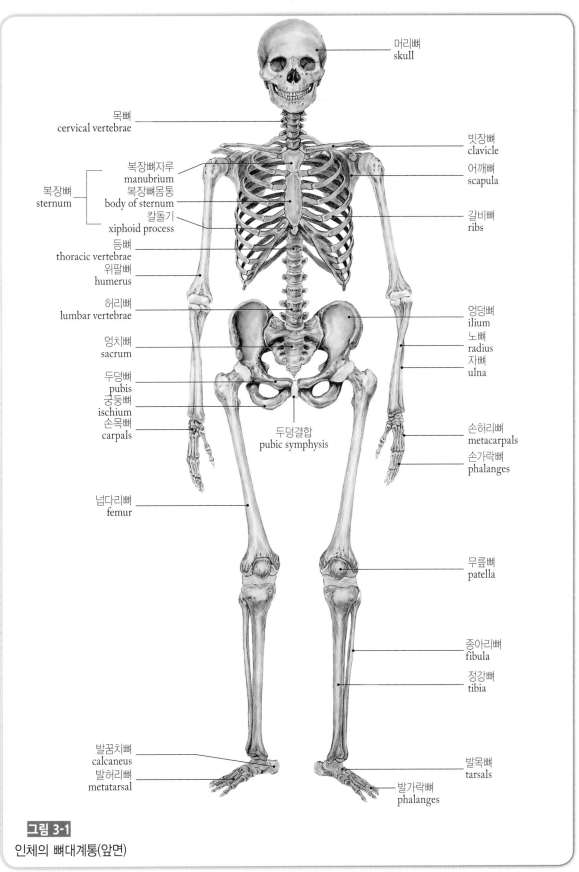

머리뼈
skull

목뼈
cervical vertebrae

빗장뼈
clavicle

어깨뼈
scapula

복장뼈자루
manubrium
복장뼈몸통
body of sternum
칼돌기
xiphoid process

복장뼈
sternum

갈비뼈
ribs

등뼈
thoracic vertebrae
위팔뼈
humerus

허리뼈
lumbar vertebrae

엉덩뼈
ilium
노뼈
radius
자뼈
ulna

엉치뼈
sacrum

두덩뼈
pubis
궁둥뼈
ischium
손목뼈
carpals

두덩결합
pubic symphysis

손허리뼈
metacarpals
손가락뼈
phalanges

넙다리뼈
femur

무릎뼈
patella

종아리뼈
fibula

정강뼈
tibia

발꿈치뼈
calcaneus
발허리뼈
metatarsal

발목뼈
tarsals

발가락뼈
phalanges

그림 3-1
인체의 뼈대계통(앞면)

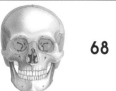

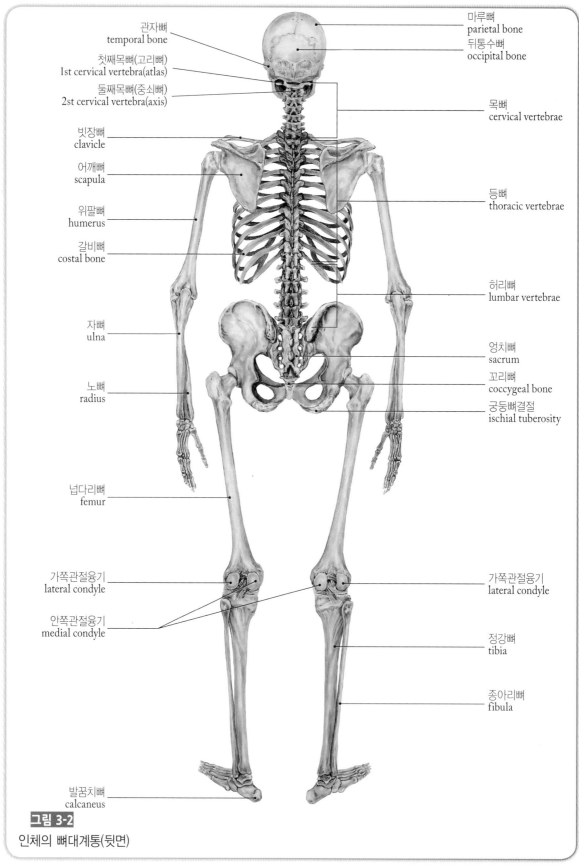

관자뼈
temporal bone

첫째목뼈(고리뼈)
1st cervical vertebra(atlas)

둘째목뼈(중쇠뼈)
2st cervical vertebra(axis)

빗장뼈
clavicle

어깨뼈
scapula

위팔뼈
humerus

갈비뼈
costal bone

자뼈
ulna

노뼈
radius

넙다리뼈
femur

가쪽관절융기
lateral condyle

안쪽관절융기
medial condyle

발꿈치뼈
calcaneus

마루뼈
parietal bone

뒤통수뼈
occipital bone

목뼈
cervical vertebrae

등뼈
thoracic vertebrae

허리뼈
lumbar vertebrae

엉치뼈
sacrum

꼬리뼈
coccygeal bone

궁둥뼈결절
ischial tuberosity

가쪽관절융기
lateral condyle

정강뼈
tibia

종아리뼈
fibula

그림 3-2
인체의 뼈대계통(뒷면)

skeletal system

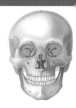

다. 공기뼈는 조류에서 가장 잘 발달되어 있다.

팔다리의 긴뼈는 그 안에 뼈속질이 들어가는 뼈속질공간(medullary cavity)이 있어서 관모양을 이룬다. 이러한 관모양뼈의 중간부분을 뼈몸통(diaphysis), 양쪽 끝을 뼈끝(epiphysis)이라고 한다. 관모양뼈는 팔다리의 긴뼈로만 나타나며, 빗장뼈나 갈비뼈처럼 긴뼈의 내부는 갯솜질로 채워져 있다.

인체에서는 거의 모든 뼈가 옆에 있는 뼈와 관절을 이룬다. 이러한 뼈에는 관절면이 있는데, 그 부위는 연골층으로 덮여 자유표면을 이룬다.

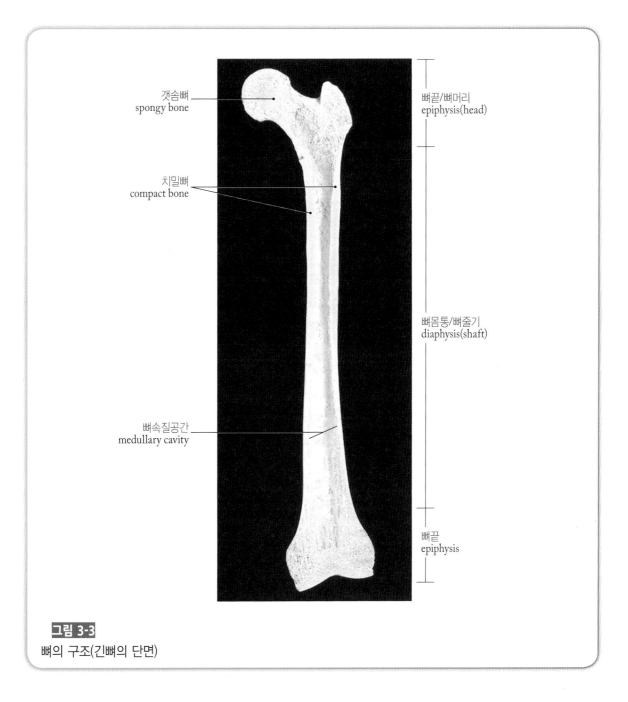

그림 3-3
뼈의 구조(긴뼈의 단면)

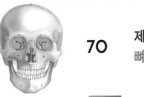

심화학습

전신뼈대의 구성

머리	뇌머리뼈(neurocranium)	이마뼈, 마루뼈, 뒤통수뼈, 관자뼈, 나비뼈, 벌집뼈
	얼굴머리뼈(facial cranium)	코뼈, 눈물뼈, 보습뼈, 아래코선반, 위턱뼈, 광대뼈, 입천장뼈, 아래턱뼈, 목뿔뼈
몸통	척주(vertebral column)	목뼈(7), 등뼈(12), 허리뼈(5), 엉치뼈(5), 꼬리뼈(3~5)
	가슴부위(thoracic part)	복장뼈(1), 갈비뼈(12대), 등뼈(12)
팔	팔이음뼈(shoulder girdle)	어깨뼈, 빗장뼈
	자유팔뼈(bones of free upper limb)	위팔 : 위팔뼈, 아래팔 : 노뼈, 자뼈, 손목뼈 : 손배뼈, 반달뼈, 세모뼈, 콩알뼈, 큰마름뼈, 작은마름뼈, 알머리뼈, 갈고리뼈, 손허리뼈 : 첫째~다섯째손허리뼈, 손가락뼈 : 첫마디뼈, 중간마디뼈, 끝마디뼈
다리	다리이음뼈(pelvic girdle)	볼기뼈(엉덩뼈, 두덩뼈, 궁둥뼈)
	자유다리뼈(bones of free lower limb)	넙다리 : 넙다리뼈, 무릎뼈, 종아리 : 정강뼈, 종아리뼈, 발목뼈 : 목말뼈, 발꿈치뼈, 발배뼈, 안쪽쐐기뼈, 중간쐐기뼈, 가쪽쐐기뼈, 입방뼈, 발허리뼈 : 첫째~다섯째발허리뼈

3) 뼈를 만드는 조직

뼈는 일반적으로 다음의 4종류의 조직으로 되어 있다.

(1) 뼈아교질

뼈아교질(ossein, 골질)은 뼈의 주요부위로, 조직학적으로는 뼈조직(즉 뼈세포와 이를 둘러싼 바탕질)으로 되어 있다. 뼈아교질에는 치밀질(compact substance)과 갯솜질(spongy substance, 해면질)이 있다. 전자는 뼈의 표면층에 있고, 후자는 내부에 있다. 관모양뼈의 몸통은 두꺼운 치밀질로 이루어지고, 뼈끝은 주로 갯솜질이지만, 표면층만 얇은 치밀질의 층으로 되어 있다.

머리덮개뼈(calvaria)를 구성하는 납작뼈의 두 치밀질판 사이에는 갯솜질이 끼어 있는데, 이 갯솜질층을 판사이층(diploe)이라고 한다. 또 코안벽 등의 얇은 뼈판에는 갯솜질이 없고 치밀질로만 이루어져 있다.

(2) 연골질

뼈가 다른 뼈와 관절을 이루는 부위는 연골층이 덮고 있는 탄성의 완충대인데, 이것을 관절연골(articular cartilage)이라고 한다. 또, 뼈끝과 뼈몸통의 경계에 있는 연골층은 뼈를 세로축방향으로 성장하게 하는 층으로, 뼈끝연골(epiphysial cartilage)이라고 한다. 관절연골이나 뼈끝연골 모두 조직학적으로는 유리연골이다.

성장선의 연골질은 뼈의 발육이 멈추면 뼈가 되지만, 이 부분은 평생 갯솜질의 뼈기둥으로 배열되어 있고, 치밀질처럼 구성되어 있어서 단면을 육안이나 X선사진으로 볼 수 있다. 관모양뼈에서는 이같은 뼈끝연골의 뼈되기(골화)가 이루어진 흔적을 뼈끝선(epiphysial line)이라고 한다.

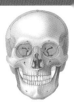

(3) 뼈속질

뼈속질(bone marrow, 골수)은 갯솜질의 뼈기둥 사이에 뼈방(loculus, 소강)과 관모양뼈의 뼈속질공간 (marrow cavity)을 보충하는 연조직으로, 조직학적으로는 세포조직이다. 조혈작용을 하는 뼈속질은 빨갛지만(적색뼈속질), 그 작용을 잃어버린 뼈속질은 지방화되어 황색으로 보인다(황색뼈속질). 뼈속질의 지방화

심화학습

뼈속질과 조혈기능

뼈속질(bone marrow)에는 적색뼈속질(red bone marrow)과 황색뼈속질(yellow bone marrow)이 있다. 조혈은 적색뼈속질(엉덩뼈·복장뼈·척추뼈 등에 있음)에서 이루어진다. 황색뼈속질에는 조혈기능이 없고 지방이 차지하고 있다.

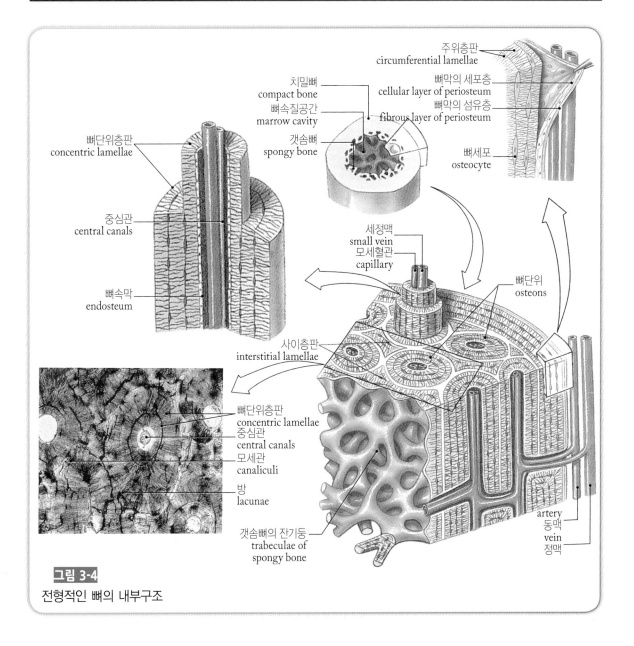

그림 3-4

전형적인 뼈의 내부구조

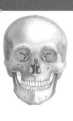
는 생리적 현상이고, 지방화되는 순서와 연령은 대개 일정하다. 성인의 팔다리에 있는 관모양뼈는 대개 황색뼈속질이고, 몸통의 뼈는 일반적으로 적색뼈속질이다

(4) 뼈(바깥)막

뼈(바깥)막(periosteum)은 뼈표면에 밀착되어 뼈를 둘러싸고 있는 얇은 막으로, 질긴 섬유성결합조직으로 되어 있다. 다만 뼈의 관절면에는 뼈막이 없다.

뼈막은 태생기부터 청년기가 될 때까지는 뼈표면에 뼈아교질을 생성하여 뼈굵기의 성장을 막지만, 뼈의 성장이 멈추면 여러 개의 미세혈관을 뼈아교질 중앙으로 보내 영양을 보충한다. 그러나 성인이라도 골절이나 수술에 의해 뼈가 손상되거나 결손되면 뼈막이 유년기의 형태가 되어 뼈발생기능을 되찾아 뼈아교질을 생성한다.

뼈막과 뼈아교질의 결합은 매우 견고해서 튼튼한 핀셋을 사용해도 벗겨내기 어렵다. 이것은 뼈막이 뼈표면에 밀착되어 있을 뿐만 아니라, 그 결합조직섬유가 못을 박은 것처럼 뼈아교질의 중앙으로 들어가 있기 때문이다. 이것을 *샤피섬유(Sharpey's fiber)라고 부른다. 한편 뼈막에는 근육의 힘줄이 들어가 있어서 근육과 뼈의 결합을 돕는다.

 심화학습

뼈의 미세구조

겉질뼈(cortical bone)를 구성하는 기본구조단위는 뼈단위(osteon, 골원)이다. 뼈단위의 중심에는 하버스관(Harversian canal, 중심관)이 있고, 그 주위는 동심원모양의 층판구조가 둘러싸서 원주모양을 이룬다. 하버스관은 겉질뼈 속에서 세로축방향으로 뻗어 있는 관으로 내부는 혈관이 통하고 있다. 층판 사이에는 뼈방(lacuna of bone, 골소강)이 점점이 흩어져 있고, 그 안에 뼈세포가 들어 있다.

뼈의 입체구조

뼈의 표면은 뼈막(periosteum)으로 덮여 있고, 그 아래층에는 단단한 겉질뼈(치밀뼈 혹은 치밀질이라고도 한다)가 있으며, 내부의 뼈속질공간을 갯솜뼈(갯솜질)가 차지하고 있다. 뼈속질공간에는 뼈속질이 있는데, 여기에서 조혈작용이 이루어진다.

4) 뼈의 구성형태

뼈대는 몸의 기둥임과 동시에 근육에 의해 수동적으로 운동하기 때문에 뼈의 내부는 건축학적으로 뛰어난 구성형태를 하고 있다.

---

*샤피섬유(Sharpey's fiber)
뼈막과 뼈아교질(ossein)을 견고하게 잇는 콜라겐섬유(collagen fiber)로, 관통섬유라고도 한다.

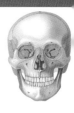

(1) 갯솜질의 뼈기둥배열

뼈기둥은 얼핏 보면 무질서하게 배열된 것처럼 보이지만, 주의 깊게 관찰하면 뼈에 작용하는 외력의 역선(line of force ; 힘이 뻗치는 방향의 줄)방향으로 나란히 배열되어 있다. 이러한 역선이 밀집된 장소가 치밀질에 해당하므로 갯솜질과 치밀질은 일련의 건조물을 이루고 있다고 할 수 있다.

(2) 치밀질 안에 있는 결합조직섬유의 배열

뼈의 바탕질(matrix)에는 가장 가는 콜라겐섬유가 빽빽하게 들어 있는데, 이 섬유는 뼈아교질치밀질(과 갯솜질) 안에서 역학적인 목적에 따라 배열되어 있다. 즉 섬유배열의 주방향은 뼈에 작용하는 외력의 역선과 일치한다. 뼈아교질을 단단하게 만드는 석회염분(탄산칼슘 등)은 밖으로부터 작용하는 압박에 저항하고, 콜라겐섬유는 바깥으로부터 가해져 당겨질 때 저항하는 역할을 하는데, 이 둘이 어우러져 뼈를 강하게 만든다. 건축물을 예로 들면 석회염분은 콘크리트, 바탕질섬유는 철근으로 볼 수 있다.

(3) 치밀질의 구조

뼈를 대표하는 장관골의 치밀질구조를 살펴본다.

뼈의 단단한 실질(parenchyma)은 풍부한 콜라겐섬유와 그 사이를 메운 칼슘염[인산칼슘과 탄산칼슘의 인회석(apatite) 결정]으로 이루어진다. 이것은 뼈모세포(osteoblast)가 만든 물질이며, 나무의 나이테처럼 두께 5μm 정도의 층이 겹친 층판구조를 이룬다. 뼈 안팎의 표층부에서는 뼈표면에 평형으로 배열되어 있어서 안쪽 및 바깥쪽기초층판(external and internal basic lamellae)이라고도 한다.

뼈아교질의 내부에는 뼈의 세로축방향으로 달리는 여러 개의 원주구조가 있는데, 이는 뼈의 구성단위라는 의미로 뼈단위(osteon) 혹은 하버스계통(Haversian system)이라고 한다. 그 중심에 있는 하버스관(Haversian canal) 속으로 뼈아교질에 영양을 주는 혈관이 통과한다. 하버스관이 세로로 달리는 것과 반대로, 그것을 가로로 연결하거나 뼈의 안과 밖을 연결하는 것은 폴크만관(Volkmann's canal)이다.

 심화학습

갯솜뼈

갯솜뼈(sponge bone)는 그물모양으로 풀어진 조직으로, 충격을 흡수하는 구조로 되어 있다. 겉질뼈(cortical bone)와 짝을 이루어 경량성과 높은 지지성을 얻고 있다. 연골속뼈발생(endochondral ossification)에 의해 뼈속질과 동시에 만들어져 기둥모양구조인 뼈잔기둥(trabeculae of bone, 골소주)을 이룬다.

뼈조직

뼈조직(bone tissue)은 바탕질(matrix, 세포사이물질/intercellular substance)과 세포로 이루어진 결합조직이다. 바탕질은 풍부한 콜라겐섬유(collagen fiber)와 많은 종류의 단백질, 칼슘염(인산칼슘), 탄산칼슘 등으로 되어 있다. 이들의 주성분은 수산화인산칼슘($Ca_5(OH)(PO_4)_3$, hydroxyapatite)이며, 석회화되어 있어 단단하다. 뼈의 강도는 뼈바탕질에 따라 다르다.

뼈세포(osteocyte)에는 뼈모세포, 뼈세포, 뼈파괴세포가 있다. 뼈모세포는 바탕질의 유기질성분을 합성·분비하고, 뼈세포는 뼈세포외액의 칼슘농도를 유지하며, 뼈파괴세포는 석회화조직을 흡수한다.

skeletal system

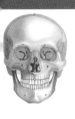
뼈를 만드는 뼈모세포는 층판을 자신도 보이지 않을 정도로 칠을 하기 때문에 층판 사이에서 뼈세포
(osteocyte)로서 가둬진다. 뼈를 파괴하는 세포는 뼈파괴세포(osteoclast)라고 하는 커다란 다핵세포인데,
이 세포는 자신이 생성하는 염산과 단백융해효소에 의해 뼈아교질을 침식한다.

5) 뼈의 발생과 성장

뼈는 중배엽(mesoderm)에서 유래한 미분화된 결합조직인 중간엽(mesenchyme)으로부터 발생한다. 그
발생양식은 다음의 두 종류이다.

- 태생기에 피부깊은층의 결합조직으로부터 직접 발생하는 것(막속뼈되기)으로, 머리덮개뼈 · 얼굴뼈 ·
  빗장뼈 등이 있다.
- 먼저 연골이 발생하고, 이 연골이 이차적으로 뼈조직으로 바뀌는 것(연골속뼈되기)으로, 머리뼈바닥 ·
  척추 · 가슴우리 · 팔다리의 뼈 등이 있다.

(1) 막속뼈되기

막속뼈되기(intramembranous ossification, 막내골화)의 발생은 간단하다. 중간엽조직(mesenchymal tis-
sue)의 세포가 나중에 뼈가 발생해야할 장소에서 분화되어 뼈모세포(osteoblast)가 되면 이 세포가 자신의
주위에 뼈바탕질을 만들어간다. 이 뼈바탕질에 점차 석회염분이 침착되어 단단한 뼈아교질이 된다. 뼈모세
포는 뼈아교질 안에 묻혀서 뼈세포(osteocyte)가 된다.

(2) 연골속뼈되기

연골속뼈되기(endochondral ossification, 연골내골화)는 처음에는 연골로 발생이 시작된다. 중간엽세포가
분화되어 연골세포가 된 다음 뼈모양으로 된 연골에 작은 결절을 만든다. 이 연골결절의 중앙부(뼈몸통)에
도색을 한 것처럼 뼈바탕질이 만들어지면 이 부분의 연골막에서 뼈가 형성되기 시작한다. 이후 뼈굵기의 성
장은 이곳에서 이루어진다. 결국 그 중앙부에 혈관이 들어가 연골조직을 흡수하면 거기에서 초기 뼈속질공

 심화학습

체내에서 칼슘의 역할과 동태

체내에는 칼슘(Ca) 99%와 인 80%가 화합물 등의 형태로 뼈와 치아에 들어 있다. 칼슘의 나머지 1% 가운데
40% 이상은 혈청에서 알부민(albumin)과 결합하고, 약 50%는 세포안팎과 혈액(혈청) 속에서 이온(Ca^{2+})으로
존재한다(세포내액의 Ca^{2+}농도는 세포외액보다 훨씬 낮다). 이처럼 아주 약간밖에 존재하지 않는 Ca^{2+}가 활성을
나타내면서 인체의 항상성(homeostasis) 유지, 신경 · 근육의 흥분성, 혈액응고 등과 같은 중요한 역할을 한다.

Ca은 작은창자(샘창자와 빈창자)에서 흡수됨과 동시에 콩팥의 요세관(uriniferous tubule)에서 재흡수되어 일
정범위를 유지하게 된다. 나아가 Ca^{2+}의 혈중농도가 저하되면 뼈속 Ca가 혈액 중에 녹아서 이것을 보충하게 된
다(이것을 뼈의 흡수라고 한다). 호르몬(부갑상샘호르몬, 칼시토닌, 성장호르몬 등)과 비타민D[$1,25(OH)_2D_3$:
$1,25$-hydroxy vitamin D_3, 활성형비타민 D라고 한다]가 칼슘조절과 연관되어 있다.

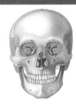
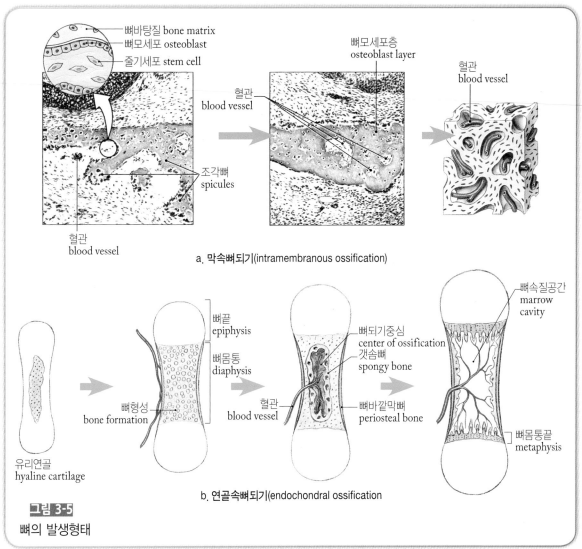

뼈바탕질 bone matrix
뼈모세포 osteoblast
줄기세포 stem cell
조각뼈 spicules
혈관 blood vessel

뼈모세포층 osteoblast layer
혈관 blood vessel
혈관 blood vessel

a. 막속뼈되기(intramembranous ossification)

뼈끝 epiphysis
뼈몸통 diaphysis
뼈형성 bone formation
유리연골 hyaline cartilage

뼈되기중심 center of ossification
갯솜뼈 spongy bone
혈관 blood vessel
뼈바깥막뼈 periosteal bone

뼈속질공간 marrow cavity
뼈몸통끝 metaphysis

b. 연골속뼈되기(endochondral ossification

그림 3-5
뼈의 발생형태

간이 만들어진다. 연골결절이 성장하면 초기 뼈속질공간도 확대되어 그 뼈끝과의 경계부분에 뼈조직이 만들어지게 된다. 따라서 이곳에서 뼈의 길이성장이 이루어진다.

이렇게 하여 처음에는 연골의 결절이었던 작은 형태의 뼈는 뼈몸통의 표면층과 내부에 뼈아교질을 만들어 뼈끝에서만 연골상태가 유지된다. 이 뼈끝의 연골에도 다음에 뼈되기중심(ossification center)이 나타나서 넓게 퍼진다. 결국 연골은 뼈끝의 표면층을 제외하고는 뼈몸통과 뼈끝의 양쪽 뼈발생부분 사이에만 남는다. 그리고 여기에서 연골세포가 뼈몸통을 향해 활발히 증식되어 뼈바탕질이 뼈아교질로 바뀐다. 이 연골층이 뼈끝연골(epiphysial cartilage)인데, 이는 뼈의 길이성장을 담당한다. 뼈끝연골의 활동은 성장호르몬의 지배를 받는다. 청년기에 이 호르몬의 분비가 저하되면 뼈끝연골은 활동이 정지되어 뼈아교질에서 바뀌어 뼈끝선으로 남게 된다.

뼈는 발육할 때 뼈아교질이 계속 쌓이는 것이 아니라 한 번 생긴 뼈아교질도 다시 만들 필요가 있다면 뼈파괴세포가 나타나 흡수해버린다. 뼈속질공간이 커지는 것은 이 때문이다. 또한 복잡한 형태의 뼈가 계속

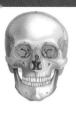
성장하면서 그 형태가 다듬어지는 것도 불필요한 부분을 흡수하고 필요한 부분을 추가함으로써 가능하다.

뼈조직의 성장에서 주의해야할 점은 항상 뼈아교질이 주변으로부터 더해져서 덧붙이성장(appositional growth)만 일어나고, 내부에서 세포가 증식하거나 사이질의 증대에 의한 사이질성장(interstitial growth)이 없다는 것이다. 그런데 연골에는 이 사이질성장이 나타난다.

 심화학습

뼈의 형성과 흡수

성인은 뼈의 형성과 흡수가 활발히 이루어지지만, 둘 사이의 균형을 유지하기 위한 양적 변화는 일어나지 않는다(뼈의 흡수와 형성과정을 remodeling이라고 한다). 뼈의 형성은 뼈표면을 덮는 뼈모세포(osteoblast)에 의해 이루어진다. 뼈모세포가 바탕질로 이동하면 뼈세포가 된다. 뼈의 흡수는 뼈파괴세포에 의해 하우십공간 (Howship's lacuna, 침식공간)에서 석회화조직을 흡수함으로써 이루어진다.

6) 뼈의 종류

뼈는 형태에 따라 다음과 같이 나누어진다.

- 긴뼈(long bone) : 뼈몸통과 뼈끝이 구별된다(둘의 중간부분을 뼈몸통끝이라고 한다). 양끝을 관절연골이 덮고 있다. 뼈의 성장은 뼈끝 등에서 일어난다. 넙다리뼈(femur)·종아리뼈(fibula)·위팔뼈(humerus)·아래팔뼈(노뼈/radius와 자뼈/ulna) 등이 있다.
- 짧은뼈(short bone) : 뼈몸통과 뼈끝이 구별되지 않으며, 손가락뼈와 발꿈치뼈 등이 있다.
- 납작뼈(flat bone) : 얇고 편평한 뼈로, 머리뼈·어깨뼈 등이 있다.
- 불규칙뼈(irregular bone) : 척추뼈가 있다.
- 공기뼈(pneumatic bone) : 내부가 공기로 채워진 공간이 있는 뼈로, 위턱뼈(maxilla)·나비뼈(sphenoid bone) 등이 있다.
- 종자뼈(sesamoid bone) : 손·발의 힘줄 안에 있는 공모양의 작은 뼈로, 힘줄의 움직임을 원활하게 한다. 무릎뼈(patella) 등이 있다.
- 봉합뼈(sutural bone) : Wormian's bone이라고도 한다. 사람에 따라 차이가 있으나 보통 마루뼈와 뒤통수뼈 사이에 2~3개의 봉합이 있다.

7) 뼈의 혈관과 신경

뼈에 영양을 공급하는 동맥은 2개의 계통으로 이루어진다. 하나는 가장 가까운 큰 동맥으로부터 갈라져 나온 가지로, 먼저 뼈막에 분포된 다음 폴크만관(Volkmann's canal, 관통관)을 통해 치밀질로 들어가 하버스관을 통해 뼈아교질에 영양을 공급한다. 다른 하나는 모든 영양동맥(nutrient artery)으로, 영양구멍(nutrient foramen)을 통해 직접 뼈속질에 도달하여 영양을 공급한다. 정맥은 각각의 동맥을 따라 되돌아간다.

뼈의 신경은 주로 뼈막에 분포하는데, 이는 지각신경으로 가장 가까운 뇌척수신경에서 나온 가지이다.

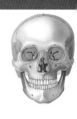

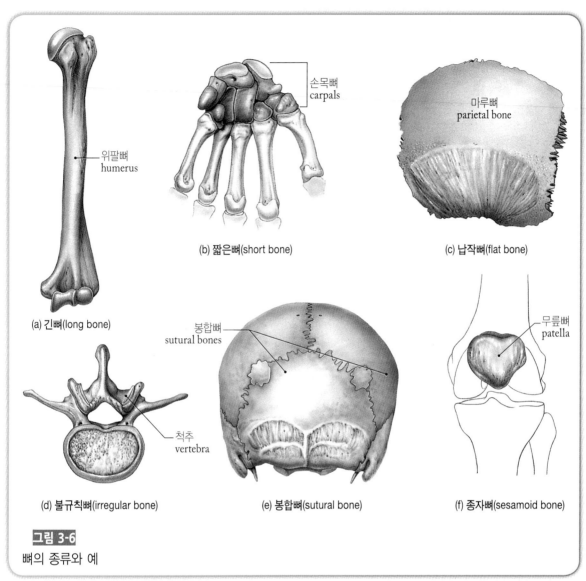

(a) 긴뼈(long bone)

위팔뼈
humerus

(b) 짧은뼈(short bone)

손목뼈
carpals

(c) 납작뼈(flat bone)

마루뼈
parietal bone

(d) 불규칙뼈(irregular bone)

척추
vertebra

(e) 봉합뼈(sutural bone)

봉합뼈
sutural bones

(f) 종자뼈(sesamoid bone)

무릎뼈
patella

그림 3-6
뼈의 종류와 예

뼈막으로의 침습이 강한 통증을 일으키는 까닭은 이 때문이다. 관절주머니에는 뼈막보다 훨씬 풍부한 지각신경이 분포되어 있다. 이것은 통증 외에도 특히 깊은부분의 지각을 전달하는 것으로 볼 수 있다.

뼈의 자율신경에 대해서는 아직 자세히 밝혀지지 않았다. 교감신경의 말초는 혈관을 따라 뼈의 내부에 분포하지만, 이것은 주로 직접 혈관을 지배한다.

2. 머리의 뼈

머리뼈(cranium, skull)는 신체의 가장 윗부분에 위치하는 굉장히 복잡한 뼈대로, 뇌·시각기관·평형기관·청각기관이 들어 있을 뿐만 아니라 소화관과 기도의 이는곳을 둘러싸고 있다. 머리뼈는 15종 23개의 뼈로 이루어져 있다.

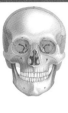

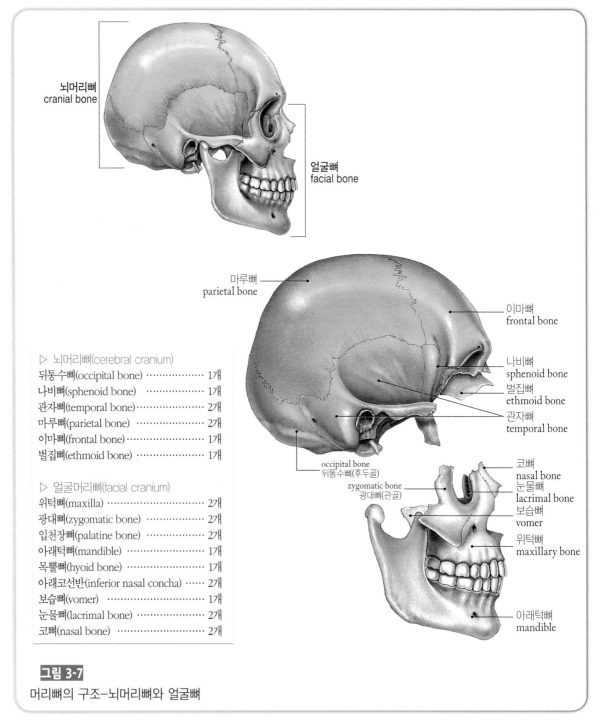

뇌머리뼈
뇌머리뼈(cranial bone)

얼굴뼈
facial bone

마루뼈
parietal bone

이마뼈
frontal bone

나비뼈
sphenoid bone

벌집뼈
ethmoid bone

관자뼈
temporal bone

occipital bone
뒤통수뼈(후두골)

zygomatic bone
광대뼈(관골)

코뼈
nasal bone

눈물뼈
lacrimal bone

보습뼈
vomer

위턱뼈
maxillary bone

아래턱뼈
mandible

▷ 뇌머리뼈(cerebral cranium)

뒤통수뼈(occipital bone)	1개
나비뼈(sphenoid bone)	1개
관자뼈(temporal bone)	2개
마루뼈(parietal bone)	2개
이마뼈(frontal bone)	1개
벌집뼈(ethmoid bone)	1개

▷ 얼굴머리뼈(facial cranium)

위턱뼈(maxilla)	2개
광대뼈(zygomatic bone)	2개
입천장뼈(palatine bone)	2개
아래턱뼈(mandible)	1개
목뿔뼈(hyoid bone)	1개
아래코선반(inferior nasal concha)	2개
보습뼈(vomer)	1개
눈물뼈(lacrimal bone)	2개
코뼈(nasal bone)	2개

그림 3-7

머리뼈의 구조-뇌머리뼈와 얼굴뼈

1) 뇌머리뼈

(1) 뒤통수뼈

뒤통수뼈(occipital bone)는 뒤통수에 있는 나뭇잎모양의 뼈이다. 앞아랫부분에 큰구멍(foramen magnum ; 숨뇌 · 척추동맥 · 디부신경이 동과하는 구멍)이 있으며, 이것을 둘러싸고 뒤위쪽에 뒤통수뼈비늘(squama

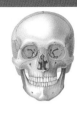

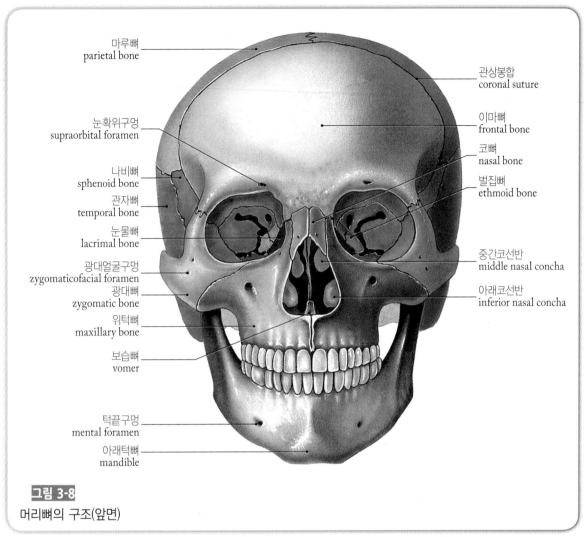

마루뼈
parietal bone

관상봉합
coronal suture

눈확위구멍
supraorbital foramen

이마뼈
frontal bone

코뼈
nasal bone

나비뼈
sphenoid bone

벌집뼈
ethmoid bone

관자뼈
temporal bone

눈물뼈
lacrimal bone

중간코선반
middle nasal concha

광대얼굴구멍
zygomaticofacial foramen

아래코선반
inferior nasal concha

광대뼈
zygomatic bone

위턱뼈
maxillary bone

보습뼈
vomer

턱끝구멍
mental foramen

아래턱뼈
mandible

그림 3-8
머리뼈의 구조(앞면)

of occipital bone), 옆쪽에 가쪽부분(lateral part), 앞쪽에 바닥부분(basilar part)이 있다. 가쪽부분에는 혀밑 신경관(hypoglossal canal ; 혀밑신경이 통과한다)이 통과한다.

(2) 나비뼈

나비뼈(sphenoid bone)는 머리뼈바닥(floor of cranial cavity)을 이루는 뼈로, 나비가 날개를 편 모양을 하고 있어서 나비뼈라는 이름이 붙었다. 이곳에서 중앙부의 몸통(body)과 여기에서부터 좌우로 나오는 1쌍의 큰날개(great wing)와 작은날개(lesser wing), 그리고 아래쪽으로 뻗는 1쌍의 날개돌기(pterygoid process ; 안쪽날개근·가쪽날개근·입천장긴장근이 시작된다)가 나누어진다.

나비뼈의 몸통 속에는 1쌍의 나비뼈동굴(sphenoidal sinus)이 있는데, 이는 코곁동굴(paranasal sinuses)의 하나를 이룬다. 나비뼈몸통의 윗면은 안장모양으로 얕게 파여 있어서 터키안장(sella turcica ; 뇌하수체가 들어 있다)이라고 한다. 작은날개의 밑동은 시각신경관(optic canal)이 앞뒤로 통과하며, 그 가쪽아래인 작은날개와 큰날개 사이에는 가늘고 긴 위눈확틈새(superior orbital fissure)가 있다. 큰날개는 1열로 늘어선 3개의

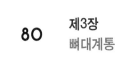

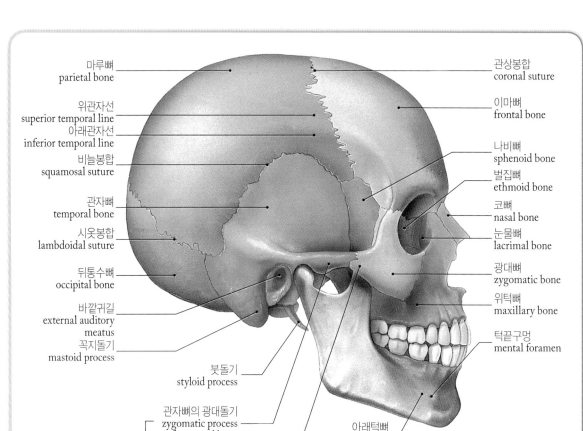

마루뼈 parietal bone	관상봉합 coronal suture
위관자선 superior temporal line	이마뼈 frontal bone
아래관자선 inferior temporal line	나비뼈 sphenoid bone
비늘봉합 squamosal suture	벌집뼈 ethmoid bone
관자뼈 temporal bone	코뼈 nasal bone
시옷봉합 lambdoidal suture	눈물뼈 lacrimal bone
뒤통수뼈 occipital bone	광대뼈 zygomatic bone
바깥귀길 external auditory meatus	위턱뼈 maxillary bone
꼭지돌기 mastoid process	턱끝구멍 mental foramen
붓돌기 styloid process	아래턱뼈 mandible
관자뼈의 광대돌기 zygomatic process of temporal bone	
광대활 zygomatic arch	
광대뼈의 관자돌기 temporal process of zygomatic bone	

그림 3-9
머리뼈의 구조(옆면)

구멍, 즉 원형구멍(foramen rotundum), 타원구멍(foramen ovale), 뇌막동맥구멍(foramen spinosum)이 통과한다. 날개돌기의 밑동은 거의 수평으로 달리는 날개관(pterygoid canal)에 의해 앞뒤로 관통되어 있다.

(3) 관자뼈

관자뼈(temporal bone)는 머리 가쪽면의 거의 중간에 있는 복잡한 형태의 뼈이다. 그 가쪽면의 약간 아랫부분에 바깥귀길(external acoustic meatus)이 있고, 그 위쪽에는 비늘부분(squamous part), 뒤쪽에는 바위부분(petrous portion)이 있으며, 그 안쪽부분은 피라미드(pyramid)가 되어 앞안쪽으로 돌출되어 있다. 바깥귀길의 주위는 고막틀부분(tympanic part)이라고 한다.

비늘부분부터는 바깥귓구멍(external acoustic pore)의 앞윗부분부터 앞쪽을 향해 수평으로 광대돌기(zygomatic process)가 돌출되어 있고, 피라미드의 아랫면부터는 앞아래쪽을 향해 붓돌기(styloid process)가 뿔처럼 나와 있으며, 바위부분의 앞아래끝은 꼭지돌기(mastoid process)로 되어 있다.

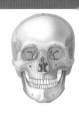

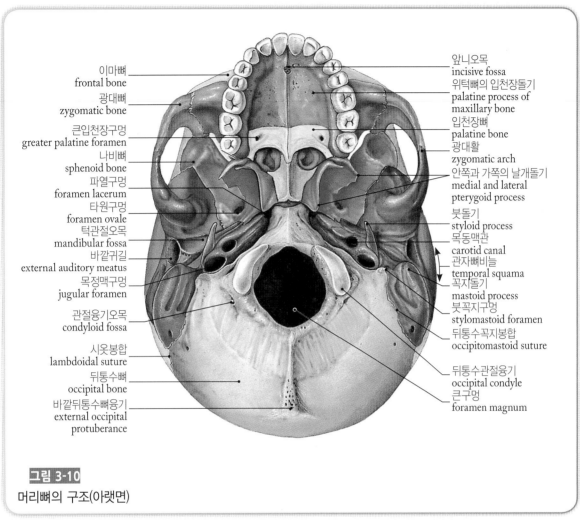

이마뼈
frontal bone

광대뼈
zygomatic bone

큰입천장구멍
greater palatine foramen

나비뼈
sphenoid bone

파열구멍
foramen lacerum

타원구멍
foramen ovale

턱관절오목
mandibular fossa

바깥귀길
external auditory meatus

목정맥구멍
jugular foramen

관절융기오목
condyloid fossa

시옷봉합
lambdoidal suture

뒤통수뼈
occipital bone

바깥뒤통수뼈융기
external occipital protuberance

앞니오목
incisive fossa

위턱뼈의 입천장돌기
palatine process of maxillary bone

입천장뼈
palatine bone

광대활
zygomatic arch

안쪽과 가쪽의 날개돌기
medial and lateral pterygoid process

붓돌기
styloid process

목동맥관
carotid canal

관자뼈비늘
temporal squama

꼭지돌기
mastoid process

붓꼭지구멍
stylomastoid foramen

뒤통수꼭지봉합
occipitomastoid suture

뒤통수관절융기
occipital condyle

큰구멍
foramen magnum

그림 3-10
머리뼈의 구조(아랫면)

광대돌기 밑동 아랫면의 바깥귀길 앞에 턱관절오목(mandibular fossa)이라는 오목부위가 있어서 턱관절의 관절오목을 이룬다. 그 앞모서리는 비후하여 관절결절(articular tubercle)이 되어 있다.

고막틀부분 안에는 바깥귀길의 바닥부터 안쪽으로 이어지는 고실(tympanic cavity)이라는 공간이 있다. 고실 뒤쪽은 꼭지돌기 안에 있는 몇 개의 소실(cella), 즉 꼭지벌집(mastoid air cell)으로 이어지고, 앞에 있는 근육귀인두뼈관(musculotubal canal)은 바깥머리뼈바닥으로 통해 있다. 근육귀인두뼈관은 다시 얇은 뼈판(osseous lamina)에 의해 귀인두관반관(semicanal for auditory tube ; 귀인두관의 외곽)과 고막긴장근반관(semicanal for tensor tympani muscle ; 고막긴장근이 들어 있다)으로 불완전하게 나눠진다.

피라미드에는 뼈미로(bony labyrinth, osseous labyrinth)라는 복잡한 동굴이 있는데, 여기에 속귀가 들어 있다. 뼈미로의 위치는 고실 안쪽에 가깝다. 또한 피라미드의 뒤안쪽면에 있는 관인 속귀길(internal acoustic meatus)의 끝쪽은 몇 개의 구멍이 있어서 뼈미로로 통하며, 일부는 얼굴신경관(facial canal)에 이어진다. 얼굴신경관은 바로 뒤쪽으로 접혀 고실의 안쪽벽 안에서 활모양으로 구부러진 붓꼭지구멍(stylomastoid foramen)인데, 이것은 붓돌기와 꼭지돌기 사이에서 바깥으로 벌어져 있다.

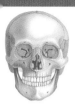

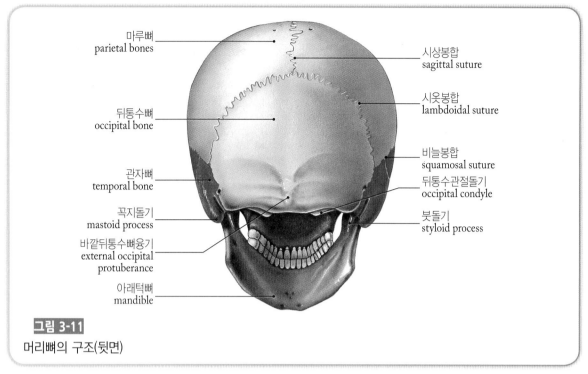

마루뼈
parietal bones

시상봉합
sagittal suture

뒤통수뼈
occipital bone

시옷봉합
lambdoidal suture

관자뼈
temporal bone

비늘봉합
squamosal suture

꼭지돌기
mastoid process

뒤통수관절돌기
occipital condyle

바깥뒤통수뼈융기
external occipital
protuberance

붓돌기
styloid process

아래턱뼈
mandible

그림 3-11
머리뼈의 구조(뒷면)

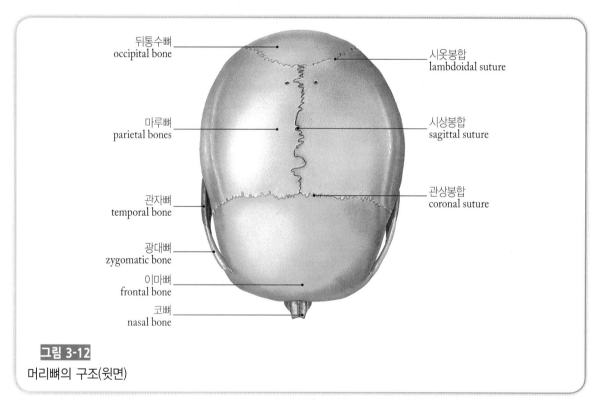

뒤통수뼈
occipital bone

시옷봉합
lambdoidal suture

마루뼈
parietal bones

시상봉합
sagittal suture

관자뼈
temporal bone

관상봉합
coronal suture

광대뼈
zygomatic bone

이마뼈
frontal bone

코뼈
nasal bone

그림 3-12
머리뼈의 구조(윗면)

(4) 마루뼈

마루뼈(parietal bone)는 머리뼈의 윗벽을 이루는 사각형접시처럼 생긴 한 쌍의 납작뼈로, 4개의 가장자

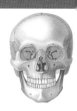

리와 4개의 각으로 구별된다. 아래모서리, 즉 관자뼈의 비늘부분에 접하는 가장자리는 가장 짧고 강하게 위쪽으로 굽어져 들어가고, 앞아래모서리, 즉 나비뼈의 큰날개와 접하는 부분은 가장 돌출되어 있다.

(5) 이마뼈

이마부분에 있는 조개껍데기같은 이마뼈(frontal bone)는 태아부터 소아기에는 정중앙에서 분리되어 있다. 이마뼈는 이마뼈비늘(squama of frontal bone)이 대부분을 차지하고, 나머지는 아랫부분 중간의 코부분(nasal part)과 코부분 양쪽에 위치하여 눈확의 윗벽을 이루는 눈확부분(orbital part)으로 이루어져 있다. 비늘의 아랫부분부터 눈확부분까지 안쪽에는 앞뒤로 편평한 1쌍의 공간이 있는데, 이것을 이마굴(frontal sinus)이라고 한다.

(6) 벌집뼈

벌집뼈(ethmoid bone)는 코안의 천장을 이루는 뼈인데, 나비뼈의 앞, 이마뼈의 뒤아래쪽에 있다. 이 뼈는 체판(cribriform plate), 수직판(perpendicular plate), 벌집뼈미로(ethmoidal labyrinth)의 3부분으로 구별된다. 체판은 수평부분으로, 후각신경이 통과하는 여러 개의 작은 구멍이 벌집처럼 뚫려 있어서 이런 이름이 붙여졌다. 수직판은 중앙에 수직으로 늘어져 있는 판모양의 부위로, 코중격의 윗부분을 이룬다. 벌집뼈미로는 체판부터 좌우로 늘어진 부분인데, 그 안에는 여러 개의 작은 방인 벌집(ethmoidal air cell)이 들어 있다. 이러한 벌집의 벽은 종이처럼 얇은 뼈판으로 이루어져 있다.

2) 얼굴머리뼈

(1) 위턱뼈

얼굴 위쪽에 있는 복잡한 모습의 위턱뼈(maxilla)는 위턱뼈몸통 · 이마돌기 · 광대돌기 · 이틀돌기 · 입천장돌기의 5부분으로 되어 있다.

위턱뼈몸통(body of maxilla)은 중앙에 있으며, 안에는 위턱뼈동굴(maxillary sinus)이라는 커다란 공간이 있다. 위턱뼈동굴은 코곁동굴의 하나로, 위턱뼈몸통의 안쪽면에 있는 위턱뼈동굴구멍(maxillary hiatus)에 의해 바깥으로 열려 있다. 위턱뼈몸통 앞면의 눈확모서리 아래쪽에는 눈확아래구멍(infraorbital foramen)이 있다. 안쪽모서리는 뾰족하며, 여기에 코패임(nasal notch)이 있고, 반대쪽에 있는 것과 함께 서양배모양의 조롱박구멍(piriform aperture)을 둘러싼다. 위턱뼈몸통의 뒤가쪽면은 일반적으로 볼록하며, 여기에 몇 개의 작은 이틀구멍(alveolar foramina)이 있다. 위턱뼈몸통 윗면은 눈확의 아래벽을 이루며, 대부분은 편평하다. 그 뒷부분에는 거의 앞뒤로 달리는 눈확아래고랑(infraorbital groove)이 있다. 이것은 앞으로 가면 점점 뼈면 아래로 가라앉아 눈확아래관(infraorbital canal)이 되는데, 여기에서 눈확아래구멍으로 열린다.

이마돌기(frontal process)는 위턱뼈몸통의 앞위 안쪽구석에서부터 위쪽으로 나와 있는 돌기로, 코뿌리의 가쪽부분을 이룬다. 광대돌기(zygomatic process)는 광대뼈쪽으로 나와 있는 돌기로, 광대뼈와 접하는 면은 삼각형의 거친면을 이룬다.

이틀돌기(alveolar process)는 위턱뼈몸통부터 밑을 향해 제방처럼 융기되어 있는 활모양의 부위로, 좌

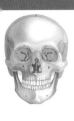

우의 것이 합쳐져서 반타원을 그린다. 그 아랫면에는 치아뿌리를 담고 있는 오목한 부분, 즉 *이틀(dental alveolus)이 있는데, 성인이 되어 완전히 발달하면 8개가 된다.

입천장돌기(palatine process)는 위턱뼈몸통부터 안쪽에 수평으로 나온 편평한 돌기로, 좌우의 것이 정중앙에서 합쳐져 뼈입천장(bony palate)의 앞쪽을 만든다. 돌기 앞쪽에는 코안에서 들어와 앞아래쪽으로 달리는 앞니관(incisive canal ; 가쪽뒤코동맥의 연결가지, 코입천장신경)이 있다. 앞니관 아래반쪽의 좌우가 합쳐져 하나의 관이 되어 뼈입천장 입쪽면의 정중앙으로 열려 있다. 이 구멍을 앞니구멍(incisive foramen)이라고 한다.

 심화학습

앞니뼈

맨앞쪽 2개의 이틀에 해당되는 부분은 태아의 경우에는 앞니뼈(incisive bone)라는 독립된 뼈로 이루어져 있다. 협의의 위턱뼈는 앞니봉합(incisive suture)에 의해 결합되어 있다. 사람의 앞니봉합은 나중에 유착되므로 앞니뼈가 광의의 위턱뼈에 병합된다. 사람 이외의 포유류의 앞니뼈는 평생 독립되어 있는 경우가 많다. 사람도 앞니뼈가 있다는 사실은 예전부터 알려져 있었으나, 정확한 관찰에 기반하여 동물의 앞니뼈와 식별한 사람은 시인 괴테(Goethe)이다.

(2) 광대뼈

광대뼈(zygomatic bone 또는 malar bone)는 볼(뺨) 위쪽 돌출부위를 차지하는 별모양의 뼈이다.

(3) 입천장뼈

위턱뼈 뒤에 붙어 있는 L자모양의 입천장뼈(palate bone 또는 palatine bone)는 수직판(perpendicular plate)과 수평판(horizontal plate)으로 이루어져 있다. 수직판은 코안 옆쪽벽의 뒷부분을 이루고, 수평판은 뼈입천장의 뒷부분을 이룬다.

(4) 아래턱뼈

얼굴 아래쪽을 차지하는 말굽모양의 아래턱뼈(mandible)는 아래턱의 기둥을 이룬다. 여기에서 턱뼈몸통(body of mandible)과 턱뼈가지(ramus of mandible)의 두 부위로 구별된다.

턱뼈몸통은 중앙에 있는 포물선모양의 만곡부위로, 유아기까지는 좌우 양쪽 부위가 나뉘어 있으나 생후 1~2년 사이에 유착되어 하나의 뼈가 된다. 위모서리부위는 이틀부분(alveolar part)인데, 그 윗면에는 위턱과 마찬가지로 각각 8개의 이틀(dental alveolus)이 있다. 턱뼈몸통 앞쪽정중선의 양쪽에는 턱끝결절(mental tubercle)이라는 한 쌍의 작은 돌출부가 있으며, 그 약간 위쪽 정중선상에 턱끝융기(mental protuberance)

---

*이틀(dental alveoli, 치조)
위턱뼈(maxilla)의 이틀돌기(alveolar process) 및 아래턱뼈의 이틀부위에는 좌우 각각 8쌍의 이틀이 있고, 그 속에 치아뿌리(dental root)가 들어 있다.

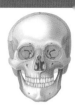

가 있다. 이 턱끝융기와 좌우의 턱끝결절은 약간 앞쪽으로 돌출되어 인류의 특징을 나타낸다.

턱뼈몸통 가쪽의 둘째작은어금니 아래에는 턱끝구멍(mental foramen)이 있어서 턱뼈관(mandibular canal)의 앞쪽입구를 이룬다. 아래턱뼈의 안쪽면 정중앙에는 턱뼈가시(mental spine)라는 두 쌍의 날카로운 작은 돌기가 있다. 그 바깥에는 비스듬히 뒤위쪽으로 달려 턱뼈가지의 앞모서리에 닿는 턱목뿔근선(mylohyoid line ; 턱목뿔근의 이는곳)이 있고, 그 밑에는 이것과 거의 병행으로 달려 턱뼈구멍에 닿는 턱목뿔근신경고랑(mylohyoid groove)이 있다.

턱뼈가지(ramus of mandible)는 턱뼈몸통의 뒤위쪽으로 이어지는 편평한 부분인데, 그 아래부분은 턱뼈몸통의 뒤끝과 함께 턱뼈각(mandibular angle)을 만든다. 턱뼈각은 어린이는 둔각이지만, 성장함에 따라 점차 직각에 가까워지다가 노화되어 이가 빠지고 이틀부분이 소실되면 다시 둔각형태가 된다. 턱뼈가지의 안쪽 거의 중앙에 있는 턱뼈구멍(mandibular foramen)은 턱뼈관의 입구를 이룬다. 턱뼈관(mandibular canal ; 아래이틀혈관, 아래이틀신경)은 턱뼈구멍에서 시작되어 아래턱뼈의 안쪽에서 앞아래쪽을 관통하여 턱뼈구멍에서 턱뼈몸통의 바깥면에 열리는 긴 관인데, 이것이 지나가면서 각 이틀쪽으로 가는 관을 내보낸다.

턱뼈가지 위끝의 앞에는 근육돌기(coronoid process), 뒤에는 관절돌기(condylar process)가 있고, 그 사이에 턱뼈패임(mandibular notch)이 끼어 있다. 근육돌기는 관자근이 닿는곳이다. 관절돌기는 턱뼈목(mandibular neck ; 가쪽날개근)과 턱뼈머리(head of mandible)로 구별되는데, 후자는 턱관절의 관절머리가 된다.

심화학습

아래턱(jaw)

사람은 원숭이나 유인원에 비해 치아가 퇴화되었으며, 따라서 이틀돌기(alveolar process)도 퇴화되어 있다. 아래턱뼈앞면의 아래턱결절(mandibular tubercle)은 이틀이 퇴화되어 남겨진 부분으로, 사람의 특징이다.

(5) 목뿔뼈

목뿔뼈(hyoid bone)는 인두 위쪽 혀뿌리 아래쪽에 있는 말굽모양의 뼈이다. 중앙의 목뿔뼈몸통부터 큰뿔(greater horn)과 작은뿔(lesser horn)이라는 두 쌍의 돌기가 뒤위쪽을 향해 나와 있기 때문에 그 형태는 마치 아래턱뼈를 축소한 것과 같다.

(6) 아래코선반

코안 가쪽벽에 붙어 있는 조개껍질모양의 작은 뼈를 아래코선반(inferior nasal concha)이라 한다.

(7) 보습뼈

보습뼈(vomer)는 벌집뼈의 수직판 아래로 이어져 코중격의 아래반쪽을 이루는 보습모양의 납작뼈이다.

(8) 눈물뼈

눈물뼈(lacrimal bone)는 눈확의 안쪽아래 앞쪽귀퉁이에 있는 작은 뼈로, 눈물주머니 바깥테두리 일부를

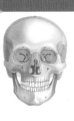
이루고 있어서 이러한 이름이 붙혀졌다.

(9) 코뼈

코뼈(nasal bone)는 코뿌리의 지지대를 이루는 직사각형의 작은 뼈이다.

3) 머리뼈의 전체적 형태

머리뼈는 윗부분의 반구형을 나타내는 뇌머리뼈(cerebral cranium)와 앞아래쪽의 복잡한 요철(凹凸)을 나타내는 얼굴머리뼈(facial cranium)로 이루어진다. 뇌머리뼈 안에는 뇌가 들어 있는 커다란 머리안(cranial cavity)이 있다. 얼굴머리뼈는 내장머리뼈(viscerocranium)라고도 하며, 주로 호흡기관과 소화기관 이는곳의 외곽을 이룬다. 머리뼈의 모양은 뇌머리뼈와 얼굴머리뼈의 역할에 따라 달라진다. 비교해부학적으로 보면 하등동물일수록 얼굴머리뼈가 크고, 고등동물일수록 뇌머리뼈가 잘 발달되어 있다.

(1) 머리뼈의 윗면

눈확의 위모서리와 바깥뒤통수뼈융기가 지나는 평면보다 위에 있는 머리뼈부분을 머리덮개뼈(calvaria)라고 한다. 이것은 머리안의 위덮개에 해당되며, 전체적으로 스무스한 돔모양이고, 현저한 요철(凹凸)은 없다. 주로 좌우의 마루뼈로 이루어지며, 여기에 이마뼈비늘과 뒤통수뼈비늘이 더해져 있다. 머리의 형태는 거의 머리덮개뼈에 의해 결정된다.

(2) 머리뼈의 뒷면

머리덮개뼈를 뒤에서 보면 이 면에도 현저한 요철은 없다. 주로 뒤통수뼈비늘로 이루어지며, 그 위쪽에는 좌우의 마루뼈가 이어지고, 가쪽에는 관자뼈의 바위부분이 닿는다. 뒤통수뼈의 뒷면 중앙에는 바깥뒤통수뼈융기(external occipital protuberance ; 목덜미인대의 표면층부분이 붙어 있다)가 있다. 그 끝이 이니온(inion, 뒤통수점)인데, 이는 머리뼈를 계측할 때 중요한 기준점이 된다.

바깥뒤통수뼈융기의 양쪽으로는 활모양의 위목덜미선(superior nuchal line)이 달리고 있다. 이 융선은 목빗근과 등세모근이 닿는곳으로, 머리덮개뼈와 머리뼈바닥의 경계선을 이룬다.

(3) 머리뼈의 측면

머리뼈의 중앙에는 관자뼈가 있고, 그 뒷쪽에는 뒤통수뼈, 위쪽에는 마루뼈, 앞쪽에는 나비뼈·광대뼈·아래턱뼈 등이 닿는다. 관자뼈비늘과 그 근처를 관자부위라고 한다.

① 관자부위

관자뼈의 가쪽 중앙에 있는 바깥귓구멍(external acoustic pore)은 안쪽으로 향하는 바깥귀길(external acoustic meatus)이 되어 고실로 통한다. 바깥귓구멍의 뒤아래쪽에는 꼭지돌기(mastoid process)가 돌출되어 있고, 앞위쪽에는 광대돌기(zygomatic process)가 나와 있다. 광대돌기의 앞쪽끝은 수평으로 앞으로 뻗어 광대뼈로 이어져 광대활(zygomatic arch)을 이룬다. 광대돌기 밑동의 아랫면에는 턱관절오목(mandibular

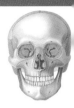

fossa)이 있어서 턱관절의 관절오목을 만들고, 그 앞모서리는 관절결절(articular tubercle)에 의해 경계지어진다.

광대활 위쪽에 있는 얇고 넓은 오목부위는 관자우묵(temporal fossa ; 관자근으로 메워진다)이고, 아래안쪽의 깊은 함몰부위는 관자아래우묵(infratemporal fossa)이다. 양쪽 오목은 광대활 안쪽을 통과해서 서로 만난다.

② 관자아래우묵

광대활 아래안쪽에 있는 오목부위에서 위쪽은 나비뼈의 큰날개, 앞은 위턱뼈몸통, 안쪽은 날개돌기에 의해 경계되고, 바깥쪽은 턱뼈가지로 덮여 있다. 큰날개에는 타원구멍(foramen ovale)과 뇌막동맥구멍(foramen spinosum)이 있는데, 이들은 모두 머리안에서 만난다. 위턱뼈몸통과 날개돌기 사이에는 좁은 날개입천장오목(pterygopalatine fossa)이 있고, 또 그 위앞쪽은 큰날개와 위턱뼈몸통 사이에 있는 아래눈확틈새(inferior orbital fissure)에 의해 눈확으로 통과한다.

③ 날개입천장오목

날개입천장오목(pterygopalatine fossa)은 위턱뼈와 날개돌기 사이에 있는 좁은 동굴에서 안쪽벽은 입천장뼈의 수직판, 앞벽은 위턱뼈몸통, 뒷벽은 날개돌기로 이루어진다. 안쪽은 나비입천장구멍(sphenopalatine foramen)에 의해 코안으로 통하고, 앞은 아래눈확틈새(inferior orbital fissure)에 의해 눈확으로 통과한다. 그리고 아래는 길어져서 입천장관(palatine canal)이 되며, 입천장의 뒤가쪽구석에서 큰·작은입천장구멍에 열린다. 또 날개입천장오목의 뒷벽에는 큰날개를 관통하는 원형구멍(foramen rotundum)과 날개돌기 밑동을 앞뒤로 관통하는 날개관(pterygoid canal)이 있다. 원형구멍은 머리안에, 날개관은 파열구멍에 열려 있다.

(4) 머리뼈의 앞면

머리뼈 앞면 가운데에는 코안(nasal cavity)이, 그 위쪽에는 한 쌍의 눈확(orbit)이 있다. 눈확의 위모서리보다 위쪽을 이마부분, 아래쪽을 얼굴부분이라고 한다. 얼굴부분을 다시 두 부분으로 나누면 아래턱뼈로 만들어진 부분은 얼굴아랫부분, 그보다 위를 얼굴윗부분이라고 한다. 이마부분은 이마뼈로 이루어지며, 얼굴윗부분은 위턱뼈·광대뼈·코뼈 등으로 이루어진다.

① 코안

코안(nasal cavity)은 얼굴 중앙을 차지하는 복잡한 공간이다. 코안의 앞쪽은 조롱박구멍(piriform aperture)에 의해 얼굴에, 뒤는 한 쌍의 뒤콧구멍(choana)에 의해 머리뼈바닥에 열린다. 코안의 정중면에 있는 뼈판인 코중격(nasal septum)에 의해 좌우로 나누어진다. 코중격의 위쪽은 벌집뼈의 정중판으로 이루어져 있고, 아래쪽은 보습뼈로 이루어져 있다. 그 앞쪽부터 속으로 파고 들어온 쐐기모양의 패임부분은 코중격연골이 보완하고 있다.

코안의 바깥벽은 바깥아래쪽으로 기울어져 있기 때문에 코안은 위쪽이 좁고 아래쪽이 넓으며, 이마단면에서는 삼각형을 이룬다. 바깥벽은 코안의 모든 벽 중에서 요철이 가장 현저한 부분으로, 조개껍데기같은 위·중간·아래코선반(superior·middle·inferior nasal concha)은 벽에서 안쪽아래로 늘어져 있다. 이들 각각의 아래에는 위·중간·아래콧길(superior·middle·inferior nasal meatus)이 있으며, 코중격과의 사이에 온콧길(common nasal meatus)이 끼어 있다.

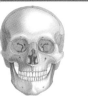
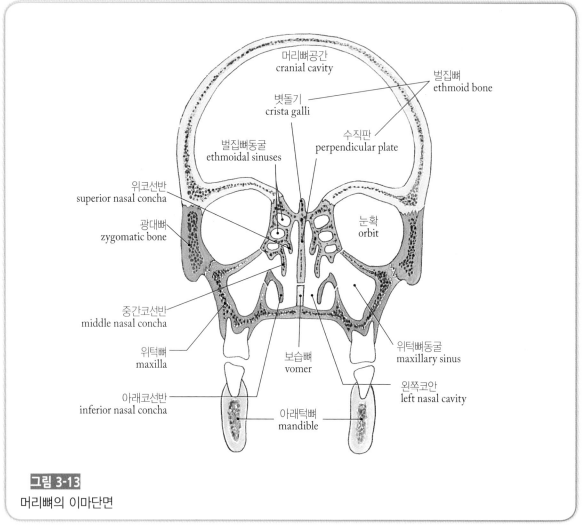

그림 3-13
머리뼈의 이마단면

이러한 콧길은 뒤쪽에서 합쳐져 코인두길(nasopharyngeal meatus)이 되는데, 이는 뒤콧구멍을 거쳐 머리뼈바닥 바깥면에 열린다. 코인두길의 가쪽벽에는 나비입천장구멍이 있어 바깥쪽으로 날개입천장오목을 통하며 아래콧길의 앞쪽끝에 가까운 곳에는 눈확에서 내려온 코눈물뼈관(nasolacrimal canal)이 열린다.

② 코곁동굴

코곁동굴(paranasal sinuses)은 코안 근처의 뼈 속에 있는 여러 개의 동굴로, 모두 코안과 서로 통해 있다. 이러한 코곁동굴은 코안점막으로 덮여서 코안과 하나로 이어진다.

③ 눈확

눈확(orbit)은 안구와 그 부속기관이 들어 있는 피라미드 모양의 동굴로, 얼굴머리뼈와 뇌머리뼈를 경계 짓는다. 앞은 큰눈확고랑(orbital sulci)에 의해 외부로 열리고, 뒤쪽끝에는 시각신경관(optic canal)이 있어서 머리안으로 통한다. 윗벽은 이마뼈의 눈확부분(앞)과 나비뼈의 작은날개(뒤)로, 가쪽벽은 광대뼈(앞)와 나비뼈의 큰날개(뒤)로, 아래벽은 위턱뼈몸통의 눈확부분으로, 안쪽벽은 눈물뼈(앞)+벌집뼈미로(뒤)로 구성되어 있다.

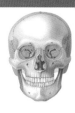

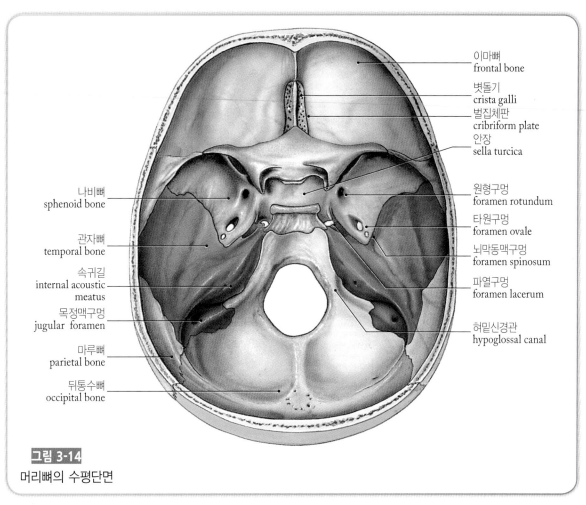

그림 3-14
머리뼈의 수평단면

윗벽과 가쪽벽의 경계부 뒷부분에는 위눈확틈새(superior orbital fissure)가 있어서 머리안과 교통하고, 가쪽벽과 아래벽과의 경계에는 큰날개와 위턱뼈몸통 사이에 아래눈확틈새(inferior orbital fissure)가 있어서 관자아래우묵과 날개입천장오목으로 통과한다. 아래눈확틈새의 중간부분부터는 눈확아래고랑(infraorbital sulcus)이 시작되어 눈확아래관(infraorbital canal)을 지나 눈확아래구멍(infraorbital foramen)에서 얼굴로 열

심화학습

눈확과 코안의 구조

눈확(orbit)과 코안(nasal cavity)은 모두 여러 개의 뼈가 모자이크처럼 한 줄로 이어져 형성되어 있다.

눈확은 이마뼈(frontal bone)·나비뼈(sphenoid bone)·위턱뼈(maxilla)·입천장뼈(palatine bone)·벌집뼈 (ethmoid bone)·코뼈(nasal bone)·눈물뼈(lacrimal bone) 등으로 이루어지며, 안쪽에 안구가 들어 있다.

코안(nasal cavity)은 벌집뼈·코뼈·이마뼈·나비뼈·위턱뼈 등으로 구성되어 있다. 정중앙에 코중격(nasal septum)이 있고, 가쪽으로부터 위·중간·아래코선반(superior·middle·inferior nasal concha)이 뻗어 있다. 주위에 있는 코곁동굴(위턱뼈동굴·이마동굴·벌집뼈동굴·나비뼈동굴)에 의해 좌우의 코안과 연속된다.

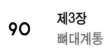

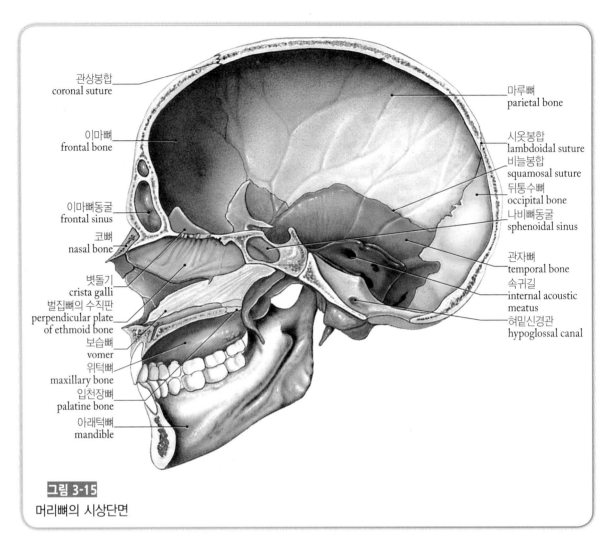

관상봉합
coronal suture

이마뼈
frontal bone

이마뼈동굴
frontal sinus

코뼈
nasal bone

볏돌기
crista galli

벌집뼈의 수직판
perpendicular plate
of ethmoid bone

보습뼈
vomer

위턱뼈
maxillary bone

입천장뼈
palatine bone

아래턱뼈
mandible

마루뼈
parietal bone

시옷봉합
lambdoidal suture

비늘봉합
squamosal suture

뒤통수뼈
occipital bone

나비뼈동굴
sphenoidal sinus

관자뼈
temporal bone

속귀길
internal acoustic
meatus

혀밑신경관
hypoglossal canal

그림 3-15
머리뼈의 시상단면

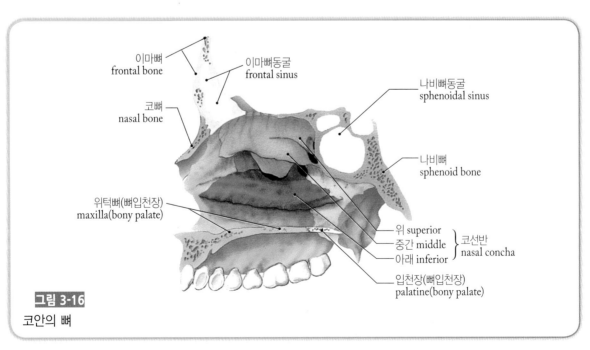

이마뼈
frontal bone

이마뼈동굴
frontal sinus

코뼈
nasal bone

나비뼈동굴
sphenoidal sinus

나비뼈
sphenoid bone

위턱뼈(뼈입천장)
maxilla(bony palate)

위 superior
중간 middle
아래 inferior

코선반
nasal concha

입천장(뼈입천장)
palatine(bony palate)

그림 3-16
코안의 뼈

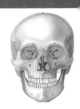

린다. 눈물뼈 앞에는 눈물오목(fossa for lacrimal sac)이 있다. 코눈물뼈관(nasolacrimal canal)은 여기서 시작되고, 내려가서 아래콧길로 이어진다.

(5) 머리뼈의 아랫면

머리뼈의 아랫면은 머리뼈바닥(cranial base)의 바깥면이다. 앞부분에는 반타원형의 뼈입천장과 위턱뼈의 이틀부분이 있다. 중간부분은 나비뼈와 관자뼈로 이루어져 현저한 요철을 나타내는 데 반해, 뒷부분은 뒤통수뼈로 이루어져 비교적 단조롭게 나타난다.

① 뼈입천장

뼈입천장(osseous palate)은 입안의 위덮개, 코안의 아래벽을 이루는 반타원형의 뼈판이다. 앞쪽의 큰 부분은 위턱뼈의 입천장돌기이며, 이것의 뒤쪽 작은 부분은 입천장뼈의 수평판으로 이루어져 있다. 좌우의 위턱뼈이틀돌기는 입천장의 앞과 측면을 말굽모양으로 에워싸고, 입천장면에서 아래쪽을 향해 제방모양으로 융기되어 있다. 입천장정중선의 앞쪽끝에는 앞니구멍(incisive foramen)이 있어서 앞니관(incisive canal)에 의해 코안으로 통하고, 또 뒤가쪽구석에는 1개의 큰입천장구멍(greater palatine foramen)과 2~3개의 작은 입천장구멍(lesser palatine foramen)이 있어서 입천장관(palatine canal)의 입구가 된다.

입천장 뒤모서리 바로 위쪽에 있는 1쌍의 뒤콧구멍(choana) 양쪽에는 이틀돌기의 아래끝에 닿는 날개돌기(pterygoid process)가 있다. 돌기는 안쪽판(medial lamina)과 가쪽판(lateral lamina)으로 나누어지며, 그 사이에 날개오목(pterygoid fossa ; 안쪽날개근의 이는곳)이 있다. 가쪽판의 가쪽은 관자아래우묵이며, 큰날개는 그 윗벽을 이루고 있다. 큰날개의 뒤모서리는 타원구멍(foramen ovale)과 뇌막동맥구멍(foramen spinosum)이 통과하며, 머리안과 교통하고 있다.

나비뼈의 뒤쪽에는 관자뼈가 닿는다. 나비뼈의 큰날개와 관자뼈의 피라미드 사이에 있는 귀인두관고랑(groove for auditory tube)은 뒤가쪽으로 달려 근육귀인두뼈관(musculotubal canal)이 되어 고실과 연결된다. 피라미드의 앞능선에는 피라미드와 고막틀부분의 경계, 즉 턱관절오목의 뒤안쪽에 좁은 바위고실틈새(petrotympanic fissure)가 있어서 고실에 연결된다. 또 피라미드 아랫면에는 목동맥관(carotid canal)의 입구가 있다. 이 관은 굽어져 피라미드의 내부를 통과하고, 그 끝부분이 머리안에 열린다. 목동맥관의 가쪽에는 붓돌기(styloid process)가 앞아래쪽으로 돌출되어 있고, 그 뒤가쪽의 꼭지돌기(mastoid process) 사이에 있는 붓꼭지구멍(stylomastoid foramen)이 있어서 얼굴신경관(facial canal)의 입구가 된다.

뒤통수뼈의 가쪽부분과 관자뼈의 피라미드 사이에는 목정맥구멍(jugular foramen)이 있다. 더욱이 가쪽

심화학습

머리안을 둘러싼 뼈벽의 두께는 부위에 따라 다르다. 일반적으로 연조직의 덮개가 얇게 외력에 노출되어 있는 머리덮개뼈는 두껍고, 눈확의 윗벽, 중간머리뼈우묵의 아래벽(관자아래우묵의 덮개), 뒤머리뼈우묵의 아래벽 등은 눈확의 내용과 목의 연조직이 보호하고 있기 때문에 얇다. 그밖에 머리뼈바닥에는 많은 고랑과 구멍이 있어서 머리덮개뼈보다 훨씬 약하다. 외력의 작용으로 머리뼈바닥골절(basal fracture)을 일으키기 쉬운 것은 이 때문이다.

skeletal system

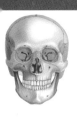

부분의 아랫면에는 뒤통수뼈관절융기(occipital condyle)가 있어서 고리뒤통수관절의 관절두를 이루고, 그 밑동은 혀밑신경관(hypoglossal canal)이 통과한다. 또한 좌우 융기 뒤쪽의 큰구멍(foramen magnum)은 머리안과 척추관의 연락부를 이룬다.

(6) 머리안

머리안(cranial cavity)은 뇌머리뼈 중앙의 빈곳으로 뇌를 모으는 곳이다. 그 모양은 마치 계란과 같으며, 윗벽은 둥근 덮개이고, 아래벽은 현저한 요철이다. 머리안의 용적은 뇌의 발달에 따르기 때문에 평균 약 1,300~1,500ml이다.

머리안의 위덮개는 이마뼈비늘, 마루뼈, 뒤통수뼈비늘로 이루어진다. 거의 똑같은 두께의 뼈판으로 되어 있기 때문에 그 속면은 바깥면과 반대모양을 한다.

머리안의 아래벽은 머리뼈바닥 속면(interior of cranial base)인데, 이것은 머리뼈바닥 바깥면과 마주보고 있다. 좌우의 나비뼈작은날개의 뒤모서리와 관자뼈피라미드의 위능선과는 나비뼈쪽으로 X모양으로 집중한다. 그 때문에 머리안의 아래벽은 앞·중간·뒤 세 개의 크게 움푹한 부분으로 나누어져 있다.

① 앞머리뼈우묵

앞머리뼈우묵(anterior cranial fossa)은 벌집뼈의 체판, 이마뼈의 눈확부분, 나비뼈의 작은날개로 되어 있다. 중앙은 코안 윗벽에 해당되며, 벌집뼈의 체판(cribriform plate ; 그 작은 구멍으로 후각신경이 통과한다)에서 만들어진다. 가쪽부분은 눈확 윗벽에 해당되는데, 이 부분의 뼈판은 매우 얇다.

② 중간머리뼈우묵

중간머리뼈우묵(middle cranial fossa)은 나비뼈와 관자뼈로 이루어진 부위로, 대뇌의 관자엽이 들어 있는 움푹한 곳이다. 중앙은 나비뼈의 몸통으로, 중간머리뼈우묵을 좌우로 나눈다. 나비뼈몸통의 윗면은 터키안장(sella turcica)이라고 하는데, 여기에 뇌하수체가 들어 있다. 터키안장의 위가쪽에 있는 시각신경관(optic canal)은 작은날개의 밑동을 통과하여 눈확에 닿는다.

또 나비뼈의 큰날개와 작은날개 사이에 있는 위눈확틈새(superior orbital fissure)도 눈확에 닿는다. 큰날개에는 원형구멍(foramen rotundum), 타원구멍(foramen ovale), 뇌막동맥구멍(foramen spinosum)이 1열로 서 있다. 피라미드의 끝과 나비뼈몸통 사이에 있는 파열구멍(foramen lacerum)에는 목동맥관(carotid canal)의 입구가 있다. 또 가는 날개관(pterygoid canal)은 여기에서 시작되어서 날개돌기의 밑동을 통과하여 날개입천장오목에 닿는다.

③ 뒤머리뼈우묵

뒤머리뼈우묵(posterior cranial fossa ; 피라미드의 뒷면+뒤통수뼈)에는 소뇌·다리뇌·숨뇌가 들어 있다. 피라미드 뒷면 중앙에 있는 속귀길(internal acoustic meatus)은 바깥쪽을 주행하여 속귀의 안쪽벽에 닿는다. 얼굴신경관(facial canal)은 이 관 밑에서 시작되어 약간 바깥앞쪽으로 주행하여 직각으로 뒤바깥쪽으로 꺾여 (여기에 무릎신경절이 있다) 고실의 안쪽벽 속을 활처럼 휘어져 내려가서 붓꼭지구멍(stylomastoid foramen)에서 머리뼈바닥 바깥면에 열린다.

뒤머리뼈우묵의 중앙에는 큰구멍이 있다. 여기에서 머리안과 척추관이 교통하고, 뒤통수뼈의 가쪽부분과 관자뼈의 피라미드 사이에는 목정맥구멍이 있으며, 뒤통수뼈의 가쪽부분에는 혀밑신경관이 비스듬히 관통

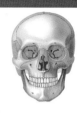

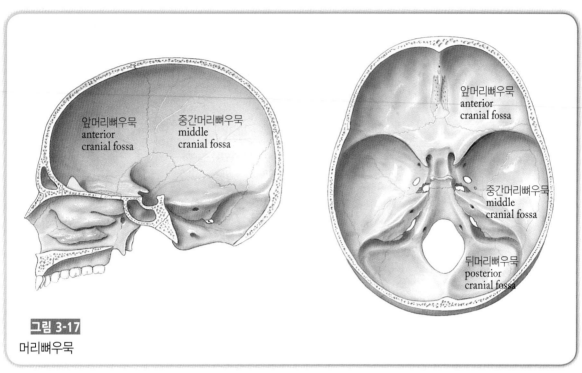

그림 3-17
머리뼈우묵

한다. 뒤통수뼈비늘의 속면 중간에는 속뒤통수뼈융기(internal occipital protuberance)가 있다. 위시상정맥동굴고랑(groove for superior sagittal sinus)은 여기서 시작되어 머리뼈 윗벽의 정중선을 따라 이마부분에 닿는다. 또 가로정맥동굴고랑(groove for transverse sinus)은 여기에서부터 좌우로 주행하여 관자뼈꼭지부분의 속면을 S모양으로 굽어져 목정맥구멍에 닿는다.

4) 머리뼈의 연결

머리뼈를 구성하는 모든 뼈는 봉합과 연골결합에 의해 단단하게 결합되어 있다(다만 아래턱뼈와 목뿔뼈는 제외한다). 아래턱뼈는 턱관절에 의해서 머리뼈와 가동결합을 하고, 목뿔뼈는 여기에서 시작되는 근육과 기타 연조직(soft tissue)에 의해 혀뿌리로 지지되어 있을 따름이다.

(1) 머리뼈의 봉합
머리뼈의 중요한 봉합형태는 다음과 같다.
  ① 시상봉합(sagittal suture)
좌우 마루뼈 사이의 봉합으로, 머리덮개뼈의 정중선을 따라서 앞뒤로 주행한다.
  ② 관상봉합(coronal suture)
이마뼈와 마루뼈 사이의 봉합으로, 시상봉합과 T자형으로 교차한다.
  ③ 시옷봉합(lambdoid suture)
뒤통수뼈와 마루뼈 사이에 있으며, 그리스 글자 λ 모양을 한다. 꼭대기에서 시상봉합과 교차한다.

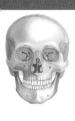
④ 비늘봉합(squamous suture)

관자뼈 비늘부분과 마루뼈 사이에 있다.

⑤ 정중입천장봉합(median palatine suture)

입천장의 정중선에 있다. 좌우 위턱뼈의 입천장돌기 사이 및 입천장뼈의 수평판 사이를 연결한다.

⑥ 가로입천장봉합(transverse palatine suture)

정중입천장봉합과 직교하며, 위턱뼈의 입천장돌기와 입천장뼈의 수평판 사이에 있다.

(2) 숫구멍

신생아의 머리뼈는 완전히 뼈되기가 되지 않았기 때문에 머리덮개뼈의 납작뼈둘레는 결합조직으로 남아 있고, 각 뼈가 닿는 부위에는 *숫구멍(fontanelle)이라는 아직 뼈가 되지 못한 부분이 남아 있다. 숫구멍은 출생 후 점차 뼈되기가 이루어져 약 2년이 되면 전부 폐쇄된다. 숫구멍은 마루뼈의 구석에 있다.

① 앞숫구멍(anterior fontanelle)

숫구멍 중에서 가장 크고, 시상봉합과 관상봉합이 만나는 부분에 있다. 신생아는 아직 이마뼈가 정중선으로 이분되어 있기 때문에 앞숫구멍의 모양은 일반적으로 마름모꼴이다.

② 뒤숫구멍(posterior fontanelle)

시상봉합과 시옷봉합이 만나는 부분에 있고, 삼각형을 이룬다 .

③ 앞가쪽숫구멍(sphenoidal fontanelle)

관상봉합의 가쪽끝에 좌우 1쌍이 있다.

④ 뒤가쪽숫구멍(mastoid fontanelles)

시옷봉합의 가쪽끝에 좌우 1쌍이 있다.

3. 척 주

척주(vertebral column)는 인체의 세로축을 이루는 뼈대로, 위아래로 연결된 척추뼈(vertebra)의 집합체로 이루어진 기둥이다. 사람의 척추뼈는 32~34개이다.

척추뼈는 위치에 따라 다음과 같이 5가지로 구별된다.

- 목뼈(cervical vertebrae) 7개
- 등뼈(thoracic vertebrae) 12개
- 허리뼈(lumbar vertebrae) 5개

---

*숫구멍(fontanelle)
출생 직후 봉합이 완성되기 전에 존재하는 틈을 숫구멍(泉門)이라고 한다. 신생아에는 앞숫구멍(관상봉합과 시상봉합의 교점에 있으며, 생후 2년이면 폐쇄)과 뒤숫구멍(시상봉합과 시옷봉합의 교점에 있으며, 생후 반년이면 폐쇄)이 있다. 숫구멍이 있기 때문에 분만이 쉬워진다.

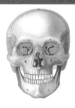

- 엉치뼈(sacrum) 5개
- 꼬리뼈(coccyx) 3~5개

1) 척추뼈

전형적인 형태의 척추뼈는 배쪽의 척추뼈몸통(body of vertebra)과 등쪽의 척추뼈고리(vertebral arch)로 이루어지며, 그사이에 척추뼈구멍(vertebral foramen)이 있다. 척추뼈고리에서는 다음과 같은 4종 7개의 돌기가 나와 있다.

- 가시돌기(spinous process) : 척추뼈고리의 뒷면 정중앙부터 뒤아래쪽으로 배의 키와 같은 형태로 늘어

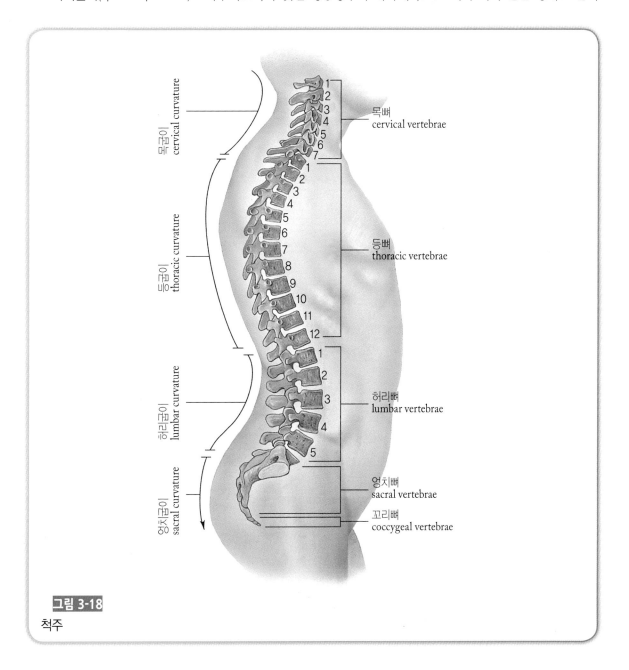

그림 3-18
척주

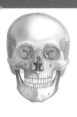
져 있다. 척추뼈의 연결을 담당하는 인대에는 척주운동을 담당하는 근육이 붙는다.

- 가로돌기(transverse process) : 척추뼈고리의 가쪽에서부터 좌우로 나와 있다. 가로돌기라고 이름지어 졌지만, 사실 척주의 부위에 따라 형태가 다르며, 따라서 그 명칭도 달라진다.
- 위관절돌기(superior articular process) : 척추뼈고리의 가쪽에서부터 위쪽을 향해 나온다.
- 아래관절돌기(inferior articular process) : 척추뼈고리의 가쪽에서부터 아래쪽을 향해 나온다.

척추뼈는 척주부위에 따라 그 형태가 달라진다. 다음에 척주부위별 척추뼈의 특징을 설명한다.

(1) 목뼈

목뼈(cervical vertebrae)의 가로돌기(transverse process)는 사실 진짜 가로돌기와 퇴화한 갈비뼈가 유착된 것으로, 그 끝이 갈라져 앞결절(anterior tubercle)과 뒤결절(posterior tubercle)을 이룬다. 이 돌기가 가로구멍(foramen transversarium)에 의해 위아래로 관통되는 것도 목뼈의 특징이다.

첫째목뼈는 고리뼈(atlas)라고 하며, 앞정중앙에 있어야할 몸통이 결여되어 있다. 위관절돌기는 뒤통수뼈관절융기와 관절을 위해 비후되어 있고, 그 관절면에 있는 위관절오목(superior articular fovea)는 현저히 커져 있다. 둘째목뼈는 중쇠뼈(axis)라고 하며, 뼈몸통 위에 원주모양의 치아돌기(dens)가 세워져 있다. 이것은 원래 고리뼈의 몸통이었던 것이 중쇠뼈가 되었기 때문이다.

(2) 등뼈

등뼈(thoracic vertebrae)는 가장 전형적인 척추뼈로, 각 등뼈에는 좌우로 한 쌍의 갈비뼈가 붙어 있다.

심화학습

척추의 부위표시

척추의 각 부위는 기호로 표시한다. 목뼈(cervical vertebrae)는 C, 등뼈(thoracic vertebrae)는 T 또는 Th, 허리뼈(lumbar vertebrae)는 L, 엉치뼈(sacral vertebrae)는 S로 표기한다. 예를 들어 다섯째등뼈는 T5이다.

척추뼈의 크기와 모양의 차이

척추뼈(vertebra)는 아래쪽으로 갈수록 커지며, 또 부위에 따라 모양이 약간 다르다. 첫째목뼈는 척추뼈몸통이 없고 반지(가락지)모양이므로 고리뼈(atlas)라고 한다. 둘째목뼈는 중쇠뼈(axis)라고도 하고, 척추뼈몸통에서 위쪽으로 치아돌기(dens)가 자란다. 목뼈는 일반적으로 가로돌기밑동에는 척추동맥이 통하는 가로돌기구멍이 있다. 또한 엉치척추와 꼬리척추는 합체하여 엉치뼈와 꼬리뼈가 된다.

목뼈

- 일곱째목뼈와 여섯째목뼈의 가로구멍에는 정맥만 통과한다.
- 'atlas'는 그리스신화에서 하늘을 지지하는 신의 이름이다. 첫째목뼈를 'atlas'라고 하는 것은 머리뼈를 하늘에 비유했기 때문이다.
- 'axis'라는 이름은 치아돌기가 고리뼈의 회전운동에 대한 축을 이루기 때문에 붙여진 것이다.

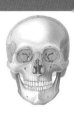

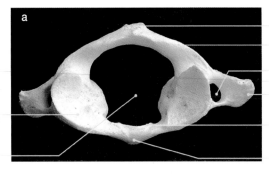

위관절면
superior articular facet

척추뼈구멍
vertebral foramen

뒤결절
posterior tubercle
뒤고리
posterior arch
가로구멍
transverse foramen
가로돌기
transverse process
치아돌기의 관절면
articular facet
for dens of axis
앞결절
anterior tubercle

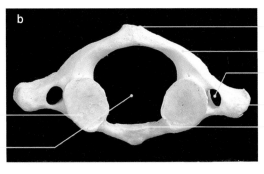

아래관절면
inferior articular facet

척추뼈구멍
vertebral foramen

뒤결절
posterior tubercle
뒤고리
posterior arch
가로구멍
transverse foramen
가로돌기
transverse process
치아돌기의 관절면
articular facet
for dens of axis

그림 3-19
고리뼈(a. 윗면, b. 아랫면)

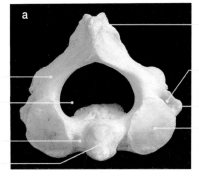

척추뼈고리판
Lamina
척추뼈구멍
Vertebral foramen
척추궁뿌리
Pedicle
치아돌기
Dens

가시돌기
Spinous process

가로구멍
Transverse foramen

가로돌기
Transverse process
위관절면
Superior articular facet

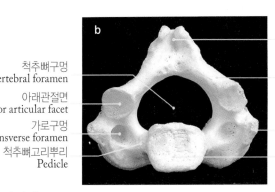

척추뼈구멍
Vertebral foramen
아래관절면
Inferior articular facet
가로구멍
Transverse foramen
척추뼈고리뿌리
Pedicle

가시돌기
Spinous process

척추뼈고리판
Lamina

가로돌기
Transverse process
위관절면
Superior articular facet

그림 3-20
중쇠뼈(a. 윗면, b. 아랫면)

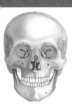

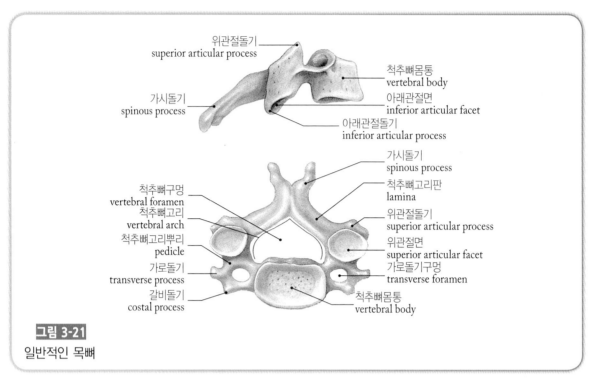

위관절돌기
superior articular process

척추뼈몸통
vertebral body

가시돌기
spinous process

아래관절면
inferior articular facet

아래관절돌기
inferior articular process

가시돌기
spinous process

척추뼈고리판
lamina

척추뼈구멍
vertebral foramen

척추뼈고리
vertebral arch

위관절돌기
superior articular process

척추뼈고리뿌리
pedicle

위관절면
superior articular facet

가로돌기
transverse process

가로돌기구멍
transverse foramen

갈비돌기
costal process

척추뼈몸통
vertebral body

그림 3-21
일반적인 목뼈

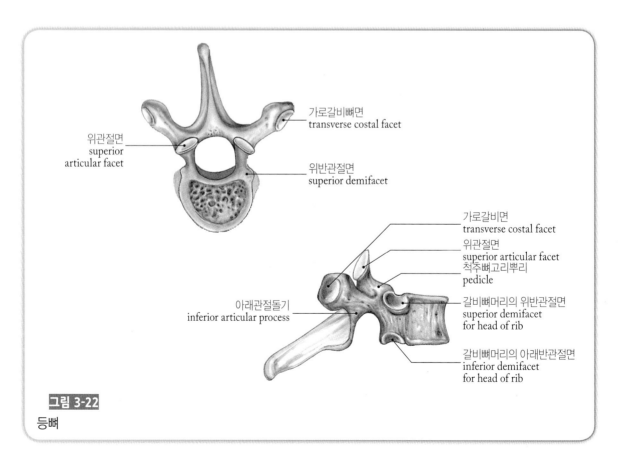

가로갈비뼈면
transverse costal facet

위관절면
superior
articular facet

위반관절면
superior demifacet

가로갈비면
transverse costal facet

위관절면
superior articular facet

척주뼈고리뿌리
pedicle

갈비뼈머리의 위반관절면
superior demifacet
for head of rib

아래관절돌기
inferior articular process

갈비뼈머리의 아래반관절면
inferior demifacet
for head of rib

그림 3-22
등뼈

skeletal system

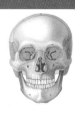

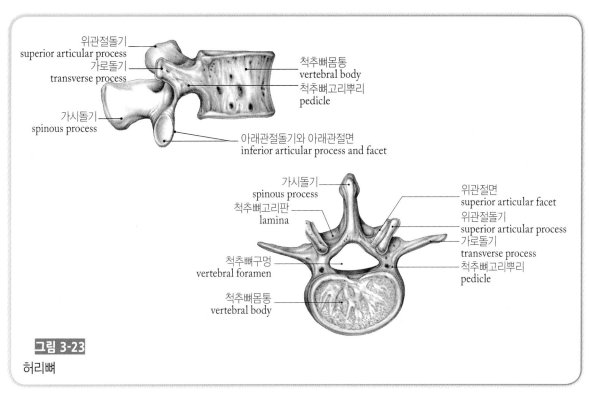

그림 3-23

허리뼈

(3) 허리뼈

허리뼈(lumbar vertebrae)에 붙은 가로돌기를 갈비돌기(costal process)라고 한다. 이것은 사실 퇴화된 갈비뼈가 허리뼈에 유착되어 생긴 것으로, 다른 척추뼈의 가로돌기보다 훨씬 크다. 그 밑동 뒷면에 작은 덧돌기(accessory process)가 있는데, 이것이 진짜 가로돌기이다. 덧돌기와 가시돌기 사이에는 꼭지돌기(mammillary process)가 있다.

(4) 엉치뼈

5개의 엉치뼈(sacrum)는 청년기까지는 연골결합을 유지하지만, 성인이 되면 한 개의 뼈로 결합된다.

엉치뼈는 앞뒤로는 편평한 거의 삼각형을 이루며, 전체적으로는 뒤쪽으로 가벼운 볼록굽이를 이룬다. 따라서 앞면은 오목면을 이루고 골반에 닿아서 편평하지만, 뒷면은 볼록하여 정중엉치뼈능선(median sacral crest), 중간엉치뼈능선(intermediate sacral crest), 가쪽엉치뼈능선(lateral sacral crest)이라는 3가지 5줄기의 세로융기가 있다.

엉치뼈 속에는 척추뼈구멍이 이어져 생긴 엉치뼈관(sacral canal)이 있는데, 이 관은 앞면과 뒷면에 각각 4쌍의 앞엉치뼈구멍(pelvic sacral foramina)과 뒤엉치뼈구멍(dorsal sacral foramin)을 통해 밖으로 열려 있다. 이러한 구멍보다 가쪽부분은 엉치뼈의 가로돌기와 갈비돌기가 위아래로 유합되어 생긴 것인데, 이것을 가쪽부분(lateral part)이라고 한다. 가쪽부분의 위쪽은 그 가쪽면이 귀모양면(auricular surface)이라는 넓은 관절면을 이룬다.

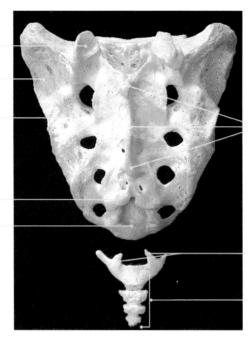

돌기의 관절면
articular facet of process

엉치뼈 거친면
sacral tuberosity

가쪽엉치뼈능선
lateral sacral crest

정중엉치뼈능선
medial sacral crest

엉치뼈뿔
sacral cornu

엉치뼈틈새
sacral hiatus

꼬리뼈뿔
coccygeal cornu

꼬리뼈
coccyx

그림 3-24
엉치뼈와 꼬리뼈

(5) 꼬리뼈

꼬리뼈(coccyx)는 보통 유착되어 하나의 뼈로 되어 있다.

2) 척주의 연결

척추뼈는 다음과 같은 구조에 의해 순차적으로 연결되어 하나의 척주를 만든다.

- 척추뼈몸통 사이에는 척추사이원반(intervertebral disc)이 있어서 각 척추뼈 사이를 연결한다. 척추사이원반의 둘레에는 섬유연골조직인 섬유테(annulus fibrosus)가 있으나, *속질핵(nucleus pulposus)이라는 연조직융기가 중심부를 싸고 있다.

- 상위척추뼈의 아래관절돌기와 하위척추뼈의 위관절돌기는 돌기사이관절(zygapophysial joint)로 연결되어 있다.

---

*속질핵(nucleus pulposus)
속질핵은 척추뼈몸통 사이에 있는 반유동성 충전물로 물베개 역할을 하며, 척주가 굽어질 때 척추사이원반의 두께를 적당히 바꿔준다. 속질핵이 섬유테의 약한 부분을 눌러 척주관 안으로 돌출되면(보통 허리뼈아래쪽에서) 궁둥신경 등을 압박하는데, 이것이 척추사이원반헤르니아(intervertebral disc hernia)이다.

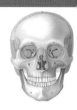

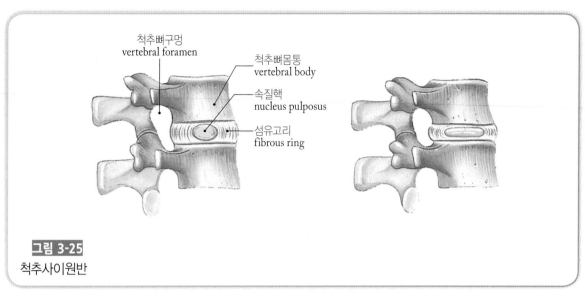

그림 3-25
척추사이원반

- 각 척추뼈 사이에서는 가시돌기 사이, 척추뼈고리 사이, 척추뼈몸통의 전·후면 등에 있는 여러 개의 강한 인대가 그 연결을 보강하고 있다. 그중에서도 척추뼈몸통의 앞면과 뒷면에서 척추 전체의 위아래로 달리는 인대를 각각 앞세로인대(anterior longitudinal ligament), 뒤세로인대(posterior longitudinal ligament)라고 하며, 옆에 있는 척추뼈의 척추뼈고리 사이 및 가시돌기 사이에 있는 것을 각각 황색인대(yellow ligament), 가시사이인대(interspinal ligament)라고 한다. 또한 가시사이인대에 이어져서 가시돌기의 등쪽을 위아래로 지나는 일련의 가시위인대(supraspinal ligament)가 있다. 가시위인대는 목의 윗부분에서는 바깥뒤통수뼈융기와 정중앙의 피부와 가시돌기 사이를 당기는 삼각형의 판모양으로 되어 있는데, 이것을 목덜미인대(nuchal ligament)라고 한다. 목덜미인대는 무게중심이 척주보다 앞쪽에 있는 머리가 앞쪽으로 기울어지지 않도록 지지해주는 중요한 장치로, 네발짐승은 사람보다 훨씬 발달되어 있다. 목덜미인대는 황색인대와 함께 주로 탄성섬유로 이루어졌기 때문에 고무줄처럼 탄력이 있다.

3) 머리뼈와 척주의 연결

형태학적으로 머리뼈와 척주를 연결하는 조직은 뒤통수뼈와 고리뼈 사이의 관절뿐이다. 그러나 머리뼈는 고리뼈에 올라탄 채 중쇠뼈에 대해서도 휘돌림운동을 한다.

(1) 고리뒤통수관절

고리뒤통수관절(atlantooccipital joint)은 좌우의 뒤통수뼈관절융기와 고리뼈의 위관절오목 사이에 있는 관절이다. 이 관절에 의해 머리뼈를 앞·뒤·좌우로 기울일 수 있다.

(2) 고리중쇠관절

고리중쇠관절(atlantoaxial joint)은 고리뼈와 중쇠뼈 사이에 있는 3개 관절의 총칭이다. 즉 치아돌기와 고

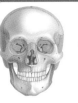
리뼈 사이에는 정중고리중쇠관절(median atlantoaxial joint)이 있는데, 이 관절에 의해 고리뼈가 머리뼈를 태운 채 중쇠뼈의 치아돌기를 축으로 하여 휘돌림운동을 한다. 또한 고리뼈의 아래관절면과 중쇠뼈의 위관절면 사이에는 가쪽고리뒤통수관절(lateral atlantoaxial joint)이 있는데, 이 관절은 척주의 돌기사이관절에 해당된다.

4) 척주의 전체적 관찰

- 척주를 앞 혹은 뒤부터 보면(이마면에서 투영) 거의 직선모양을 나타낸다. 그러나 옆에서 보면(시상면에서 투영) 목과 허리에서는 앞쪽으로 볼록하고, 가슴과 엉치꼬리부위에서는 뒤쪽으로 볼록하다. 허리부위에서 척주가 앞아래쪽으로 현저히 돌출된 부분을 엉치뼈곶(promontory)이라고 하는데, 이는 다섯째허리뼈(그 아래의 척추사이원반)와 엉치뼈의 이음부에 해당된다.

- 척주는 연속되는 척추뼈구멍에 의해 만들어진 척주관(vertebral canal)이 위아래로 통과하며, 그 속에 척수가 들어 있다. 척주관은 위에는 큰구멍에 의해 머리안으로 연결되고, 아래는 엉치뼈를 세로로 뚫고 그 아래끝의 등쪽면에서 열릴 뿐만 아니라 각 척추뼈 사이에 있는 척추뼈사이구멍(intervertebral foramen)에 의해 좌우 양쪽으로 열려 있다. 다만 엉치뼈의 척주관은 앞뒤의 엉치뼈구멍(pelvic · dorsal sacral foramina)에 의해 밖으로 통한다. 즉 가쪽의 발달에 의해 척추뼈사이구멍이 앞뒤로 나눠져 있는 것이다. 척추뼈사이구멍과 엉치뼈구멍은 척수신경이 나온 곳이다.

- 척주의 척추뼈몸통을 보면 목→가슴→허리 순으로 점차 두께가 증가하다가 엉치뼈부터 다시 급격히 가늘어진다. 이것은 인류의 직립자세유지로 인하여 아래쪽으로 갈수록 척주에 걸리는 부하가 증가하기 때문이다. 그러나 척주가 수평자세를 유지하는 네발짐승에서는 이러한 현상이 나타나지 않는다.

- 꼬리뼈 이외의 모든 척추뼈는 원래 한 쌍의 갈비뼈를 갖추었으나, 포유류의 경우 가슴 외에서는 퇴화되었다. 목뼈에서는 가로돌기의 앞결절이, 또 허리뼈에서는 갈비돌기가 갈비뼈의 흔적이다. 본래의 가로돌기는 목뼈에서는 뒤결절, 허리뼈에서는 덧돌기로 남아 있다. 엉치뼈에서도 마찬가지로 가쪽부분의 앞부분에서 갈비뼈의 흔적을 찾아볼 수 있다.

- 척주는 앞뒤좌우로 굽히기와 세로축을 축으로 하여 휘돌리기를 할 수 있다. 그러나 그 운동량은 여러 개의 척추뼈 사이에서 이루어지는 모든 운동을 합한 것이며, 마주보는 두 척추뼈 사이의 가동성은 매우 작다. 척주가 얼마나 굽혀질 수 있는가는 부위에 따라 다르다. 가장 많이 굽혀지는 부위는 목이고, 허리가 그다음이며, 가슴이 가장 적게 굽혀진다. 가슴이 잘 굽혀지지 않는 것은 가슴우리가 있기 때문이다.

심화학습

척주의 생리적 굽이(physiological curvature)

척주는 목뼈와 허리뼈는 앞쪽으로, 등뼈는 뒤쪽으로 볼록하게 S자를 2개 겹쳐놓은 듯한 굽이(curvature)를 나타낸다. 허리뼈와 엉치뼈 사이는 직각에 가깝게 굽혀져 있다. 옆쪽으로의 굽이가 보이는 경우는 이상상태이다.

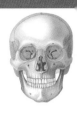

- 사람은 태생기에 다른 포유류와 마찬가지로 꼬리를 가지고 있는데, 꼬리뼈가 그 흔적이다. 이것은 인류의 선조가 꼬리를 가지고 있었다는 것을 뜻한다.

4. 가슴우리

가슴우리(thorax)는 가슴부위 몸통벽의 기둥을 이루는 바구니모양의 뼈대로, 다음의 뼈로 만들어진다.
- 등뼈(thoracic vertebrae) 12개
- 갈비뼈(rib) 12개
- 복장뼈(sternum) 1개

1) 등뼈

앞의 설명 참조

2) 갈비뼈

갈비뼈(rib)는 12쌍이 있다. 활모양의 긴뼈이지만, 부위에 따라 크기와 형태가 달라지기 때문에 1번부터 12번까지 순서대로 배열할 수 있다.

갈비뼈는 머리(head), 목(neck), 몸통(body)으로 구별되며, 갈비뼈목과 갈비뼈몸통의 경계에는 갈비뼈결절(tubercle of rib)이 있다. 갈비뼈머리와 갈비뼈결절이 이루는 관절면은 연골로 덮여 있다. 갈비뼈연골(costal cartilage)은 갈비뼈의 앞부분을 이루는 연골로, 외력이 가해지면 가슴우리의 완충역할을 하고, 호흡 시에는 가슴우리의 움직임을 돕는다.

심화학습

갈비뼈의 구조상 특징
- 갈비뼈의 아래위쪽 끝부분은 짧고, 중앙은 길다. 이것은 갈비뼈뿐만 아니라 갈비뼈연골도 마찬가지이다. 특히 열한째·열두째갈비뼈의 갈비뼈연골은 매우 짧다.
- 첫째갈비뼈는 짧을 뿐만 아니라 뼈몸통의 폭이 넓으며, 그 윗면에 앞목갈비근이 닿는 결절이 있다.
- 둘째갈비뼈는 갑자기 길이가 늘어나며, 그 형태는 다른 갈비뼈와 비슷하다. 그러나 뼈몸통의 가쪽면에 앞톱니근이 붙어 있는 거친면이 있어서 셋째 이하의 갈비뼈와 구별된다.
- 셋째~열째갈비뼈는 형태나 크기는 거의 비슷하지만, 길이는 약간 차이가 있다. 가장 긴 것은 일곱째·여덟째갈비뼈이다.
- 열한째·열두째갈비뼈는 크기가 작을 뿐만 아니라 형태도 퇴화되어서 갈비뼈결절이나 갈비뼈목이 거의 구별되지 않는다.

skeletal system

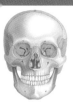
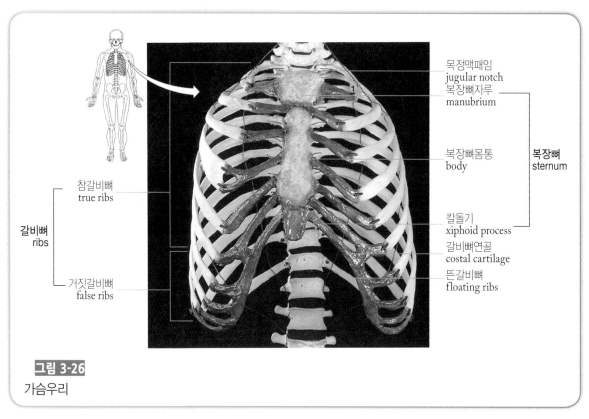

목정맥패임
jugular notch

복장뼈자루
manubrium

복장뼈몸통
body

복장뼈
sternum

칼돌기
xiphoid process

갈비뼈연골
costal cartilage

뜬갈비뼈
floating ribs

참갈비뼈
true ribs

갈비뼈
ribs

거짓갈비뼈
false ribs

그림 3-26

가슴우리

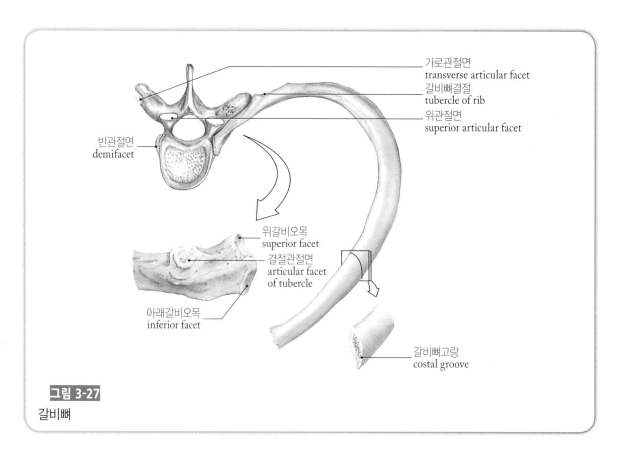

가로관절면
transverse articular facet

갈비뼈결절
tubercle of rib

위관절면
superior articular facet

반관절면
demifacet

위갈비오목
superior facet

결절관절면
articular facet
of tubercle

아래갈비오목
inferior facet

갈비뼈고랑
costal groove

그림 3-27

갈비뼈

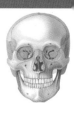

3) 복장뼈

복장뼈(sternum)는 가슴우리 앞면 정중앙에 있는 납작뼈로, 자루, 몸통, 칼돌기의 세 부분으로 나누어진다. 복장뼈자루(manubrium, 흉골병)는 복장뼈 맨위의 폭이 넓은 부분이고, 복장뼈몸통(mesosternum)은 중앙의 긴 부분이다. 이 두 부위가 시상면에서 이루는 작은 각을 복장뼈각(sternal angle)이라고 한다. 복장뼈자루와 몸통은 보통 연골결합을 하기 때문에 복장뼈각은 호흡 등을 할 때 약간 변할 수 있다. 복장뼈자루와 몸통의 가쪽모서리에 있는 7쌍의 갈비패임(costal notch)은 갈비뼈에 대한 관절오목을 이룬다. 또한 복장뼈자루의 위모서리는 목아래패임(jugular notch)으로 약간 오목하고, 위가쪽에는 빗장패임(clavicular notch)이 있다. 칼돌기((xiphoid process)는 복장뼈 아래끝의 돌출부로, 오랫동안 연골상태로 있다가 중년이 지나면 완전히 뼈가 된다.

4) 가슴우리의 연결

가슴우리는 위에서 설명한 뼈들로 이루어지는 일련의 뼈대이다. 그 연결은 다음과 같이 나눠서 생각할 수 있다.

- 등뼈 사이의 연결은 척주의 연결과 같다.
- 등뼈와 갈비뼈는 두 종류의 관절에 의해 연결되어 있다. 그중에서 갈비뼈머리관절(articulation of head of rib)은 갈비뼈머리와 척추뼈몸통 사이에 있으며, 갈비가로돌기관절(costotransverse joint)은 갈비뼈결절과 척추뼈의 가로돌기 사이에 있다. 이 두 관절을 합쳐 갈비척주관절(costovertebral joint)이라고 한다.
- 갈비뼈와 복장뼈의 연결 : 위쪽 7쌍의 갈비뼈연골은 각각 별개로 복장뼈와 복장갈비관절(sternocostal articulation)을 만들고 있으나, 여덟째~열째갈비뼈연골은 순서대로 바로 위의 갈비뼈연골과 관절연결을 하지만 복장뼈와는 관계하지 않는다. 열한째·열두째갈비뼈는 현저히 작고 짧아서 완전히 유리되어 있다. 둘째복장갈비관절은 복장뼈자루와 복장뼈몸통의 경계부근에 있어서 임상적으로 중요하다.

5) 가슴우리의 전체적 관찰

가슴우리는 거의 원뿔모양의 바구니인데, 그속에는 *가슴안(thoracic cavity)이라는 넓은 공간이 있다. 가슴안은 위쪽으로는 위가슴우리문(superior thoracic aperture), 아래쪽으로는 아래가슴우리문(inferior thoracic aperture)에 의해, 각 갈비뼈 사이는 갈비사이공간(intercostal space)에 의해 외부로 통한다.

---

*가슴안(thoracic cavity)
가슴안은 대부분 좌우의 허파와 심장으로 채워져 있다. 가슴우리 윗부분은 목의 내장·혈관·신경 등이 가슴우리에 들어가는 통로이며, 가슴우리 아랫부분은 가로막이 가슴안과 배안의 경계를 이룬다. 또한 갈비사이공간은 주로 갈비사이근으로 막혀 있는데, 갈비사이동정맥과 갈비사이신경이 여기를 통과한다.

skeletal system

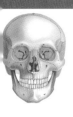

일곱째~열두째갈비뼈연골은 아래가슴우리문에서 활모양의 선을 그리면서 아래모서리를 이루는데, 이것을 갈비뼈활(costal arch)이라고 한다. 좌우의 갈비뼈활은 거의 직각을 이루며, 칼돌기의 양쪽에서 만나 명치각(infrasternal angle)을 만든다.

갈비뼈의 운동은 갈비뼈머리관절과 갈비가로돌기관절을 잇는 직선을 축으로 하여 위아래로 회전운동을 한다. 가슴우리는 위쪽으로 회전할 때는 옆쪽과 앞쪽으로 확대되어 가슴안이 넓어지고, 아래쪽으로 회전할 때는 가슴안이 작아진다. 이처럼 가슴우리의 운동에 의해 이루어지는 호흡운동을 가슴호흡(thoracic respiration) 또는 갈비뼈호흡(costal respiration)이라고 한다.

5. 팔의 뼈대

팔은 팔이음뼈, 위팔, 아래팔, 손의 네 부분으로 이루어지며, 각 부위는 각각의 뼈대를 가지고 있다. 즉 팔이음뼈는 몸통과 자유팔 사이에서 이것들을 연결하는 부분으로, 빗장뼈와 어깨뼈로 이루어져 있다. 자유팔은 어깨관절보다 말초의 팔부위를 말한다. 그중에서 어깨관절부터 팔꿈관절까지는 위팔인데, 1개의 위팔뼈가 그 기둥을 이룬다. 팔꿈관절부터 손목까지가 아래팔인데, 그 뼈대는 평행하게 늘어선 자뼈와 노뼈이다. 손목의 앞은 손이라고 하고, 그 뼈대인 손뼈는 손목뼈, 손허리뼈, 손가락뼈로 나눈다.

1) 팔이음뼈

(1) 빗장뼈

빗장뼈(clavicle)는 가슴앞의 위모서리에서 복장뼈와 어깨뼈 사이를 수평으로 가로지르는 봉모양의 뼈로, S자형태로 약간 휘어져 있다. 안쪽끝과 가쪽끝을 각각 복장끝(sternal end)과 봉우리끝(acromial end)이라고 하며, 둘 다 관절면을 갖추고 있다. 복장끝은 비후되어 있으나, 봉우리끝은 위아래로 편평하므로 쉽게 식별할 수 있다.

(2) 어깨뼈

어깨뼈(scapula)는 어깨의 등쪽에 있는 삼각형의 납작뼈이다. 이것은 위모서리(superior margin), 안쪽모서리(medial margin), 가쪽모서리(lateral magin)의 3개의 모서리와 등쪽면(dorsal surface), 갈비면(costal surface)의 두 개의 면으로 구별된다. 등쪽면의 윗부분에서 거의 수평으로 달리는 융기가 어깨뼈가시(spine of scapula)인데, 그 가쪽끝은 봉우리(acromion)가 되어 높게 치솟아 있다. 봉우리의 안쪽면은 빗장뼈와 관절면을 이룬다. 위모서리의 가쪽끝에는 앞쪽을 향해 갈고리모양의 부리돌기(coracoid process)가 돌출되어 있다. 또한 뼈의 위가쪽끝은 비후되어 가쪽면이 접시모양으로 얇게 패여 있어 관절오목(glenoid cavity)을 이룬다. 위모서리와 부리돌기밑동의 경계부에는 작게 베인 자국인 어깨뼈패임(scapular notch)이 있다.

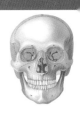

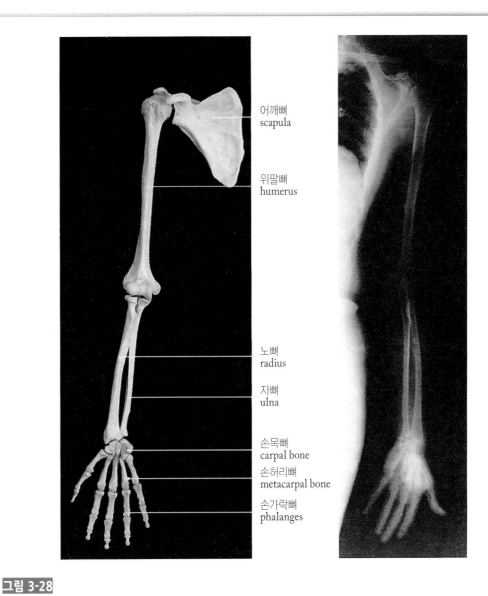

어깨뼈
scapula

위팔뼈
humerus

노뼈
radius

자뼈
ulna

손목뼈
carpal bone

손허리뼈
metacarpal bone

손가락뼈
phalanges

그림 3-28
팔이음뼈와 팔의 뼈

2) 위팔의 뼈

위팔의 뼈는 위팔뼈(humerus) 하나뿐이다. 이 뼈는 위팔의 세로축을 이루는 긴 관모양의 뼈로, 전체적으로는 거의 똑바르다.

위팔뼈의 중앙은 위팔뼈몸통(body of humerus)이라 하는데, 거의 둥근 봉모양이다. 위쪽끝은 비후되어 있고, 여기에 그 면이 위안쪽을 향하는 반구모양의 위팔뼈머리(head of humerus)가 있다. 위팔뼈머리는 어깨관절의 관절머리로, 앞면은 관절연골로 싸여 있다.

위팔뼈뼈끝의 위가쪽에는 큰결절(greater tubercle), 그 앞에는 작은결절(lesser tubercle)이 있으며, 그사이에 결절사이고랑(intertubercular groove)이 있다. 위팔뼈아래끝에는 앞뒤에서 눌려 좌우로 퍼진 위팔뼈관

skeletal system

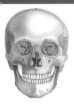
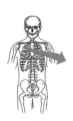

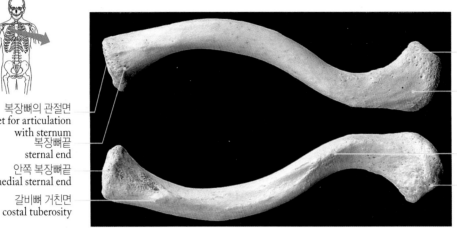

복장뼈의 관절면
facet for articulation
with sternum
복장뼈끝
sternal end
안쪽 복장뼈끝
medial sternal end
갈비뼈 거친면
costal tuberosity

어깨봉우리의
관절면
facet for articulation
with acromion
어깨봉우리끝
acromial end
원뿔인대결절
conoid tubercle
가쪽 어깨봉우리끝
lateral acromial end

그림 3-29

빗장뼈

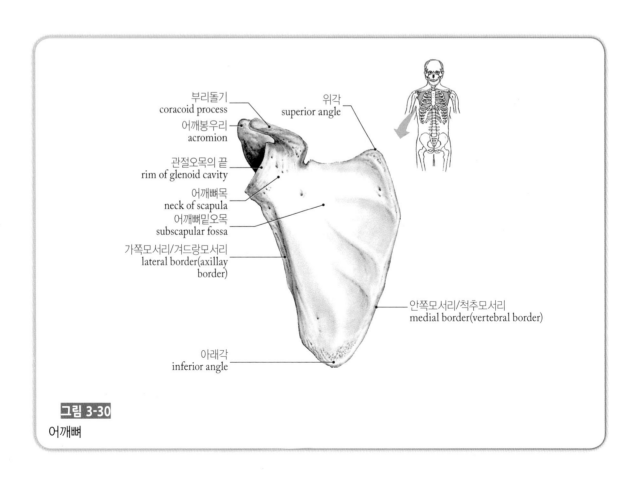

부리돌기
coracoid process
어깨봉우리
acromion
관절오목의 끝
rim of glenoid cavity
어깨뼈목
neck of scapula
어깨뼈밑오목
subscapular fossa
가쪽모서리/겨드랑모서리
lateral border(axillay
border)
아래각
inferior angle

위각
superior angle
안쪽모서리/척추모서리
medial border(vertebral border)

그림 3-30

어깨뼈

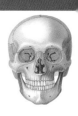

절융기(condyle of humerus)가 있다. 위팔뼈관절융기는 노쪽과 자쪽에 날카롭게 돌출되어 있는데, 이것들을 각각 가쪽위관절융기(lateral epicondyle)와 안쪽위관절융기(medial epicondyle)라고 한다. 위팔뼈 아래끝 중앙에 있는 도르래(trochlea)와 그 가쪽에 있는 위팔뼈작은머리(capitulum of humerus)는 모두 관절면을 이루고 있다. 또한 도르래 바로 위쪽의 앞면에는 갈고리오목(coronoid fossa), 뒷면에는 팔꿈치오목(olecranon fossa)이 있다.

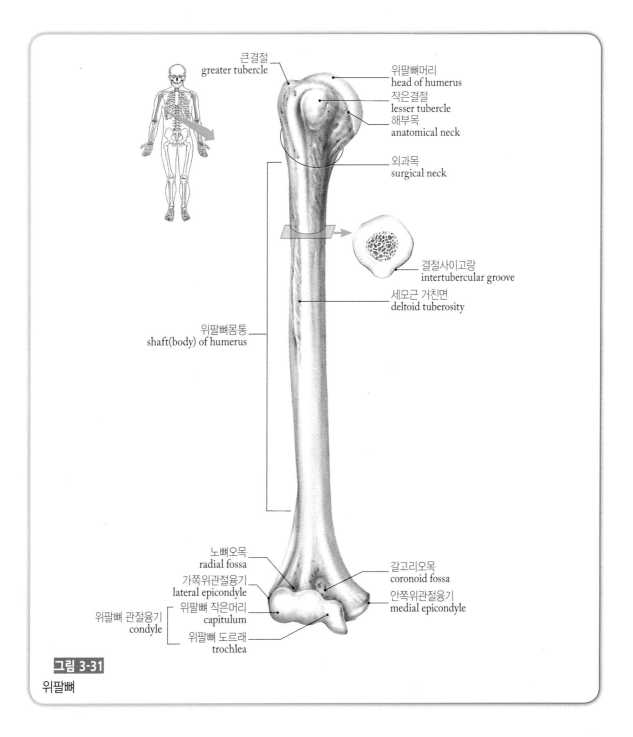

큰결절
greater tubercle

위팔뼈머리
head of humerus

작은결절
lesser tubercle

해부목
anatomical neck

외과목
surgical neck

결절사이고랑
intertubercular groove

세모근 거친면
deltoid tuberosity

위팔뼈몸통
shaft(body) of humerus

노뼈오목
radial fossa

가쪽위관절융기
lateral epicondyle

위팔뼈 관절융기
condyle

위팔뼈 작은머리
capitulum

위팔뼈 도르래
trochlea

갈고리오목
coronoid fossa

안쪽위관절융기
medial epicondyle

그림 3-31

위팔뼈

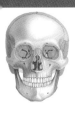

3) 아래팔의 뼈

(1) 자뼈

　자뼈(ulna)는 아래팔 안쪽에 있는 긴 관모양의 뼈이다. 자뼈의 윗부분은 비후되어 있고, 중앙인 자뼈몸통은 삼각기둥모양이며, 가느다란 아랫부분의 끝을 자뼈머리(head of ulna)라고 한다. 자뼈머리에는 노자관절의 관절면이 있다. 위끝의 뒤쪽에는 부리모양의 팔꿈치머리(olecranon)가, 앞쪽에는 갈고리돌기(coronoid process)가 있고, 그사이에 도르래패임(trochlear notch)이 들어 있다. 자뼈머리의 뒤안쪽에는 붓돌기(styloid

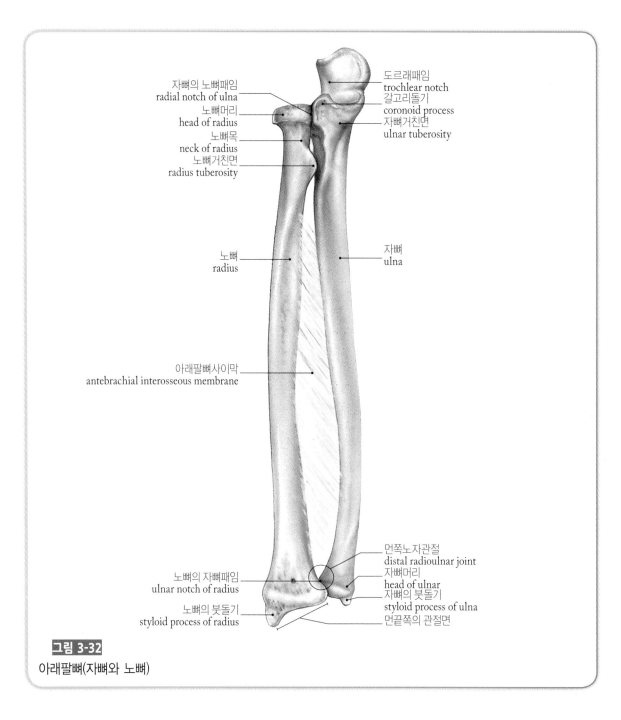

그림 3-32
아래팔뼈(자뼈와 노뼈)

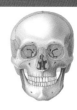

process)가 나와 있다.

(2) 노뼈

노뼈(radius)는 아래팔 가쪽에 자뼈와 나란히 위치한다. 노뼈는 편의상 위아래의 뼈끝과 그 사이의 뼈몸통으로 구별하지만, 이 세 부분의 경계는 분명하지 않다. 노뼈몸통(body of radius)은 자뼈와 마찬가지로 삼각기둥에 가까운 형태이다. 노뼈의 위쪽끝은 가늘지만, 그 끝은 노뼈머리(head of radius)로 약간 비후되어 있다. 노뼈머리의 윗면은 얕게 패어 있고, 주위는 둥글며, 둘 다 관절면을 이룬다. 노뼈머리의 바로 아랫부분은 약간 패인 노뼈목(neck of radius)이며, 그보다 좀 더 먼쪽의 앞면에는 노뼈거친면(radial tuberosity)이 있다. 노뼈의 아래쪽끝은 두껍고, 먼쪽면은 패인 관절면을 이룬다. 그 아래가쪽끝의 돌출부를 붓돌기(styloid process)라고 한다.

4) 손의 뼈

손의 뼈(bones of hand)는 손목뼈(carpal bones), 손허리뼈, 손가락뼈로 나눈다.

(1) 손목뼈

손목에는 8개의 작은 뼈가 4개씩 두 줄로 늘어서 있다.

- 손배뼈(scaphoidbone)
- 반달뼈(lunate bone)
- 세모뼈(triquetral bone)
- 콩알뼈(pisiform bone)
- 큰마름뼈(trapezium)
- 작은마름뼈(trapezoid bone)
- 알머리뼈(capitatum)
- 갈고리뼈(hamate bone)

(2) 손허리뼈

손허리뼈(metacarpal bones)는 손바닥에 있는 관모양의 뼈로, 각 손가락에 해당되는 5개의 뼈로 이루어진다.

(3) 손가락뼈

손가락뼈(phalanges)는 각 손가락을 이루는 뼈로, 엄지손가락은 두 마디, 다른 손가락은 3마디로 되어 있다. 손가락뼈는 세 부분으로 나눌 수 있는데, 몸쪽부분을 첫마디뼈(proximal phalanges), 중간부분을 중간마디뼈(middle phalanges), 먼쪽부분을 끝마디뼈(distal phalanges)라고 한다.

심화학습

붓돌기(styloid process)라는 돌기는 전신에 4종이 있는데, 그것은 관자뼈, 자뼈, 노뼈, 셋째손허리뼈이다.

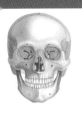

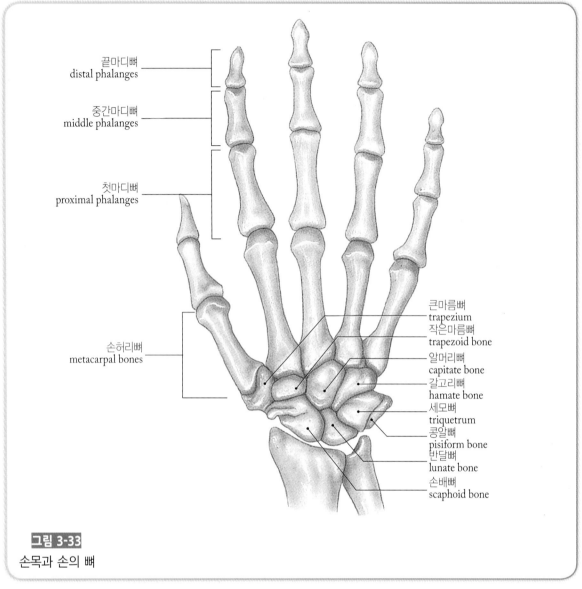

끝마디뼈
distal phalanges

중간마디뼈
middle phalanges

첫마디뼈
proximal phalanges

손허리뼈
metacarpal bones

큰마름뼈
trapezium
작은마름뼈
trapezoid bone
알머리뼈
capitate bone
갈고리뼈
hamate bone
세모뼈
triquetrum
콩알뼈
pisiform bone
반달뼈
lunate bone
손배뼈
scaphoid bone

그림 3-33
손목과 손의 뼈

(4) 종자뼈

종자뼈(sesamoid bone)는 손바닥쪽의 힘줄 또는 인대로 싸인 큰 콩 크기의 뼈로, 보통 첫째손허리뼈의 먼쪽끝에 2개, 엄지손가락 첫마디뼈의 먼쪽끝에 1개, 나아가 둘째 및 다섯째손허리뼈의 먼쪽끝에 각각 1개씩 총 5개가 있다.

5) 팔뼈의 연결

(1) 몸통과 팔이음뼈의 연결

팔과 몸통은 복장빗장관절로만 간신히 연결되어 있을 뿐이며, 나머지는 근육이나 피부 등이 연결을 간섭적으로 보강하고 있다. 복장빗장관절(sternoclavicular joint)은 복장뼈와 빗장뼈 사이에 있는 다축관절로, 관

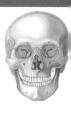

절 안에 관절원반이 있다.

(2) 팔이음뼈 안의 연결

어깨뼈와 빗장뼈는 봉우리와 빗장뼈 사이에 있는 봉우리빗장관절(acromioclavicular joint)에 의해 연결되어 있다.

(3) 팔이음뼈와 위팔뼈의 연결

이 연결은 어깨관절(shoulder joint)에 의해 이루어진다. 어깨관절은 어깨뼈의 관절오목과 팔뼈 사이에 있는 절구관절로, 관절오목이 얕고 인대의 속박을 적게 받는다. 따라서 여러 관절 중에서 가동성이 가장 크고, 또 탈구도 일어나기 쉬운 관절이다. 어깨뼈의 관절오목둘레는 결합조직성 오목테두리(glenoidal labrum)로 보강되어 있다. 이 부분이 없으면 관절오목이 너무 얕아서 탈구가 좀 더 쉽게 일어날 것이다. 관절공간의 위쪽 반에는 위팔두갈래근긴갈래의 힘줄이 통과한다.

(4) 위팔뼈와 아래팔뼈의 연결

이 연결은 위팔뼈, 노뼈, 자뼈 사이에 있는 팔꿉관절(elbow joint)에 의해 이루어진다. 이 관절은 위팔자관절, 위팔노관절, 몸쪽노자관절의 3부분으로 구별된다. 위팔자관절(humeroulnar joint)은 위팔뼈의 도르래와 자뼈의 도르래패임 사이에 있으며, 위팔노관절(humeroradial joint)은 위팔뼈작은머리와 노뼈머리 사이에 있고, 몸쪽노자관절(proximal radioulnar joint)은 노뼈머리와 자뼈의 노패임 사이에 있다. 이 세 관절은 전체가 하나의 관절주머니로 싸여 있어 공통의 관절공간을 가지고 있으므로 팔꿉관절로 총칭된다. 팔꿉관절에서 위팔과 아래팔 사이의 운동은 주로 위팔노부분에서 이루어진다. 팔꿉관절은 경첩관절로서 한 축으로 굽히고 펴는 운동을 한다. 이때 위팔노부분은 단순히 자뼈를 따라 움직일 뿐이다.

(5) 아래팔뼈 사이의 연결

몸쪽노자관절은 노뼈머리와 자뼈위끝 사이에 있고, 먼쪽노자관절(distal radioulnar joint)은 노뼈아래끝과 자뼈머리 사이에 있다. 노뼈와 자뼈 사이에 있는 결합조직성 뼈사이막(interosseous membrane)이 이들 뼈의 결합을 보강한다. 이렇게 연결된 노뼈와 자뼈는 서로 잘 움직일 수 있다. 즉 나란히 위치하고 있는 두 뼈가 서로 비틀어져 노뼈아랫부분은 앞안쪽으로, 자뼈아랫부분은 뒤가쪽으로 움직이는데, 이러한 운동을 엎침(supination)이라고 한다. 이러한 운동을 할 때 자뼈는 거의 위치를 바꾸지 않는다.

그러나 노뼈의 위끝인 팔꿉관절의 몸쪽노자관절은 세로축의 주위로 회전운동을 하고, 노뼈의 아래끝인 먼쪽노자관절은 자뼈머리의 관절면 위를 미끄러진다. 그리고 먼쪽노자관절은 엎침운동을 할 때에는 안쪽으로, 뒤침운동을 할 때에는 가쪽으로 이동한다.

(6) 아래팔뼈와 손뼈의 연결

손목의 모든 관절은 손목관절(radiocarpal joint)을 이룬다. 이때 관절머리는 손배뼈·반달뼈·세모뼈의 몸쪽면에 의해 만들어진 볼록한 면이며, 관절오목은 노뼈의 먼쪽면과 그 자쪽으로 이어지는 관절원반이다.

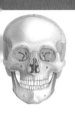
자뼈는 손목뼈와 직접적으로 관절을 이루지 않는다.

(7) 손뼈 사이의 연결

각 손목뼈는 서로 인접면에 의해 관절연결을 하는데, 이러한 것들을 총칭하여 손목뼈사이관절(intercarpal joint)이라고 한다.

🕐 심화학습

손뼈 사이를 연결하는 관절

손목관절과 손목뼈사이관절을 합쳐 손관절(hand joints)이라고 하는데, 이는 편의상 명칭이다. 손목관절의 관절공간은 보통 손목뼈사이관절의 그것과는 독립되어 있는데, 여기에 반해 손목뼈사이관절의 관절공간은 서로 연결되어 있을 뿐만 아니라 손목손허리관절과도 교통한다.

이밖에 손목손허리관절(carpometacarpal joint)은 손목뼈와 손허리뼈를, 손허리손가락관절(metacarpopha-langeal joint)은 각 손허리뼈와 그 뼈에 소속된 손가락의 첫마디뼈를 연결한다. 손의 손가락뼈사이관절(inter-phalangeal joint)은 각 손가락의 마디뼈 사이에 있다. 손허리손가락관절은 엄지손가락을 제외하고 모두 절구관절이며, 손가락뼈사이관절은 엄지손가락의 손허리손가락관절과 함께 경첩관절이다.

---

6. 다리의 뼈대

다리는 팔과 서로 닮은 신체부위이다. 다리의 구성은 다리이음뼈, 넙다리, 종아리, 발의 4부분으로 이루어지고, 각 부분은 각자의 뼈대를 가지고 있다. 다리이음뼈(pelvic girdle)는 몸통과 좌우 다리 사이에 있는 부위로, 두 부위를 연결한다. 이때 볼기뼈라는 한 쌍의 뼈가 그 지주를 이룬다. 넙다리는 엉덩관절과 무릎관절 사이인데, 넙다리뼈라는 한 개의 뼈로 되어 있다. 종아리는 무릎관절과 발목 사이인데, 그 뼈대는 정강뼈·종아리뼈·무릎뼈로 이루어진다. 발은 발목부터 말초부위로, 그 뼈대에 있는 발뼈는 발목뼈·발허리뼈·발가락뼈로 나누어진다.

1) 다리이음뼈

좌우의 볼기뼈(hip bone)를 다리이음뼈(pelvic girdle)라고 한다. 사춘기까지는 엉덩뼈·두덩뼈·궁둥뼈의 세 뼈가 구별되어 서로 연골결합을 이루지만, 성인이 되면 연골부분이 뼈가 되어 세 뼈가 서로 유착되어 한 개의 볼기뼈(hip bone, 관골)가 된다. 세 뼈의 회합부는 볼기뼈가쪽면의 중앙에 둥근 함몰부분을 만드는데, 이것이 엉덩관절의 관절오목인 볼기뼈절구(acetabulum)이다.

(1) 엉덩뼈

엉덩뼈(ilium)는 볼기뼈의 위쪽을 차지하는 납작뼈로, 그 위쪽으로 퍼져 있는 부분을 엉덩뼈날개(ala of

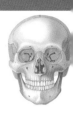

ilium)라고 한다. 날개 속의 앞쪽 반은 얕게 패여 엉덩뼈오목(iliac fossa)이 되고, 뒤쪽 반은 엉치뼈와 귀모양면(auricular surface)이라는 관절면을 이룬다. 날개 위모서리의 비후한 아치인 엉덩뼈능선(iliac crest)의 앞쪽끝에는 위앞엉덩뼈가시(anterior superior iliac spine)라는 날카로운 돌기가 있다. 그 바로 아래에는 이보다 덜 날카로운 아래앞엉덩뼈가시(anterior inferior iliac spine)가 있다.

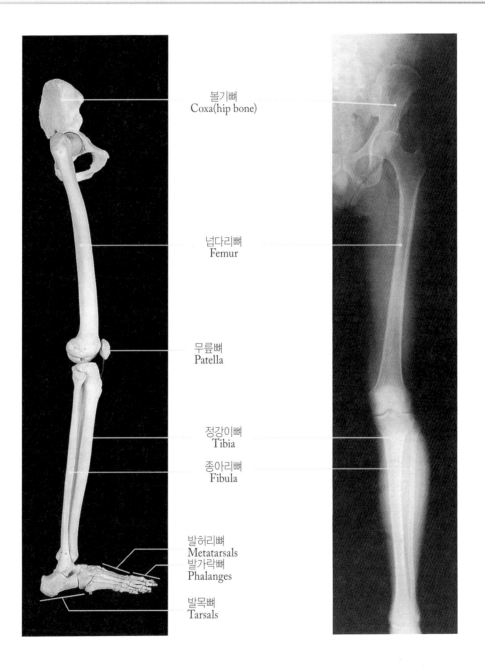

볼기뼈
Coxa(hip bone)

넙다리뼈
Femur

무릎뼈
Patella

정강이뼈
Tibia

종아리뼈
Fibula

발허리뼈
Metatarsals
발가락뼈
Phalanges

발목뼈
Tarsals

그림 3-34
다리이음뼈와 다리의 뼈

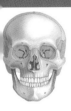

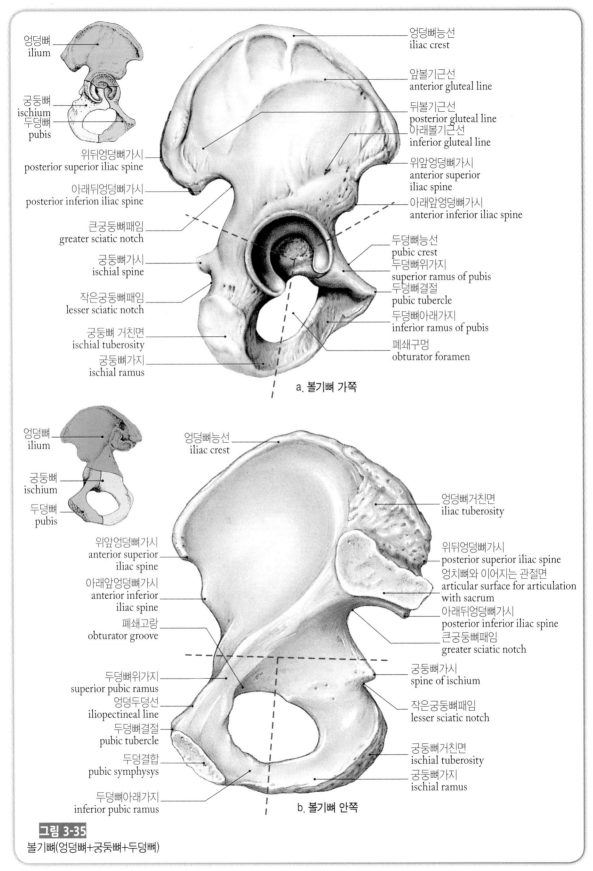

엉덩뼈
ilium

궁둥뼈
ischium
두덩뼈
pubis

엉덩뼈능선
iliac crest

앞볼기근선
anterior gluteal line

뒤볼기근선
posterior gluteal line
아래볼기근선
inferior gluteal line

위뒤엉덩뼈가시
posterior superior iliac spine

위앞엉덩뼈가시
anterior superior
iliac spine

아래뒤엉덩뼈가시
posterior inferion iliac spine

아래앞엉덩뼈가시
anterior inferior iliac spine

큰궁둥뼈패임
greater sciatic notch

두덩뼈능선
pubic crest
두덩뼈위가지
superior ramus of pubis

궁둥뼈가시
ischial spine

두덩뼈결절
pubic tubercle

작은궁둥뼈패임
lesser sciatic notch

두덩뼈아래가지
inferior ramus of pubis

궁둥뼈 거친면
ischial tuberosity

폐쇄구멍
obturator foramen

궁둥뼈가지
ischial ramus

a. 볼기뼈 가쪽

엉덩뼈
ilium

궁둥뼈
ischium

두덩뼈
pubis

엉덩뼈능선
iliac crest

엉덩뼈거친면
iliac tuberosity

위앞엉덩뼈가시
anterior superior
iliac spine

위뒤엉덩뼈가시
posterior superior iliac spine
엉치뼈와 이어지는 관절면
articular surface for articulation
with sacrum

아래앞엉덩뼈가시
anterior inferior
iliac spine

아래뒤엉덩뼈가시
posterior inferior iliac spine

폐쇄고랑
obturator groove

큰궁둥뼈패임
greater sciatic notch

두덩뼈위가지
superior pubic ramus

궁둥뼈가시
spine of ischium

엉덩두덩선
iliopectineal line

작은궁둥뼈패임
lesser sciatic notch

두덩뼈결절
pubic tubercle

두덩결합
pubic symphysys

궁둥뼈거친면
ischial tuberosity

두덩뼈아래가지
inferior pubic ramus

궁둥뼈가지
ischial ramus

b. 볼기뼈 안쪽

그림 3-35
볼기뼈(엉덩뼈+궁둥뼈+두덩뼈)

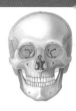

(2) 궁둥뼈

궁둥뼈(ischium)는 볼기뼈의 뒤아랫부분을 이루는 뼈이다. 궁둥뼈의 몸통은 볼기뼈절구에 닿는 곳부터 뒤아래쪽으로 돌출된 궁둥뼈결절(ischial tuberosity)이라고 하는 둥근 비후부위까지이다. 궁둥뼈가지(ramus of ischium)는 궁둥뼈몸통의 앞위쪽으로 이어지는 갈고리부분이다. 궁둥뼈가지는 두덩가지로 이어진다. 궁둥뼈결절은 여러 근육의 이는곳으로, 앉을 때 의자에 닿는 부분이다. 궁둥뼈의 뒤모서리에는 날카로운 궁둥뼈가시(ischial spine)가 있고, 그 위아래에는 큰궁둥패임(greater sciatic notch)과 작은궁둥패임(lesser sciatic notch)이라는 두 개의 베인 자국이 있다.

(3) 두덩뼈

두덩뼈(pubis)는 볼기뼈의 앞아래 안쪽부분을 이룬다. 볼기뼈절구의 앞아랫부분이 두덩뼈의 몸통을 만드는데, 여기에서 윗가지가 앞안쪽으로 이어진다. 윗가지와 엉덩뼈몸통의 경계부에는 엉덩두덩융기(iliopubic eminence)라는 높이 솟은 부분이 있고, 그 안쪽끝은 비후되어 두덩뼈결절(pubic tubercle)이 된다. 아랫가지(inferior ramus)는 윗가지에서부터 갈고리처럼 구부러지며, 결합부분은 궁둥뼈가지로 이어진다.

궁둥뼈와 두덩뼈로 싸여 있는 구멍을 폐쇄구멍(obturator foramen)이라고 한다. 여기에는 결합조직성의 폐쇄막(obturator membrane)이 뻗어 있고, 그 안쪽에는 속폐쇄근, 바깥쪽에는 바깥폐쇄근이 있다.

2) 넙다리의 뼈

넙다리를 이루는 뼈는 넙다리뼈(femur) 하나뿐이다. 그 관계는 위팔에 있는 위팔뼈와 마찬가지이다. 넙다리뼈는 인체에서 가장 큰 관모양의 뼈이다. 중간의 뼈몸통과 위아래의 뼈끝부분으로 구별한다.

넙다리뼈몸통(body of femur)은 거의 둥근 봉모양으로, 앞쪽으로 약간 볼록한 굽이를 이룬다. 넙다리뼈몸통의 앞과 양옆면은 매끄럽지만, 뒷면 중앙에는 거친선(linea aspera)이라는 세로로 된 거친 능선이 있다. 이 부분은 근육이 닿는곳인데, 본래 두 줄기의 능선으로 이루어지며, 둘 다 중앙부에서 만나지만, 위쪽과 아래쪽에서는 점점 멀어진다.

넙다리뼈위쪽끝은 안쪽위를 향해 버섯처럼 돌출되어 있다. 버섯의 우산에 해당되는 넙다리뼈머리(head of femur)는 반구모양의 관절면을 이룬다. 그리고 자루에 해당되는 곳을 넙다리뼈목(neck of femur)이라고 한다. 넙다리뼈목의 밑동에 있는 뼈의 뒷면에는 두 개의 돌기가 있다. 그중 큰돌기(Greater trochanter)는 위가쪽으로, 작은돌기(lesser trochanter)는 아래안쪽으로 돌출되어 있다. 둘 다 근육이 닿는곳이다.

넙다리뼈 아래쪽끝은 내려갈수록 점차 폭이 넓어져서 안쪽관절융기(medial condyle)와 가쪽관절융기(lateral condyle)를 만든다. 두 관절융기는 측면이 특히 돌출되어 있어서 각각 안쪽위관절융기(medial epicondyle), 가쪽위관절융기(lateral epicondyle)라고 한다. 둘 다 무릎관절의 인대가 닿는다.

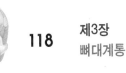

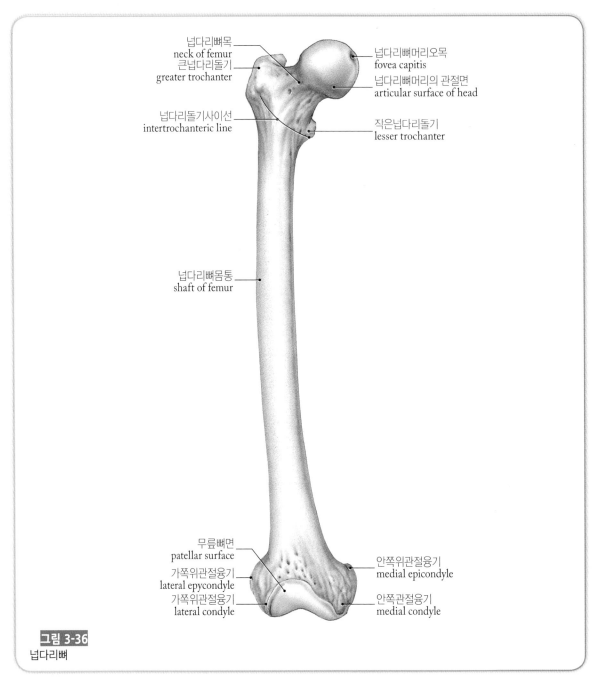

넙다리뼈목
neck of femur

큰넙다리돌기
greater trochanter

넙다리돌기사이선
intertrochanteric line

넙다리뼈몸통
shaft of femur

무릎뼈면
patellar surface

가쪽위관절융기
lateral epycondyle

가쪽위관절융기
lateral condyle

넙다리뼈머리오목
fovea capitis

넙다리뼈머리의 관절면
articular surface of head

작은넙다리돌기
lesser trochanter

안쪽위관절융기
medial epicondyle

안쪽관절융기
medial condyle

그림 3-36
넙다리뼈

3) 종아리의 뼈

(1) 정강뼈

정강뼈(tibia)는 종아리 안쪽에 있는 큰 관모양의 뼈이다. 중앙의 정강뼈몸통(body of tibia)은 삼각기둥모양이며, 그 안쪽면과 앞모서리(anterior margin)는 종아리의 피부밑에서 만질 수 있다. 앞모서리의 위끝에는 정강거친면(tibial tuberosity)이 까칠까칠하게 높이 솟아 있다. 정강뼈 위쪽끝은 좌우로 열려서 안쪽관절융기(medial condyle)와 가쪽관절융기(lateral condyle)가 되는데, 둘 다 윗면이 비교적 편평한 관절면을 이룬다.

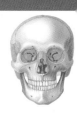

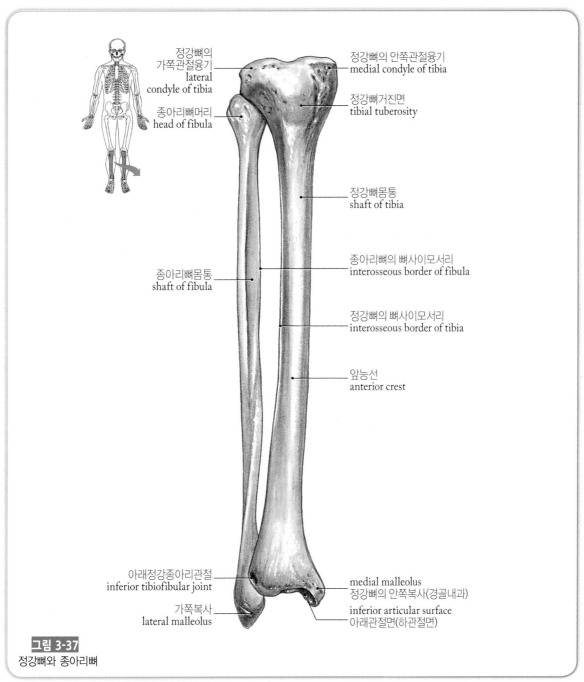

정강뼈의
가쪽관절융기
lateral
condyle of tibia

정강뼈의 안쪽관절융기
medial condyle of tibia

종아리뼈머리
head of fibula

정강뼈거친면
tibial tuberosity

정강뼈몸통
shaft of tibia

종아리뼈의 뼈사이모서리
interosseous border of fibula

종아리뼈몸통
shaft of fibula

정강뼈의 뼈사이모서리
interosseous border of tibia

앞능선
anterior crest

아래정강종아리관절
inferior tibiofibular joint

medial malleolus
정강뼈의 안쪽복사(경골내과)

가쪽복사
lateral malleolus

inferior articular surface
아래관절면(하관절면)

그림 3-37
정강뼈와 종아리뼈

정강뼈아래쪽끝은 점차 비후되어 아래안쪽에는 안쪽복사(medial malleolus)라는 돌출부위가 있다.

(2) 종아리뼈

　종아리뼈(fibula)는 정강뼈의 가쪽에서 정강뼈와 나란히 있는 긴 관모양의 뼈로, 정강뼈보다 훨씬 가늘다. 중앙의 종아리뼈몸통(body of fibula)은 삼각기둥모양이며, 위아래 양쪽끝은 비후되어 각각 종아리뼈머리와 가쪽복사(lateral malleolus)를 이룬다.

skeletal system

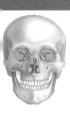

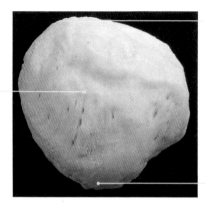

무릎뼈바닥
Base of patella

앞쪽 표면
Anterior surface
(넙다리네갈래근힘줄과
무릎인대에 붙는 부분)

무릎뼈꼭지
Apex of patella

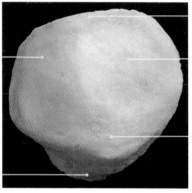

무릎뼈바닥
Base of patella

넙다리뼈 안쪽관절융기와
접하는 안쪽면
Medial facet, for medial
condyle of femur

넙다리뼈가쪽관절융기와
접하는 가쪽면
Lateral facet, for lateral
condyle of femur

무릎뼈의 관절면
Articular surface
of patella

무릎뼈꼭지
Apex of patella

무릎뼈의 앞면(위)과 뒷면(아래)

그림 3-38
무릎뼈

(3) 무릎뼈

무릎뼈(patella)는 무릎관절 앞면에 있는 둥근 판모양의 뼈로, 본래는 넙다리네갈래근(quadriceps femoris)의 힘줄에 속하는 가장 큰 종자뼈이다. 뒷면은 전체가 관절면을 이루며 연골로 덮여 있고, 뒤쪽은 무릎관절공간(articular cavity of knee joint)에 접한다.

4) 발의 뼈

발의 뼈(bones of foot)는 발목뼈, 발허리뼈, 발가락뼈의 3가지로 이루어진다.

(1) 발목뼈

발목뼈(tarsal bones)는 발목부분에 있으며, 7개의 뼈로 이루어진다.

• 목말뼈(talus)······발의 뒤윗부분에 있으며, 종아리뼈와 연결된다.

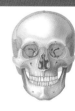

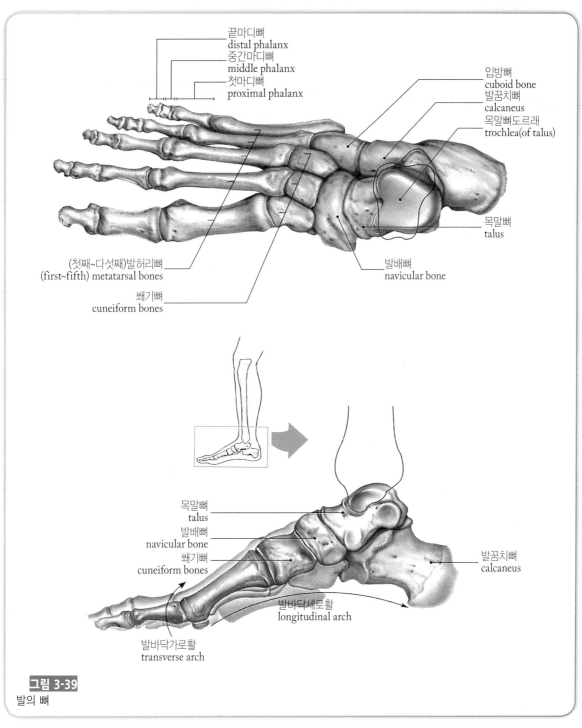

그림 3-39

발의 뼈

- 발꿈치뼈(calcaneus)……발꿈치를 이루는 뼈로, 목말뼈 아래에 있다.

- 발배뼈(navicular bone)……목말뼈 앞에 있다.

- 안쪽 · 중간 · 가쪽쐐기뼈(medial · intermediate · lateral cuneiform bone)……발배뼈 앞에서 안쪽부터 가
  쪽으로 순차적으로 배열되어 있다.

- 입방뼈(cuboid bone)……발꿈치뼈 앞이며, 가쪽쐐기뼈의 가쪽에 닿는다.

skeletal system

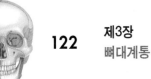
 심화학습

목말뼈와 발꿈치뼈

목말뼈(talus)는 정강뼈와 발목의 굽힘·폄을 담당하는 발목관절(talocrural articulation, 거퇴관절)을 이룬다. 발꿈치뼈(calcaneus)는 뒤쪽으로 돌출되어 있어서 아킬레스힘줄이 닿으며, 직립보행을 뒷받침한다.

편평발

발목뼈(tarsal bones)와 발허리뼈(metatarsal bone)는 체중을 지지하기 위해 앞뒤좌우로 각각 아치를 만드는데, 앞뒤의 아치가 불충분한 상태를 편평발(flat foot, 평발)이라고 한다.

(2) 발허리뼈

발허리뼈(metatarsal bone)는 발목뼈 앞에 나란히 있는 작은 관모양의 뼈로, 각 발가락마다 한 개씩 총 5개가 있다.

(3) 발가락뼈

발가락뼈(phalanges 또는 toes)는 각 발가락을 이루는 뼈로, 엄지발가락만 두 마디로 되어 있고, 나머지 발가락은 3마디로 되어 있다. 손과 마찬가지로 각각의 뼈를 마디뼈(phalanx)라 하고, 몸쪽부터 첫마디뼈(proximal phalanges), 중간마디뼈(middle phalanges), 끝마디뼈(distal phalanges)라 한다.

(4) 종자뼈

종자뼈(sesamoid bones)는 발바닥의 힘줄이나 인대 안에 싸여있는 작은 뼈로, 보통 2~5개이다.

5) 다리뼈의 연결

(1) 몸통과 다리이음뼈의 연결

엉치뼈와 엉덩뼈귀모양면 사이에는 엉치엉덩관절(sacroiliac joint)이 있으나, 관절면이 불규칙한데다 강하고 큰 여러 인대가 관절주머니를 보강하고 있기 때문에 가동성이 매우 부족하다. 또한 엉치뼈와 궁둥뼈가시 및 궁둥뼈결절 사이에는 각각 엉치가시인대(sacrospinal ligament)와 엉치결절인대(sacrotuberal ligament)가 뻗어 있기 때문에 큰·작은궁둥패임은 각각 큰궁둥구멍(greater sciatic foramen)과 작은궁둥구멍(lesser sciatic foramen)이 된다.

(2) 다리이음뼈 속의 연결

좌우 두덩뼈는 그 앞안쪽부분인 위아래 양쪽 가지의 이행부위에서 서로 닿고, 섬유연골에 의해 서로 연결된다. 이것을 두덩결합(pubic symphysis)이라고 한다.

skeletal system

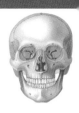

(3) 다리이음뼈와 넙다리뼈의 연결

다리이음뼈와 넙다리뼈는 엉덩관절(hip joint)에 의하여 연결된다. 엉덩관절은 볼기뼈절구와 넙다리뼈머리 사이에 있는 절구관절이다. 관절주머니는 볼기뼈절구의 둘레에서 시작되어 넙다리뼈목에 닿아 엉덩넙다리인대(iliofemoral ligament)를 비롯한 몇 개의 인대에 의해 보강된다. 또한 관절공간 안에는 넙다리뼈목인대(ligament of neck of femur)라는 관절속인대가 있는데, 이 인대는 넙다리뼈머리의 꼭대기에서 시작되어 볼기뼈절구의 아래모서리에 닿는다. 이러한 인대는 모두 넙다리뼈의 운동을 제한하는 역할을 한다. 또한 관절주머니의 속면에 있는 넙다리뼈목을 거의 고리모양으로 둘러싸는 둘레띠(zona orbicularis)가 관절주머니를 보강한다. 관절오목의 둘레에는 어깨관절에서 본 것과 같은 절구테두리(acetabular labrum)가 있다.

심화학습

엉덩관절은 팔의 어깨관절에 해당된다. 그러나 엉덩관절은 관절오목이 굉장히 깊으며, 또 관절주머니도 강한 인대를 동반하고 있어서 넙다리뼈의 가동성이 어깨관절에서의 위팔뼈보다 훨씬 제약되어 있다. 이 때문에 어깨관절은 탈구가 일어나기 쉽지만, 엉덩관절은 탈구가 드물게 일어난다.

(4) 넙다리뼈와 종아리뼈의 결합

넙다리뼈와 종아리뼈는 무릎관절(knee joint)에서 결합된다. 무릎관절은 넙다리뼈아래끝과 정강뼈위끝과 무릎뼈 사이에 있다. 관절주머니는 넙다리뼈아래끝둘레에서 시작되어 정강뼈위끝둘레에 붙어 있다. 또한 안쪽곁인대(medial collateral ligament), 가쪽곁인대(lateral collateral ligament)를 비롯한 여러 인대에 의해 보강된다. 하나의 관절공간 안에는 무릎십자인대(cruciate ligament of knee)라는 교차하는 하나의 관절내인대가 있다. 관절의 앞벽 속에는 넙다리네갈래근의 힘줄과 무릎뼈와 무릎인대가 있다.

무릎관절은 일축관절로 경첩같은 운동을 하지만, 그 관절오목에 해당되는 정강뼈위쪽끝의 관절면이 얕은 오목면이다. 이 때문에 반원형인 안쪽반달(medial meniscus)과 가쪽반달(lateral meniscus)이 관절오목을 보강한다. 나아가 무릎뼈 뒷면이 넓은 의미에서 관절오목의 형성에 관여하고 있다.

(5) 종아리뼈의 연결

정강뼈와 종아리뼈의 위쪽끝은 정강종아리관절(tibiofibular joint)로 연결되어 있지만, 아래쪽끝은 결합조직에 의해 움직일 수 없도록 결합되어 있어서 이들 뼈 사이의 가동성은 굉장히 적다. 또한 정강뼈와 종아리뼈 사이에는 아래팔과 마찬가지로 뼈사이막(interosseous membrane)이 뻗어 있다.

(6) 종아리뼈와 발목뼈의 연결

정강뼈와 종아리뼈의 위쪽끝과 목말뼈 사이에 발목관절(talocrural articulation)이 있는데, 이는 경첩관절이다.

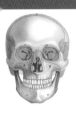

(7) 발뼈 사이의 연결

7개의 발목뼈는 서로 인접하는 면에 의해 관절결합을 하고 있으나, 각 관절의 가동성은 굉장히 적다. 즉 발목뼈는 손목뼈와 마찬가지로 이른바 탄성뼈대의 모양을 한다. 각 뼈 사이에는 여러 인대가 있어 결합을 강화하지만, 그중에서 가장 크고 강한 긴발바닥인대(long plantar ligament)가 발꿈치뼈부터 입방뼈와 발허리뼈를 향해 뻗어 있다. 발목뼈 사이의 관절 중 발꿈치뼈와입방뼈 사이 및 목말뼈과 발배뼈 사이에 있는 관절은 발목을 거의 가로로 달리는데, 이들을 합쳐서 쇼파르관절(Chopart's joint)이라고 한다. 또, 발목뼈 사이의 관절과 발목관절을 발관절(articulations of foot)이라고 총칭한다.

3개의 쐐기뼈와 입방뼈는 각각 발허리뼈과 결합하여 발목발허리관절(tarsometatarsal joint), 일명 리스프랑관절(Lisfranc's joint)을 만든다. 또, 발허리뼈와 각 발가락의 첫마디뼈 사이에는 발허리발가락관절(metatarsophalangeal joint)이, 각 발가락의 마디뼈 사이에는 발가락의 발가락뼈사이관절(interphalangeal joints of foot)이 있다. 손과 마찬가지로 발허리발가락관절은 절구관절이고, 발가락뼈사이관절은 경첩관절이다.

6) 골 반

다섯째허리뼈, 엉치뼈, 꼬리뼈 및 좌우의 볼기뼈로 구성된 뼈대를 골반(pelvis)이라고 한다. 골반은 분계선[terminal line ; 엉치뼈곶부터 볼기뼈의 속면(엉덩뼈날개의 아래모서리)을 거쳐 두덩결합의 위모서리에 이르는 능선]에 의해 위쪽의 큰골반(greater pelvis)과 아래쪽의 작은골반(lesser pelvis)으로 나누어진다.

큰골반은 주로 엉덩뼈날개로 이루어지며, 날개를 편 것처럼 창자를 비롯한 뱃속내장을 아래부터 지지한다. 이와 대조적으로 작은골반은 원통모양을 하며, 위에서는 위골반문(superior pelvic aperture)으로 시작하여, 아래의 아래골반문(inferior pelvic aperture)으로 끝난다. 뼈대의 원통모양 벽은 불완전하며, 폐쇄구멍이나 큰·작은궁둥구멍에 의해 외부와 교통한다. 이러한 통로는 모두 근육 기타 연부로 싸여 있고, 속은 골반안(pelvic cavity)이 에워싸고 있다.

남자의 골반안 앞쪽에는 방광·정낭·전립샘이 있고, 뒤쪽에는 곧창자가 있다. 여자는 골반안 앞쪽에 방

 심화학습

골반의 크기

골반의 크기는 해부학적 앞뒤지름(conjugate diameter, 엉치뼈곶에서 두덩결합 위모서리 중앙까지의 앞뒤지름으로, 평균 11cm)과 산부인과적 앞뒤지름(엉치뼈고실곶 중앙에서 두덩결합뒷면까지의 앞뒤지름으로, 골반입구의 최단지름은 10.5~12.5cm가 정상)을 측정하여 비교한다.

골반의 계측선

골반의 형태와 크기를 수량적으로 나타내기 위해 다음과 같이 여러 종류의 지름선(徑線)이 정해져 있다.
- 앞뒤지름(conjugate diameter) : 엉치곶부터 두덩결합 뒷면까지의 거리
- 빗지름(oblique diameter) : 한쪽의 엉치엉덩관절과 분계선의 교점부터 반대쪽의 엉덩두덩융기까지의 거리.
- 가로지름(transverse diameter) : 좌우 분계선 사이의 최대너비

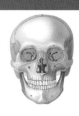

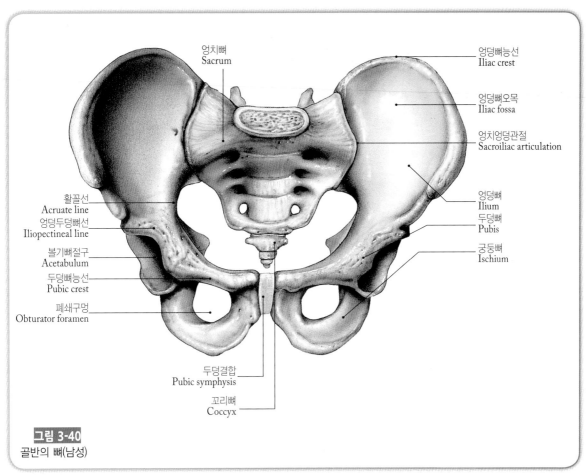

엉치뼈
Sacrum

엉덩뼈능선
Iliac crest

엉덩뼈오목
Iliac fossa

엉치엉덩관절
Sacroiliac articulation

엉덩뼈
Ilium

두덩뼈
Pubis

궁둥뼈
Ischium

활꼴선
Acruate line

엉덩두덩뼈선
Iliopectineal line

볼기뼈절구
Acetabulum

두덩뼈능선
Pubic crest

폐쇄구멍
Obturator foramen

두덩결합
Pubic symphysis

꼬리뼈
Coccyx

그림 3-40
골반의 뼈(남성)

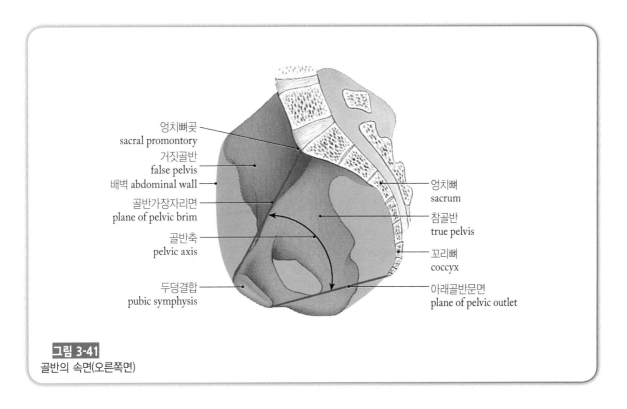

엉치뼈곶
sacral promontory

거짓골반
false pelvis

배벽 abdominal wall

골반가장자리면
plane of pelvic brim

골반축
pelvic axis

두덩결합
pubic symphysis

엉치뼈
sacrum

참골반
true pelvis

꼬리뼈
coccyx

아래골반문면
plane of pelvic outlet

그림 3-41
골반의 속면(오른쪽면)

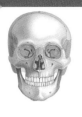

광, 뒤쪽에 곧창자가 있으며, 그사이에 자궁과 질이 들어 있다. 여자의 골반안은 임신 중에는 태아가 머무는 곳이며, 분만할 때에는 산도를 이루는 곳이므로 그 형태는 산부인과적으로 굉장히 중요하다.

🕐 심화학습

골반의 성차

골반은 뼈대 중에서 가장 성차가 현저한데, 그 이유는 여자의 골반이 임신과 분만에 적합한 형태를 하고 있기 때문이다. 따라서 이 성차는 사춘기부터 현저히 나타나기 시작한다. 남녀 골반의 주요 차이는 다음과 같다.

- 엉치뼈는 여자가 남자보다 짧고 넓으며, 꼬리뼈와 함께 뒤쪽에 있다.
- 엉덩뼈는 여자가 남자보다 넓고 크다.
- 좌우의 두덩가지가 만드는 활모양의 두덩활(pubic arch)을 이루는 각도는 여자쪽이 크다.
- 여자가 남자보다 골반안이 넓고 낮으며, 아래골반문이 크기 때문에 남자의 골반은 깔때기모양에 가깝고, 여자의 골반은 거의 원통형이다.
- 큰궁둥패임의 각도는 남자보다 여자쪽이 크다.
- 여자의 폐쇄구멍은 크고 삼각형에 가까운데, 남자의 폐쇄구멍은 타원형이다.

골반영역의 박리골절

엉덩관절(hip joint), 골반(pelvis) 및 샅굴 영역에서 박리골절(avulsion fracture, 열리골절)의 빈발부위는 햄스트링스(hamstrings)가 볼기뼈(hip bone)에 부착된 부위, 넙다리곧은근(rectus femoris m.)이 골반앞쪽에 부착된 부위, 넙다리빗근(sartorius m.)이 골반앞쪽에 부착된 부위이다. 골반영역의 박리골절은 스포츠, 넘어지거나 굴러떨어짐, 중량물에 의한 압박, 교통사고 등으로 골반에 급격한 외력이 작용하여 발생한다.

성인의 경우 근육이 최대수축되면 근육-힘줄연결(myotendinal junction)의 신장, 박리, 완전단열이 등의 근육-힘줄스트레인을 일으킨다. 이 경우 상해는 근육-힘줄연결부위의 내부에서 일어난다.

그러나 어린이들의 위크포인트(weak point, 약점)는 근육-힘줄이 뼈에 닿는 부위이다. 성장기 어린이는 근육-힘줄연결이 부착된 장소는 'prebone(뼈의 전신)'이지만, 현실적으로 충분히 고정되지 않은 뼈이다. 강대한 근육-힘줄의 수축이 일어나면 근육-힘줄은 단열되지 않고 그대신 이 뼈가 되지 않은 부분(apophysis로 알려져 있다)부터 떨어져나가게 된다.

골반은 엉치뼈(sacrum), 엉덩뼈(ilium), 두덩뼈(pubis), 궁둥뼈(ischium)로 하나의 고리를 형성하는데, 이 고리를 골반고리(pelvic ring)라고 한다. 이 고리를 통해 체중을 지지하고 있다. 골반골절(fracture of the pelvis)은 이 고리의 연속성유지 여부에 따라서 단독골절(isolated fracture), 안정형 골절(stable fracture), 불안정형 골절(instable fracture)로 분류된다.

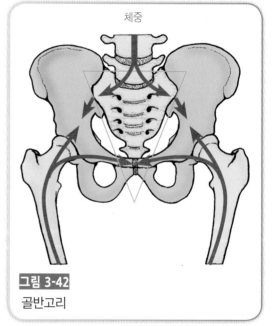

체중

그림 3-42
골반고리

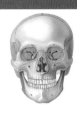

7) 팔뼈와 다리뼈의 비교

팔과 다리는 본래 서로 비슷하기 때문에 두 부위의 각 뼈는 다음과 같이 서로 일치한다.

- 팔이음뼈=다리이음뼈
- 위팔뼈=넙다리뼈
- 아래팔뼈=종아리뼈
- 손목뼈=발목뼈
- 손허리뼈=발허리뼈
- 손가락뼈=발가락뼈

그러나 인류는 직립자세를 하고, 팔은 주로 작업이나 그밖의 모든 용도를 담당하고, 다리는 몸을 지지하고 이동시키는 용도를 담당하고 있으므로 팔과 다리 사이에는 해부학적으로 다음과 같은 차이가 있다.

- 전체적으로 다리는 팔보다 강하고 크다. 그 이유는 다리가 무거운 몸을 지지하고 이동시켜야 하기 때문이다.
- 위팔뼈의 연결은 다리뼈보다 느슨하며, 각 뼈 사이의 가동성이 크다. 팔이 공예나 그밖의 기술에 적합한 것은 이 때문이다.
- 팔에서 노뼈와 자뼈는 거의 대등한 관계에 있으나, 다리에서는 정강뼈가 주력을 이루고 종아리뼈는 종속적이다.
- 팔에서는 손목뼈가 작고, 손가락뼈가 비교적 큰 데 비해, 다리에서는 발목뼈가 크고 발가락뼈는 퇴화적이다.
- 아래팔뼈는 손배뼈·반달뼈·세모뼈의 세 뼈와 관절을 이루고 있으나, 종아리뼈는 목말뼈만 관절을 이룬다.

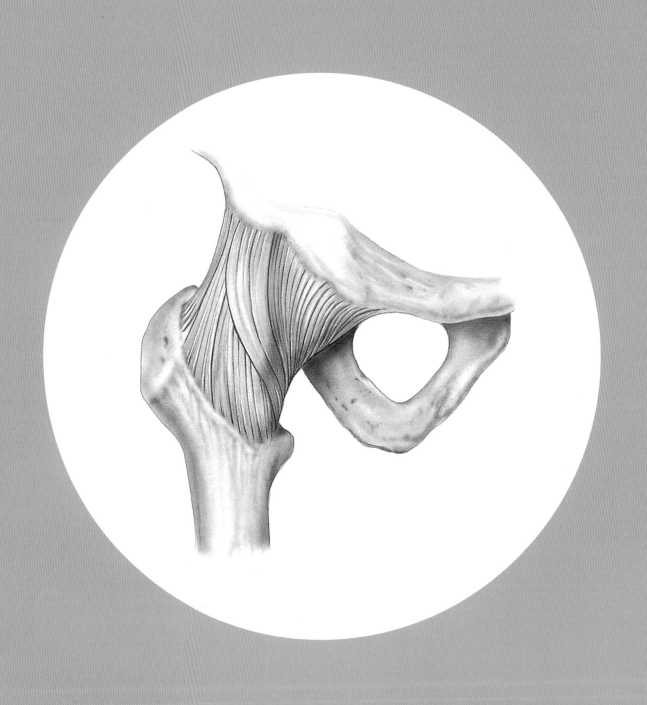

CHAPTER 4

관 절
joint

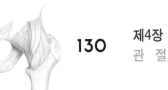
관절(joint)은 뼈운동에서 회전중심으로 작용하며, 두 개 이상의 뼈의 접합(ariticulation) 혹은 연결(junction)이다. 온몸 혹은 부위별 몸분절의 운동은 각각의 관절에서 뼈가 회전하여 이루어진다. 관절은 해부학적인 구조에 의해 가동범위나 자유도 등 여러 가지 잠재적인 기능이 결정된다.

1. 관절의 분류

뼈는 인접한 다른 뼈와 연결되어 기능한다. 이 연결에는 뼈 사이의 가동성 없이 고정되어 있는 못움직관절(부동관절), 반관절, 가동성이 있는 움직관절(가동관절)이 있다. 일반적으로 관절이라고 하는 뼈끼리의 연결양식은 움직관절이지만, 넓은 의미로는 못움직관절도 관절에 포함된다.

1) 못움직관절

관절(joint)은 인접한 2개 혹은 2개 이상의 뼈가 결합된 부위에 있는 구조체로서 가동성과 지지성의 2가지 기능을 하는데, 못움직관절은 후자의 기능이 주가 된다. 못움직관절(synarthrosis)에서 뼈와 뼈의 연결양식은 그 연결에 관련된 조직의 종류에 따라 섬유연골결합, 유리연골결합, 뼈결합, 인대결합의 4종류로 나누어진다. 못움직관절에는 아주 약간의 가동성을 갖는 관절도 포함된다.

① 섬유연골결합

섬유연골결합(symphysis)은 뼈표면을 유리연골(hyaline cartilage)이 덮고 있지만 뼈 사이에는 섬유연골이 있어 인대로 결합하는 양식으로, 척추사이원반(intervertebral disc)과 두덩결합(pubic symphysis) 등이 있다.

② 유리연골결합

유리연골결합(synchondrosis)은 뼈표면의 유리연골로 연결되는 양식으로, 성장기의 뼈끝과 뼈몸통의 결합이 있다.

③ 뼈결합

뼈결합(synostosis)은 원래는 연골이나 인대로 결합되었으나 성장 후에 융합되어 뼈로 치환되는 결합양식으로, 성장기의 뼈끝과 뼈몸통끝의 결합이 있다.

④ 인대결합(syndesmosis)

인대결합(syndesmosis)은 섬유성인대에서 결합하는 양식으로, 약간의 가동성이 있으며, 정강종아리관절(tibiofibular joint)과 척추뼈고리사이인대 등이 있다.

 심화학습

관절을 만들지 못하는 뼈

다른 뼈와 연결되지 않아 관절을 만들지 못하는 뼈는 무릎뼈(patella)와 목뿔뼈(hyoid bone)뿐이다.

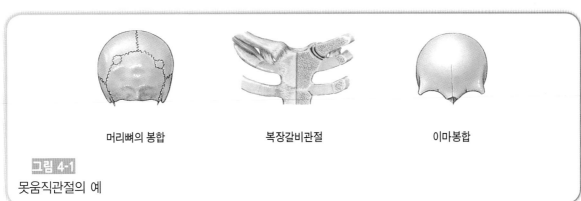

머리뼈의 봉합　　　　복장갈비관절　　　　이마봉합

그림 4-1
못움직관절의 예

2) 반관절

　반관절(amphiarthrosis)은 주로 섬유연골과 유리연골로 이루어진 관절이다. 이 관절은 운동범위는 한정되어 있지만, 완충이라는 중요한 역할이 있다. 예를 들면 척추의 척추뼈몸통 사이의 관절은 움직임은 비교적 적지만 척추사이원반을 구성하는 섬유연골의 두꺼운 층은 이 영역에 자주 전달되는 큰 압박력을 흡수·분산시킨다.

3) 움직관절

　움직관절(diarthrosis, 윤활관절)은 두 개 이상의 뼈로 이루어지는 관절로, 여기에는 윤활액이 채워진 관

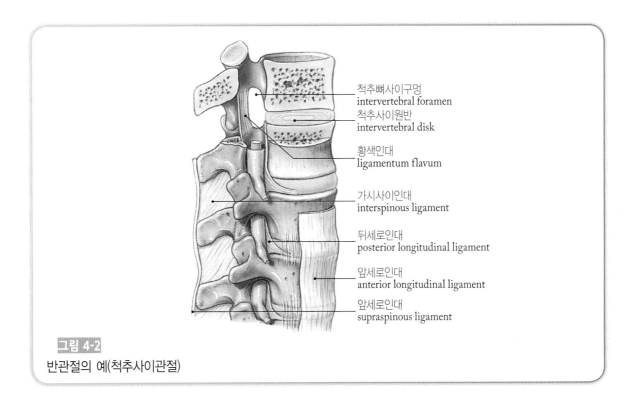

척추뼈사이구멍
intervertebral foramen

척추사이원반
intervertebral disk

황색인대
ligamentum flavum

가시사이인대
interspinous ligament

뒤세로인대
posterior longitudinal ligament

앞세로인대
anterior longitudinal ligament

앞세로인대
supraspinous ligament

그림 4-2
반관절의 예(척추사이관절)

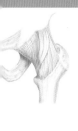

절공간이 있다. 움직관절에는 윤활막이 있기 때문에 종종 윤활관절(synovial joint)이라고도 불린다. 7종류의 움직(윤활)관절은 각각 고유기능이 있다.

모든 움직관절에는 다음과 같은 7개의 공통요소가 있다.

- 윤활액(synovial fluid) : 관절에 매끄러움과 영양을 준다.
- 관절연골(articular cartilage) : 압박력을 분산·흡수한다.
- 관절주머니(articular capsule) : 관절을 둘러싸서 연결하는 결합조직이다.
- 윤활막(synovial membrane) : 윤활액을 생산한다.
- 관절주머니인대(capsular ligament) : 결합조직이 두꺼워진 부분으로, 과도한 관절의 움직임을 제한한다.
- 혈관(blood vessel) : 관절에 영양을 공급한다.
- 감각신경(sensory nerve) : 통증과 고유수용성감각에 대한 신호를 보낸다.

한편 해부학에서는 구조적 특징에 따라 움직관절을 다음과 같이 분류한다(표 4-1 참조).

① 경첩관절

경첩관절(hinge joint)은 문의 경첩과 같이 단일회전축 주위의 한 면에서만 운동할 수 있다. 위팔자관절(팔꿈치), 손가락·발가락뼈사이관절 등이 있다.

② 중쇠관절

중쇠관절(pivot joint)은 문 손잡이(doorknob)가 돌아가는 것과 같이 단일 세로축 방향의 회전축주위의 운동이 가능하다. 몸쪽노자관절, 첫째·둘째목뼈 사이의 고리중쇠관절 등이 있다.

③ 타원관절

타원관절(ellipsoid joint)은 일차원의 볼록한 모양의 가늘고 긴 표면을 한 면과 그 면에 접합한 오목한 면

표 4-1. 움직관절의 종류

관절	주요 운동	인체 이외에서의 예	해부학적인 예
경첩관절	굽히기와 펴기	문의 경첩	위팔자관절 손가락뼈사이관절
중쇠관절	하나의 회전축을 중심으로 한 구르기	문손잡이	몸쪽노자관절 고리중쇠관절
타원관절	굽히기–펴기, 벌리기–모으기	오목한 모양으로 패인 곳과 평탄한 타원의 조합	손목관절
절구관절	굽히기–펴기, 벌리기–모으기, 안쪽돌리기–가쪽돌리기	오목한 모양의 컵과 공모양의 볼록한 면의 조합	오목위팔관절 엉덩관절
평면관절	대표적인 운동은 미끄러짐이나 회전 혹은 양쪽 방향을 포함한다.	테이블 위를 미끄러지는 (병진 혹은 회전하는) 책	손목뼈사이관절 발목뼈사이관절
안장관절	두 평면에서의 운동. 일반적인 축회전은 제외한다.	말의 등에 있는 안장	엄지손가락의 손목손허리관절 복장빗장관절
융기관절	두 평면에서의 운동	얕게 오목한 모양의 컵과 공모양의 볼록면의 조합	무릎관절 손허리손가락관절

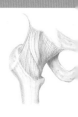

이 조합된 관절로, 두 개의 면에서 운동이 가능하다. 손목관절 등이 있다.

④ 절구관절

절구관절(ball-and-socket joint)은 공모양의 볼록한 면과 그것에 적합한 컵 모양의 움푹 패인 부분으로 이루어진 관절로, 세 개의 운동면 모두에서 가동범위가 넓다. 오목위팔관절, 엉덩관절 등이 있다.

⑤ 평면관절

평면관절(plane joint)은 두 개의 비교적 편평한 뼈면 사이에 만들어진 관절이다. 일반적으로 평면관절은 운동범위는 제한되어 있으나 뼈에 의한 제한이 없기 때문에 종종 여러 방향으로 미끄러지거나 구를 수 있다. 손목뼈사이관절은 대부분 평면관절이어서 각 관절의 운동범위는 굉장히 적지만 몇 가지 운동을 조합하면 다양한 운동이 가능하다.

⑥ 안장관절

일반적으로 안장관절(saddle joint)은 가동범위가 매우 넓다. 안장관절을 구성하는 뼈에는 각각 두 개의 면이 있다. 한 방향은 오목한 면이고, 다른 방향은 볼록한 면으로, 말의 안장에 사람이 앉아 있는 형상을 하고 있다. 서로 굽이를 이루는 이것들의 면은 서로 거의 직교하고 있어 관절면이 결합하면 상당히 안정적이게 된다. 복장빗장관절과 엄지손가락의 손목손허리관절이 있다.

⑦ 융기관절

무릎관절이나 손가락의 손허리손가락관절과 같은 융기관절(condyloid joint)은 크고 둥근 볼록한 면과 비교적 얇은 오목한 면으로 이루어진 관절이다.

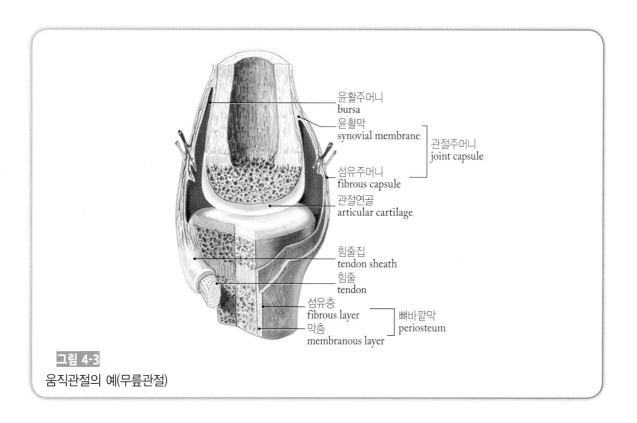

그림 4-3

움직관절의 예(무릎관절)

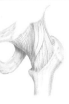
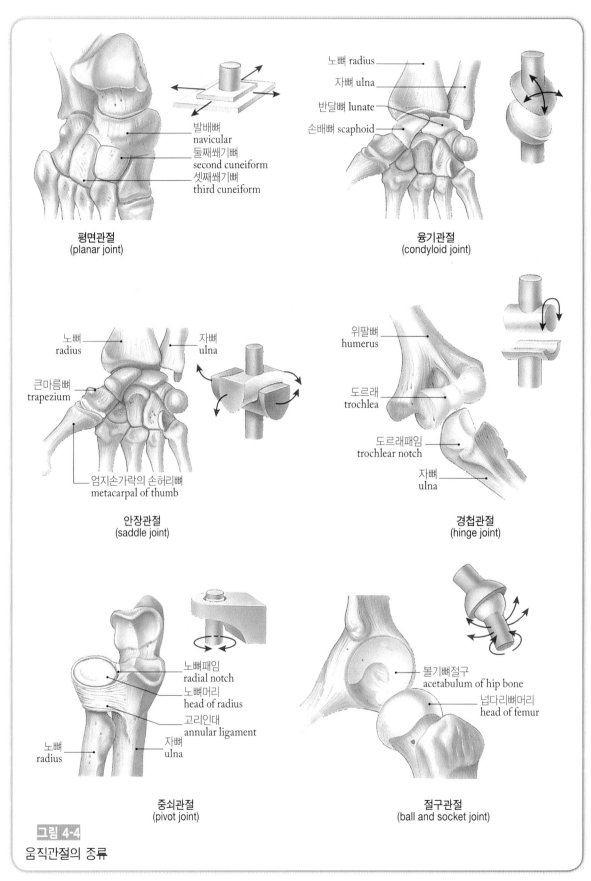

발배뼈
navicular
둘째쐐기뼈
second cuneiform
셋째쐐기뼈
third cuneiform

평면관절
(planar joint)

노뼈 radius
자뼈 ulna
반달뼈 lunate
손배뼈 scaphoid

융기관절
(condyloid joint)

노뼈
radius
큰마름뼈
trapezium
자뼈
ulna
엄지손가락의 손허리뼈
metacarpal of thumb

안장관절
(saddle joint)

위팔뼈
humerus
도르래
trochlea
도르래패임
trochlear notch
자뼈
ulna

경첩관절
(hinge joint)

노뼈패임
radial notch
노뼈머리
head of radius
고리인대
annular ligament
노뼈
radius
자뼈
ulna

중쇠관절
(pivot joint)

볼기뼈절구
acetabulum of hip bone
넙다리뼈머리
head of femur

절구관절
(ball and socket joint)

그림 4-4
움직관절의 종류

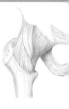

표 4-2. 관절의 운동

굽히기(flexion) : 뼈대의 세로축을 굽힌다.	펴기(extension) : 뼈대의 세로축을 편다.
벌리기(abduction) : 몸의 정중면에서 멀어진다.	모으기(adduction) : 몸의 정중면에 가까워진다.
엎치기(pronation) : 아래팔을 앞으로 내밀고 손바닥은 아래쪽으로 향한다.	뒤치기(supination) : 아래팔을 앞으로 내고 손바닥을 위쪽으로 향한다.
안쪽번지기(inversion) : 발의 안쪽을 위로 하고 발바닥은 안쪽을 향한다.	가쪽번지기(eversion) : 발의 가쪽을 위로 하고 발바닥은 가쪽을 향한다.
발등쪽굽히기(dorsal flexion) : 발끝을 올리고 발을 등쪽으로 젖힌다.	발바닥쪽굽힘(plantar flexion) : 발끝을 내리고 발목을 편다.
안쪽돌리기(medial rotation) : 움직이는 부위의 앞면이 안쪽을 향한다.	가쪽돌리기(lateral rotation) : 움직이는 부위의 앞면이 가쪽을 향한다.
휘돌리기(circumduction) : 세로축 주변을 돌린다.	
원그리기 : 팔다리의 한쪽끝을 축으로 다른쪽끝이 원을 그린다.	

심화학습

관절을 구성하는 뼈의 수에 따른 관절의 이름

관절을 만드는 뼈의 수에 따라 관절의 이름을 붙이기도 한다. 2개의 뼈로 형성된 관절을 단순관절(simple joint), 3개 이상의 뼈로 이루어진 것을 복합관절(compound joint)이라고 한다. 무릎관절(넙다리뼈, 정강뼈, 무릎뼈)과 팔꿉관절(위팔뼈, 노뼈, 자뼈)은 복합관절이다.

2. 결합조직

1) 결합조직의 구성

인체의 관절을 지지하는 결합조직(connective tissue)은 모두 섬유, 바탕질, 세포라는 3종류의 체내 소재로 이루어진다. 이들 체내 소재는 관절이 필요로 하는 역학적 요구에 의해 다양한 비율로 섞인다.

(1) 섬 유

관절의 결합조직에 관련된 중요한 3종류의 섬유(fiber)는 Ⅰ형콜라겐섬유(아교섬유), Ⅱ형콜라겐섬유, 엘라스틴섬유(탄력섬유)이다.

- Ⅰ형콜라겐섬유(type Ⅰ collagen fiber)는 두껍고 단단해서 늘어나도 견딜 수 있도록 되어 있다. 이 섬유는 주로 인대, 힘줄, 섬유피막(fibrous capsule) 등을 구성한다.
- Ⅱ형콜라겐섬유(type Ⅱ collagen fiber)는 Ⅰ형콜라겐섬유보다 가늘어서 단단하지 않다. 이 섬유는 유

joint

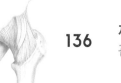

리연골처럼 구조 전체로서의 모습과 단단함을 유지하기 위해 탄력적인 구조를 하고 있다.

- 엘라스틴섬유(elastin fiber)는 탄력성이 풍부하다. 이 섬유는 끌어당기는 힘(장력)에 비해 강하고, 원래 길이보다 늘어나면 좀 더 강도가 증가된다. 그 결과 조직이 파손되기 전에 조직이 휘어지기 때문에 손상을 예방하는 데 도움이 된다.

(2) 바탕질

콜라겐섬유와 엘라스틴섬유는 사이질액으로 채워진 바탕질(ground substance)에 파묻혀 있다. 바탕질은 주로 글라이코스아미노클라이칸(glycosaminoglycan), 사이질액(intersitital fluid), 용질(solute) 등으로 이루어진다. 이들의 소재에 의해서 생겨난 바탕질 안의 섬유는 평생 몇 백만 번에 걸쳐 관절에 걸리는 부하를 사이질액이 분산시키기 때문에 손상되지 않는다.

(3) 세 포

관절의 결합조직 안에 있는 세포(cell)는 주로 관절을 구성하는 조직을 유지하고 회복하는 역할을 한다. 조직의 특성은 그 조직에 있는 세포의 종류에 의해 정해진다.

2) 결합조직의 종류와 기능

(1) 결합조직의 종류

일반적으로 관절을 형성하는 기본적인 결합조직은 섬유결합조직(성긴결합조직, 치밀결합조직), 연골조직(관절연골, 섬유연골), 뼈조직이다.

(2) 결합조직의 기능

① 힘줄과 인대에 의한 관절의 지지

힘줄과 인대의 섬유성분은 매우 비슷하지만, 그 배열은 다르다. 이들 두 조직의 섬유구조차이에 의해 각각의 주요한 기능이 설정된다. 힘줄은 근육을 뼈에 결합시켜 근육의 힘을 뼈의 운동으로 변환시킨다. 힘줄조직은 주로 평행으로 늘어져 있기 때문에 근육의 힘이 관절운동으로 변할 때 근육의 에너지손실을 최소로 막아주고, 근육의 힘을 뼈에 효율적으로 전달할 수 있다.

한편 인대는 뼈와 뼈를 연결하고, 관절의 구조를 유지하는 역할을 한다. 인대의 콜라겐섬유는 불규칙하게 교차하면서 늘어서 있다. 이러한 불규칙한 배열에 의해 관절을 건전하게 유지함과 동시에 다른 방향에서의 장력에도 대응한다.

② 관절의 자동적 안정장치

뼈의 입체적인 구조와 인대의 그물과 같은 구조에 의해 관절은 정적 안정성을 얻는다. 그러나 몸분절(somite, 체절)이 움직일 때는 그 이상의 안정성이 필요한데, 이것을 동적 안정성이라고 한다. 이것은 대부분 근육에 작용이 가해짐으로써 얻어지고, 관절의 자동적 안정장치(stabilizer) 역할을 한다.

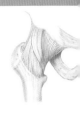

③ 고정이 관절의 결합조직에 미치는 영향

결합조직은 관절을 보호하고, 지지하고, 건전성을 유지한다. 일반적인 신체활동에서 결합조직은 근육뼈대계통에 일상적으로 가해지는 힘에 대응하기도 하고 저항하기도 한다. 그러나 임상안정이나 깁스에 의해 관절이 고정되면 관절의 결합조직이 전체적으로 뻣뻣해져 견딜 수 있는 능력이 저하된다.

3. 머리와 목의 관절

머리의 관절은 대부분 봉합(suture) 혹은 뼈붙음(synostosis, 뼈결합)으로 이루어져 있으며, 유일한 움직관절(윤활관절)은 턱관절이다. 그리고 머리와 목부위는 고리뒤통수관절, 고리중쇠관절, C2~C7까지의 목관절 등 3종류의 관절로 연결되어 있다.

머리와 목부위는 척추의 운동 중에서 가장 가동성이 크다. 이 부위에 있는 각각의 관절은 머리의 자세를 유지하기 위해서 상호협력적으로 작용한다. 그래서 시선을 원하는 방향으로 향하게 하는 것, 소리를 듣는 것, 눈과 손이 협응하는 것, 신체의 평형을 잡는 것 등과 같은 중요한 역할을 할 수 있다.

1) 머리의 관절

(1) 턱관절

턱관절(temporomandibular joint)은 관자뼈와 아래턱뼈 사이에 있으며, 관절머리는 아래턱뼈의 머리이고, 관절오목은 관자뼈의 턱관절오목(mandibular fossa)이다. 이 관절에서는 관절주머니가 느슨할 뿐만 아니라 관절공간의 가운데에 관절원반이 있기 때문에 관절머리는 상당히 자유롭게 이동할 수 있다. 따라서 단순한 경첩관절이 아니라 굉장히 복잡한 운동을 담당한다.

이 운동은 다음과 같이 3가지로 분석된다.

- 위아래의 개폐운동 : 이것은 거의 경첩관절운동이다. 이 경우에는 턱뼈머리와 관절원반 사이에서 운동이 일어나는데, 이때 전자가 관절머리로서 작용하고, 후자가 관절오목으로서 작용한다.
- 양쪽에서 동시에 일어나는 전후운동 : 이 운동은 턱관절오목과 관절원반 사이에서 일어난다. 수평운동이 아님에 주의한다.
- 한쪽에서만 일어나는 전후운동 : 이때 아래턱뼈는 다른 쪽의 관절머리를 중심으로 하여 앞뒤로 돌아간다.

위와 같은 운동이 적당히 조합되어 복잡한 씹기운동(masticatory movement, 저작운동)이 이루어진다.

동물의 종류에 따라 턱관절의 움직임은 다르게 나타난다. 즉 육식동물의 턱관절은 완전한 경첩관절로 개폐운동만 하고, 설치동물은 거의 앞뒤로의 수평운동만 하며, 초식동물은 수평면의 모든 방향으로 움직인다. 사람이나 원숭이 등의 잡식동물은 이러한 3가지 운동이 혼합된 것으로 볼 수 있다. 또한 반대로 턱관절의 구조를 통해 그 동물의 식성을 파악할 수 있다.

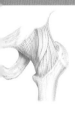

2) 목부위의 관절

(1) 고리뒤통수관절

고리뒤통수관절(atlantooccipital joint)은 뒤통수뼈의 뒤통수뼈관절융기(occipital condyle)와 고리뼈의 위관절오목(superior articular fovea)이 이루는 융기관절(condylar joint)로서, 약간의 전후운동이 가능하다. 이들은 고리뼈의 앞·뒤고리(anterior·posterior arch)와 뒤통수뼈 큰구멍의 앞·뒤가장자리 사이를 연결하는 앞·뒤고리뒤통수막(anterior·posterior atlantooccipital membrane)이 보강하고 있다.

고리뒤통수관절은 굽히기와 펴기가 쉽게 일어날 수 있도록 되어 있다. 뒤통수뼈관절융기와 그에 대응하는 고리뼈 위쪽 관절면이 흔들의자와 비슷한 모양이라서 이러한 운동에 적합하다. 펼 때 뒤통수뼈관절융기는 뒤로 돌아간다. 관절운동을 할 때 구르기와 미끄러지기는 반대방향으로 일어난다.

(2) 고리중쇠관절

고리중쇠관절(atlantoaxial joint)은 첫째목뼈인 고리뼈(atlas)와 둘째목뼈인 중쇠뼈(axis)가 이루는 대표적인 중쇠관절(pivot joint)로, 머리의 회전운동에 관여한다. 이 관절은 전체적으로 3개의 관절, 즉 고리뼈의 앞고리(anterior arch)와 중쇠뼈의 치아돌기(dens)가 이루는 1개의 정중고리중쇠관절(median atlantoaxial joint)과 고리뼈의 아래관절면과 중쇠뼈의 위관절돌기(superior articular process) 사이에 이루어지는 2개의 가쪽고리중쇠관절(lateral atlantoaxial joint)로 구성된다.

고리중쇠관절은 주로 수평면에서의 운동(돌리기)을 하기 쉽게 되어 있지만, 그밖에 10도 펴기와 5도 굽히기가 가능하도록 되어 있다.

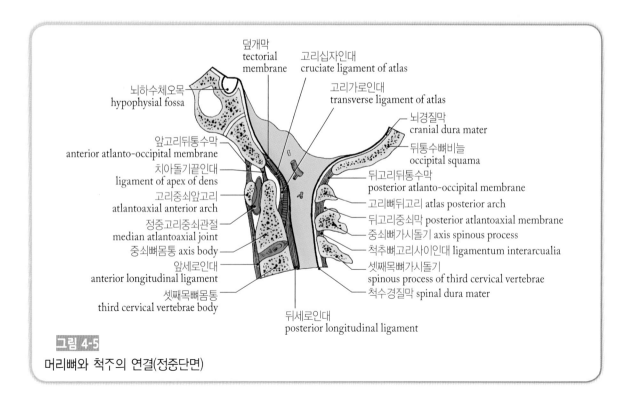

그림 4-5

머리뼈와 척주의 연결(정중단면)

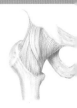

3) 목부위의 운동

어떤 물체로 시선을 향하거나 어떤 노래를 듣기 위해 귀를 기울이려면 머리와 목부위가 반드시 돌아가야 한다. 머리와 목부위의 돌리기는 좌우로 90도, 총 180도에 가까운 가동범위를 가지고 있다. 안구의 수평면에 대한 가동범위(150~160도)를 합하면 몸통을 움직이지 않더라도 거의 360도에 가깝다.

머리와 목부위에서 일어나는 돌리기운동의 절반은 고리중쇠관절(atlantoaxial joint)에 의한 것이다. 치아돌기와 평행한 중쇠뼈(C2)의 이관절면은 고리모양의 고리뼈(C1)를 자유롭고 안전하게 좌우로 45도 돌리게 한다. 여기에서 주의할 점은 머리가 고리뼈와 독립적으로 돌아가지 않는다는 것이다. 뒤통수뼈가 깊게 자리 잡고 있는 것과 같은 역할을 하는 고리뒤통수관절(atlantooccipital joint)은 돌리기에 강하게 저항한다. 그렇기 때문에 머리의 돌리기는 고리뼈와 머리뼈가 고정된 상태에서 중쇠뼈 위를 돌게 된다.

C2~C7의 돌기는 주로 돌기사이관절(zygapophysial joint)의 경사에 의해 유발된다. 그러한 관절의 움직임이 합쳐져서 좌우로 45도 돌릴 수 있고, 아주 드물기는 하지만 옆으로 굽히기도 함께 일어난다.

표 4-3에는 머리와 목부위의 각 영역에서 평균적으로 가능한 가동범위를 정리하였다.

표 4-3. 머리와 목부위의 관절가동범위

관절 또는 부위	굽히기와 펴기 (시상면, 가동각도)	축회전 (수평면, 가동각도)	옆굽히기 (이마면, 가동각도)
고리뒤통수관절 atlantooccipital joint	굽히기 5도 펴기 10도 합계 15도	약간	약 5도
고리중쇠관절 atlantoaxial joint	굽히기 5도 펴기 10도 합계 15도	40~45도	근소함
목뼈 안(C2~C7)	굽히기 35도 펴기 70도 합계 105도	45도	35도
머리와 목부위 전체	굽히기 45~50도 펴기 85도 합계 130~135도	90도	약 40도

4. 척주와 가슴우리의 관절

1) 척주의 지지구조

다른 관절들과 마찬가지로 척주의 관절도 인대에 의해 지지되고 있다. 인대의 역할은 ① 불필요하거나 과도한 움직임을 막고, ② 안에 있는 기관을 보호하는 것이다. 이러한 인대의 기능은 매우 중요하다. 왜냐하면 척주의 구조가 안전하지 못하면 아주 취약한 척수를 보호할 수 없기 때문이다.

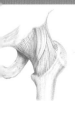
척주의 구조를 지지해주는 것들을 표 4-4에 제시하였다. 그밖에 근육의 활동도 척주를 안정시키고 보호하는 데 중요한 역할을 하고 있다.

표 4-4. 척주의 주요인대

인대명	닿는곳	기능	설명
황색인대 (yellow ligament)	척추뼈고리판(아래모서리)의 앞면에서 인접하고 있는 아래쪽 척추뼈의 척추뼈고리판 뒷면의 사이	굽히기를 제한한다.	탄성섬유를 많이 포함하고 있다. 척수 뒷면에 있다. 허리뼈에서 가장 두껍다.
가시끝인대(supraspinal ligament)와 가시사이인대 (interspinal ligaments)	C7에서 엉치뼈까지의 가시돌기 사이	굽히기를 제한한다.	머리와 목에 있는 목덜미인대가 가시끝인대를 늘리거나 목 뒤 양쪽에 있는 근육을 나누는 사이막 역할을 해서 머리를 지지한다.
가로사이인대 (intertransverse ligaments)	인접하고 있는 가로돌기 사이	반대쪽 옆으로 굽히는 것을 제한한다.	목뼈에는 섬유가 조금밖에 없다. 등뼈에서는 둥그스름한 띠모양으로 근처에 있는 근육과 결합하고 있다.
앞세로인대(anterior longitudinal ligament)	뒤통수뼈의 밑동에서 엉치뼈까지 척추뼈몸통 전체의 앞쪽 표면에 닿는다.	척주의 안정성을 보강한다. 펴기를 제한하거나 목뼈와 허리뼈에서 지나치게 앞굽음이 일어나는 것을 제한한다.	
뒤세로인대(posterior longitudinal ligament)	C2에서 엉치뼈까지 척추뼈몸통 전체의 뒷면에 닿는다.	척주의 안정, 굽히기 제한, 섬유띠의 뒷부분 강화 등의 역할을 한다.	척주의 관 안에 있다. 척수 앞쪽에 위치한다.

2) 척주의 관절

(1) 돌기사이관절

돌기사이관절(zygapophysial joints)은 위에 있는 척추뼈의 아래 관절면과 아래에 있는 척추뼈의 위 관절면이 이루는 관절이다. 척주의 운동방향과 범위는 주로 돌기사이관절의 방향에 의해 결정된다.

- 돌기사이관절은 열차를 인도하는 선로와 비슷한 움직임을 한다.
- 척추뼈는 뼈의 저항이 적은 방향으로 자연스럽게 움직이고, 그 저항은 돌기사이관절면의 방향에 의해서 결정된다. 이와 같은 사실이 척주의 운동을 이해하는 데 가장 중요하다.
- 중쇠뼈(C2)의 위관절면은 거의 수평면과 같은 방향이다. 그러므로 C1~C2의 관절(고리중쇠관절)은 수평면에서 가장 자유롭게 움직이며, 머리를 좌우로 충분히 돌리게 한다.
- C2~C7의 돌기사이관절면은 수평면에서 이마면 방향으로 45도 기울어져 있다. 관절면이 그렇게 정렬되어 있기 때문에 수평면에서 크게 돌아가는 것과 옆으로 굽히는 것이 가능하다.
- 등뼈의 돌기사이관절면은 이마면과 거의 같다. 그렇게 관절면이 정렬되어 있으면 옆으로 굽히기를 충분히 할 수 있지만, 갈비뼈가 붙어 있기 때문에 본래 가능하던 운동이 제한된다.
- 위쪽허리뼈의 돌기사이관절면은 시상면과 거의 같다. 그러한 구조는 굽히기나 펴기와 같이 시상면에서

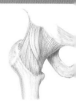

일어나는 운동에는 유리하다.

- 아래쪽허리뼈의 돌기사이관절면은 이마면 방향으로 바뀌어 있다. 이러한 배열은 옆으로 굽히기에 유리한 역할을 해서 걷거나 달릴 때 자연스럽게 골반올리기(hip-hiking)를 할 수 있게 한다. 그보다 더 중요한 점은 L5와 S1 사이의 이마면에 가까운 돌기사이관절면의 방향 때문에 아래쪽허리뼈가 엉치뼈에 대해서 미끄러질 수 없게 된다.

(2) 허리엉치관절

L5~S1관절을 허리엉치관절(lumbosacral joint)이라고 한다. 윗몸 전체의 무게가 허리엉치관절을 거쳐서 골반에 전달된다. L5~S1의 연결은 앞쪽에 있는 척추뼈몸통 사이의 관절과 뒤쪽에 있는 1개의 돌기사이관절로 구성되어 있다. 보통 허리엉치관절은 엉치뼈 바닥이 수평면에 대하여 앞으로 약 40도 기울어져 있는데, 그 경사각을 허리엉치각(lumbosacral angle)이라고 한다. L5~S1의 돌기사이관절에서 관절면은 일반적으로 이마면과 거의 일치한다. 그렇기 때문에 허리뼈가 엉치뼈 위를 앞쪽으로 평행 이동해서 미끄러져 떨어지는 것이 방지된다.

엉치뼈 바닥에 대해 허리뼈가 과도하게 앞쪽으로 변위된 병을 척추탈위증(spondylolisthesis, 척추전방전위증)이라고 한다. 'spondylolisthesis'는 척추를 의미하는 그리스어 'spondylo'와 미끄러지는 것을 의미하는 'listhesis'에서 유래된 말이다.

(3) 엉치엉덩관절

엉치엉덩관절(sacroiliac joint)은 엉치뼈의 관절면과 좌우에 있는 엉덩뼈 사이에 만들어진 관절이다. 엉치엉덩관절의 주요기능은 윗몸의 무게 때문에 생기는 응력(stress)을 V자모양의 엉치뼈에 의해서 골반과 다리에 분배하고, 체중부하가 큰 선 자세에서 다리로부터 전해오는 힘의 방향을 바꾸어서 엉치뼈(최종적으로는 척주)에 전달하거나, 여자들이 분만할 때 엉치엉덩관절이 느슨해져서 산도를 여는 작용도 한다.

일반적으로 엉치엉덩관절은 전혀 움직이지 않는다. 엉치엉덩관절이 비교적 고정되어 있기 때문에 엉치뼈와 엉덩뼈가 안정될 수 있다. 이것은 걷기나 달리기와 같이 큰 부하(응력)를 정확하게 엉치뼈와 척주에 전달하기 위해 꼭 필요하다. 엉치엉덩관절은 많은 인대에 의해 지지된다. 특히 엉치엉덩관절을 교차해서 지나가고 있는 궁둥구멍근(piriformis), 햄스트링(hamstring), 배근육(muscles of abdomen) 등이 엉치엉덩관절의 안정화에 직접적 또는 간접적으로 기여한다.

3) 척주의 운동

일반적으로 척추의 운동은 척추뼈 앞면의 변화(움직임)로 충분하다. 다시 말해서 오른쪽으로 돌아가는 것은 척추뼈의 앞면이 돌아가는 것을 의미한다. 신체 표면에서 보면(촉진이 가능함) 뒷면의 가시위돌기가 반대방향인 왼쪽으로 돌아간다. 특히 척추의 운동은 척추뼈를 통과하는 회전축과 관련이 있는 면 안에서 일어난다.

이것은 머리와 목부위와 등허리부위에서 보여지는 운동으로 설명한다. 각 영역에서 이루어지는 운동은

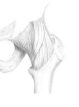

굽히기, 펴기, 옆으로 굽히기, 수평면상에서 일어나는 축회선 등이다. 앞에서 설명한 바와 같이 척추의 운동은 척추뼈와 척추뼈 사이에서 일어나는 비교적 작은 움직임들이 모두 모여서 나타나는 것이다. 특히 그러한 운동은 주로 돌기사이관절면의 방향에 의해서 자동적으로 결정된다.

4) 가슴우리의 관절

(1) 갈비척주관절

갈비척주관절(costovertebral joint)은 갈비뼈와 등뼈 사이를 이루는 관절로, 갈비뼈머리관절(articulation of head of rib)과 갈비가로돌기관절(costotransverse joint)로 구분한다.

갈비뼈머리관절은 등뼈의 갈비오목(costal facet)과 갈비뼈의 갈비뼈머리가 이루는 관절원반이 있는 평면관절이고, 갈비가로돌기관절(Costotransverse joint)은 등뼈의 가로갈비오목(transverse costal facet)과 갈비뼈의 갈비뼈결절(tubercle of rib)이 이루는 평면관절이다.

갈비뼈머리관절을 보강하는 인대에는 갈비뼈머리에서 척추뼈에 방사형으로 연결되는 부채꼴갈비뼈머리인대(radiate ligament of head of rib)가 있고, 갈비가로돌기관절을 보강하는 인대에는 갈비뼈와 가로돌기 사이에 걸쳐 있는 갈비가로돌기인대(costotransverse ligament), 위갈비가로돌기인대(superior costotransverse ligament), 가쪽갈비가로돌기인대(lateral costotransverse ligament) 등이 있다.

(2) 복장갈비관절

복장갈비관절(sternocostal articulations)은 상위 7쌍의 갈비뼈연골(costal cartilage)과 복장뼈의 갈비패임(costal notch)이 이루는 관절이다. 복장갈비관절을 보강하는 인대로는 갈비뼈연골에서 복장뼈몸통을 잇는 부채꼴복장갈비인대(radiate sternocostal ligament), 관절속복장갈비인대(intraarticular sternocostal ligament), 갈비뼈연골과 칼돌기를 잇는 작은 갈비칼인대(costoxiphoid ligament) 등이 있다.

5. 어깨의 관절

어깨는 복장빗장관절, 복장어깨관절, 봉우리빗장관절, 오목위팔관절 등이 상호작용하여 움직인다.

1) 복장빗장관절

(1) 복장빗장관절의 특징

복장빗장관절(SC : sternoclavicular joint)은 빗장뼈 안쪽에서 복장뼈와 관절을 이룬다. 이 관절은 팔에서 유일하게 몸통과 직접 연결되어 있다. 팔의 큰 운동을 감당해야 하므로 관절이 안정될 필요가 있다. 복장빗장관절은 굵은 인대, 관절원반, 관절주머니 등이 지지하고 있다. 이 부위에서는 복장빗장관절의 탈구보다는 빗장뼈의 골절이 잘 일어난다.

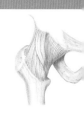

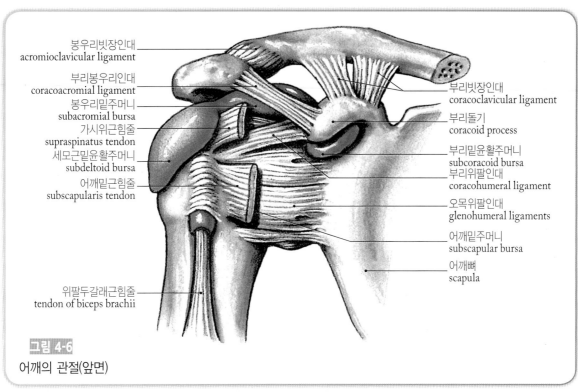

봉우리빗장인대
acromioclavicular ligament

부리봉우리인대
coracoacromial ligament

봉우리밑주머니
subacromial bursa

가시위근힘줄
supraspinatus tendon

세모근밑윤활주머니
subdeltoid bursa

어깨밑근힘줄
subscapularis tendon

위팔두갈래근힘줄
tendon of biceps brachii

부리빗장인대
coracoclavicular ligament

부리돌기
coracoid process

부리밑윤활주머니
subcoracoid bursa

부리위팔인대
coracohumeral ligament

오목위팔인대
glenohumeral ligaments

어깨밑주머니
subscapular bursa

어깨뼈
scapula

그림 4-6

어깨의 관절(앞면)

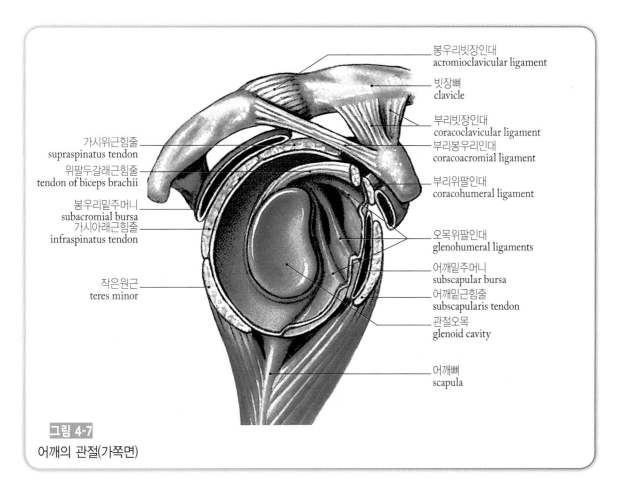

가시위근힘줄
supraspinatus tendon

위팔두갈래근힘줄
tendon of biceps brachii

봉우리밑주머니
subacromial bursa

가시아래근힘줄
infraspinatus tendon

작은원근
teres minor

봉우리빗장인대
acromioclavicular ligament

빗장뼈
clavicle

부리빗장인대
coracoclavicular ligament

부리봉우리인대
coracoacromial ligament

부리위팔인대
coracohumeral ligament

오목위팔인대
glenohumeral ligaments

어깨밑주머니
subscapular bursa

어깨밑근힘줄
subscapularis tendon

관절오목
glenoid cavity

어깨뼈
scapula

그림 4-7

어깨의 관절(가쪽면)

joint

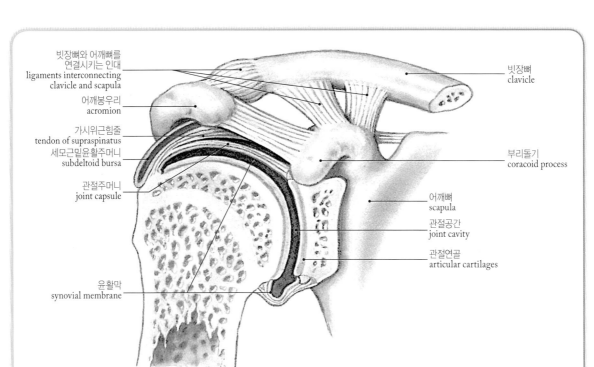

빗장뼈와 어깨뼈를
연결시키는 인대
ligaments interconnecting
clavicle and scapula

어깨봉우리
acromion

가시위근힘줄
tendon of supraspinatus

세모근밑윤활주머니
subdeltoid bursa

관절주머니
joint capsule

윤활막
synovial membrane

빗장뼈
clavicle

부리돌기
coracoid process

어깨뼈
scapula

관절공간
joint cavity

관절연골
articular cartilages

그림 4-8
어깨의 관절(수직단면)

(2) 복장빗장관절의 지지구조

복장빗장관절을 지지하는 구조물은 다음과 같다.

- 복장빗장인대(sternoclavicular ligament) : 앞부분과 뒷부분에 섬유가 있어서 빗장뼈와 복장뼈자루를 단단하게 연결한다.
- 관절주머니(articular capsule) : 복장빗장관절 전체를 둘러싸고, 앞뒤의 복장빗장인대에 의해 보강된다.
- 빗장사이인대(interclavicular ligament) : 목아래패임을 덮고, 양쪽 빗장뼈의 안쪽윗부분을 연결한다.
- 갈비빗장인대(costoclavicular ligament) : 빗장뼈부터 첫째갈비뼈연골에 단단히 부착되어 빗장뼈내리기를 제외한 모든 움직임을 제한한다.
- 관절원반(articular disc) : 빗장뼈와 복장뼈 사이의 충격을 흡수하고, 관절의 적합성을 높인다.

(3) 복장빗장관절의 운동

복장빗장관절(sternoclavicular joint)은 안장관절이며, 볼록한 모양과 오목한 모양의 관절면이 있다. 이 구조에 의해 빗장뼈는 올리기와 내리기, 내밀기와 들이기, 축회전운동 등을 한다. 기본적으로 팔이음뼈(어깨뼈와 빗장뼈 등)의 모든 운동에는 복장빗장관절이 관여한다. 그러므로 복장빗장관절이 유착되면 빗장뼈와 어깨뼈의 운동이 제한되어 어깨 전체의 운동이 제한된다.

① 올리기와 내리기

복장빗장관절의 올리기와 내리기는 회전의 앞뒤축에서 이루어지는 이마면의 운동이며, 빗장뼈를 약 45

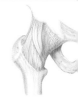

도 올리고 약 10도 내릴 수 있다.

② 내밀기와 들이기

복장빗장관절의 내밀기와 들이기는 회전의 수직축에서 이루어지는 수평면의 운동이며, 각각 약 15~30도의 운동이 가능하다.

③ 회전축

어깨를 벌리거나 굽힐 때는 빗장뼈가 뒤쪽으로 돈다. 어깨를 벌리면 부리빗장인대가 긴장하여 빗장뼈가 뒤쪽으로 돈다. 어깨를 펴거나 모으면 빗장뼈는 뒤쪽으로 돌아 본래의 위치로 돌아간다.

2) 복장어깨관절

(1) 복장어깨관절의 특징

복장어깨관절(sternoscapular joint)은 가슴우리 뒷벽과 어깨뼈 앞면이 닿는 부위이다. 복장어깨관절의 운동은 가슴우리 뒷벽을 이동하는 어깨뼈의 움직임을 나타낸다. 복장어깨관절의 기본적인 운동과 위치는 어깨의 기본적인 기능에 꼭 필요하다.

(2) 복장어깨관절의 운동

복장어깨관절의 운동은 올리기와 내리기, 내밀기와 들이기, 위쪽돌리기와 아래쪽돌리기이다. 모든 운동은 어깨부위를 이루는 다른 세 개 관절의 운동에도 관련된다.

① 올리기와 내리기

어깨뼈를 올리면(예 : 어깨를 움츠리는 동작) 가슴우리 위에서 어깨뼈가 위쪽으로 미끄러진다. 어깨뼈를 내리면 가슴우리 위에서 어깨뼈가 아래쪽으로 미끄러진다(예 : 어깨를 움츠렸다가 정지자세로 돌아가거나 앉은 자세에서 손을 짚고 일어날 때 어깨 전체를 누른다).

② 내밀기와 들이기

어깨뼈를 내밀면 가슴우리 위에서 가로로 미끄러지고, 정중선에서 멀어진다. 반대로 어깨뼈를 들이면 정중선에 가까워진다.

③ 위쪽돌리기와 아래쪽돌리기

어깨뼈를 위쪽으로 돌리면(upward rotation) 관절오목이 위쪽으로 돈다. 이것은 머리 위에 팔을 올릴 때 자연적으로 일어나는 현상이다. 반대로 어깨뼈를 아래쪽으로 돌리면(downward rotation) 위쪽돌리기자세에서 정지자세로 돌아간다. 이것은 팔을 올려 옆구리로 돌릴 때 자연히 일어난다.

3) 봉우리빗장관절

(1) 봉우리빗장관절의 특징

봉우리빗장관절(AC : acromioclavicular joint)은 활주관절(arthrodial articulation, 전동관절) 혹은 평면관절로, 빗장뼈의 가쪽과 어깨뼈의 봉우리로 이루어진다. 봉우리빗장관절은 빗장뼈가쪽끝에서 어깨뼈에 닿고,

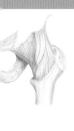

어깨뼈와 위팔뼈의 운동에 관여한다. 봉우리빗장관절에는 강한 힘이 가해지기 때문에 몇 개의 인대가 관절을 안정시키고 있다.

(2) 봉우리빗장관절의 지지구조
봉우리빗장관절을 지지하는 구조물은 다음과 같다.
- 봉우리빗장인대(acromioclavicular ligament) : 빗장뼈와 봉우리를 연결한다. 어깨뼈의 탈구를 방지하고, 어깨뼈와 빗장뼈의 운동에 관여한다.
- 부리빗장인대(coracoclavicular ligament) : 원뿔모양인대와 마름모모양인대로 구성된다. 이 인대들은 어깨뼈를 빗장뼈에서 매달리게 해 탈구를 방지한다.
- 부리어깨봉우리인대(coracoacromial ligament) : 부리돌기부터 봉우리에 닿는다. 따라서 이 인대는 같은 뼈의 몸쪽부분과 먼쪽부분에 닿는데, 이러한 예는 적지 않다. 부리어깨봉우리인대는 봉우리를 따라 위팔뼈머리를 보호하는 지붕의 덮개같은 기능을 하고, 부리어깨봉우리의 아치를 형성한다.

(3) 봉우리빗장관절의 운동
봉우리빗장관절은 위쪽돌리기와 아래쪽돌리기, 수평면에서 돌리기, 시상면에서 돌리기 등 세 가지 운동을 한다. 이 관절의 운동범위는 좁지만 어깨뼈와 위팔뼈 사이의 미세조정에 중요한 역할을 한다. 또한 어깨뼈가 가슴우리뒷벽에 단단히 접촉되도록 돕기도 한다.

4) 오목위팔관절

(1) 오목위팔관절의 특징
오목위팔관절(glenohumeral joint, 위팔어깨관절)은 어깨뼈의 관절오목에서 위팔뼈머리와 관절을 이룬다. 위팔뼈머리는 큰 반구모양이며, 관절오목은 비교적 편평하다. 이 관절은 세 가지 운동면에서 가동범위가 넓지만 안정성은 높지 않다. 이 관절의 인대와 관절주머니는 비교적 얇고, 보조적으로만 관절을 안정시킬 수 있다. 이 관절을 안정시키는 힘은 주로 주위의 근육조직, 특히 돌림근띠(rotator cuff)로부터 얻는다.

(2) 오목위팔관절의 지지구조
오목위팔을 지지하는 구조물은 다음과 같다.
- 돌림근띠(rotator cuff) : 가시위근 · 가시아래근 · 어깨밑근 · 작은원근 등 네 개의 근육이 합쳐진 것으로, 위팔뼈머리 주변에 있으며, 관절오목에 대해 위팔뼈머리를 고정시키는 작용을 한다.
- 관절주머니인대군(capsular ligaments) : 얇은 섬유모양의 주머니에서 위 · 중간 · 아래관절위팔인대로 이루어진다. 이 비교적 느슨한 주머니가 관절오목의 가장자리와 위팔뼈머리에 부착되어 있다.
- 부리위팔인대(coracohumeral ligament) : 부리돌기와 큰결절의 앞면에 닿는다. 과도한 가쪽돌리기, 굽히기, 펴기, 위팔뼈의 아래쪽이동 등을 제한한다.
- 절구테두리(acetabular labrum) : 관절오목의 테두리를 이루는 섬유연골고리이다. 이것은 오목위팔관절

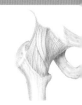

의 움푹한 곳을 깊게 하고 관절오목의 깊이를 약 2배로 만든다. 절구테두리가 관절오목을 깊게 하기 때문에 위팔뼈와 관절오목의 흡인효과가 상승하고, 관절의 안정성이 높아진다.

- 위팔두갈래근긴갈래(long head of biceps brachii) : 힘줄의 몸쪽부분이 위팔뼈머리 윗부분 주변을 에워싸고 위결절오목에 닿는다. 이 힘줄은 절구테두리가 부분적으로 늘어날 때 작용하여 앞쪽의 안정성을 높여준다.

(3) 오목위팔관절의 운동

오목위팔관절은 절구관절로, 주요한 운동은 벌리기, 모으기, 굽히기, 펴기, 안쪽돌리기, 가쪽돌리기이다. 수평벌리기와 수평모으기라는 용어는 어깨의 특별한 움직임을 표현할 때 사용한다.

① 벌리기와 모으기

오목위팔관절의 벌리기와 모으기는 이마면에서 위팔뼈의 앞뒤축에서 이루어지는 회전운동이다. 일반적

심화학습

어깨의 운동에 따른 뼈의 움직임

어깨를 운동할 때 일어나는 위팔뼈·어깨뼈·빗장뼈의 정상적인 상호작용은 다음과 같다.

□수평벌리기
- 위팔뼈의 수평벌리기
- 어깨뼈의 들이기
- 빗장뼈의 들이기

□수평모으기
- 위팔뼈의 수평모으기
- 어깨뼈의 내밀기
- 빗장뼈의 내밀기

□굽히기
어깨를 굽힐 때에는 오목위팔관절의 굽히기와 복장어깨관절의 위쪽돌리기가 2대1의 비율로 일어난다.
- 위팔뼈의 굽히기
- 어깨뼈의 위쪽돌리기
- 빗장뼈의 올리기와 뒤쪽돌리기

□펴기
펴지는 범위에 의해 오목위팔관절과 복장어깨관절의 움직이는 비율이 변화한다. 당길 때에는 어깨를 90도 굽힌 자세에서부터 10도 편 자세까지의 범위에서 움직인다.
- 위팔뼈의 펴기
- 어깨뼈의 아래쪽돌리기와 들이기
- 빗장뼈의 내리기와 들이기

□벌리기
어깨를 벌릴 때에는 오목위팔관절의 벌리기와 복장어깨관절의 위쪽돌리기가 2대1의 비율로 일어난다.
- 위팔뼈의 벌리기
- 어깨뼈의 위쪽돌리기
- 빗장뼈의 올리기와 뒤쪽돌리기

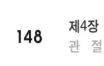

으로 오목위팔관절은 120도로 벌릴 수 있다. 그런데 오목위팔관절을 180도로 벌리려면 벌림과 동시에 어깨뼈의 60도 위쪽돌리기도 필요하다. 이러한 벌리기에서 중요한 점은 위팔뼈의 볼록한 뼈머리가 위쪽으로 구르기와 아래쪽으로 미끄러지기가 동시에 이루어져야 한다는 것이다. 이때 아래쪽으로 미끄러지기가 일어나지 않으면 벌릴 때 위팔뼈머리가 봉우리에 걸리는데, 이것이 충돌증후군(impingement)이다. 이것은 가시위근 혹은 2개의 뼈구조 사이에 긴 봉우리밑주머니가 손상되어 일어나는 증상이다. 한편 오목위팔관절을 모을 때에는 어깨를 벌릴 때와 반대로 움직인다.

② 굽히기와 펴기

오목위팔관절의 굽혔다펴기는 시상면에서 위팔뼈의 안쪽-가쪽축에서 이루어지는 회전운동이다. 축은 비교적 일정하기 때문에 이 운동을 할 때에는 관절운동학적인 구르기와 미끄러지기는 필요하지 않다. 120도 굽히기와 45도 펴기는 오목위팔관절에서 가능하다. 어깨를 180도 굽히기 위해서는 벌리기운동과 마찬가지로 어깨뼈의 60도 위쪽돌리기가 필요하다.

③ 안쪽돌리기와 가쪽돌리기

오목위팔관절의 안쪽 및 가쪽으로 돌리기는 수평면에서 이루어지는 수직축에 의한 회전운동이다. 안쪽돌리기는 위팔뼈의 앞면을 안쪽으로 돌려서 정중선에 가까워지는 움직임이고, 가쪽돌리기는 위팔뼈의 앞면이 가쪽으로 돌아가 정중선보다 멀어지는 움직임이다.

④ 수평모으기과 수평벌리기

어깨를 90도 벌린 자세에서 위팔뼈가 수평면에서 정중선으로 가까워지는 움직임을 수평모으기, 정중선보다 멀어지는 움직임을 수평벌리기라고 한다. 이 운동들은 보트를 젓는 동작과 팔굽혀펴기 시에 이용된다.

6. 팔꿈치 및 아래팔의 관절

1) 팔꿈치의 관절

(1) 위팔자관절과 위팔노관절

팔꿈치를 이루는 관절인 팔꿉관절(elbow joint)은 위팔자관절과 위팔노관절로 이루어진 경첩관절이다.

위팔자관절(humeroulnar joint)은 구조적으로 팔꿈치의 안정성을 대부분 담당한다. 이 안정성은 위팔뼈에 있는 실감개모양의 도르래와 자뼈에 있는 아래턱과 같은 도르래패임의 연결에 기인한다. 이 경첩과 같은 관절은 팔꿈치의 굽히기와 펴기를 제한한다.

위팔노관절(humeroradial joint)은 컵모양의 노오목(radial fossa)과 공모양의 위팔뼈작은머리(capitulum of humerus)로 이루어진다. 이 때문에 노뼈머리와 위팔뼈작은머리는 항상 닿아 있고, 엎치기와 뒤치기를 할 때는 노뼈가 축이 되어 돌아갈 수 있도록 되어 있다. 또, 굽히고 펼 때는 위팔뼈작은머리를 축으로 하여 노뼈머리가 구르기와 미끄러지기를 하여 돌아갈 수 있게 되어 있다. 위팔노관절은 위팔자관절보다 팔꿈치의 안정성에 적게 기여한다.

아래팔을 뒤친 자세에서 팔꿈치를 완전히 펴면 아래팔이 위팔뼈에 대해 약 15~20도 가쪽으로 기울어지

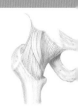

는데, 이것을 생리적 밖굽이팔꿈치(physiologic cubitus valgus, 외반주)라고 한다. 바깥굽음(valgus)은 문자 그대로 바깥쪽으로 젖혀진다는 의미이다. 또, 이 생리적 밖굽이팔꿈치는 물건을 몸에서 떨어뜨려 운반할 수 있다는 의미에서 운반각(carrying angle)이라고도 한다. 생리적 밖굽이팔꿈치는 팔꿈치의 외상에 의해 과도

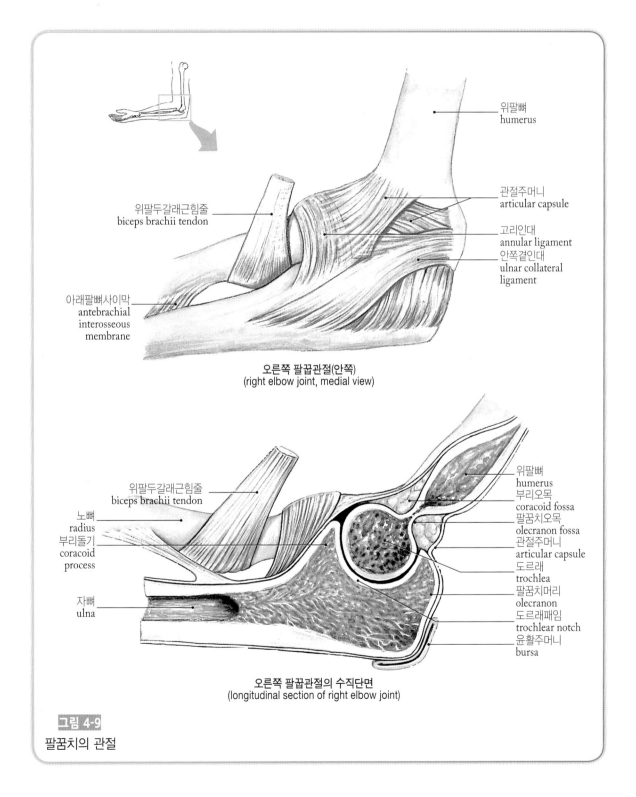

위팔뼈
humerus

관절주머니
articular capsule

고리인대
annular ligament

안쪽곁인대
ulnar collateral
ligament

위팔두갈래근힘줄
biceps brachii tendon

아래팔뼈사이막
antebrachial
interosseous
membrane

오른쪽 팔꿉관절(안쪽)
(right elbow joint, medial view)

위팔두갈래근힘줄
biceps brachii tendon

노뼈
radius
부리돌기
coracoid
process

자뼈
ulna

위팔뼈
humerus
부리오목
coracoid fossa
팔꿈치오목
olecranon fossa
관절주머니
articular capsule
도르래
trochlea
팔꿈치머리
olecranon
도르래패임
trochlear notch
윤활주머니
bursa

오른쪽 팔꿉관절의 수직단면
(longitudinal section of right elbow joint)

그림 4-9
팔꿈치의 관절

joint

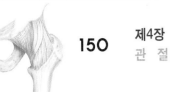

한 밖굽이팔꿈치(excessive cubitus valgus) 또는 안굽이팔꿈치(cubitus varus)로 변형되기도 한다.

(2) 팔꿉관절의 지지구조

팔꿉관절을 지지하는 구조물은 다음과 같다.

- 관절주머니(articular capsule) : 세 개의 다른 관절(위팔자관절, 위팔노관절, 몸쪽노자관절)을 둘러싼 얇고 잘 늘어나는 결합조직의 띠이다.
- 안쪽곁인대(medial collateral ligament) : 안쪽위관절융기에서 일어나 갈고리돌기(coronoid process, 구상돌기)와 팔꿈치머리의 안쪽면에 닿는 섬유이며, 주로 밖굽이팔꿈치를 일으키는 힘에 저항하여 팔꿈치의 안정성에 기여한다.
- 가쪽곁인대(lateral collateral ligament) : 가쪽위관절융기에서 일어나 최종적으로 아래팔 몸쪽부분의 가쪽면에 닿는다. 이 섬유는 안굽이팔꿈치를 발생시키는 힘에 저항하여 팔꿈치의 안정성에 기여한다.

한편 안쪽 및 가쪽곁인대의 주요기능은 팔꿈치의 과도한 안굽음(varus)과 바깥굽음(valgus)에 의한 변형을 제한하는 데 있다. 안쪽곁인대는 넘어질 때 신체를 지지하려고 함으로써 손상되는 경우가 많다. 이러한 인대는 팔꿈치를 극단적으로 굽히거나 펴면 긴장한다. 이 때문에 시상면에서의 움직임에 극단적인 힘이 가해지면 곁인대의 손상을 일으킬 가능성이 있다.

(3) 팔꿉관절의 운동

해부학적 자세에서 팔꿈치의 굽히기와 펴기는 두 위관절융기를 통과하는 안쪽-가쪽축에 의한 시상면에서 이루어지는 운동이다. 팔꿈치는 아래팔을 자유롭게 하기 위해 두갈래근을 사용하여 굽히거나 펼 수도 있고, 아래팔을 고정시키면 팔굽혀펴기도 할 수 있다.

2) 아래팔의 관절

(1) 아래팔 관절의 구조

아래팔은 몸쪽노자관절(proximal radioulnar joint)과 먼쪽노자관절(distal radioulnar joint)로 이루어진다. 그 이름과 같이 이들 관절은 각각 아래팔의 몸쪽끝과 먼쪽끝에 있다. 아래팔의 엎치기와 뒤치기는 이들 두 관절이 각각 운동함으로써 이루어진다. 그림 4-10에서 A는 아래팔을 완전히 뒤친 자세인데, 이때 노뼈와 자뼈는 서로 평행을 이룬다. 한편 아래팔을 완전히 엎친 자세에서는 노뼈가 자뼈의 위를 교차한다.

아래팔의 엎치기와 뒤치기는 거의 움직이지 않는 자뼈 주위를 노뼈가 돌아감으로써 이루어진다. 엎치기와 뒤치기는 손의 움직임이나 위치를 설명하는 용어이지만, 이 동작은 사실 아래팔에서 일어난다. 위팔뼈에 대한 손의 위치를 보면 이러한 아래팔의 운동을 관찰할 수 있다. 손목관절은 노뼈의 먼쪽끝과 손목뼈와의 사이에서 굉장히 안정되어 있기 때문에 노뼈의 회전에 따라 손이 돌아간다. 이때 자뼈는 위팔자관절에 의해 안정되어 있어 거의 움직이지 않는다.

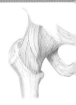

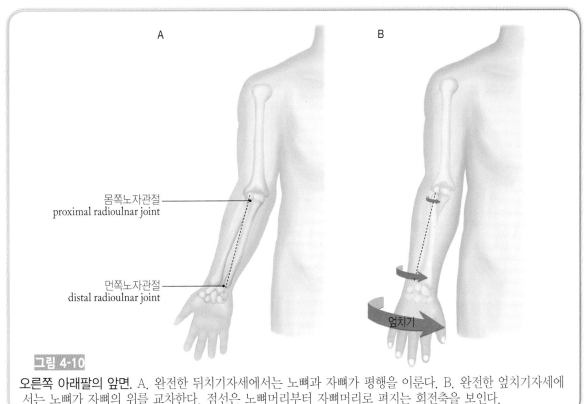

A

B

몸쪽노자관절
proximal radioulnar joint

먼쪽노자관절
distal radioulnar joint

엎치기

그림 4-10

오른쪽 아래팔의 앞면. A. 완전한 뒤치기자세에서는 노뼈과 자뼈가 평행을 이룬다. B. 완전한 엎치기자세에서는 노뼈가 자뼈의 위를 교차한다. 점선은 노뼈머리부터 자뼈머리로 펴지는 회전축을 보인다.

(2) 몸쪽 및 먼쪽노자관절의 지지구조

몸쪽 및 먼쪽노자관절을 지지하는 구조물은 다음과 같다.

- 고리인대(annular ligament) : 노뼈머리 주위와 자뼈노패임 옆면을 감은 것처럼 닿아 있는 결합조직의 두꺼운 고리모양의 인대이다. 이 고리같은 구조는 노뼈머리를 자뼈에 단단히 고정시키면서 아래팔의 엎침과 뒤침 시에 노뼈머리가 자유롭게 돌게 한다.

- 먼쪽노자관절주머니(capsule of distal radioulnar joint) : 손바닥쪽과 손등쪽의 관절주머니인대에 의해 보강되어 있으며, 먼쪽노자관절의 안정성을 높인다.

- 뼈사이막(interosseous membrane) : 노뼈와 자뼈의 결합을 보조한다. 근육이 닿는곳이 되기도 하며, 아래팔을 통해 힘을 몸쪽부분으로 전달한다.

(3) 아래팔 관절의 운동

뒤치기는 식사를 하고, 세수를 하고, 컵을 잡을 때처럼 대부분 손바닥을 위로 하여 이루어지는 동작을 말한다. 반대로 엎치기는 테이블 위의 물건을 잡고, 의자에 손을 짚고 일어서기와 같이 대부분 손바닥을 아래로 하여 이루어지는 동작을 말한다.

엎치기와 뒤치기는 노뼈머리에서 자뼈머리까지 뻗은 회전축 주위를 노뼈가 회전함으로써 이루어진다. 아래팔의 0도(중립자세)는 엄지손가락을 위로 한 자세이다. 일반적으로 이 자세에서 85도 뒤치기와 75도의 엎치기가 가능하다. 만약 엎치기와 뒤치기의 가동범위가 제한되면 어깨의 가쪽돌리기와 안쪽돌리기에 보상

joint

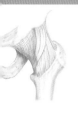

작용(구조나 기능의 결함을 보상하는 것. 대상작용)이 일어난다.

엎치기와 뒤치기는 몸쪽 및 먼쪽노자관절이 동시에 운동하여야 가능하다. 따라서 한쪽 관절의 움직임이 제한되면 다른 쪽 관절의 운동도 제한된다.

뒤치기 시 몸쪽노자관절에 위치하는 노뼈머리는 고리인대와 자뼈의 노패임으로 구성된 영역의 내부에서 엄지손가락방향으로 회전한다. 또, 회전하고 있는 노뼈머리는 위팔뼈작은머리에 닿는다. 먼쪽노자관절에서는 노뼈먼쪽부분의 볼록한 면이 정지한 자뼈에 대해 운동방향과 같은 방향으로 구르기와 미끄러지기가 일어난다.

엎치기의 관절운동은 반대방향 회전 외에는 기본적으로 뒤치기와 마찬가지이다. 완전히 엎치면 노뼈의 축은 자뼈의 축을 넘어서 회전한다. 노뼈와 인접한 손목은 자뼈에 비해 안정적이기 때문에 이 자세에서 아래팔의 안정성은 높으며, 관절에서도 제대로 위팔뼈에 고정된다.

표 4-5. 팔꿈치와 아래팔의 관절

관절	가능한 운동	정상가동범위	회전축	해설
위팔자관절 humeroulnar joint	굽히기와 펴기	과다펴기 5도~ 굽히기 145도	도르래를 통과하는 안쪽·가쪽축	팔꿈치를 움직이는 주요한 경첩과 같은 구조
위팔노관절 humeroradial joint	굽히기와 펴기		작은머리를 통과하는 안쪽·가쪽축	공유 관절로서 팔꿈치와 아래팔을 기능적으로 연결한다.
몸쪽노자관절 proximal radioulnar joint	엎치기와 뒤치기	엎치기 75도~ 뒤치기 85도	노뼈머리부터 자뼈머리로 뻗는 축	노뼈머리는 엎치기·뒤치기 시 만질 수 있다.
먼쪽노자관절 distal radioulnar joint	엎치기와 뒤치기		노뼈머리부터 자뼈머리로 뻗는 축	완전엎치기 시 먼쪽아래팔의 등쪽에서 자뼈머리의 충돌을 느낄 수 있다.

(4) 아래팔뼈사이막에 힘을 전달하는 메커니즘

아래팔뼈사이막(interosseous membrane)은 자뼈와 노뼈를 연결하는 역할을 한다. 아래팔뼈사이막의 섬유는 대부분 노뼈부터 먼쪽·안쪽(자쪽)으로 비스듬히 주행한다. 이 고유의 섬유는 손에서 위팔에 걸쳐 압박력을 전달하는 역할을 한다.

예를 들어 팔굽혀펴기와 보행기를 밀 때 80%의 압박력은 손목관절에 있기 때문에 노뼈에 의해 직접 손에서 손목관절로 전달된다. 몸쪽부분에 전달된 힘은 노뼈를 통과해서 아래팔뼈사이막의 특징적인 주행각도에 의해 부분적으로 자뼈로 전해진다. 그 결과 손목관절 및 노뼈에 의해 아래팔먼쪽부분에 전달된 압박력은 아래팔몸쪽부분을 통과하여 위팔자관절과 위팔노관절을 통해서 어깨까지 전달된다.

아래팔뼈사이막의 방향과 얼라인먼트에 의해 압박력이 팔꿈치의 위팔자관절과 위팔노관절에 균등하게 분배된다. 그런데 아래팔뼈사이막이 90도의 방향으로 배열되어 있으면 노뼈를 통과하여 위쪽으로 전달된 압박력은 아래팔뼈사이막을 긴장시키는 것이 아니라 오히려 완화시켜버린다. 완화된 아래팔뼈사이막은 느슨한 밧줄처럼 힘을 전달할 수 없다. 아래팔뼈사이막의 섬유방향에 의거한 이 부하전달 메커니즘은 무거운 문을 밀어서 열 때, 환자가 보행기를 사용해서 팔로 체중을 지지할 때 등에 사용된다.

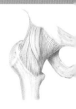

7. 손목과 손의 관절

1) 손목의 관절

(1) 손목 관절의 구조

손목의 관절은 손목관절(radiocarpal joint)과 손목뼈중간관절(midcarpal joint)로 이루어진 이중관절이다. 그밖에 작은 손목뼈사이관절들(intercarpal joints)이 손목뼈 사이에 많이 있다. 손목관절과 손목뼈중간관절은 가동범위가 크지만 손목뼈사이관절의 가동범위는 적다.

① 손목관절

손목관절(radiocarpal joint, 요수근관절)의 몸쪽부분은 노뼈의 오목한 면과 인접한 관절원반으로 이루어진다. 먼쪽부분은 손배뼈(scaphoid bone)와 반달뼈(lunate bone)에 의해 볼록한 관절면을 이룬다. 손목관절로부터 전달되는 힘의 80%는 손배뼈와 반달뼈를 통과해서 노뼈에 전해진다. 노뼈에서 크게 융기한 먼쪽부분은 이 힘을 잘 받아들이도록 되어 있다. 손을 편 상태로 넘어지면 손배뼈와 노뼈의 먼쪽부분이 손상되기 쉽다. 뼈엉성증(골다공증)에 의해 뼈가 약해지면 특히 이들 부위가 쉽게 골절된다.

자쪽에 위치하는 손목뼈와 자뼈의 먼쪽부분은 직접적으로 체중이 부하되지 않기 때문에 넘어질 때 골절위험은 적다. 더욱이 자뼈의 먼쪽끝과 자쪽손목뼈 사이에는 비교적 넓은 공간인 자쪽손목사이공간이 있어서 손목관절에서 전달된 힘을 감소시킨다.

② 손목뼈중간관절

손목뼈중간관절(midcarpal joint, 중수관절)은 손목뼈를 몸쪽배열과 먼쪽배열로 나눈다. 이 관절은 여러 개의 관절로 구성되지만, 주로 알머리뼈머리와 손배뼈 및 반달뼈 먼쪽면 오목부분 사이에 형성된다. 손배뼈와 반달뼈는 주요한 손목의 관절 두 개(손목관절과 손목뼈중간관절)를 구성하는 중요한 요소이다.

(2) 손목관절의 인대

손목관절은 섬유피막(관절주머니)이 덮고, 관절주머니는 바깥쪽 및 안쪽인대에 의해 보강된다. 바깥쪽인

표 4-6. 손목관절의 인대

인대	기능	해설
등쪽노손목인대 dorsal radiocarpal ligament	과도한 굽히기를 방지한다.	노뼈와 손목뼈등쪽에 닿는다.
가쪽곁인대 lateral collateral ligament	과도한 자쪽굽히기를 방지한다.	긴엄지벌림근이나 짧은엄지폄근 등에 의해 보강된다.
바닥쪽노손목인대 palmar radiocarpal ligament	과도한 손목관절 펴기를 방지한다.	손목관절 중에서 가장 두꺼운 인대이며, 3개의 인대로 구성된다.
안쪽곁인대 medial collateral ligament	과도한 노쪽굽히기를 방지한다.	자뼈손목복합체의 일부를 이루며, 먼쪽노자관절을 안정시킨다.

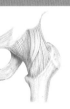

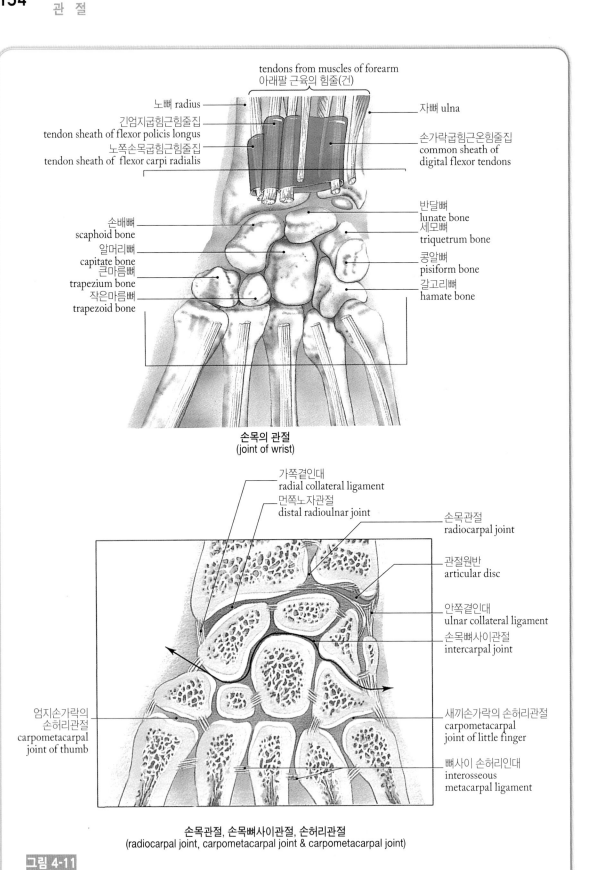

tendons from muscles of forearm
아래팔 근육의 힘줄(건)

노뼈 radius
긴엄지굽힘근힘줄집
tendon sheath of flexor policis longus
노쪽손목굽힘근힘줄집
tendon sheath of flexor carpi radialis

자뼈 ulna

손가락굽힘근온힘줄집
common sheath of
digital flexor tendons

손배뼈
scaphoid bone
알머리뼈
capitate bone
큰마름뼈
trapezium bone
작은마름뼈
trapezoid bone

반달뼈
lunate bone
세모뼈
triquetrum bone

콩알뼈
pisiform bone
갈고리뼈
hamate bone

손목의 관절
(joint of wrist)

가쪽곁인대
radial collateral ligament
먼쪽노자관절
distal radioulnar joint

손목관절
radiocarpal joint

관절원반
articular disc

안쪽곁인대
ulnar collateral ligament
손목뼈사이관절
intercarpal joint

엄지손가락의
손허리관절
carpometacarpal
joint of thumb

새끼손가락의 손허리관절
carpometacarpal
joint of little finger

뼈사이 손허리인대
interosseous
metacarpal ligament

손목관절, 손목뼈사이관절, 손허리관절
(radiocarpal joint, carpometacarpal joint & carpometacarpal joint)

그림 4-11
손목과 손의 관절

joint

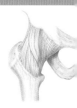

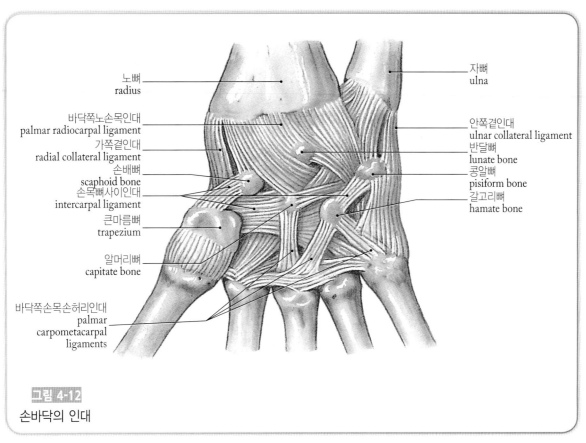

노뼈
radius

자뼈
ulna

바닥쪽노손목인대
palmar radiocarpal ligament

안쪽곁인대
ulnar collateral ligament

가쪽곁인대
radial collateral ligament

반달뼈
lunate bone

손배뼈
scaphoid bone

콩알뼈
pisiform bone

손목뼈사이인대
intercarpal ligament

갈고리뼈
hamate bone

큰마름뼈
trapezium

알머리뼈
capitate bone

바닥쪽손목손허리인대
palmar
carpometacarpal
ligaments

그림 4-12

손바닥의 인대

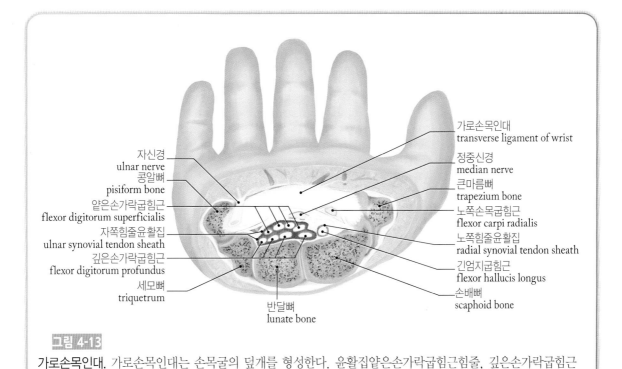

가로손목인대
transverse ligament of wrist

자신경
ulnar nerve

정중신경
median nerve

콩알뼈
pisiform bone

큰마름뼈
trapezium bone

얕은손가락굽힘근
flexor digitorum superficialis

노쪽손목굽힘근
flexor carpi radialis

자쪽힘줄윤활집
ulnar synovial tendon sheath

노쪽힘줄윤활집
radial synovial tendon sheath

깊은손가락굽힘근
flexor digitorum profundus

긴엄지굽힘근
flexor hallucis longus

세모뼈
triquetrum

손배뼈
scaphoid bone

반달뼈
lunate bone

그림 4-13

가로손목인대. 가로손목인대는 손목굴의 덮개를 형성한다. 윤활집얕은손가락굽힘근힘줄, 깊은손가락굽힘근
힘줄, 긴엄지굽힘근힘줄을 둘러싸고 있다. 정중신경은 손목굴의 중앙에 있지만 자신경은 손목굴의 바깥에
위치한다.

joint

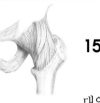

대의 이는곳은 손목뼈 가쪽에 있고, 닿는곳은 손목뼈에 있다. 한편 안쪽인대의 이는곳과 닿는곳은 모두 손목뼈에 있다.

(3) 손목관절의 운동

손목관절의 운동에는 굽히기, 펴기, 자쪽굽히기, 노쪽굽히기가 있다. 손목관절에서는 노뼈를 고정시켰을 때 간신히 이루어지는 관절주머니 속에서 이루어지는 운동을 제외하고 회전운동은 일어나지 않는다. 이 회전운동은 손목관절에 대한 뼈의 적합성과 인대에 의해 조정된다. 엎치기와 뒤치기는 노뼈의 궤도에 손과 손목관절이 이어져 발생하는 아래팔 돌리기를 의미한다.

손목관절이 운동할 때의 회전축은 알머리뼈(capitate bone)의 머리부분을 통과한다. 굽히기와 펴기의 축은 안쪽·바깥쪽방향으로 주행하고, 노쪽굽히기와 자쪽굽히기의 축은 앞뒤방향으로 주행한다. 알머리뼈와 셋째손허리뼈바닥의 관절은 견고하게 고정되어 있기 때문에 손 전체의 운동방향으로 알머리뼈가 돌아간다.

① 굽히기와 펴기

손목관절의 굽히기와 펴기의 가동범위는 중립자세(0도)에서 합계 130~145도에 있고, 굽히기는 70~80도, 펴기는 60~65도에서 이루어진다. 보통 굽히기는 펴기보다 15도 크다. 펴기는 약간 긴 노뼈면쪽부분의 등쪽면에 손목뼈가 충돌하는 것과 두꺼운 바닥쪽노손목인대의 긴장에 의해 제한된다.

② 노쪽굽히기와 자쪽굽히기

손목관절의 노쪽굽히기와 자쪽굽히기의 가동범위는 중립자세(0도)에서 합계 45~55도에 있고, 자쪽굽히기는 30~35도, 노쪽굽히기는 15~20도에서 이루어진다. 자쪽굽히기는 자뼈손목공간이라는 공간이 있기 때문에 노쪽굽히기 가동범위의 2배이다. 노쪽굽히기는 노뼈의 붓돌기에 손목뼈의 노쪽면이 부딪치기 때문에 가동범위가 제한된다.

2) 손의 관절

(1) 손 관절의 구조

손의 관절을 학습하기 전에 손가락의 운동을 표현하는 전문용어를 알아야 한다. 다음의 표현은 팔꿈치 펴기, 아래팔 최대뒤치기, 손목관절 중립자세의 해부학적 자세에서 운동을 시작하는 것으로 한다.

손가락의 운동은 신체의 중요한 면을 사용하여 표현한다. 굽히기와 펴기는 시상면에서 이루어지고, 모으기와 벌리기는 이마면에서 이루어진다. 손 이외 대부분의 신체부위에서는 모으기나 벌리기가 몸분절이 정중선을 향하거나 멀어지는 운동을 표현하는데, 손가락의 모으기와 벌리기는 가운데손가락으로 향하거나(모으기) 가운데손가락으로부터 멀어지는(벌리기) 운동으로 표현한다.

엄지손가락 전체는 거의 90도 회전하기 때문에 엄지손가락의 운동을 표현하는 용어는 다른 손가락의 운동을 표현하는 용어와는 다르다. 굽히기는 이마면에서 손바닥을 따라 평행으로 움직이는 손바닥면의 운동이고, 펴기는 해부학적 자세의 방향으로 엄지손가락을 되돌리는 것이다. 벌리기는 시상면에서 손바닥에서부터 엄지손가락이 멀어지는 앞쪽의 운동이고, 모으기는 반대로 손바닥으로 엄지손가락을 되돌리는 운동이다. 맞섬은 손바닥 위에서 어느 손가락이든 그 끝을 닿게 하는 운동을 표현하는 용어이다.

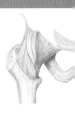

(2) 손목손허리관절

① 손목손허리관절의 움직임

손목손허리관절(CMC：carpometacarpal joint, 수근중수관절)은 먼쪽의 손목뼈와 5개의 손허리뼈 사이에 있는 관절이다. 이들 관절은 손의 가장 몸쪽부분에 위치한다.

손의 모든 운동은 각 손가락의 가장 몸쪽에 있는 손목손허리관절에서 시작한다. 집게손가락과 가운데손가락의 CMC관절은 먼쪽의 손목뼈와 강하게 결합되어 손 전체의 안정적인 중앙지지대를 형성한다. 대조적으로 말초의 손목손허리관절은 노쪽과 자쪽에서 가동성이 있는 부위인데, 물건을 잡을 때에는 손의 중앙지지대를 중심으로 한 동작을 가능하게 한다.

엄지손목손허리관절(엄지손가락의 안장관절로 알려져 있다)은 특히 맞섬 시에 최고의 운동성을 발휘한다. 넷째·다섯째손목손허리관절은 첫째손목손허리관절 다음으로 운동성이 있는 관절인데, 손의 자쪽모서리에서 잡으려는 운동을 한다.

넷째·다섯째손목손허리관절의 가동성이 증가하면 움켜쥐는 효과가 커지고, 맞서는 엄지손가락과의 기능적 관계는 강해진다.

손의 손목손허리관절은 손바닥을 완만하게 볼록한 모양으로 바꾸고, 교차성을 높인다. 그 특징은 손의 기능을 특징짓는 중요한 요소이다. 예를 들어 원통모양의 물체를 잡을 때에도 손바닥에 들어맞고, 집게손가락과 가운데손가락은 움켜쥐는 능력이 발휘되도록 한다.

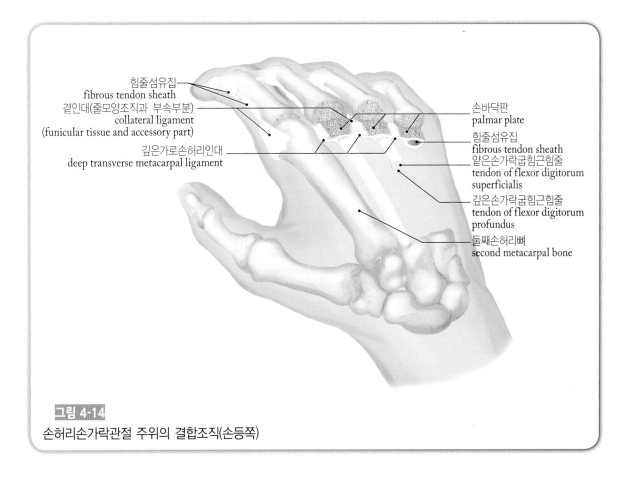

그림 4-14
손허리손가락관절 주위의 결합조직(손등쪽)

joint

② 엄지손가락의 손목손허리관절

엄지손가락의 손목손허리관절은 첫째손가락열의 밑동, 즉 손허리뼈(metacarpal bone)와 큰마름뼈(trapezium) 사이에 있다. 이 관절은 손목손허리관절 중에서 가장 복합하고 중요한 것으로, 엄지손가락이 광범위한 운동을 할 수 있게 한다. 이 안장관절에 의해 엄지손가락이 충분히 맞설 수 있고, 다른 손끝에 닿을 수도 있다. 이 움직임에 의해 손바닥 가운데 있는 물건을 엄지손가락으로 누를 수 있다.

엄지손목손허리관절의 관절주머니는 큰 관절가동범위를 얻기 위해 본래 느슨하게 되어 있으며, 단지 관절주머니는 인대와 근육에 의해 보강되고 있을 뿐이다. 이차적 외상에 의한 인대단열 · 과사용 · 관절염 등은 관절탈골을 일으키기 쉬운데, 이때 엄지손가락 밑동에 특유의 혹을 형성한다.

ⓐ 엄지손목손허리관절의 구조

엄지손목손허리관절(carpometacarpal joint of thumb)은 전형적인 안장관절이다. 안장관절의 특징은 마치 말의 안장처럼 각 관절면의 한쪽은 볼록하고 다른 쪽은 오목한 모양이다. 이 때문에 큰 가동성과 안정성이 확보된다.

ⓑ 엄지손목손허리관절의 운동

손목손허리관절의 벌리기와 모으기는 시상면에서, 굽히기와 펴기는 이마면에서 일어난다. 엄지손가락의 맞섬(opposition)과 위치복원(reposition ; 원래의 위치로 돌아간다)은 주요한 두 개의 운동면(모으기와 벌리기, 굽히기와 벌리기가 일어나는 면)에서 일어난다.

- 벌리기와 모으기 : 손목손허리관절을 모은 자세는 엄지손가락과 손바닥 가운데에 있다. 대조적으로 최대로 벌린 자세에서는 손바닥면에 대해 약 45도 앞쪽에 첫째손허리뼈가 있다. 최대로 벌렸을 때 엄지손가락의 물갈퀴부분을 열어서 컵과 같은 물체를 움켜쥘 수 있도록 하고, 넓고 오목한 커브를 형성한다.
- 굽히기와 펴기 : 엄지손목손허리관절의 굽히기와 펴기는 손허리뼈에서 다양한 축회전이 관계된다. 손허리뼈는 펼 때 살짝 안쪽으로 돌아가고(가운데손가락으로 향한다), 펼 때에는 살짝 가쪽으로 돌아간다(가운데손가락에서 떨어진다)한다. 축회전은 최대로 편 자세에서 최대로 굽힌 자세까지 엄지손가락의 손톱이 변화되는 모습을 관찰하면 알기 쉽다.
- 맞섬 : 엄지손가락을 다른 손가락끝에 대는 능력은 기본적인 운동으로, 손가락 전체의 기능이 정상임을 나타낸다. 이 운동은 복합운동이다.

(2) 손허리손가락관절

① 집게~새끼손가락의 손허리손가락관절

ⓐ 일반적인 특징과 인대

손허리손가락관절(MCP : metacarpophalangeal joint, 중수지절관절)은 손허리뼈머리의 볼록한 면과 첫마디뼈 몸쪽의 얇은 오목한 면으로 형성되는 비교적 큰 관절이다. MCP관절의 운동은 주로 두 개의 운동면에서 이루어진다(시상면에서의 굽히기와 펴기, 이마면에서의 벌리기와 모으기).

MCP관절의 역학적 안정성은 손의 생체역학에서 매우 중요하다. 간단히 설명하면 MCP관절은 손의 가동범위를 지지하는 문설주 기능을 한다. 일반적으로 MCP관절의 안정성은 손가락들을 연결하는 결합조직의 복잡한 집합체에 의해 보호된다.

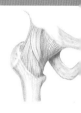

ⓑ 손허리손가락관절의 지지구조

MCP관절을 지지하는 구조물은 다음과 같다.

- 관절주머니(articular capsule) : MCP관절을 에워싸서 안정시키는 결합조직이다.
- 가쪽 및 안쪽곁인대(radial and ulnar collateral ligament) : MCM관절을 손바닥쪽으로 비스듬하게 가로지르고, 벌리기와 모으기를 제한한다. 굽히기에서 긴장한다.
- 섬유손가락힘줄집(tendon sheath of digits of hand) : 바깥쪽손가락굽힘근힘줄을 위한 터널 또는 도르래를 형성한다. 윤활성을 보조하기 위해 윤활집을 포함하고 있다.
- 손바닥쪽판 : MCP관절은 손바닥쪽을 가로지르는 두꺼운 섬유연골인대로, 넓고 편평한 구조이다. 이 구조물은 MCP관절의 과다펴기를 제한한다.
- 깊은가로손허리인대(deep transverse metacarpal ligament) : 이 세 인대에 의해 둘째~다섯째손허리뼈가 서로 연결된다. 편평한 구조를 하고 있다.

MCP관절은 첫마디뼈관절면, 곁인대, 손바닥쪽판의 등쪽면에 의해 오목한 모양이 형성된다. 이들 조직은 큰 손허리뼈머리를 받아들이기 위해 3개의 측면으로 이루어진 용기를 만든다. 이 구조에 의해 관절의 안정성과 접촉면이 증가한다.

② 손허리손가락관절의 운동

MCP관절은 굽히기·펴기·벌리기·모으기 등의 운동뿐만 아니라 다른 여러 가지 운동도 할 수 있다. MCP관절이 릴랙스되어 거의 펴진 상태에서는 손허리뼈머리에 대한 첫마디뼈의 수동적인 가동성을 스스로 확인할 수 있다.

손가락의 손허리손가락관절은 다음과 같은 운동을 한다.

- 굽히기와 펴기는 시상면의 안쪽-가쪽축에서 일어난다.
- 벌리기와 모으기는 이마면의 앞뒤축에서 일어난다.

③ 엄지손가락의 손허리손가락관절

엄지손가락의 MCP관절은 첫째손허리뼈의 볼록한 뼈머리와 엄지손가락첫마디뼈의 오목한 몸쪽면 사이에서 관절을 만든다. 엄지손가락첫마디뼈의 기본구조는 다른 손가락의 기본구조와 유사하지만, 엄지손가락 MCP관절의 자동 및 수동운동은 다른 손가락에 비해 굉장히 부족하다. 엄지손가락MCP관절은 이마면에서 굽히기와 펴기가 가능하다. 엄지손가락MCP관절의 펴기는 다른 손가락의 MCP관절과 달리 보통 2~3도로 제한된다. 엄지손가락 첫마디뼈는 최대로 편 상태에서 손바닥을 따라 가운데손가락으로 향하고, 60도 굽힐 수 있다.

(4) 손가락뼈사이관절

① 손가락의 손가락뼈사이관절

몸쪽 및 먼쪽손가락뼈사이관절은 MCP관절보다 먼쪽에 있다. 각 손가락의 손가락뼈사이관절은 굽히기와 펴기를 하는데, MCP관절보다 구조와 기능이 단순하다.

ⓐ 손가락뼈사이관절의 특징과 인대

몸쪽손가락뼈사이관절(PIP : proximal interphalangeal joint)은 첫마디뼈머리와 중간마디뼈바닥으로 이루

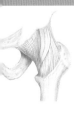

어진 관절이다. 먼쪽손가락뼈사이관절(DIP : distal interphalangeal joint)은 중간마디뼈머리와 끝마디뼈바닥으로 이루어진다. 이러한 관절의 관절면은 두꺼운 나무판자를 연결시키는 사개물림(tongue-and-groove)처럼 보인다. 이러한 구조에 의해 PIP관절과 DIP관절의 운동은 굽히기와 펴기로 제한된다.

작은 인대를 제외하면 MCP관절을 둘러싼 같은 인대가 PIP관절과 DIP관절도 둘러싼다. 각 손가락뼈사이(IP)관절에서 관절주머니는 가쪽ㆍ안쪽곁인대 및 손바닥쪽판으로 보강된다. 곁인대는 옆쪽으로의 모든 운동을 제한하며, 손바닥쪽판은 과다펴기를 제한한다.

ⓑ 손가락뼈사이관절의 운동

PIP관절은 100~120도까지 굽혀지고, DIP관절은 70~90도까지 굽혀진다. MCP관절과 마찬가지로 PIP관절과 DIP관절의 굽히기는 자쪽으로 갈수록 커진다. 보통 PIP관절과 DIP관절에서는 약간의 과다펴기가 나타난다. PIP관절과 DIP관절의 굽히기는 두 개의 손가락굽힘근인 얕은손가락굽힘근과 깊은손가락굽힘근에 의해 조절된다. 관절구조가 유사하므로 PIP관절과 DIP관절에서 같은 모양의 구르기와 미끄러지기가 일어난다. MCP관절과는 대조적으로 IP관절에서 곁인대의 수동적 긴장은 관절가동범위에서 비교적 일정하게 유지된다.

② 엄지손가락의 손가락뼈사이관절

엄지손가락IP관절의 구조와 기능은 다른 손가락의 IP관절과 유사하다. 엄지손가락의 IP관절은 중립자세

표 4-7. 손가락의 관절

관절	운동	운동면	관절가동범위 (해부학적 자세로부터)	설명
집게~새끼손가락의 CMC관절	다양한 모양의 물건을 안전하게 쥐기 위해 손바닥의 모양을 바꾼다.	여러 가지로 변화시킬 수 있다.	여러 가지로 변화킬 수 있다.	둘째ㆍ셋째손목손허리관절이 가장 안정적이다.
엄지손가락의 CMC관절	굽히기, 펴기	이마면	펴기는 10~15도, 굽히기는 45도까지	손에서 관절염이 일어나기 쉬운 부위
	벌리기, 모으기	시상면	벌리기는 0~45도	
	맞섬	3개의 면	엄지손가락끝이 새끼손가락의 끝에 닿는 모든 가동범위	
집게~새끼손가락의 MCP관절	굽히기, 펴기	시상면	굽히기는 0~100도	먼쪽가로아치의 문설주를 형성한다. 문설주가 손상되면 손이 완전히 평평해진다.
	벌리기, 모으기	이마면	과다펴기는 0~35도, 벌리기는 0~20도	
엄지손가락의 MCP관절	굽히기, 펴기	이마면	굽히기는 0~60도	
집게~새끼손가락의 PIP관절	굽히기, 펴기	시상면	굽히기는 0~110도	운동면은 하나뿐이다.
집게~새끼손가락의 DIP관절	굽히기, 펴기	시상면	굽히기는 0~90도	운동면은 하나뿐이다.
엄지손가락의 IP관절	굽히기, 펴기	이마면	굽히기는 0~70도, 과다펴기는 0~20도	상당한 과다펴기가 가능한 경우가 있다.

CMC(carpometacarpal)ㆍ손목손허리, DIP(distal interphalangeal) : 먼쪽손가락뼈사이, IP(interphalangeal) : 손가락뼈사이,
MCP(metacarpophalangeal) : 손허리손가락, PIP(proximal interphalangeal) : 몸쪽손가락뼈사이

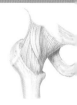

를 넘어 20도까지 수동적으로 과다펴기를 할 수 있다. 이 운동은 압정을 벽에 찌를 때처럼 엄지두덩으로 물체에 힘을 가할 때 자주 이용된다.

손가락의 관절과 그에 대응하는 운동, 운동면, 관절가동범위는 표 4-7과 같다.

8. 엉덩이의 관절

1) 엉덩관절

엉덩이(hip)의 관절인 엉덩관절(hip joint)은 일상적인 보행보다 격렬한 활동에서도 탈구가 되지 않을 수 있는 구조로 되어 있다. 넙다리뼈머리는 많은 인대나 근육에 의해 깊은 볼기뼈절구 속에서 확실히 유지된다. 넙다리에 있는 두꺼운 관절연골과 근육, 넙다리뼈몸쪽부분의 해면뼈(스폰지모양)는 엉덩관절에 걸리는 일상적인 큰 힘을 완충시키는 역할을 한다. 이러한 방위기구 중 어느 하나라도 기능부전이 되면 질환, 손상, 혹은 나이를 먹어감에 따라 점차 관절약화로 이어질 가능성이 있다.

2) 엉덩관절의 지지구조

(1) 엉덩관절 안의 지지구조

엉덩관절 안에서 엉덩관절을 지지하는 구조물은 다음과 같다.
- 절구가로인대(transverse acetabular ligament) : 절구패임에 걸려 있으며, 컵모양의 구조를 완성시킨다.
- 넙다리뼈머리인대(ligament of femoral head) : 절구가로인대부터 넙다리뼈오목까지 주행하는 칼집처럼 생긴 관모양의 결합조직이다. 폐쇄동맥에서 갈라져 혈관이 넙다리뼈머리인대 속으로 주행하면서 넙다리뼈머리에 혈액을 공급한다.
- 절구테두리(acetabular labrum) : 볼기뼈절구 가쪽끝을 에워싼 섬유연골의 뾰족한 고리 또는 입술이다. 윗입술은 절구오목을 깊게 만들어 넙다리뼈머리를 확실히 유지하고, 엉덩관절의 안정성을 높인다. 절구테두리는 넙다리뼈머리를 밀폐하여 부분적으로 진공상태를 형성시키고, 나아가 엉덩관절을 안정시킨다.
- 관절연골(articular cartilage) : 볼기뼈절구의 둥근면을 덮으면서 관절 안에서 완충장치를 한다. 보행의 입각기에 무게중심이 가장 높을 때 압력이 가해진 넙다리뼈머리의 윗부분은 관절연골이 가장 두껍다.

(2) 엉덩관절 밖의 지지구조

엉덩관절의 관절주머니 가쪽은 두껍고 강한 세 개의 인대, 즉 엉덩넙다리인대, 궁둥넙다리인대, 두덩넙다리인대로 보강되어 있다. 이들 인대는 볼기뼈절구의 가장자리에서 넙다리뼈의 앞면에 부착된다.

다음의 인대는 엉덩관절을 안정시키는 데 중요한 역할을 한다.
- 엉덩넙다리인대(iliofemoral ligament) 또는 Y인대(Y ligament) : Y자가 뒤집힌 모양을 한 굵고 강한 인대이

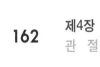
다. 인체에서 가장 굵은 인대의 하나로, 넙다리뼈의 돌기사이선(intertrochanteric line)에 닿는다. 엉덩관절의 과다펴기를 제한한다.

- 궁둥넙다리인대(ischiofemoral ligament) : 넙다리뼈목 주위를 나선형으로 주행하여 큰돌기의 앞쪽끝에 닿는다. 엉덩관절의 펴기와 안쪽돌리기를 제한한다.
- 두덩넙다리인대(pubofemoral ligament) : 넙다리뼈의 돌기사이선 아래쪽에 닿는다. 엉덩관절의 벌리기와 펴기를 제한한다.

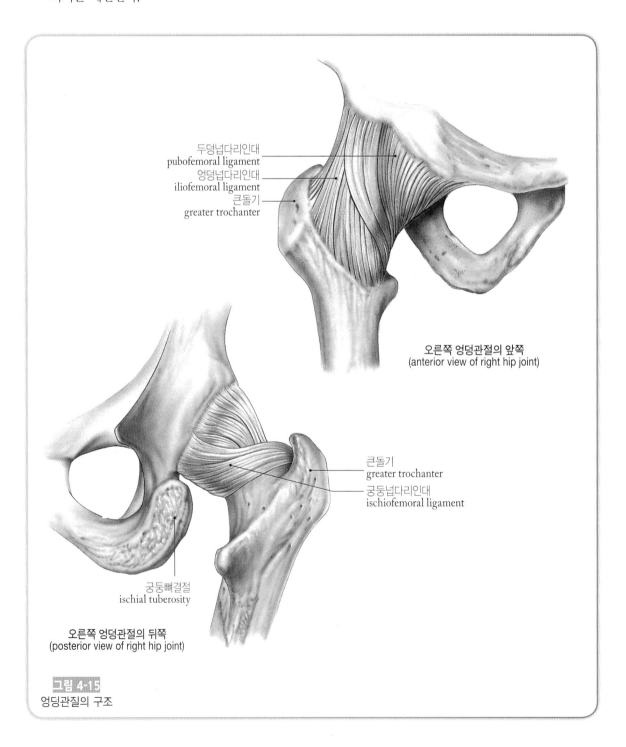

두덩넙다리인대
pubofemoral ligament
엉덩넙다리인대
iliofemoral ligament
큰돌기
greater trochanter

오른쪽 엉덩관절의 앞쪽
(anterior view of right hip joint)

큰돌기
greater trochanter
궁둥넙다리인대
ischiofemoral ligament

궁둥뼈결절
ischial tuberosity

오른쪽 엉덩관절의 뒤쪽
(posterior view of right hip joint)

그림 4-15
엉덩관질의 구조

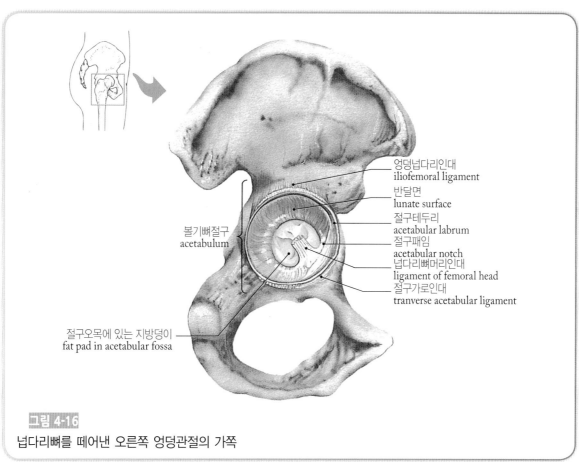

엉덩넙다리인대
iliofemoral ligament

반달면
lunate surface

절구테두리
acetabular labrum

절구패임
acetabular notch

넙다리뼈머리인대
ligament of femoral head

절구가로인대
tranverse acetabular ligament

볼기뼈절구
acetabulum

절구오목에 있는 지방덩이
fat pad in acetabular fossa

그림 4-16

넙다리뼈를 떼어낸 오른쪽 엉덩관절의 가쪽

3) 엉덩관절의 운동

(1) 엉덩관절의 운동형태

엉덩관절은 굽히기, 펴기, 벌리기, 모으기, 안쪽돌리기, 가쪽돌리기 등 6가지 운동을 할 수 있다. 신체의 중심축에 위치하는 엉덩관절은 넙다리뼈와 골반의 운동을 일으켜 다음의 세 가지 운동을 수행한다.

① 골반에 대한 넙다리뼈의 운동

넙다리뼈는 상대적으로 고정된 골반에 대해 돌아간다(예 : 계단을 오르기 위해 다리를 올린다).

② 긴 호를 그리는 넙다리뼈에 대한 골반의 운동

골반은 고정된 넙다리뼈를 축으로 하여 긴 호를 그리면서 도는 운동을 할 수 있다. 이러한 운동은 정지한 넙다리뼈 위에서 몸통을 크게 움직이기 위해 이루어진다(예 : 바닥의 물건을 주워올리기 위해 앞이나 옆으로 몸통을 굽힌다). 이때 몸통의 이동축을 최대로 하기 위해서 허리뼈는 골반과 같은 방향으로 움직인다.

③ 짧은 호를 그리는 넙다리뼈에 대한 골반의 운동

몸통을 움직이지 않은 채 고정된 넙다리뼈에 대해 골반이 돌아간다. 이 운동은 ①, ②의 운동형태와는 달리 몸통을 직립한 상태에서 골반이 짧은 호를 그리며 돌아간다. 몸통이 직립상태를 유지하기 위해서는 허리뼈가 골반과 반대방향으로 돌아가야 한다.

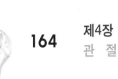

(2) 엉덩관절의 6가지 운동

다음은 엉덩관절이 하는 여섯 가지 운동이다.

① 엉덩관절 굽히기

엉덩관절 굽히기는 안쪽-가쪽축에서 일어나는 골반과 넙다리뼈의 운동이다. 엉덩관절이 굽혀지면 골반 앞면과 넙다리뼈 앞면의 거리가 줄어든다.

ⓐ 골반에 대한 넙다리뼈의 운동

고정된 골반에 대해 넙다리뼈가 앞쪽으로 돌아가면 엉덩관절이 굽혀진다. 이것은 무릎(또는 넙다리)이 가슴에 가까워지는 운동이다. 엉덩관절 굽히기의 가동범위는 0~120도다.

ⓑ 긴 호를 그리는 넙다리뼈에 대한 골반의 운동

허리뼈와 골반이 같은 방향으로 운동할 때 이루어지는 엉덩관절 굽히기는 몸을 굽혀서 발끝을 만지거나 물건을 바닥에서 주워올리는 것과 같은 운동이다. 몸통을 크게 굽혀서 허리뼈가 앞으로 굽혀지면 골반은 고정된 넙다리뼈머리 위에서 앞쪽으로 돌아간다.

ⓒ 짧은 호를 그리는 넙다리뼈에 대한 골반의 운동

몸통을 직립시킨 채 골반을 앞으로 기울이면 짧은 호를 그리면서 넙다리뼈에 대한 골반의 운동이 일어난다. 이때 골반은 엉덩관절의 수평축에서 앞으로 기울어진다. 여기에서 기울이기(tilt)는 비교적 짧은 호를 그리는 운동을 의미한다.

이 움직임은 다음과 같은 행동을 해보면 쉽게 이해할 수 있다. 앉거나 선 자세에서 몸통이나 가슴을 직립으로 유지한 채 골반을 앞으로 기울인다. 바르게 했다면 가슴은 더욱 펴져서 아치모양이 된다. 골반을 앞으로 기울일 때 가슴이나 몸통의 직립상태를 유지하려면 허리뼈를 펴야 한다. 골반 전방경사의 가동범위는 30도이며, 가동범위는 대부분 허리 펴기의 유연성에 의해 결정된다.

② 엉덩관절 펴기

엉덩관절 펴기는 안쪽-바깥쪽축에서 이루어지는 골반과 넙다리뼈의 운동이다. 엉덩관절을 펴면 골반 뒷면과 넙다리뼈 뒷면의 거리가 줄어든다.

ⓐ 골반에 대한 넙다리뼈의 운동

골반을 고정시킨 채 넙다리뼈를 뒤쪽으로 돌리면 엉덩관절이 펴진다. 이것은 뒤를 향해 걸을 때 관찰할 수 있다. 엉덩관절 펴기의 가동범위는 20도이며, 관절 앞쪽에 있는 인대와 근육의 긴장에 의해 제한된다.

ⓑ 긴 호를 그리는 넙다리뼈에 대한 골반의 운동

고정된 넙다리뼈 위에서 골반 후방경사에 의한 엉덩관절 펴기는 허리뼈와 골반 뒤쪽으로 돌리기이다. 몸통을 뒤로 젖히거나 발끝을 만진 후에 직립자세로 되돌아가려는 운동에 의해 몸통은 뒤로 젖히기 쉬워진다.

ⓒ 짧은 호를 그리는 넙다리뼈에 대한 골반의 운동

몸통을 직립시킨 채 골반을 뒤로 기울이면 짧은 호를 그리는 넙다리뼈에 대한 운동이 되며, 이때 엉덩관절은 펴진다. 이 운동은 골반의 후방경사에서 설명한 운동과는 반대방향의 운동이다. 몸통을 직립시킨 채 골반을 뒤로 기울이면 허리뼈의 굽이가 적어진다(앞굽이의 감소).

③ 엉덩관절 벌리기

엉덩관절 벌리기는 앞-뒤축에서 이루어지는 넙다리뼈와 골반의 운동이다. 엉덩관절을 벌리면 엉덩뼈능

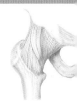

선과 넙다리뼈 가쪽면의 거리가 줄어든다.

ⓐ 골반에 대한 넙다리뼈의 운동

고정된 골반에 대해 넙다리뼈가 정중선에서부터 가쪽으로 멀어지는 움직임이 엉덩관절 벌리기이다. 이러한 일련의 운동에서 가동범위는 0~40도이다.

ⓑ 긴 호를 그리는 넙다리뼈에 대한 골반의 운동

넙다리뼈에 대한 골반의 운동에 의한 엉덩관절의 벌리기는 긴 호를 그리면서 허리뼈와 골반이 같은 방향으로 운동한다. 바닥에 있는 물건을 들어올리기 위해 몸통을 옆으로 굽힐 때에는 허리뼈와 골반이 같은 방향으로 움직이므로 몸통을 옆으로 굽히기 쉬워진다.

ⓒ 짧은 호를 그리는 넙다리뼈에 대한 골반의 운동

몸통을 직립시킨 채 엉덩관절을 들어올리면 짧은 호를 그리면서 넙다리뼈에 대한 골반의 운동에 의해 엉덩관절이 벌어진다. 골반의 전방경사 및 후방경사와 마찬가지로 허리뼈는 골반이 돌아가는 반대방향으로 돌아간다. 그 결과 몸통의 직립자세가 유지된다.

④ 엉덩관절 모으기

엉덩관절 모으기는 앞-뒤축에서 이루어지는 골반과 넙다리뼈의 운동이다. 엉덩관절을 모으면 정중선을 넘어 골반과 넙다리뼈 안쪽면의 거리가 줄어든다.

ⓐ 골반에 대한 넙다리뼈의 운동

골반을 고정시킨 채 넙다리뼈를 정중선을 넘어가도록 움직이면 엉덩관절 모으기가 된다. 이러한 일련의 운동에서 가동범위는 0~25도이다.

ⓑ 긴 호를 그리는 넙다리뼈에 대한 골반의 운동

넙다리뼈에 대한 골반의 운동에 의해 일어나는 엉덩관절 모으기에서 허리뼈와 골반은 같은 방향으로 돌아간다. 이 운동은 일반적인 활동에서는 드물게 발생하지만, 선 자세에서 몸통을 왼쪽으로 크게 굽힐 때 오른쪽 다리에서 관찰할 수 있다.

ⓒ 짧은 호를 그리는 넙다리뼈에 대한 골반의 운동

엉덩관절 내리기(hip drop)는 짧은 호를 그리는 넙다리뼈에 대한 골반의 운동인데, 이 운동은 반대쪽 골반이 낙하함으로써 발생한다. 예를 들어 오른쪽다리로만 서 있으면 골반의 왼쪽이 내려가는데, 이때 몸통을 직립자세로 유지하려면 허리뼈를 오른쪽으로 굽혀야 한다. 이 운동은 엉덩관절벌림근의 근력이 저하된 환자의 보행 입각기에 골반의 높이를 유지하지 못할 때 관찰할 수 있다.

⑤ 엉덩관절 안쪽 및 가쪽돌리기

엉덩관절 안쪽돌리기와 가쪽돌리기는 수직축에서 이루어지는 운동이다. 엉덩관절 안쪽돌리기와 가쪽돌리기는 비슷한 운동이므로 한꺼번에 설명한다.

ⓐ 골반에 대한 넙다리뼈의 운동

넙다리뼈 위에서 엉덩관절의 안쪽돌림과 가쪽돌림은 펴진 다리의 발끝과 무릎의 방향이 안쪽 또는 가쪽으로 돌아갈 때 관찰할 수 있다. 큰돌기를 촉진하면 이렇게 넙다리뼈가 돌아간 결과를 확인할 수 있다. 안쪽돌리기의 가동범위는 0~35도, 가쪽돌리기의 가동범위는 0~45도이다.

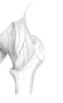
ⓑ 긴 호를 그리는 넙다리뼈에 대한 골반의 운동

반대쪽 다리를 바닥에서 들어올릴 때 지지다리의 넙다리뼈에서 골반이 돌아가면서 엉덩관절의 안쪽돌리기와 가쪽돌리기가 이루어진다. 이것은 일상적으로 자주 하는 운동이다. 이 운동에 의해 골반에 이어 몸통이 돌아가게 된다. 넙다리뼈에 대해 골반·허리뼈·몸통이 같은 방향으로 돌아가면 이 운동형태가 나타난다. 오른쪽다리로 버티거나 왼쪽으로 날카롭게 돌아갈 때(오른쪽엉덩관절의 가쪽돌리기), 이러한 허리뼈와 골반이 같은 방향으로 운동하면 전신을 좀 더 돌릴 수 있다.

ⓒ 짧은 곡선을 그리는 넙다리뼈에 대한 골반의 운동

넙다리뼈에서 골반의 안쪽돌리기와 가쪽돌리기는 몸통을 돌리지 않고 고정시킨 채로도 할 수 있다. 지지다리 위에서 골반을 돌리면 허리뼈가 골반과 반대방향으로 돌아간다. 이 운동은 관찰하기 어렵지만 골반의 운동부터 몸통을 분리할 때 중요하다. 이 운동은 걷거나 달릴 때 진행방향으로 몸의 앞면을 향하는 상태를 유지할 수 있게 해준다.

 심화학습

일상생활동작장애

변형성엉덩관절증(coxarthrosis)이 심해지면 대부분의 동작이 장애를 받는다. 곤란해지는 항목은 '가동성장애'를 주체로 하는 정좌·발톱깎기 등의 장애, '지지성장애'에 의한 계단오르내리기·아픈 쪽 다리로 서 있는 자세 등의 장애, 나아가 두 가지가 공존하는 의자나 바닥에서 일어나기, 웅크려 앉기 등의 장애로 분류할 수 있다.

관절장애가 가동성에 의한 것인지, 지지성에 의한 것인지에 따라서도 일상생활동작장애의 특징은 달라진다.

다리관절장애에 의해 제한받는 일상생활동작

일상생활동작	내용
기거동작, 자세	바닥에서 일어나기, 의자에서 일어나기, 웅크려앉기, 정좌, 무릎꿇고 앉은 정좌자세에서 다리를 옆으로 비스듬히 풀고 편히 앉기, 책상다리, 한 발로 서기, 발끝으로 서기
이동동작	네 발로 기는 자세, 보행, 계단오르내리기
옷 갈아입기	신발이나 양말 신고벗기, 바지 등 입고벗기
용모 가다듬기	손톱·발톱깎기
입욕	욕조로 들어가고 나오기, 욕조 속에서 앉기, 샤워실에서 서고 앉기
수단적 일상생활동작	서서 하는 일(가사), 차·버스 등의 탑승, 옥외보행(언덕길 오르내리기)

일상생활동작에서 엉덩관절의 최대가동범위

선 채로 구두끈 묶기	굽힘 129°	벌림 18°	가쪽돌림 13°
다리를 꼬고 구두끈 묶기	굽힘 115°	벌림 24°	가쪽돌림 28°
의자에서 일어나고 앉기	굽힘 112°	벌림 20°	가쪽돌림 14°
몸을 숙이고 바닥의 물건 줍기	굽힘 125°	벌림 21°	가쪽돌림 15°
쭈그려앉기	굽힘 114°	벌림 27°	안쪽돌림 24°
계단오르기	굽힘 68°	벌림 16°	가쪽돌림 18°

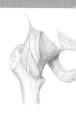

심화학습

엉덩관절이 탈구된 모습

엉덩관절(hip joint)은 높은 곳에서 굴러떨어지거나 교통사고 등으로 강력한 외력이 작용하면 탈구가 될 수 있다. 이때 다량출혈, 머리외상, 요로계손상 등 다양한 상해가 수반된다.

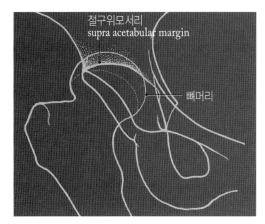

엉덩관절뒤쪽탈구
뼈머리는 절구위모서리에 겹쳐서 보인다.

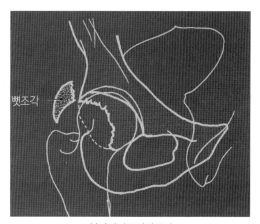

볼기뼈절구뒤벽골절
뼛조각의 크기와 어긋난 상태를 파악하기 쉽다.

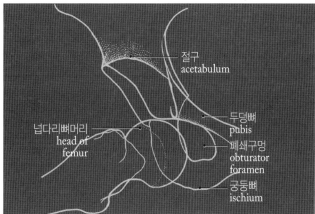

엉덩관절앞쪽탈구(hip joint forward dislocation, 폐쇄공탈구)

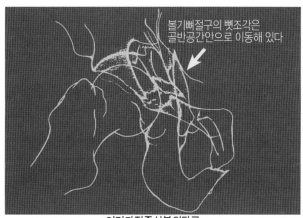

엉덩관절중심부위탈구

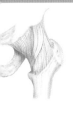
(3) 엉덩관절운동의 종합

엉덩관절의 운동은 보통 오목면인 골반볼기뼈절구에서 볼록면인 넙다리뼈머리가 움직이는 것으로 설명하는 경우가 많다. 이 운동은 구르기나 미끄러지기가 동반되는 모으기, 벌리기, 안쪽돌리기, 가쪽돌리기이다. 엉덩관절을 굽히거나 펼 때 넙다리뼈머리는 안쪽-가쪽축에서 적절한 장소에서 돌아간다. 엉덩관절의 정상가동범위는 표 4-8과 같다.

표 4-8. 엉덩관절의 가동범위

운동	정상가동범위(각도)	회전축	운동면
굽히기	0~120도	안쪽-가쪽	시상면
펴기	0~20도	안쪽-가쪽	시상면
벌리기	0~40도	앞-뒤	이마면
모으기	0~25도	앞-뒤	이마면
안쪽돌리기	0~35도	수직(세로방향)	수평면
가쪽돌리기	0~45도	수직(세로방향)	수평면

9. 무릎의 관절

1) 무릎관절

무릎을 이루는 무릎관절(knee joint)이 운동할 때에는 넙다리정강관절(femorotibial articulation)과 넙다리무릎관절(femoropatellar articulation)은 각각 자기가 맡은 역할이 있다. 예를 들면 걸을 때 다리를 앞으로 내밀려면 넙다리정강관절이 정상적으로 움직여야 한다. 넙다리정강관절 주위의 결합조직은 이 관절의 운동을 유도할 뿐만 아니라 외력을 흡수·전달하여 관절을 안정시킨다. 또, 그 관절주위에 있는 근육조직은 무릎관절 전체를 안정시키고 충격을 흡수하는 역할을 한다.

넙다리무릎관절은 정교한 무릎관절 내부를 보호함과 동시에 넙다리네갈래근이 하는 운동팔(moment arm)의 역할을 크게 하여 폄토크의 효율을 높여준다. 넙다리네갈래근은 활동의 크기에 비례하여 무릎뼈와 넙다리뼈 사이에 커다란 압박력(compression force)을 발생시킨다.

2) 무릎관절의 정상적인 얼라인먼트

그림 4-18의 A와 같이 넙다리뼈 몸쪽부분이 이루는 125도의 경체각에 의해 넙다리뼈몸통 먼쪽부위가 정중선에 가까워지고 정강뼈와 무릎관절이 이어진다. 정강뼈는 선 자세일 때 지면에 대해 수직이 되어야 한

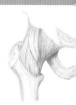

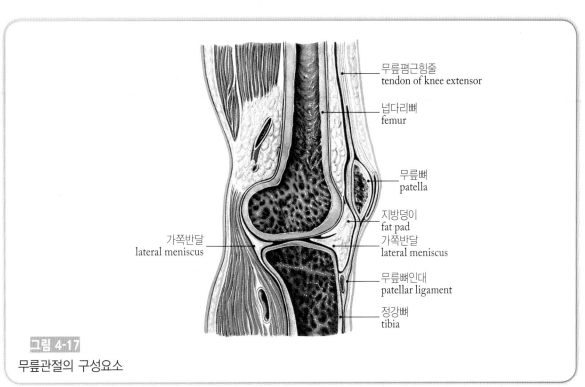

무릎폄근힘줄
tendon of knee extensor

넙다리뼈
femur

무릎뼈
patella

지방덩이
fat pad

가쪽반달
lateral meniscus

가쪽반달
lateral meniscus

무릎뼈인대
patellar ligament

정강뼈
tibia

그림 4-17

무릎관절의 구성요소

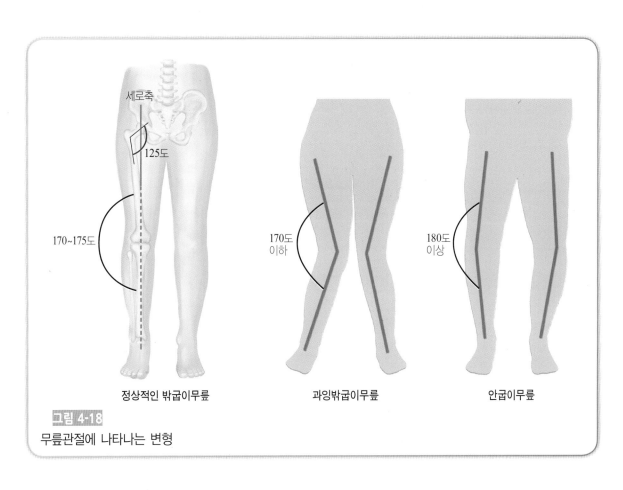

세로축

125도

170~175도

170도
이하

180도
이상

정상적인 밖굽이무릎

과잉밖굽이무릎

안굽이무릎

그림 4-18

무릎관절에 나타나는 변형

joint

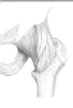

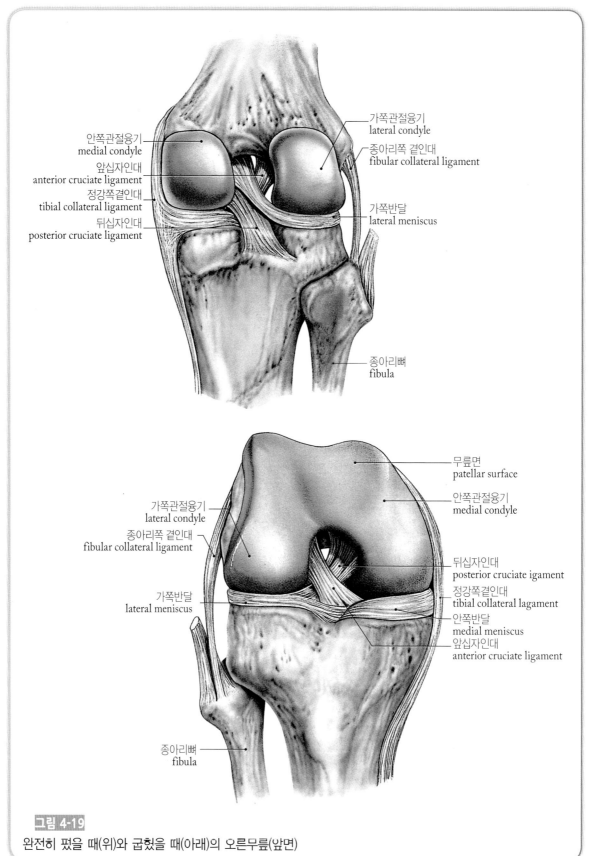

안쪽관절융기
medial condyle

앞십자인대
anterior cruciate ligament

정강쪽곁인대
tibial collateral ligament

뒤십자인대
posterior cruciate ligament

가쪽관절융기
lateral condyle

종아리쪽 곁인대
fibular collateral ligament

가쪽반달
lateral meniscus

종아리뼈
fibula

무릎면
patellar surface

안쪽관절융기
medial condyle

가쪽관절융기
lateral condyle

종아리쪽 곁인대
fibular collateral ligament

뒤십자인대
posterior cruciate igament

정강쪽곁인대
tibial collateral lagament

가쪽반달
lateral meniscus

안쪽반달
medial meniscus

앞십자인대
anterior cruciate ligament

종아리뼈
fibula

그림 4-19

완전히 폈을 때(위)와 굽혔을 때(아래)의 오른무릎(앞면)

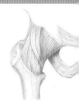

 심화학습

넙다리의 경체각

넙다리뼈머리의 중심은 넙다리뼈목 중심축의 연장선 위에 있다. 이때 넙다리뼈목의 중심축과 넙다리뼈몸통의 중심축이 이루는 각을 넙다리의 경체각(neck shaft angle of femur)이라고 한다.

한편 이 경체각은 엉덩관절에 체중이 부하될 때 역학적 약점이 있다. 이 약점을 보완하기 위해 넙다리뼈목 안쪽아랫부분의 뼈겉질이 잘 발달되어 있는데, 이것을 아담스활(Adam's bogen)이라고 한다.

다. 따라서 넙다리뼈와 정강뼈가 만나는 관절은 필연적으로 직선모양이 되지 않는다. 일반적으로 넙다리뼈는 가쪽각도 170~175도에서 정강뼈와 접한다. 이 넙다리뼈와 정강뼈의 얼라인먼트는 정상적인 밖굽이무릎(genu valgum, 외반슬)이라고 불린다. 이 각도는 변하기 쉽다. 왜냐하면 엉덩관절이나 발목관절에 문제가 생기면 무릎관절이 그 변화에 적응하려고 하기 때문이다. 가쪽각도가 170도 이하인 경우에는 과잉밖굽이무릎(excessive genu valgum 또는 knock-knee)이라고 한다. 반대로 가쪽각도가 180 이상이면 안굽이무릎(genu varum, 내반슬)인데, 이는 이른바 O다리이다.

3) 무릎관절의 지지구조

무릎관절(knee joint)을 안쪽으로 돌릴 때나 가쪽으로 돌릴 때에 비틀리는 힘을 아무리 많이 받아도 안정상태를 유지해야 한다. 무릎관절은 근육 외에도 앞·뒤십자인대, 안쪽·가쪽곁인대, 관절주머니의 뒷면구조, 반달 등에 의해 안정상태가 유지된다. 이렇게 중요한 역할을 하는 무릎관절을 이루는 결합조직의 구조와 기본적인 기능은 다음과 같다.

(1) 앞십자인대와 뒤십자인대

십자인대(cruciate ligament)는 앞십자인대와 뒤십자인대가 교차되어 만들어진 십자모양의 인대이다. 이 두 인대는 정강뼈와 넙다리뼈를 연결시킨다. 십자인대의 주요 제동방향은 앞뒤방향이며, 보행이나 주행 시에 일어나는 앞뒤방향의 커다란 엇밀림힘(shearing force, 전단력)에 대해 무릎관절을 안정시킨다. 따라서 앞십자인대와 뒤십자인대는 시상면에서 무릎관절을 안정시키는 가장 중요한 장치이다.

앞십자인대는 축구·풋볼·스키처럼 커다란 회전력이나 옆쪽으로부터의 힘, 혹은 과도하게 펴는 힘이 무릎관절에 가해지는 스포츠를 할 때 자주 손상을 입는다. 뒤십자인대는 단독으로는 거의 상해가 없으나, 앞십자인대와 함께 단열될 가능성이 높다.

① 앞십자인대의 주요기능
- 앞십자인대(anterior cruciate ligament)는 고정된 넙다리뼈에 대해 정강뼈가 앞쪽으로 변위되지 않도록 저항한다. 이때 발은 바닥을 접지하지 않은 상태이다.
- 앞십자인대는 고정된 정강뼈에 대해 넙다리뼈가 뒤쪽으로 변위되지 않도록 저항한다. 이때 발은 지면을 접지한 상태이다.

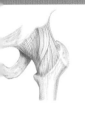

② 뒤십자인대의 주요기능
- 뒤십자인대(posterior cruciate ligament)는 고정된 넙다리뼈에 대해 정강뼈가 뒤쪽으로 변위되지 않도록 저항한다. 이때 발은 지면을 접지하지 않은 상태이다.
- 뒤십자인대는 고정된 정강뼈에 대해 넙다리뼈가 앞쪽으로 변위되지 않도록 저항한다. 이때 발은 지면을 접지한 상태이다.

(2) 안쪽곁인대와 가쪽곁인대

안쪽곁인대(medial collateral ligament)와 가쪽곁인대(lateral collateral ligament)는 무릎관절의 관절주머니 안쪽과 가쪽을 강화시킨다. 이 인대는 이마면에서 무릎관절을 안정화시키는 중요한 장치이며, 과도한 밖굽이무릎이 되지 않도록 작용한다.

안쪽곁인대(medial collateral ligament)는 크고 편평한 인대로, 넙다리뼈 안쪽위관절융기와 정강뼈 속 몸쪽부분 사이(무릎관절의 안쪽)에 있다. 안쪽곁인대의 주요기능은 무릎관절을 밖굽이시키는 힘에 저항하는

표 4-9. 무릎관절 지지구조의 기능과 상해발생기전

구조	기능	상해발생기전
앞십자인대 (anterior cruciate ligament)	• 고정된 넙다리뼈에 비해 자유롭게 움직이는 정강뼈가 앞쪽으로 이동하는 것에 저항하거나 바닥에 접지하여 고정된 정강뼈에 대해 넙다리뼈가 뒤쪽으로 이동하는 것에 저항한다. • 무릎관절이 과도하게 펴지는 데 저항한다. • 밖굽이변형, 안굽이변형이나 과도한 수평면에서의 돌리기에 저항한다.	• 무릎이 과도하게 펴진 경우 • 발이 고정되어 무릎관절에 커다란 밖굽이나 안굽이가 발생한 경우 • 위의 두 가지 중 하나로, 무릎관절에 커다란 비트는 힘(휘돌리는 힘)이 가해진 경우
뒤십자인대 (posterior cruciate ligament)	• 고정된 넙다리뼈에 대해 자유롭게 움직이는 정강뼈가 뒤쪽으로 이동하는 것에 저항하거나 바닥에 접지하여 고정된 정강뼈에 대해 넙다리뼈가 앞쪽으로 이동하는 것에 저항한다. • 무릎관절의 과도한 굽히기에 저항한다. • 밖굽이변형, 안굽이변형, 과도한 수평면에서의 돌리기에 저항한다.	• 무릎관절이 과도하게 굽혀진 경우 • 대시보드외상(예: 넙다리뼈에 대해 정강뼈가 강제로 뒤쪽으로 편위된 경우) • 심각한 과다펴기에 의해 무릎관절 뒤쪽의 관절면이 벌어진 경우 • 발이 고정되어 무릎관절에 커다란 밖굽이힘 또는 안굽이힘이 발생한 경우 • 위에 해당되며, 무릎관절에 커다란 비트는 힘(휘돌리는 힘)이 가해진 경우
안쪽곁인대 (medial collateral ligament)	• 무릎관절의 밖굽이변형에 저항한다. • 무릎관절의 과다펴기에 저항한다.	• 발이 고정되어 무릎관절에 밖굽이힘이 생긴 경우 • 무릎관절이 심각하게 과다펴기된 경우
가쪽곁인대 (lateral collateral ligament)	• 무릎관절의 안굽이변형에 저항한다. • 무릎관절의 과다펴기에 저항한다.	• 발이 고정되어 무릎관절에 안굽이힘이 생긴 경우 • 무릎관절이 심각하게 과다펴기된 경우
관절주머니의 뒷면구조	• 무릎관절의 과다펴기에 저항한다.	• 과다펴기가 심하게 나타난 경우
안쪽반달(medial meniscus)과 가쪽반달(lateral meniscus)	• 넙다리정강관절의 넙다리뼈와 정강뼈의 관절면을 합치시킨다. • 무릎관절에 걸리는 압박력과 엇밀림힘을 분산시킨다.	• 무릎관절에 과도한 밖굽이힘이나 안굽이힘이 생긴 경우 • 무릎관절이 과도하게 돌아간 경우, 특히 커다란 압박력이 동반되었을 때 일어나기 쉽다.

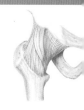

것이다. 안쪽곁인대의 일부 섬유는 무릎관절의 안쪽반달에도 결합하므로 안쪽곁인대가 상해를 입으면 안쪽반달을 손상시킬 수도 있다.

가쪽곁인대(lateral collateral ligament)는 넙다리뼈 가쪽위관절융기와 종아리뼈머리에 부착되어 무릎관절 가쪽을 넘어간다. 가쪽곁인대의 주요기능은 무릎관절을 안굽이시키는 힘으로부터 무릎관절을 보호하는 데 있다.

무릎관절은 보행이나 주행 시 스트레스를 거의 받지 않지만, 급하게 방향을 전환하거나 이마면에서 외부로부터 강한 충격을 받으면 곁인대(특히 안쪽곁인대)가 종종 손상된다. 축구선수가 태클을 몸 옆쪽으로 받을 때 발이 바닥을 제대로 접지하고 있더라도 무릎관절 가쪽에서 안쪽으로 힘이 가해지면 강제적으로 밖굽이무릎이 만들어져 안쪽곁인대가 단열될 수 있다.

곁인대의 주요역할은 무릎관절의 안쪽과 가쪽을 안정시키는 것이나, 이와 더불어 곁인대는 완전히 편 자세에서는 갑자기 긴장하므로 선 자세에서 펴진 무릎관절을 고정시키는 데 도움을 준다. 나아가 이 메커니즘에 의해 선 자세에서 넙다리네갈래근을 쉬게 할 수 있다. 그러나 이 인대가 긴장되면 외상을 일으키기 쉽다. 왜냐하면 무릎관절을 완전히 편 자세는 안쪽곁인대가 이미 충분히 늘어나 있어 충격을 받으면 단열되기 쉬운 상태이기 때문이다.

곁인대의 주요기능은 다음과 같다.

- 안쪽곁인대(medial collateral ligament) : 밖굽이에 의해 무릎관절에 생기는 힘에 저항한다.
- 가쪽곁인대(lateral collateral ligament) : 안굽이에 의해 무릎관절에 생기는 힘에 저항한다.
- 완전히 편 자세에서 두 곁인대의 긴장 : 무릎관절의 고정을 돕는다.

(3) 안쪽반달과 가쪽반달

안쪽반달(medial meniscus)과 가쪽반달(lateral meniscus)은 반달모양의 섬유연골원판이며, 정강뼈의 안쪽관절융기와 가쪽관절융기 위에 있다. 이러한 반달은 체중과 근육수축에 의해 생긴 무릎관절에 걸리는 압박력을 흡수하는 역할을 한다. 보행 중 무릎관절에 걸리는 압박력은 체중의 2~3배에 달한다. 체중부하에 의해 반달이 가쪽으로 넓어져 관절의 접촉면적이 3배 가까이 커짐으로써 무릎관절에 걸리는 압력을 감소시킨다. 또한 반달은 컵모양을 하면서 무릎관절의 관절면을 덮어 접합을 좋게 한다. 이 때문에 무릎관절의 관절기능이 쉬워지며, 나아가 반달에 의해 무릎관절은 좀 더 안정된다.

안쪽반달의 일부는 안쪽곁인대와 결합된다. 이런 이유로 안쪽곁인대가 과도하게 스트레스를 받거나 변형되면 안쪽반달을 손상시킬 가능성이 있다.

① 반달의 주요기능

- 무릎관절의 충격흡수장치역할을 한다(예를 들어 마찰의 감소나 압박력의 경감 등).
- 관절의 접촉면적을 증대시켜 관절 안의 압력을 분산시킨다.
- 관절 안의 접촉을 좋게 한다.
- 정상적인 관절운동을 유도한다.

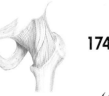

(4) 관절주머니의 뒷면구조

관절주머니 뒷면의 주요역할은 무릎관절이 과도하게 펴지지 않도록 하는 것이다. 관절주머니의 뒷면에는 두 개의 두껍고 커다란 활꼴오금인대(arcuate popliteal ligament)와 빗오금인대(oblique popliteal ligament)가 있다.

근육과 뼈대의 장애는 힘의 불균형을 초래하여 무릎관절의 과다펴기를 일으킬 수 있다. 무릎관절에는 팔꿉관절과는 달리 완전히 펴지는 것을 막아주는 뼈구조가 없다. 과다펴기를 일으키는 힘이 오래 지속되면 관절주머니의 뒷면이 늘어나게 된다. 그 결과 무릎관절을 펴면 비정상적으로 과도하게 펴진 자세가 된다. 이것이 젖힌무릎(genu recurvatum, 반장슬)인데, 무릎관절의 관절주머니 뒷면과 다른 많은 조직이 당겨진 상태로 되어 있다.

4) 무릎관절의 운동

(1) 넙다리정강관절의 운동

넙다리정강관절(femorotibial joint)은 굽히기와 펴기, 안쪽돌리기와 가쪽돌리기의 두 가지 운동을 한다. 굽히기와 펴기는 안쪽-가쪽축을 회전축으로 하는 시상면에서의 운동인데, 가동범위는 5도 과다펴기부터 130~140도 굽히기이다.

무릎관절의 안쪽돌리기와 가쪽돌리기에서 회전축은 수직축 혹은 뼈의 세로축으로, 수평면에서 이루어지는 운동이다. 이것이 축성돌리기인데, 정강뼈와 넙다리뼈 사이에서 이루어진다. 무릎관절 굽히기에서는 무릎관절 돌리기의 가동범위가 최대 40~50도이다. 그러나 무릎관절을 완전히 펴면 돌리기가 전혀 일어나지 않는다.

발을 바닥에 고정시켰을 때의 돌리기는 중요하며, 종종 과도하게 고정된 움직임이 된다. 예를 들어 달리는 도중에 옆(90도)으로 급회전하는 움직임을 보자. 몸통 혹은 상반신은 방향을 바꾸는 방향으로 움직이게 되고 넙다리뼈도 이에 따라 돌아가지만, 발과 정강뼈는 지면에 고정되어 있으므로 정강뼈의 관절면에 큰 비틀림이 생길 위험이 있다. 몸통을 지지하고 있는 넙다리뼈의 움직임은 지면에 고정된 정강뼈에 대해 가속도 하고 감속도 하므로 경우에 따라서는 무릎관절 주위의 근육과 인대에 커다란 부하가 걸린다. 움직임이 빠른 스포츠일수록 급격한 방향전환에 의해 무릎관절상해가 자주 발생하는데, 그 상해의 발생기전은 이러한 커다란 부하에 의해 어느 정도 설명이 가능하다.

(2) 넙다리무릎관절의 운동

넙다리무릎관절(patellofemoral joint)은 미끄러운 무릎뼈 뒷면과 넙다리뼈융기사이고랑 사이의 관절이다. 계단을 오르거나 앉았다가 일어나는 일상적인 활동은 넙다리네갈래근에 의한 커다란 무릎관절의 폄토크를 필요로 한다. 달리기, 뛰기, 등산 등의 활동에서는 이 무릎관절의 폄토크가 무릎뼈에 의해 증대되며, 이 토크는 넙다리뼈(혹은 신체 전체)를 위쪽으로 들어올릴 때 사용된다.

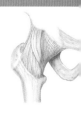

10. 발목과 발의 관절

1) 발목과 발의 관절

발목과 발은 많은 관절로 구성되는데, 구조적으로는 몸쪽의 관절과 먼쪽의 관절로 분류된다 .

몸쪽의 관절군에는 발목관절(talocrural articulation), 목말밑관절(subtalar joint), 가로발목뼈관절(trans-verse tarsal joint)이 있고, 먼쪽의 관절군에는 발목발허리관절(tarsometatarsal joints), 발허리발가락관절(metatarsophalangeal joint), 발가락뼈사이관절(interphalangeal joint)이 있다. 그밖에 작은 관절들도 있지만, 여기에서는 다루지 않는다.

표 4-10. 발목과 발의 관절

관절	닿는곳	특징	설명
몸쪽의 관절			
발목관절 (talocrural articulation, ankle joint)	먼쪽정강뼈와 종아리뼈에 의해 형성된 딱딱한 오목면과 목말뼈의 도르래면에서 닿는다.	주로 발등쪽굽히기와 발바닥쪽 굽히기를 한다. 걸을 때 중요한 역할을 한다	목수들이 사용하는 장붓구멍 맞추기와 비슷하다.
목말밑관절 (subtalar joint)	목말뼈의 3면과 발꿈치뼈가 만나 발꿈치뼈의 윗면에서 닿는다.	발꿈치부위에서 뒤치기와 모으기, 엎치기와 벌리기의 복합운동에 중요한 역할을 한다. 입각기에는 목말밑관절은 발을 살짝 돌린다. 이것은 고정된 발꿈치뼈부터는 독립된 움직임이다.	목말밑관절의 효과적인 운동에는 목말뼈의 도르래가 발목관절의 장붓구멍에 안정하는 것이 중요하다.
가로발목뼈관절 (transverse tarsal joint)	두 개의 관절(목말발배관절과 발꿈치입방관절)로 이루어진다.	가로발목뼈관절은 세 가지 면 모두에서의 운동에 중요한 역할을 담당한다(가장 순수한 형태의 안쪽번짐과 가쪽번짐 시에 중요한 역할을 담당한다).	발의 여러 가지 운동에 대응한다.
먼쪽의 관절			
발목발허리관절 (tarsometatarsal joints)	5개 모든 발허리뼈바닥과 3개의 쐐기뼈 및 입방뼈의 먼쪽면과 닿는다.	관절면은 비교적 평평하며, 여러 가지 운동이 가능하다.	둘째발목발허리관절의 발가락 배열은 발 가운데의 세로지주로서 안정성에 기여한다.
발허리발가락관절 (metatarsophalangeal joints)	볼록면에 있는 발허리뼈머리와 오목면에 있는 마디뼈바닥에서 닿는다.	굽히기와 펴기, 모으기와 벌리기를 한다.	보행의 도약에서 첫째발허리발가락관절의 60~65도 과다펴기가 필요하다.
발가락뼈사이관절 (interphalangeal joints of foot)	볼록면에 있는 첫마디뼈머리와 오목면에 있는 끝마디뼈바닥에서 닿는다.	이 관절은 펴기와 굽히기만 한다.	첫째발가락에는 발가락뼈사이관절이 하나뿐이다. 나머지 발가락에는 몸쪽 및 먼쪽의 발가락뼈사이관절이 있다.

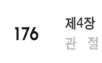

2) 발목과 발 관절의 운동

(1) 발목과 발 관절의 운동에 관한 용어

발목과 발 관절의 운동은 매우 복잡하다. 발목과 발의 관절은 불규칙한 모양을 한 것이 많고, 독특한 운동이 가능하다. 발목관절과 발의 복잡한 운동을 설명하기 위해서는 기본적인 운동에 관한 용어와 더불어 응용운동에 관한 용어까지 알아두어야 한다.

기본적인 운동은 세 개의 회전축(안쪽-가쪽방향, 앞-뒤방향, 수직방향)에서 이루어지는 운동이다. 단지 이들 개념만으로는 발목과 발의 모든 관절운동을 적절하게 설명할 수 없다. 예를 들면 목말밑관절과 가로발목뼈관절에서 생기는 경사운동을 설명하려면 엎치기와 뒤치기라는 용어가 필요하다.

① 발등쪽굽히기와 발바닥쪽굽히기

발등쪽굽히기와 발바닥쪽굽히기는 시상면에서 안쪽-가쪽축에서 이루어지는 운동이다. 발등쪽굽히기(dorsiflexion)는 발등을 정강뼈 앞쪽으로 가까이하는 운동이다. 발바닥쪽굽히기(plantar flexion)는 발을 아래쪽으로 미는 운동으로, 정확히는 발등이 정강뼈앞면에서 멀어지는 운동이다. 자동차의 액셀러레이터을 밟는 동작은 발목관절을 발바닥쪽으로 굽히는 것이다.

② 뒤치기와 엎치기

뒤치기와 엎치기는 앞-뒤축을 운동축으로 하여 이마면에서 이루어지는 운동이다. 뒤치기(supination, 회외)는 발바닥이 정중선쪽을 향하게 하는 운동이고, 엎치기(pronation, 회내)는 정중선에서 멀어져 발바닥면이 가쪽으로 향하게 하는 운동이다.

③ 모으기와 벌리기

모으기와 벌리기는 수직축을 운동축으로 하여 수평면에서 이루어지는 운동이다. 모으기(adduction)는 발끝을 정중선쪽을 향하게 하는 수평면에서의 운동이다. 반대로 벌리기(abduction)는 발끝을 정중선에서 멀어지는 방향으로 향하게 하는 운동이다.

④ 가쪽번지기와 안쪽번지기

가쪽번지기(eversion)는 발목과 발에서 몇 개의 관절이 동원되는 엎치기, 벌리기, 발등쪽굽히기의 복합운동이다. 안쪽번지기(inversion)는 반대로 뒤치기, 모으기, 발바닥쪽굽히기의 복합운동이다. 이들 운동은 목말

심화학습

발목과 발의 몸쪽 및 먼쪽관절

발목과 발의 몸쪽관절 중에서도 발목관절, 목말밑관절, 가로발목뼈관절은 크고 중요한 관절이다. 발목관절은 발등쪽굽히기와 발비닥쪽굽히기를 한다. 목말밑관절은 비스듬한 방향으로 활이 날아가는 모양을 그리는 운동이 가능하며, 뒤치기와 모으기 혹은 엎치기와 벌리기의 복합운동을 한다. 그러나 이들 운동의 조합은 각각 안쪽번짐과 가쪽번짐에서 세 개의 구성요소 중 두 개에 해당된다. 가로발목뼈관절은 경사방향의 운동이 가장 가능하며, 세 개의 운동면을 모두 지난다. 따라서 가로발목뼈관절은 가장 순수한 엎치기와 뒤치기를 한다.

한편 발의 먼쪽관절에는 발목발허리관절, 발허리발가락관절, 발가락뼈사이관절이 있다. 이 관절들은 보행 시에 중요한 역할을 한다.

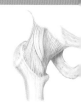

밑관절과 가로발목뼈관절에서 가장 자주 일어난다.

(2) 발목과 발관절의 운동
① 발목관절의 특징

발목관절(talocrural joint, ankle joint)은 목말뼈의 도르래와 정강뼈먼쪽부분 및 종아리뼈로 이루어지는 오목면의 관절이다. 이 오목면은 목조건축에서 사용되는 장붓구멍과 매우 비슷하여 장붓구멍(mortise)이라고도 불린다. 발목관절은 장붓구멍에 확실히 들어맞는 목말뼈의 적합성 이외에 많은 곁인대와 근육이 지지하고, 강한 먼쪽정강종아리관절 등에 의해 안정성이 높아진다.

② 발목관절의 지지구조

발목관절을 지지하는 구조물은 다음과 같다.

- 종아리뼈사이막(crural interosseous membrane)
- 앞 및 뒤정강종아리인대(anterior and posterior tibiofibular ligament)
- 세모인대(deltoid ligament)
- 가쪽곁인대(lateral collateral ligament)
  - 앞목말종아리인대(anterior talofibular ligament)
  - 발꿈치종아리인대(calcaneofibular ligament)
  - 뒤목말종아리인대(posterior talofibular ligament)

③ 발목관절의 운동

발목관절은 발을 발등쪽과 발바닥쪽으로 굽혀준다. 이 운동은 보행에서 앞으로 나아갈 때 필수이다. 또한 발등쪽굽히기와 발바닥쪽굽히기는 앉기와 서기를 반복하는 스쿼트를 할 때 중요하다.

이 운동에서는 정강뼈가 발에 맞추어 움직인다는 점에 주목해야 한다. 예를 들어 깊이 쭈그려 앉을 때 발목관절의 발등쪽굽히기를 생각해보자. 발등쪽굽히기의 정상적인 관절가동범위는 0~20도이다. 0도 혹은 중립자세는 다섯째발허리뼈와 종아리뼈가 이루는 각도가 90도가 되는 위치이다. 또, 발바닥쪽굽히기의 정

표 4-11. 발목관절의 지지구조

구성	기능	해설
종아리뼈사이막 (interosseous membrane)	정강뼈와 종아리뼈를 잇는다. 먼쪽정강종아리관절 및 발목관절의 안정성에 기여한다.	발의 관절과 발에 있는 많은 근육의 이는곳이다.
앞·뒤정강종아리인대 (anterior·posterior tibiofibular ligament)	먼쪽정강종아리관절을 잇는다. 맞춤못으로 관절의 안정성에 기여한다.	앞·뒤정강종아리인대의 손상은 발목관절의 염좌에 의한 경우가 많다
세모인대 (deltoid ligament)	엎치기를 제한한다.	안쪽복사에서 일어나 삼각형을 하고 있는 인대이다. 정강발배인대, 정강발꿈치인대, 정강목말인대의 3가지로 구성된다
가쪽곁인대 (lateral collateral ligament)	뒤치기를 제한한다.	앞목말종아리인대, 발꿈치종아리인대, 뒤목말종아리인대의 3가지로 구성된다. 과도한 엎침과 발바닥쪽굽히기에 의해 앞목말종아리인대가 가장 손상되기 쉽다.

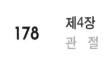

상적인 관절가동범위는 0~50도이다.

발목관절에서 발등쪽굽히기와 발바닥쪽굽히기는 안쪽복사와 가쪽복사의 끝을 연결하는 안쪽-가쪽축에서 일어난다. 이것으로 뼈의 지표를 확인하면서 축을 관찰하면 관절의 움직임을 확인하기 쉬우며, 동시에 이 관절을 넘는 근육의 기능도 이해할 수 있다. 안쪽-가쪽축의 앞쪽을 주행하는 근육은 발등쪽으로 굽혀지고, 뒤쪽을 주행하는 근육은 발바닥쪽으로 굽혀진다.

발목관절의 운동은 오목면의 장붓구멍에 대해 볼록면의 목말뼈도르래가 움직이는 것으로 설명할 수 있다. 이 움직임은 발이 지면에서 떨어질 때 볼록면의 목말뼈도르래가 구르고, 오목면의 장붓구멍의 범위 내에서 반대방향으로 미끄러짐으로써 일어난다. 걸을 때는 발이 지면에 고정된 입각기가 유각기보다 길다. 이 때에는 오목면의 장붓구멍에서 볼록면의 목말뼈도르래로 구르기가 일어나는 동시에 같은 방향으로 미끄러진다.

(3) 목말밑관절의 운동
① 목말밑관절의 특징

목말밑관절(subtalar joint)은 발꿈치쪽에 있다. 이 관절은 목말뼈 아랫면과 발꿈치뼈 윗면으로 이루어진다. 이 관절은 특수한 형상을 하고 있어 발과 종아리 사이에서 이마면과 수평면에서의 움직임이 가능하다. 이러한 움직임은 걷거나 달릴 때 울퉁불퉁한 지면을 밟거나 급하게 방향을 전환할 때 필요하다.

② 목말밑관절의 운동

목말밑관절에서는 발뒷부분에서 뒤치기와 모으기, 엎치기와 벌리기의 복합운동이 가능하다. 이러한 운동이 안쪽번짐과 가쪽번짐의 요소이다. 옆쪽으로의 운동은 뒤치기와 엎치기인데, 이는 목말밑관절의 근력과 가동범위를 평가할 때 종종 사용된다. 한편 수평면에서의 돌리기운동은 모으기와 벌리기이다. 목말밑관절이 운동할 때에는 목말뼈도르래와 발목관절의 장붓구멍에서 안정이 잘된다.

목말밑관절의 운동은 발이 지면을 벗어날 때처럼 고정된 목말뼈밑에 있는 발꿈치뼈의 움직임을 포함한다. 그러나 실제로는 발꿈치뼈가 지면에 고정된 입각기의 체중지지 시에 목말밑관절이 기능한다. 이것은 목말뼈가 장붓구멍 안에서 단단히 안정되어 있기 때문에 가능하다. 목말밑관절의 움직임은 고정된 발꿈치뼈에 대한 목말뼈와 종아리의 연합운동으로 나타난다.

(4) 가로발목뼈관절의 운동
① 가로발목뼈관절의 특징

가로발목뼈관절(transverse tarsal joint)은 발허리(metatarsus)와 발꿈치를 나눈다. 이 관절은 목말발배관절(talonavicular ligament)과 발꿈치입방관절(calcaneocuboid joint)의 두 관절로 이루어진다. 이 한 쌍의 관절은 발허리가 발꿈치(즉 발꿈치뼈와 목말뼈)에 대해 자유롭게 움직일 수 있게 한다. 그러나 이 관절의 중요한 특징은 순수한 가쪽번짐과 안쪽번짐의 수행이다. 가쪽번짐은 엎치기·벌리기·발등쪽굽히기의 조합이고, 안쪽번짐은 뒤치기·모으기·발바닥쪽굽히기의 조합이다.

② 가로발목뼈관절의 운동

가로발목뼈관절에서 가쪽번짐과 안쪽번짐이라는 비스듬한 방향의 운동이 가능하기 때문에 발에서는 다

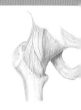

양한 운동이 가능하다. 발허리부분부터 발앞부분까지 다양한 자세를 취할 수 있으며, 걷거나 달릴 때에 다양한 지형에 발을 적응시킬 수 있다. 가로발목뼈관절은 목말밑관절과 동시에 기능하며, 발 전체에 가쪽번짐과 안쪽번짐의 구성요소를 조절한다.

(5) 발안쪽 세로활의 운동

발안쪽의 세로활(longitudinal arch)은 발에서 가장 먼저 충격을 흡수하는 기구이다. 선 자세일 때 안쪽세로아치의 높이는 인대나 관절, 발바닥널힘줄처럼 주로 근육 이외의 조직이 지지한다. 그중에서도 발바닥널힘줄(plantar aponeurosis)의 역할은 가장 중요하다. 결합조직에서 생긴 이 근막은 발꿈치뼈와 몸쪽 발가락뼈(바닥) 사이로 뻗는다. 발바닥널힘줄은 탄성섬유다발로, 안쪽세로아치의 높이를 지지하는 동시에 체중을 흡수한다(일반적으로 선 자세에서는 정상적인 아치를 지지할 때 근력을 필요로 하지 않는다).

(6) 발목발허리관절의 운동

발목발허리관절(tarsometatarsal joints)은 발허리뼈바닥, 3개의 쐐기뼈, 입방뼈 먼쪽면으로 이루어지는 관절이다. 이러한 것들은 발허리부분과 발앞부분에서 접합하고, 부챗살형태로 뻗는 발의 밑동 역할을 담당한다. 첫째발목발허리관절을 제외한 각 관절은 비교적 강건하지만 중간강도의 발등쪽굽히기와 발바닥쪽굽히기, 약간의 엎치기와 뒤치기에 기능한다. 첫째발목발허리관절은 입각기에 관절이 약간 휜다. 또한 둘째발목발허리관절은 뼈바닥이 안쪽 및 가쪽쐐기뼈 사이에 쐐기로 막아둔 듯한 상태가 되기 때문에 모든 발목발허리관절 중에서 가장 안정적이다.

(7) 발허리발가락관절의 운동

발허리발가락관절(MTP : metatarsophalangeal joint)은 발허리뼈의 볼록한 머리부분과 몸쪽발가락뼈의 얕은 오목면으로 이루어진다. 손의 손허리손가락관절과 같이 펴기(발등쪽굽히기), 굽히기(발바닥쪽굽히기), 벌리기, 모으기를 한다.

(8) 발가락뼈사이관절의 운동

손가락과 마찬가지로 엄지발가락을 제외한 각각의 발가락에는 몸쪽발가락뼈사이관절(PIP : proximal interphalangeal joint)과 먼쪽발가락뼈사이관절(DIP : distal interphalangeal joint)이 있고, 엄지발가락에는 발가락뼈사이관절만 있다.

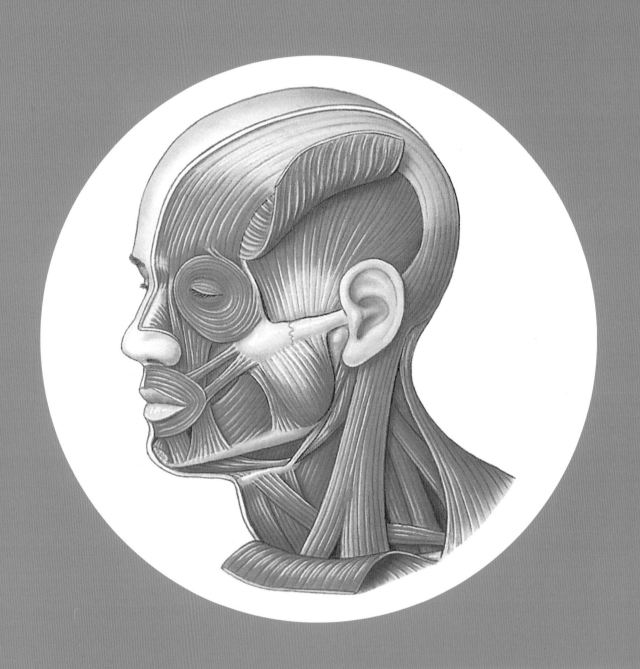

CHAPTER 5

근육계통

muscular system

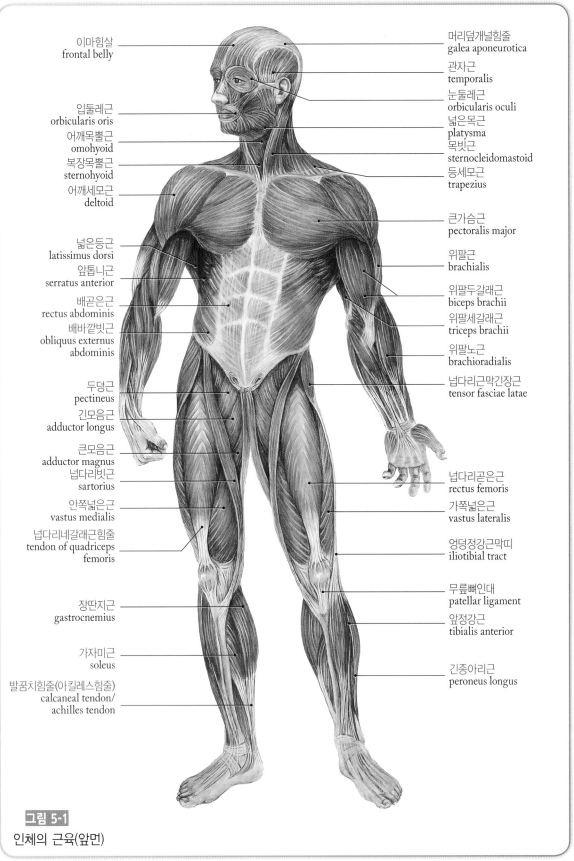

이마힘살
frontal belly

입둘레근
orbicularis oris

어깨목뿔근
omohyoid

복장목뿔근
sternohyoid

어깨세모근
deltoid

넓은등근
latissimus dorsi

앞톱니근
serratus anterior

배곧은근
rectus abdominis

배바깥빗근
obliquus externus
abdominis

두덩근
pectineus

긴모음근
adductor longus

큰모음근
adductor magnus

넙다리빗근
sartorius

안쪽넓은근
vastus medialis

넙다리네갈래근힘줄
tendon of quadriceps
femoris

장딴지근
gastrocnemius

가자미근
soleus

발꿈치힘줄(아킬레스힘줄)
calcaneal tendon/
achilles tendon

머리덮개널힘줄
galea aponeurotica

관자근
temporalis

눈둘레근
orbicularis oculi

넓은목근
platysma

목빗근
sternocleidomastoid

등세모근
trapezius

큰가슴근
pectoralis major

위팔근
brachialis

위팔두갈래근
biceps brachii

위팔세갈래근
triceps brachii

위팔노근
brachioradialis

넙다리근막긴장근
tensor fasciae latae

넙다리곧은근
rectus femoris

가쪽넓은근
vastus lateralis

엉덩정강근막띠
iliotibial tract

무릎뼈인대
patellar ligament

앞정강근
tibialis anterior

긴종아리근
peroneus longus

그림 5-1
인체의 근육(앞면)

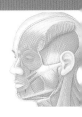

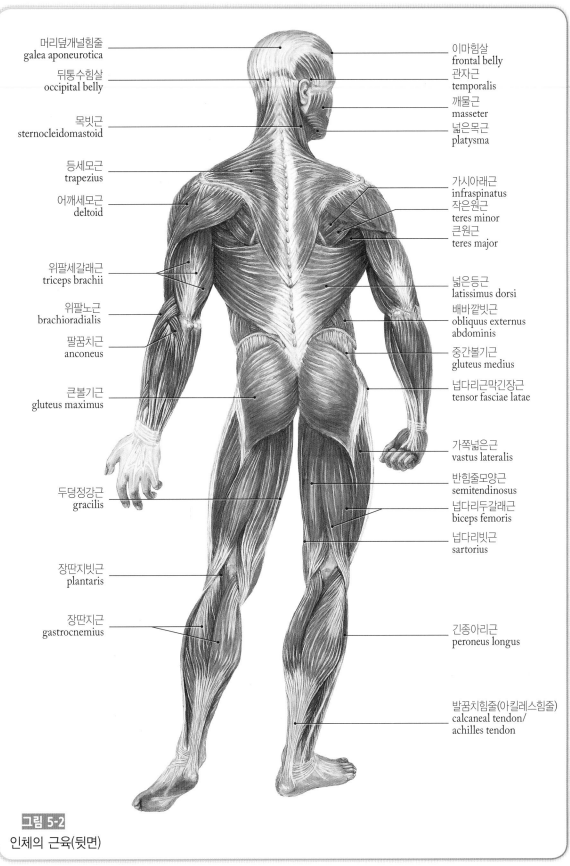

머리덮개널힘줄
galea aponeurotica

뒤통수힘살
occipital belly

목빗근
sternocleidomastoid

등세모근
trapezius

어깨세모근
deltoid

위팔세갈래근
triceps brachii

위팔노근
brachioradialis

팔꿈치근
anconeus

큰볼기근
gluteus maximus

두덩정강근
gracilis

장딴지빗근
plantaris

장딴지근
gastrocnemius

이마힘살
frontal belly

관자근
temporalis

깨물근
masseter

넓은목근
platysma

가시아래근
infraspinatus

작은원근
teres minor

큰원근
teres major

넓은등근
latissimus dorsi

배바깥빗근
obliquus externus
abdominis

중간볼기근
gluteus medius

넙다리근막긴장근
tensor fasciae latae

가쪽넓은근
vastus lateralis

반힘줄모양근
semitendinosus

넙다리두갈래근
biceps femoris

넙다리빗근
sartorius

긴종아리근
peroneus longus

발꿈치힘줄(아킬레스힘줄)
calcaneal tendon/
achilles tendon

그림 5-2
인체의 근육(뒷면)

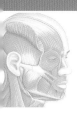

1. 근육계통의 개요

1) 근육의 종류

인체의 근육은 뼈대근육(skeletal muscle), 심장근육(cardiac muscle), 내장근육(visceral muscle)의 3종류로 나눌 수 있다. 근육세포(muscle cell)는 가늘고 긴 섬유모양을 하며, 일반적으로 근육섬유(muscle fiber)라고 부른다.

(1) 뼈대근육

대부분이 뼈대에 부착되어 있기 때문에 뼈대근육(skeletal muscle)이라고 한다. 수축 시 관절운동·표정

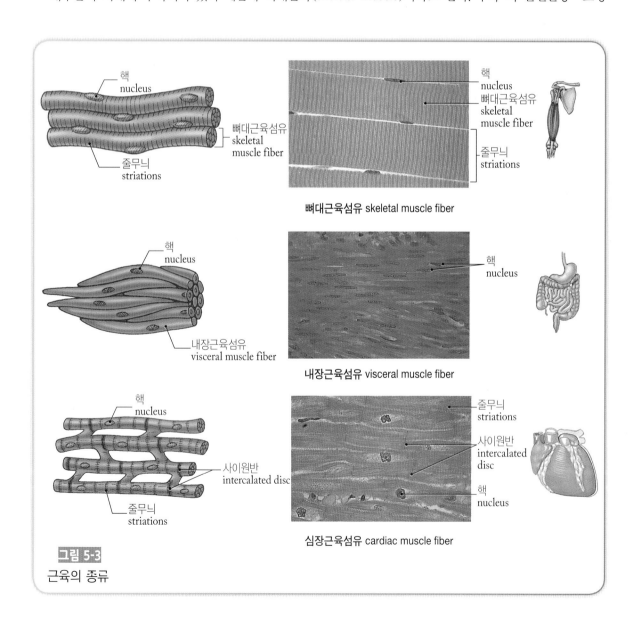

핵 nucleus
뼈대근육섬유 skeletal muscle fiber
줄무늬 striations

뼈대근육섬유 skeletal muscle fiber

핵 nucleus
내장근육섬유 visceral muscle fiber

핵 nucleus

내장근육섬유 visceral muscle fiber

핵 nucleus
사이원반 intercalated disc
줄무늬 striations

줄무늬 striations
사이원반 intercalated disc
핵 nucleus

심장근육섬유 cardiac muscle fiber

그림 5-3
근육의 종류

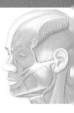

및 씹기 등의 운동이 이루어진다. 뼈대근육은 현미경으로 관찰하면 가로로 밝고 어두운 띠가 교대로 나타나 가로무늬근육(striated muscle)이라 하고, 운동신경의 지배를 받아 마음대로 움직일 수 있으므로 맘대로근 (voluntary muscle, 수의근)이라고도 한다.

(2) 심장근육

심장근육(cardiac muscle)은 심장의 벽을 이루고 있는 근육으로 뼈대근육과 같은 가로무늬근육이며, 자율신경의 조절을 받아 마음대로 조절할 수 없는 제대로근(involuntary muscle, 불수의근)이다.

심장근육을 이루는 심장근육섬유는 짧은 기둥모양의 세포로서 핵은 타원형으로 세포 중앙에 보통 1개가 있기 때문에 근육섬유의 여러 곳에 근육섬유를 횡단하는 사이원반(intercalate disc)이라는 직선 또는 계단모양의 진한 선이 보이는데, 이것은 근육섬유의 경계선에 해당한다. 심장근육섬유에는 근육원섬유(myofibril)가 여러 갈래이며, A띠, I띠, H띠, Z선, M선이 있다.

(3) 내장근육

내장근육(visceral muscle)은 위 · 창자 · 혈관 · 자궁관 · 자궁 · 방광 · 요관 등과 같이 관으로 된 기관의 벽에서 볼 수 있다. 뼈대근육에 비해 밝고 어두운 줄무늬가 뚜렷하지 않기 때문에 민무늬근육(smooth muscle)이라고 하며, 심장근육과 같이 제대로근(involuntary muscle)이다.

내장근육섬유는 방추모양의 긴 세포이다. 부위에 따라 길이나 굵기가 다르지만 일반적으로 길이는 $20{\sim}30\mu m$이고, 굵기는 $4{\sim}6\mu m$이다. 내장근육섬유의 핵은 가로무늬근육과는 달리 1개이며, 세포의 중앙에 있다. 내장근육섬유에도 근육원섬유가 있는데, 이는 다수의 미오필라멘트(myofilament, 근육미세섬유)로 구성되며, 미오필라멘트는 근육세포 내에서 망모양의 구조를 하고 있어서 형태학적으로 구별하기는 쉽지 않다.

2) 뼈대근육의 종류와 구조

(1) 뼈대근육의 종류

내장 · 혈관의 근육 및 심장근육을 뺀 모든 근육은 뼈대근육이다. 뼈대근육은 역할에 따라 다양한 형태와 크기 · 구조를 갖고 있다. 근육의 이름은 이러한 형태와 구조 등의 특징에 따라 다음과 같이 붙여졌다.

① 근육이 뻗는 방향에 따라 : 몸의 정중선과 팔다리의 세로축방향을 따르는 긴근(longus), 비스듬하게 뻗는 빗근(oblique)
② 근육의 상대적인 크기에 따라 : 큰(magnus) · 작은(minimus), 긴(longus) · 짧은(brevis)
③ 근육의 이는곳의 수에 따라 : 두갈래근(biceps), 세갈래근(triceps), 네갈래근(quadriceps) 등
④ 근육이 닿는 뼈의 종류에 따라 : 목빗근(sternocleidomastoid), 관자근(temporalis) 등
⑤ 근육의 형태에 따라 : 어깨세모근(deltoid), 마름근(rhomboid), 등세모근(trapezius) 등
⑥ 근육의 작용에 따라 : 굽힘근(flexor), 폄근(extensor), 벌림근(abductor) 등

심화학습

근육의 부위

근육이 닿는 뼈 중에서 움직임이 적은 쪽을 갈래(head), 많은 쪽을 꼬리(tail)라고 한다. 갈래가 여러 개 있는 근육도 있다(위팔두갈래근, 위팔세갈래근, 넙다리네갈래근 등). 힘줄의 부착부위 중 갈래쪽을 이는곳, 꼬리쪽을 닿는곳이라고 한다.

근육의 명칭과 기능

근육의 이는곳과 닿는곳을 알면 근육의 역할을 알 수 있다. 한편 근육의 이는곳에 의한 명칭이 닿는곳의 수를 나타내는 것은 아니다.

근육의 분류

근육은 가로무늬근육(striated muscle)과 민무늬근육(smooth muscle)으로 나누어진다. 가로무늬근육은 현미경으로 보면 줄무늬모양이 보이는데, 여기에는 뼈대근육과 심장근육이 있다. 민무늬근육은 줄무늬모양이 보이지 않으며, 내장과 혈관에 있다. 가로무늬근육은 기계적인 작용과 운동기능을 담당한다. 뼈대근육은 맘대로근(수의근)이며, 심장근육과 민무늬근육은 제대로근(불수의근)이다.

(2) 뼈대근육의 구조

사람의 근육은 약 반이 뼈대근육이다. 뼈대근육은 가로무늬근육(striated muscle)으로 구성되어 있다.

① 뼈대근육의 부착과 힘줄

뼈대근육은 보통 *힘줄(tendon)을 매개로 하여 뼈대에 부착된다. 뼈대근육은 방추모양을 하고 있으며, 양 끝은 각각 갈래(head)와 꼬리라 하고, 가운데는 힘살(belly)이라고 한다.

② 근육섬유의 구조

ⓐ 근육섬유다발의 구조

뼈대근육은 근육섬유(근육세포)라는 커다란 다핵세포가 여러 개 모인 다발모양(근육섬유다발)이다. 근육섬유다발의 주위는 근육다발막(perimysium)으로 덮여 있고, 근육섬유다발이 모여서 다발을 이루어 근육군을 구성한다. 근육군의 표면은 근육막(fascia)이라는 결합조직으로 덮여 있다.

심화학습

힘줄집

손목과 발목의 힘줄주위에는 이중막으로 된 힘줄집(tendon sheath, 건초)이 있으며, 그 속에 있는 윤활액이 주위와 마찰을 경감시키는 역할을 한다. 그러나 아킬레스힘줄(Achilles tendon)에는 힘줄집이 없다.

---

*힘줄(tendon)과 널힘줄(aponeurosis)
힘줄은 콜라겐섬유(collagen fiber)가 풍부한 치밀아교결합조직(dense collagenous connective tissue)으로, 뼈와 근육을 연결한다. 장력에 대해 상당히 강한 저항력을 갖는다. 아킬레스힘줄과 무릎힘줄이 대표적이다. 판모양의 근육에 닿는 힘줄은 널힘줄이다.

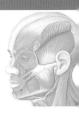

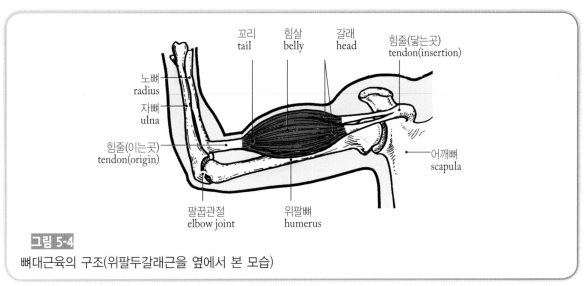

그림 5-4

뼈대근육의 구조(위팔두갈래근을 옆에서 본 모습)

근육섬유에는 백색근육섬유(white muscle fiber)와 적색근육섬유(red muscle fiber)의 2종류가 있다. 사람의 뼈대근육에는 두 가지 모두 들어 있다. 민첩한 동작을 필요로 하는 팔다리와 눈의 근육에는 백색근육섬유가 많고, 자세유지 등에 관여하는 몸통의 근육에는 적색근육섬유가 많다.

ⓑ 근육원섬유의 미세구조

근육섬유(근육세포)에는 여러 개의 근육원섬유가 모여 다발모양을 이룬다. 근육원섬유(myofibril)는 마이오신(myosin)과 액틴(actin)이라는 2종류의 단백질로 이루어진 필라멘트(filament)가 교차되어 겹치는 형태를 하고 있다. 액틴은 마이오신 위를 미끄러지듯 이동하는데, 여기에서 근육의 수축과 이완이 일어난다.

 심화학습

근육을 덮는 막

근육섬유(근육세포)에는 근육세포막(sarcolemma, 근육속막)이 있으며, 근육다발막(perimysium)은 각각의 근육섬유다발을 구분짓는 경계선을 구성한다. 근육막(근육다발막이라고도 한다)은 기능단위로서, 한 근육의 가쪽을 덮는다.

근육의 세포소기관

근육섬유(근육세포)에는 미토콘드리아(mitochondria, 사립체)나 세포질그물(endoplasmic reticulum, 세포질세망) 등의 세포소기관이 들어 있다. 또한 근육섬유에는 글리코겐과립이 있으며, 미토콘드리아는 에너지생성에 관련된다. 근육세포에는 여러 개의 핵이 들어 있다.

마이오신과 액틴

근육원섬유 중 마이오신(myosin)은 두껍고 액틴(actin)은 가는데, 이 두 섬유의 상호작용으로 근육의 수축이 일어나기 때문에 수축성단백질(contractile protein)이라고 한다. 가로무늬근육은 마이오신과 액틴이 규칙적으로 배열되어 있다. 근육의 수축에는 아데노신삼인산(ATP : adenosine triphosphate)이 사용된다.

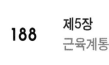
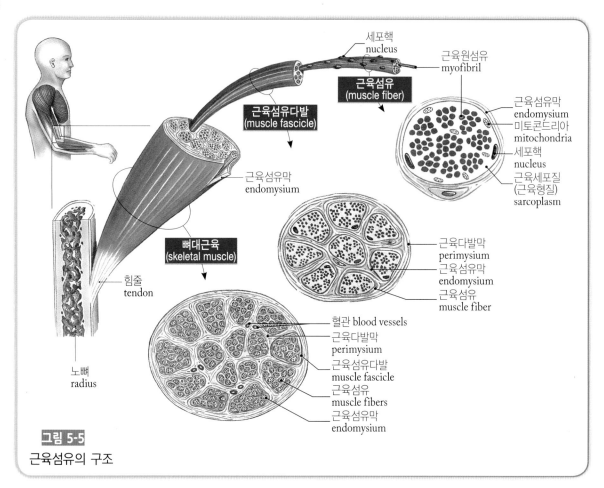

그림 5-5
근육섬유의 구조

ⓒ 신경근육이음부의 구조

신경근육이음부(myoneural junction)는 척수앞뿔세포(anterior horn cell)에서 나온 운동신경이 뼈대근육과 접하는 부분으로, 운동종말판(motor end plate)이라고 한다. 신경근육이음부는 일종의 시냅스(synapse, 연접)로 볼 수 있으며, 아세틸콜린(acetylcholine, 신경전달물질의 하나)을 방출한다. 근육섬유에는 아세틸콜린수용체가 있다.

근육섬유에는 지각장치인 *근육방추(muscle spindle)가 있어서 중추신경에 흥분을 전달한다. 한편 힘줄에는 힘줄방추(tendon spindle)가 있다.

(3) 근육수축의 기구

뼈대근육은 신경의 자극에 의해 수축되며, 수축에 의해 기능을 발휘한다. 자극은 중추신경에서 말초신경을 통해 전달된다. 근육운동은 많은 근육의 공동작용에 의해 일어난다.

---

*근육방추(muscle spindle)
뼈대근육 속에 있는 근육의 긴장·폄을 감지하는 수용체이다.

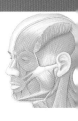

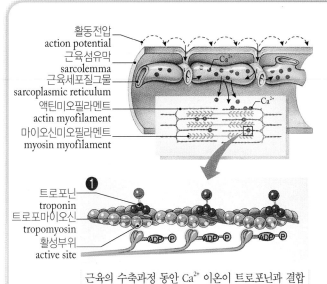

활동전압
action potential
근육섬유막
sarcolemma
근육세포질그물
sarcoplasmic reticulum
액틴미오필라멘트
actin myofilament
마이오신미오필라멘트
myosin myofilament

트로포닌
troponin
트로포마이오신
tropomyosin
활성부위
active site

① 근육의 수축과정 동안 Ca^{2+} 이온이 트로포닌과 결합하고, 액틴미오필라멘트의 활성부위가 노출된다.

교차결합
Cross bridge

② 마이오신 분자가 액틴 미오필라멘트의 노출된 활성부위에 부착되고, 인산염(phosphate)이 마이오신 머리에서 떨어져나간다.

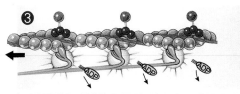

③ 마이오신 미오필라멘트(근육잔섬유)의 머리에 저장된 에너지가 마이오신 분자의 머리를 움직이는 데 사용된다. 마이오신 머리의 움직임은 강력한 힘으로 액틴미오필라멘트를 활주시킨다. ADP가 마이오신 머리로부터 떨어져 나간다.

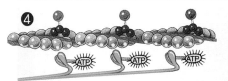

④ 또 다른 ATP 분자가 마이오신 머리에 결합된다.

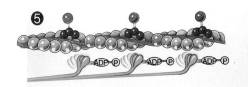

⑤ 마이오신 머리에 결합된 ATP 분자는 ADP와 인산염(phosphate)으로 분해되고, 안정 시 위치로 돌아오는 동안 마이오신 머리에 에너지가 저장된다. 근수축과정 동안 ①~⑤의 과정이 여러 번 반복된다.

그림 5-6
근육수축의 과정

① 근육수축의 기전

신경세포에 의해 근육섬유군이 자극받으면 표면에 활동전위가 생긴다. 이것에 의해 근육섬유의 소포체에서 Ca^{2+}가 방출되어 액틴과 마이오신이 활성화된다. 액틴섬유가 마이오신 사이로 미끄러져 들어가듯 움직이면 Z대 사이의 거리가 단축되어 근육이 수축한다(활주이론).

② 근육수축과 에너지

Ca^{2+}가 있으면 마이오신 안에 있는 아데노신3인산(ATP)분해효소에 의해 근육섬유 중의 아데노신삼인산이 가수분해되어 아데노신2인산(ADP)으로 변환되어 근육수축을 위한 에너지를 방출한다. 분해된 ATP를 보충하여 재합성하기 위해 근육 속의 크레아틴인산(CP : creatine phosphate, phosphocreatine)이 분해되고, 이어서 CP의 재합성을 위해 당질의 분해가 일어난다. 한편 근육에 비축해둔 글리코겐이 글루코스로 바뀌고 분해되어 에너지원으로 이용되는데, 글리코겐을 모두 소모하고 음식물도 섭취할 수 없게 되면 체단백질과

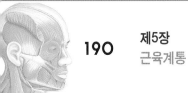

체지방의 분해가 일어난다.

　젖산(lactic acid, 유산)에서 글리코겐(glycogen)을 재합성하려면 산소가 필요한데, 격렬한 운동을 하는 근육섬유에서는 산소공급이 부족해져 젖산이 축적된다. 젖산이 혈액에서 간으로 운반되어 해당과 반대되는 반응(당신생)이 발생함으로써 글리코겐이 재합성된다.

　③ 근육수축의 종류

- 연축(spasm) : 1회의 자극에 대한 근육수축(단수축)으로, 수축 후에는 이완된다.
- 테타니(tetany) : 강축. 반복자극에 대해 연축이 반복되어 발생하는 커다란 수축을 말한다.
- 구축(contracture) : 오그라듦. 운동 후 지속성근육수축으로, 가역적(reversible)이다.
- 경축(rigor) : 경직. 사후 일정기간을 거쳐 일어나는 근육의 지속적인 수축(*사후경축)이다.

　④ 등장성수축과 등척성수축

근육의 수축에는 등장성(isotonic)과 등척성(isometric)이 있는데, 팔·다리의 재활운동 시에는 상태에 따

 심화학습

근전도와 신경근육단위

　근전도(EMG : electromyogram)는 근육이 수축할 때 발생하는 활동전위를 근전도계를 이용하여 체외에서 측정하는 것이다. 일반적으로 바늘전극(needle electrode)을 이용하여 하나의 근육섬유군을 지배하는 신경을 자극하여 그 근육의 흥분에 의해 발생하는 활동전위를 조사한다. 신경과 근육의 병상태를 동시에 알 수 있으며, 병행하여 말초신경전도속도와 운동신경전도속도 등을 알아볼 수도 있다. 또한 1줄기의 신경섬유는 여러 줄기의 근육섬유를 지배하며, 이러한 근육군이 하나의 운동단위로서 수축을 일으킨다. 신경섬유와 근육섬유를 합쳐 신경근육단위(neuromuscular unit)라고 한다.

근육의 협력과 대항

　하나의 운동을 위해 여러 개의 근육이 수축하는 경우도 적지 않다. 그중에서 주역을 맡는 것을 주동근(protagonist), 반대방향으로 작용하는 것을 대항근(antagonist, 길항근)이라고 한다(예 : 위팔두갈래근과 위팔세갈래근). 주동근을 돕는 작용을 하는 근육을 협동근(synergist)이라고 하며, 그중에서 특정뼈를 고정시키기 위해 작용하는 근육(예 : 척주주위)을 고정근(fixator muscle)이라고 한다.

근육수축에너지

　고에너지화합물의 하나인 크레아틴인산(phosphocreatine)이 분해될 때 에너지와 함께 분해되어 생기는 인산이 ATP의 재합성에 사용된다. 따라서 운동이 계속되어도 근육 중의 ATP는 거의 감소하지 않는다. 이러한 ATP가 재합성되려면 글루코스가 분해되어야 한다.

근육의 피로

　격렬한 운동을 하면 산소공급이 부족해져 미토콘드리아에서 유산소대사가 진행되지 못하여 젖산이 생성된다. 젖산(lactate acid)은 근육피로물질이라고도 하며, 젖산이 축적되면 근육이 운동을 지속할 수 없게 된다.

---

*사후경축(rigor mortis)

사후경직. 불가역적으로 머리·몸통·팔다리의 순서로 일어나며, 그 후 경축상태는 느슨해진다.

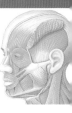

라 선택한다.

- 등장성수축 : 관절운동 시 일어난다. 근육이 필라멘트(미세섬유)의 활주에 의해 단축되면서 수축할 때
  에너지의 일부는 단축에 이용되고, 나머지가 열이 된다.
- 등척성수축 : 관절이 안정상태를 유지할 때 일어난다. 근육의 길이는 일정하고 장력이 증가하는 듯한 수
  축으로, 모든 에너지가 열이 된다.

 심화학습

근육의 긴장

뼈대근육은 운동하지 않아도 항상 가벼운 긴장상태에 있으므로 근육이 많은 사람은 근육 자체의 에너지소비
에 의해 쉽게 비만이 되지 않는다. 마취 시에는 근육의 긴장을 풀기 위해 근육이완제를 이용한다. 수면 시에도
근육의 긴장이 저하된다.

3) 근육의 분류

근육은 그 모양과 주행, 갈래, 힘살의 수 등에 따라 표 5-1과 같이 분류한다.

표 5-1. 뼈대근육의 종류

분류방법	근육의 종류	예
형태에 의한 분류	방추근육 fusiform 톱니근 serratus 깃근 bipennate 원형근 teres	긴손바닥근 앞톱니근 긴종아리근 큰원근
갈래수에 의한 분류	두갈래근 biceps 세갈래근 triceps 네갈래근 quadriceps	위팔두갈래근 위팔세갈래근 넙다리네갈래근
힘살수에 의한 분류	두힘살근 diventer 뭇힘살근 polyventer	위팔두갈래근 배곧은근
주행에 의한 분류	둘레근 orbicular 빗근 oblique 가로근 transverse 곧은근 rectus	입둘레근 배바깥빗근 배가로근 배곧은근
작용에 의한 분류	협동근 synergist 길항근 antagonist	위팔두갈래근과 위팔근 위팔두갈래근과 위팔세갈래근

4) 근육의 운동방향

근육의 운동방향은 표 5-2와 같다.

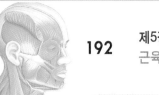

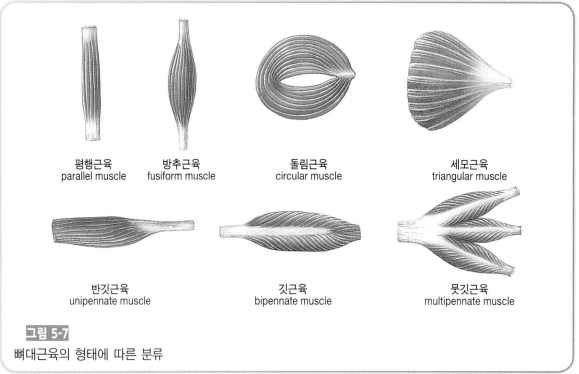

평행근육 parallel muscle	방추근육 fusiform muscle	돌림근육 circular muscle	세모근육 triangular muscle
반깃근육 unipennate muscle	깃근육 bipennate muscle	뭇깃근육 multipennate muscle	

그림 5-7
뼈대근육의 형태에 따른 분류

표 5-2. 근육의 운동방향

운동방향	설 명	예
모으기(adduction)	팔다리에 한정된 운동. 예 : 넙다리를 몸통에 가까이 대는 것	긴모음근
벌리기(abduction)	팔다리에 한정된 운동. 예 : 엄지손가락을 집게손가락쪽으로부터 멀리 하는 것	엄지벌림근
굽히기(flexion)	몸통과 팔다리 구부리기	긴발가락굽힘근
펴기(extension)	몸통과 팔다리 펴기	긴엄지폄근
엎치기(pronation)*	아래팔에 한정된 운동. 아래팔을 안쪽(엄지손가락쪽)으로 돌리기	네모엎침근
뒤치기(supination)*	아래팔에 한정된 운동. 아래팔을 가쪽(새끼손가락쪽)으로 돌리기	뒤침근
안쪽돌리기(medial rotation)*	팔다리의 세로축 주위를 안쪽으로 돌리기	바깥폐쇄근
가쪽돌리기(lateral rotation)*	팔다리의 세로축 주위를 가쪽으로 돌리기	넙다리네모근

*이들을 합쳐 돌리기(rotation)라고도 하는데, 이 동작을 담당하는 근육을 돌림근(rotator)이라고 한다.

5) 근육의 보조장치

① 근막

근막(fascia)은 하나 또는 다수의 근육군 표면을 덮는 섬유결합조직의 막으로, 근육의 외형을 유지하고 보호하는 작용을 한다.

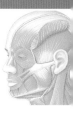

② 힘줄윤활집

힘줄윤활집(synovial sheath of tendon)은 힘줄집(tendon sheath)이라고도 한다. 힘줄 주위를 둘러싸서 보호하고, 그 운동을 원활하게 하는 장치이다. 반관모양의 주머니로 그 속에 윤활액(synovial fluid)이 들어 있다.

③ 윤활주머니

윤활주머니(synovial bursa)는 윤활액이 들어 있는 주머니이다. 근육과 힘줄 주위에 분포하며, 이들의 운동을 원활하게 하는 작용을 한다. 관절공간과 교통하기도 한다.

④ 근육도르래

근육도르래(muscular trochlea)는 근육에 붙어서 힘줄의 운동방향이 갑자기 바뀔 때 힘줄을 고정시키고 근육운동을 원활하게 만드는 장치이다. 섬유결합조직으로 구성되어 있다.

⑤ 종자뼈

종자뼈(sesamoid bones)는 힘줄 혹은 인대 속에 발생하여 힘줄과 뼈의 마찰을 줄이는 작용을 하는 작은 뼈이다. 예 : 무릎뼈

⑥ 근육의 영양공급과 신경지배

근육의 영양공급은 힘살 중앙부를 출입하는 혈관이 담당한다. 신경지배는 ① 근육수축을 담당하는 운동신경(motor nerve), ② 근육 깊은부분의 지각을 담당하는 지각신경(sensory nerve, 신경종말의 일부는 근육방추/muscle spindle와 힘줄방추/tendon spindle를 만든다), ③ 근육긴장과 영양에 관계하는 교감신경(sympathetic nerve) 등이다.

2. 뼈대근육의 분류

뼈대근육은 다음과 같이 크게 분류할 수 있다.

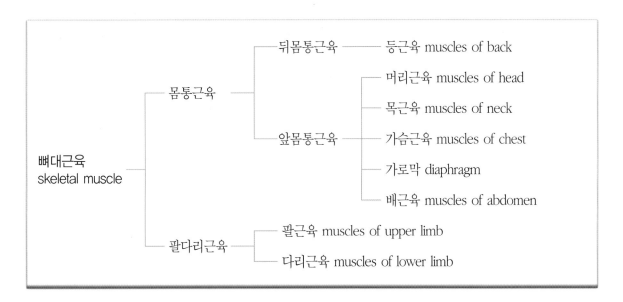

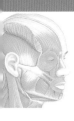

3. 머리의 근육

머리의 근육(muscles of head)은 표면층의 표정근육(muscles of expression)인 피부근육과 깊은층의 씹기근육(muscles of mastication)으로 이루어진다.

1) 머리표면층의 근육

머리표면층의 피부근육(cutaneous muscles)은 뇌머리뼈와 얼굴머리뼈의 표면에 있는 길고 빈약한 근육들로, 20종 정도가 있다. 대부분은 뼈에서 일어나 피부에 닿는 특징이 있으며, 피부를 움직여 얼굴의 표정을 만든다. 피부근육의 지배신경은 모두 얼굴신경(Ⅶ)이다.

① 이마힘살

이마힘살(frontal belly)은 이마뼈의 머리덮개널힘줄(galea aponeurotica)에서 일어나 이마에 닿는다. 이마

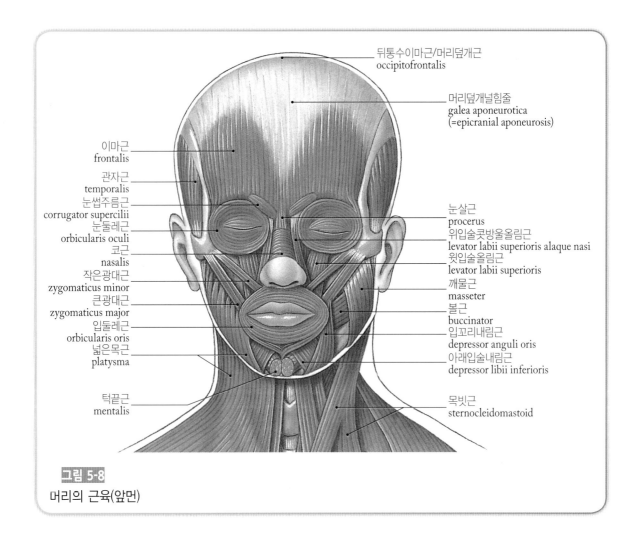

그림 5-8
머리의 근육(앞면)

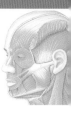

에 주름을 만드는 작용을 한다.

② 눈둘레근

눈둘레근(orbicularis oculi m.)은 눈술잔틈새(choroid fissure) 주변을 고리모양으로 둘러싸는 근육으로, 눈을 감는 작용을 한다.

③ 코근

코근(nasalis m.)은 콧망울(wings of nose)을 열고닫는 데 관여한다.

표 5-3. 머리표면층의 피부근육

	근육명	이는곳	닿는곳	작용
입근육[1] muscles of mouth	입둘레근 orbicular oris m.	위턱뼈, 아래턱뼈, 입술, 볼근	점막, 입술에 닿는 근육들	입을 다문다
	볼근 buccinator m.	위턱뼈, 아래턱뼈 등	입꼬리의 피부밑	입꼬리를 바깥쪽으로 잡아당기고 입술틈새를 닫고 입에서 공기를 내뱉는다.
	입꼬리당김근 risorius m.	넓은목근의 얼굴부분		입꼬리를 바깥쪽으로 당기고 보조개를 만든다.
	큰·작은광대근 zygomaticus minor·major m.	입술 주위의 뼈와 근막	입술	입술을 벌린다.
코근육 muscles of nose	코축소근육 compressor naris m. 코확대근육 dilator naris m. 코중격내림근 depressor septi nasi m.	위턱뼈의 앞니와 송곳니의 이틀융기	콧등, 콧방울, 코중격	코안을 여닫는다.
귓바퀴근육 auricular muscles	위귓바퀴근 auricularis superior m. 앞귓바퀴근 auricularis anterior m. 뒤귓바퀴근 auricularis posterior m.	머리덮개널힘줄, 관자뼈 꼭지돌기부	귓바퀴의 피하	귓바퀴를 위·앞·뒤로 당긴다.
눈꺼풀근육[2] palpebral muscles	눈둘레근 orbicularis oculi m.	눈확모서리	눈꺼풀	눈을 감는다.
	눈썹주름근 corrugator supercilii m.	이마뼈 코부분	눈썹 중앙부터 안쪽부분	코뿌리 위쪽에 세로주름을 만든다.
머리덮개근육 epicranius m.	뒤통수이마근[3] occipitofrontalis m.	이마근 : 눈썹의 피부와 근막 뒤통수근 : 뒤통수뼈의 목덜미선	머리덮개널힘줄	이마근 : 눈썹 올리기, 이마주름 만들기, 머리가죽 앞으로 당기기 뒤통수근 : 머리가죽 뒤로 당기기
	관자마루근 temporoparietalis m.	머리덮개널힘줄 중앙부 옆모서리	귓바퀴 윗면	귓바퀴를 위쪽으로 당긴다.

1) 입근육에는 이외에도 입꼬리내림근(depressor anguli oris m.), 턱끝근(mentalis m.), 입꼬리올림근(levator anguli oris m.) 등이 있다.
2) 눈꺼풀근육에는 이외에도 눈썹내림근(depressor supercilii m.), 눈살근(procerus m.)이 있다.
3) 이 근육은 중간에 위치한 머리덮개널힘줄(galea aponeurotica)에 의해 이마근과 뒤통수근으로 나누어지며, 이마의 주름을 만드는 작용을 한다.

muscular system

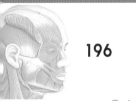

④ 볼근

볼근(buccinator m.)은 뺨을 치열로 밀어붙이는 작용을 한다.

⑤ 입둘레근

입둘레근(orbicularis oris m.)은 입술틈새(rima of mouth) 주변을 둘러싸며, 입술을 다무는 작용을 한다.

2) 머리깊은층의 근육

머리깊은층의 씹기근육(muscles of mastication)은 아래턱뼈(mandible)를 들어올려 무언가를 씹는(저작) 운동을 하는 근육으로, 깨물근(masseter m.), 관자근(temporalis m.), 가쪽 및 안쪽날개근(lateral·medial pterygoid m.)의 4쌍이 있다. 모두 삼차신경절가지(trigeminal ganglionic branch) 아래턱신경(mandibular nerve)의 지배를 받는다. 턱을 닫는 작용을 한다.

① 깨물근

깨물근(masseter m.)은 안팎 2층의 근육으로 되어 있다. 광대뼈아래모서리와 위턱뼈광대돌기에서 시작하여 아래턱뼈의 턱뼈가지와 턱뼈각의 바깥면에 닿는다. 깨물근신경의 지배를 받는다.

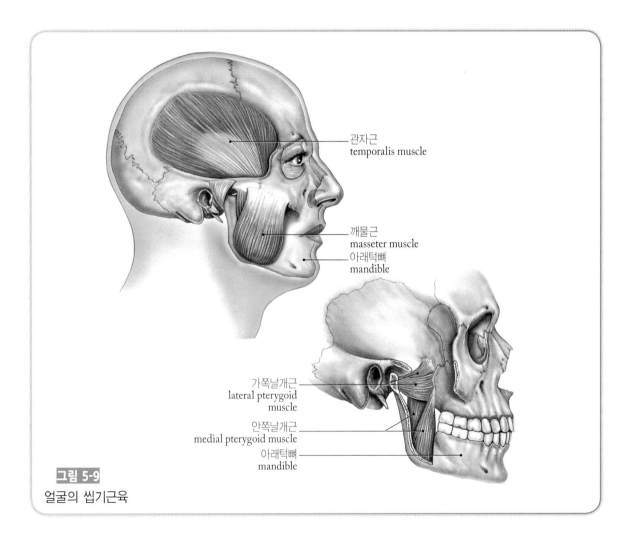

관자근
temporalis muscle

깨물근
masseter muscle

아래턱뼈
mandible

가쪽날개근
lateral pterygoid
muscle

안쪽날개근
medial pterygoid muscle

아래턱뼈
mandible

그림 5-9

얼굴의 씹기근육

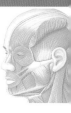

② 관자근

관자근(temporalis m.)은 관자뼈의 관자면 전체에서 시작하여 아래턱뼈의 근육돌기와 턱뼈가지에 닿는다. 깊은관자신경의 지배를 받는다.

③ 안쪽날개근

안쪽날개근(medial pterygoid m.)은 나비뼈의 날개돌기에서 시작하여 턱뼈각 안쪽의 날개근거친면에 닿는다. 안쪽날개근신경의 지배를 받는다.

④ 가쪽날개근

가쪽날개근(lateral pterygoid m.)은 위아래 두 갈래로부터 시작된다. 위갈래는 나비뼈큰날개의 관자아랫면에서 시작하고, 아래갈래는 날개돌기 바깥판에서 시작하여 아래턱뼈관절돌기와 관절주머니에 닿는다. 가쪽날개근신경의 지배를 받는다.

4. 목의 근육

목의 근육(muscles of neck)은 표면층의 근육군과 깊은층의 근육군으로 나누어진다.

1) 목표면층의 근육

① 넓은목근

넓은목근(platysma m.)은 폭이 넓은 피부근육이다. 봉우리~둘째갈비뼈 앞쪽의 가슴근막(fascia pectoralis m.)에서 시작하여 아래턱 · 입꼬리에 닿는다. 얼굴신경(Ⅶ) 목가지의 지배를 받는다.

② 목빗근

목빗근(sternocleidomastoid m.)은 복장뼈자루 위모서리와 빗장뼈 안쪽 1/3 근처에서 시작하여 관자뼈꼭지돌기에 닿는다. 양쪽이 동시에 작용하면 머리를 뒤로 당겨 얼굴을 위로 올리고, 한쪽만 작용하면 머리를 작용한 쪽으로 기울어지게 만든다. 더부신경(XI)과 목신경얼기 근육가지(C2, C3)의 지배를 받는다.

2) 목깊은층의 근육

목깊은층의 근육은 다음과 같이 크게 4종으로 분류하며, 종별 · 근육명 · 이는곳 · 닿는곳 · 적용 · 신경지배는 표 5-4와 같다.

① 목뿔위근육(suprahyoid muscles) ┐ 목뿔뼈를 경계로 위쪽은 아래턱뼈, 아래쪽은 복장뼈자루 사이
② 목뿔아래근육(infrahyoid muscles) ┘ 에 분포되어 있다.
③ 안쪽근육군(medial group) ┐ 목뼈가로돌기에서 시작하여 목 안쪽에서 바깥쪽으로 지나고, 뒤통수뼈
④ 가쪽근육군(lateral group) ┘ 바닥의 바깥면, 목뼈 또는 위쪽갈비뼈에 닿는다.

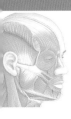
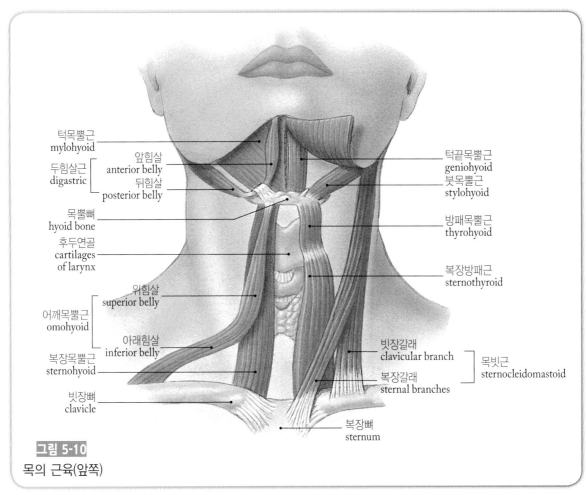

턱목뿔근
mylohyoid

앞힘살
anterior belly

두힘살근
digastric

뒤힘살
posterior belly

목뿔뼈
hyoid bone

후두연골
cartilages
of larynx

위힘살
superior belly

어깨목뿔근
omohyoid

아래힘살
inferior belly

복장목뿔근
sternohyoid

빗장뼈
clavicle

턱끝목뿔근
geniohyoid

붓목뿔근
stylohyoid

방패목뿔근
thyrohyoid

복장방패근
sternothyroid

빗장갈래
clavicular branch

복장갈래
sternal branches

목빗근
sternocleidomastoid

복장뼈
sternum

그림 5-10

목의 근육(앞쪽)

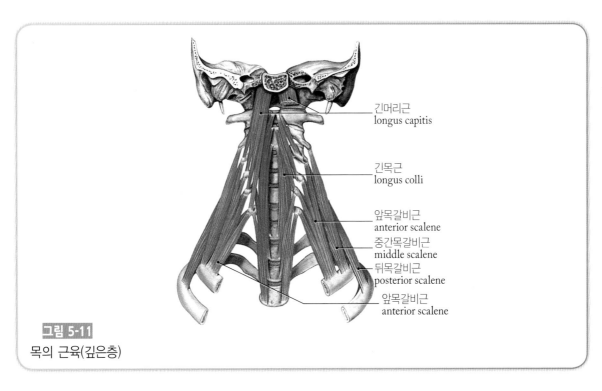

긴머리근
longus capitis

긴목근
longus colli

앞목갈비근
anterior scalene

중간목갈비근
middle scalene

뒤목갈비근
posterior scalene

앞목갈비근
anterior scalene

그림 5-11

목의 근육(깊은층)

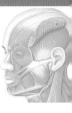

표 5-4. 목깊은층의 근육

근육명		이는곳	닿는곳	작용	신경지배
목뿔위근육 suprahyoid muscles	두힘살근 digastric	뒤힘살 : 관자뼈의 꼭지패임 앞힘살 : 아래턱뼈의 두힘살근오목	목뿔뼈몸통과 큰뿔의 사이힘줄	목뿔뼈와 혀근을 들어올리고, 목뿔뼈를 고정시킨다.	앞힘살 : 턱목뿔신경 뒤힘살 : 얼굴신경
	턱목뿔근 mylohyoid	아래턱뼈의 턱목뿔근선		목뿔뼈를 뒤위쪽으로 끌어당긴다.	턱목뿔근신경 (V3)
	붓목뿔근 stylohyoid	붓돌기	목뿔뼈몸통		붓목뿔근가지 (VII)
	아래턱목뿔근 geniohyoid	아래턱뼈의 아래턱목뿔근극		목뿔뼈를 앞위쪽으로 끌어당긴다.	목신경고리 (C1~C3)[1]
목뿔아래근육 infrahyoid muscles	복장방패근 sternothyr(e)oid	복장뼈자루	방패연골	방패연골을 아래쪽으로 끌어내린다.	목신경고리 (C1~C3)
	복장목뿔근 sternohyoid	복장뼈자루, 복장빗장관절부분	목뿔뼈몸통	목뿔뼈를 아래(뒤)쪽으로 당긴다.	
	어깨목뿔근 omohyoid	아래힘살은 어깨뼈위모서리와 부리돌기에서 시작	위힘살은 중간힘줄에서 시작, 목뿔뼈몸통에 닿는다.		
	방패목뿔근 thyrohyoid	방패연골	목뿔뼈몸통		목신경 (C1~C2)1)
안쪽근육군 medial muscle group (척추앞근육 prevertebral muscles)	긴머리근 longus capitis	셋째~여섯째목뼈 가로돌기	뒤통수뼈바닥 바깥면	머리를 앞으로 굽힌다.	목신경얼기 (C1~C4)
	긴목근 longus colli	셋째목뼈~셋째등뼈의 척추뼈몸통 또는 가로돌기	앞목뼈 척추뼈몸통 또는 가로돌기		목~팔신경얼기 (C3~C7)
	앞머리곧은근 rectus capitis anterior	고리뼈가로돌기	뒤통수뼈바닥 바깥면		목신경얼기 (C1~C2)
	가쪽머리곧은근 rectus capitis lateral		뒤통수뼈 목정맥돌기 아랫면	머리를 같은쪽으로 굽힌다.	목신경(C1)
가쪽근육군 lateral muscle group (목갈비근 scalene muscles)	앞목갈비근 scalenus anterior	목뼈의 가로돌기 앞목갈비근 : C3~C6 중간목갈비근 : C2~C7 뒤목갈비근 : C4~C6	처음 2개의 갈비뼈(앞 및 중간목갈비근은 첫번째 갈비뼈에, 뒤목갈비근은 두번째 갈비뼈에)	양쪽으로 : 강한 들숨을 쉴 때 처음 2개의 갈비뼈를 들어올리거나 목굽히기 보조 한쪽으로 : 머리 같은 쪽 옆으로 굽히기 보조	C3~C8의 배쪽가지
	중간목갈비근 scalenus medius				
	뒤목갈비근[2] scalenus posterior				

1) 혀밑신경에 합류한 목신경고리(ansa cervicalis)의 일부이다.
2) 뒤목갈비근은 종종 제외된다(약 30%).

3) 목의 근막

(1) 목의 표면층근막

　목의 표면층(superficial lamina)근막(얕은목근막)은 목 전체의 표면을 덮고, 넓은목근 아래에 위치하며, 뒤통수뼈융기 · 위목덜미선 · 관자뼈꼭지돌기 · 목뼈가시돌기 · 아래턱바닥 · 목뿔뼈 · 복장뼈자루 · 빗장뼈 사이

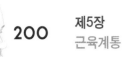

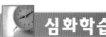 심화학습

목에 있는 신경·혈관의 주행

앞목갈비근(scalenus anterior m.)과 중간목갈비근(scalenus medius m.) 사이에는 중요한 신경(팔신경얼기)과 동맥줄기(빗장밑동맥)가 주행한다.

목갈비근육

목의 가쪽부분에 위치해 있지만 척추앞근육층의 일부로 생각되는 경우도 있다. 목갈비근육(scalene muscles) 사이에 있는 위팔신경얼기(brachial plexus), 빗장밑동맥(subclavian artery)이 여러 가지 원인에 의해 압박을 받으면 가슴문증후군(thoracic outlet syndrom)이 나타난다.

로 뻗어 있다. 앞목부분 위쪽은 두힘살근·턱밑샘·턱목뿔근 등을 덮고, 아래쪽은 목뿔아래근육·어깨목뿔근을 덮고 목빗근의 뿌리집이 되어 빗장뼈에 닿는다. 목뒷부분은 등세모근을 싸서 목덜미근막으로 이동한다.

(2) 목의 기관앞층근막

목의 기관앞층(pretracheal lamina)근막(중간목근막)은 앞목부분의 목뿔뼈 아래쪽에 한정된 근막이다. 척추뼈몸통 앞면으로부터 앞쪽 목부위의 내장을 덮는다. 앞목부위는 목뿔아래근육·갑상샘·기관 등을 덮고, 가쪽목부위는 목빗근 안쪽을 통과하여 온목동맥·속목정맥·미주신경 등을 둘러싸고 있는 목혈관신경집(carotid sheath)을 만들면서 동시에 식도뒷벽을 돌아 이를 덮는다.

(3) 목의 척추앞층근막

목의 척추앞층(prevertebral lamina)근막(깊은목근막/deep cervical fascia)은 목뼈의 가로돌기 사이에 뻗은 근막으로, 척추뼈몸통의 앞면은 깊은목근육군 속에서 안쪽근육군을 덮으면서 가슴안으로 들어가고, 가슴속근막(endothoracic fascia)으로 이동한다. 가쪽~뒷목부위에서는 네모근군·어깨올림근 등을 둘러싸면서 목뒷면의 목덜미근막(nuchal fascia)과 연결된다.

5. 가슴의 근육

가슴의 근육(muscles of chest)은 대부분 갈비뼈나 빗장뼈에서 시작하며, 얇은가슴근육군(가슴위팔의 근육/thoraco-brachial muscles)과 깊은가슴근육(가슴벽의 근육/muscles of the thoracic wall)으로 나뉜다.

1) 가슴위팔의 근육

가슴위팔의 근육(thoraco-brachial muscles)은 가슴우리뼈(bones of thorax)인 갈비뼈·복장뼈·빗장뼈에서 일어나 팔이음뼈 또는 위팔뼈에 닿는다(표 5-5). 팔이음뼈 또는 위팔의 운동과 함께 가슴의 운동(호흡

muscular system

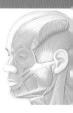

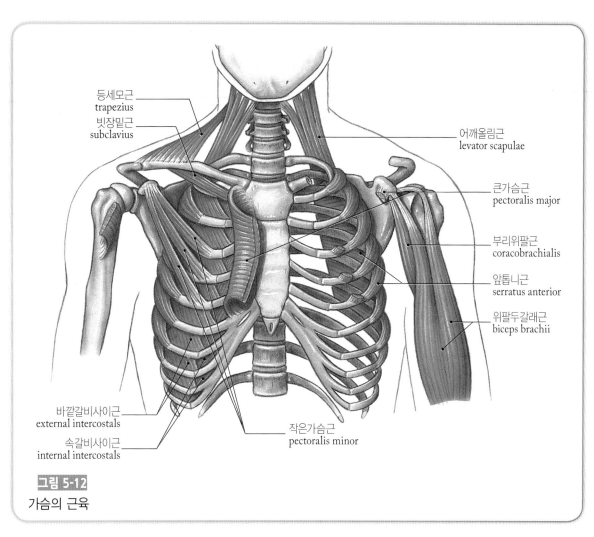

등세모근
trapezius
빗장밑근
subclavius
어깨올림근
levator scapulae
큰가슴근
pectoralis major
부리위팔근
coracobrachialis
앞톱니근
serratus anterior
위팔두갈래근
biceps brachii
바깥갈비사이근
external intercostals
속갈비사이근
internal intercostals
작은가슴근
pectoralis minor

그림 5-12
가슴의 근육

표 5-5. 가슴위팔의 근육

근육명	이는곳	닿는곳	작용	신경지배
큰가슴근* pectoralis major	빗장부분:빗장뼈의 안쪽 중간 복장부분:복장뼈, 위쪽 6개의 갈비연골	위팔뼈결절(사이)고랑의 가쪽 능선	위팔뼈 모으기, 수평모으기, 안쪽 돌리기 빗장부분:위팔뼈 굽히기 복장부분:위팔뼈 굽힘 상태에서 펴기	빗장부분:가쪽가슴신경(C5, C6, C7) 복장부분:안쪽가슴신경(C8, T1)
작은가슴근 pectoralis minor	갈비연골 부근 3, 4, 5번 갈비뼈의 앞면	어깨뼈 윗면의 안쪽 모서리에 있는 어깨뼈부리돌기	어깨뼈 앞으로 내밀기, 내리기, 아래쪽으로 돌리기	안쪽가슴신경(C8, T1)
앞톱니근 serratus anterior	위쪽 8개 갈비뼈의 바깥면(손가락처럼 긴 모양으로)	어깨뼈의 척주 경계-앞면	어깨뼈 앞으로 내밀기, 위쪽으로 돌리기, 가슴벽에 어깨뼈 고정시키기	긴가슴신경(C5, C6, C7)
빗장밑근 subclavius	첫째갈비뼈의 갈비연골 접합부	빗장뼈 아래에서 가운데 1/3 지점	빗장뼈를 안쪽으로 움직여 안정시킨다.	빗장밑근신경(C5, C6)

* 큰가슴근의 이는곳은 빗장부분(clavicular part), 복장갈비부분(sternocostal part), 배부분(abdominal part)의 세 부위로 나누어져 있다. 복장갈비부분에서 편평한 작은 근육(복장근/sternalis)이 복장뼈 앞면 아래에서 배곧은근집 앞층에 닿는다.

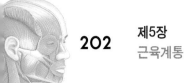
운동)에도 관여한다. 지배신경은 모두 목신경이다.

2) 가슴벽의 근육

가슴벽의 근육(muscles of the thoracic wall)은 가슴벽 속면과 바깥면을 형성하는 근육들로서, 대부분 갈비뼈에서 시작하여 갈비뼈에 닿는다. 가슴운동(호흡운동)을 담당하고, 갈비사이신경(가슴신경앞가지)의 지배를 받는다.

① 바깥갈비사이근

바깥갈비사이근(external intercostal muscles)은 각 갈비뼈 사이의 틈을 가슴벽 바깥면으로부터 폐쇄한다. 갈비뼈 아래모서리에서 시작하여 가슴벽 앞쪽에서는 바깥쪽위에서 안쪽아래로, 가쪽에서는 뒤쪽위에서 앞쪽아래로, 뒤쪽에서는 안쪽위에서 바깥쪽아래를 지나 각각 다음 갈비뼈의 위모서리에 닿는다. 이 근육은 갈비올림근과 함께 갈비뼈를 끌어올려 가슴안을 넓히는 작용을 하며, 들숨근육(muscles of inspiration)에 속한다. 갈비사이신경(T1~T11)의 지배를 받는다.

② 속갈비사이근

속갈비사이근(internal intercostal muscles)은 바깥갈비사이근의 안쪽에 위치하며, 바깥갈비사이근과는 반대방향을 지난다. 갈비뼈 아래모서리에서 시작하여 다음 갈비뼈 위모서리에 닿는다. 속갈비사이근은 갈비밑근·가슴가로근·맨속갈비사이근과 함께 갈비뼈를 끌어올려 가슴안을 좁히는 들숨근육에 속한다. 갈비사이신경(T1~T11)의 지배를 받는다. 가슴 뒤쪽의 갈비뼈각(costal angle)~등뼈가로돌기(transverse process)에는 분포되지 않는데, 이 부위에는 갈비밑근이 있다.

③ 갈비밑근

갈비밑근(subcostal muscles)은 속갈비사이근의 연속으로 볼 수 있으며, 속갈비사이근 뒤쪽의 갈비뼈각 부근에 분포되어 있다. 갈비뼈아래모서리에서 시작하여 1~2갈비뼈를 넘어 갈비뼈위모서리에 닿는다. 이 근육은 가슴우리 위쪽에서 없는 사람도 있다. 속갈비사이근과 협조하여 가슴우리을 좁힌다. 갈비사이신경의 지배를 받는다.

④ 가슴가로근

가슴가로근(transversus thoracis m.)은 가슴벽 앞쪽속면에 위치하고, 복장뼈 뒷면과 칼돌기에서 시작하여 셋째~여섯째갈비연골에 닿는다. 속갈비사이근과 함께 가슴안을 좁히는 작용을 한다. 갈비사이신경(T3, T4)의 지배를 받는다. 복장뼈의 양쪽모서리를 위아래로 지나는 속가슴동정맥은 속갈비사이근과 가슴가로근 사이에 들어 있다.

⑤ 맨속갈비사이근

맨속갈비사이근(innermost intercostal muscles)은 가슴의 속면에서 갈비사이신경·갈비사이동정맥을 끼고 속갈비사이근 속면에 들어 있는 작은 근육으로 결여되어 있는 경우가 많다. 속갈비사이근과 함께 가슴안을 좁히는 작용을 한다. 갈비사이신경의 지배를 받는다.

⑥ 갈비올림근

갈비올림근(levarores costarum muscles)은 바깥갈비사이근의 등쪽에서 갈비뼈각으로부터 등뼈가로돌기

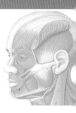

에 걸쳐 12쌍이 있다. 일곱째목뼈~열두째등뼈의 가로돌기에서 시작하여 바깥쪽아래로 가고, 바로 아래 또는 1~2 아래의 갈비뼈결절과 갈비뼈각에 닿는다. 바깥갈비사이근과 함께 가슴안을 넓히는 작용을 한다. 목신경(C8)~갈비사이신경(T1~T11)의 지배를 받는다.

6. 가로막

가로막(diaphragm)은 가슴안과 배안을 경계로 하는 근육성 막으로, 위쪽으로 볼록한 돔모양이다. 중심부는 널힘줄(힘줄중심/central tendon)로 이루어지고, 주변부는 근육질로 구성된다. 호흡할 때 가슴안을 넓히거나 좁히는 작용을 한다.

가로막은 다음의 3부위에서 시작된다.
- 허리부분(lumbar part) : 첫째~넷째허리뼈몸통 앞면 및 첫째~둘째허리뼈갈비돌기
- 갈비부분(costal part) : 갈비뼈활속면, 즉 일곱째~열두째갈비뼈속면
- 복장부분(sternal part) : 복장뼈 칼돌기 및 배곧은근집 뒤층

가로막에는 다음 3가지 구멍이 있어 각종 장기의 통로가 된다.
- 식도구멍(esophageal hiatus) : 식도와 미주신경이 통과한다.
- 대동맥구멍(aortic hiatus) : 가슴대동맥, 교감신경얼기, 가슴림프관 및 홀정맥이 통과한다.
- 대정맥구멍(vena caval foramen) : 아래대정맥과 오른가로막신경의 작은 가지가 통과한다.

7. 배의 근육

배의 근육(muscles of abdomen)은 위쪽으로는 갈비뼈활과 열두째갈비뼈 사이, 아래쪽으로는 주로 엉덩뼈위모서리와 두덩뼈위모서리 사이로 뻗어 배안의 앞·옆·뒷벽을 이루는데, 이것을 앞배의 근육·옆구리의 근육·뒷배의 근육이라 한다.

1) 앞배의 근육

앞배의 근육은 배벽 앞부분을 구성하며, 갈비사이신경의 지배를 받는다. 복압(abdominal pressure)을 높이고 척추를 앞쪽으로 구부리는 역할을 한다.

① 배곧은근

배곧은근(rectus abdominis m.)은 좌우 다섯째~일곱째갈비연골 및 복장뼈의 칼돌기(xiphoid process)에서 시작하여 아래쪽으로 들어가 두덩뼈 위모서리에 닿는다. 이 근육에는 나눔힘줄(tendinous intersection)이라는 3~4개의 중간힘줄이 있으며, 갈비사이신경앞가지(T5~T12)의 지배를 받는다.

muscular system

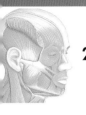
② 배세모근

배세모근(pyramidalis m.)은 두덩뼈 위모서리에서 시작하는 삼각형의 작은 근육으로 배곧은근집(sheath of rectus abdominis m.)과 백색선(linea alba) 아래끝에 닿는다. 갈비사이신경(T12)앞가지의 지배를 받아 수축하고, 배곧은근의 기능을 보조한다.

2) 옆구리의 근육

옆구리의 근육은 배벽의 앞 및 옆쪽을 구성하고, 갈비사이신경의 지배를 받는다. 복압을 높임과 동시에 가슴안을 아래쪽으로 끌어내려 척추가 앞쪽 또는 옆쪽으로 기울어지게 한다.

① 배바깥빗근

배바깥빗근(obliquus externus abdominis m.)은 옆구리의 근육 중 가장 바깥쪽에 있다. 다섯째~열두째 갈비뼈의 바깥쪽에서 시작하여 배벽의 앞안쪽을 지난다. 그중 일부는 배곧은근의 가쪽모서리에서 널힘줄이 되어 배곧은근집의 앞층을 형성하면서 백색선에서 끝나고, 다른 일부는 엉덩뼈능선과 샅고랑인대에 닿는다. 대부분이 갈비사이신경(T5~T12)앞가지의 지배를 받지만, 아래끝부위는 허리신경얼기 속의 엉덩아랫배신경(T12~L1)과 엉덩샅고랑신경(L1)의 지배를 받는다.

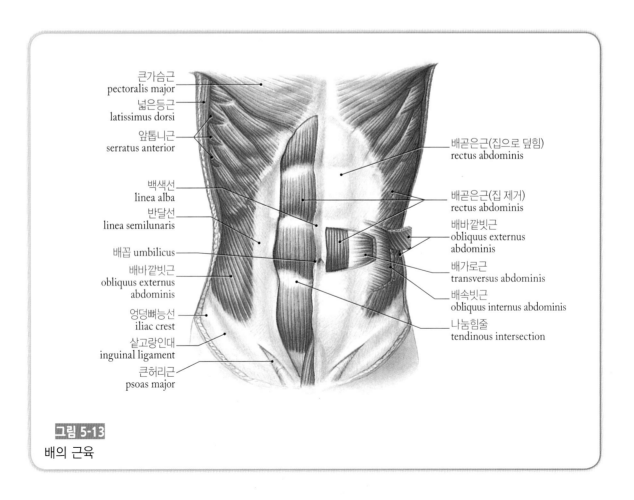

큰가슴근
pectoralis major

넓은등근
latissimus dorsi

앞톱니근
serratus anterior

백색선
linea alba

반달선
linea semilunaris

배꼽 umbilicus

배바깥빗근
obliquus externus
abdominis

엉덩뼈능선
iliac crest

샅고랑인대
inguinal ligament

큰허리근
psoas major

배곧은근(집으로 덮힘)
rectus abdominis

배곧은근(집 제거)
rectus abdominis

배바깥빗근
obliquus externus
abdominis

배가로근
transversus abdominis

배속빗근
obliquus internus abdominis

나눔힘줄
tendinous intersection

그림 5-13
배의 근육

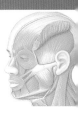

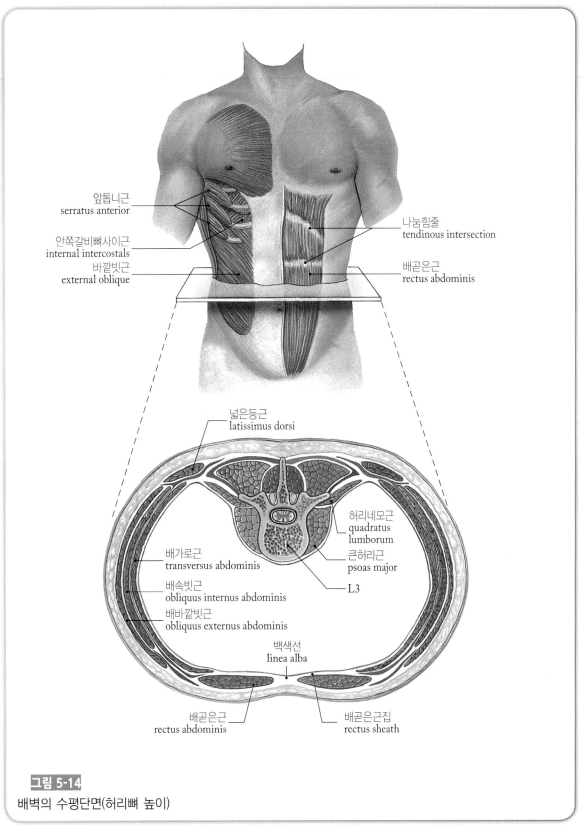

그림 5-14

배벽의 수평단면(허리뼈 높이)

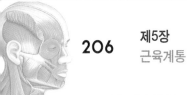
② 배속빗근

배속빗근(obliquus internus abdominis m.)은 배바깥빗근 속층의 대부분을 덮는다. 근육섬유는 배바깥빗근과 반대로 지나고, 샅고랑인대·엉덩뼈능선 및 등허리근막에서 시작하여 배벽의 앞안쪽에서 위쪽으로 향하며 일부는 널힘줄이 된다. 이 널힘줄은 활꼴선(arcuate line)으로부터 아래쪽으로는 배바깥빗근·배가로근의 널힘줄과 합쳐져 배곧은근집의 앞층을 형성하고, 위쪽으로는 앞층과 뒤층을 만들며 백색선에서 끝난다. 다른 일부는 열째~열두째갈비뼈 아래모서리에 닿는다. 지배신경은 배바깥빗근과 같다.

③ 배가로근

배가로근(transversus abdominis m.)은 배속빗근 속층의 대부분을 덮는다. 등허리근막·엉덩뼈능선·샅고랑인대 및 일곱째~열두째갈비연골 주변에서 시작하여 앞배벽의 정중선을 가로질러 널힘줄을 만든다. 이 널힘줄은 활꼴선의 아래쪽에서 배속빗근·배바깥빗근의 널힘줄과 합쳐져 배곧은근집의 앞층을 형성하고, 위쪽에서는 배속빗근의 널힘줄과 합쳐져 뒤층을 만들어 백색선으로 끝난다. 그리고 이 근육의 아래끝부분은 두덩뼈에 닿고, 지배신경은 배바깥빗근과 같다.

3) 뒷배의 근육

뒷배의 근육은 배벽의 뒷부분을 구성하고, 등의 근육들과는 등허리근막(thoracolumbar fascia)으로 가로막혀 있다.

① 허리네모근

허리네모근(quadratus lumborum m.)은 첫째~넷째허리뼈 갈비돌기와 열두째 갈비뼈 아래모서리에서 시작하여 엉덩허리인대(iliolumbar ligament)와 엉덩뼈능선에 닿는다. 이 근육이 양쪽에서 작용하면 열두째갈비뼈를 끌어내리기 때문에 몸체는 앞으로 구부러진다. 그리고 이 근육이 한쪽에서 작용하면 허리뼈를 근육이 작용된 쪽으로 구부리기 때문에 몸체가 가쪽앞으로 기운다. 지배신경은 가슴신경(T11, T12)과 허리신경(L1~L3)이다.

4) 배근육의 널힘줄

배근육의 널힘줄(aponeurosis of abdominal muscle)은 샅고랑인대·샅굴·배곧은근집 및 뒷배의 근육으로 되어 있다.

① 샅고랑인대

샅고랑인대(inguinal ligament)는 두덩뼈결절과 위앞엉덩뼈가시 사이에 뻗어 있는 인대로 배바깥빗근 널힘줄 아래끝부분으로부터 이루어진다. 이 인대 바로 위에서 두덩뼈결절에 가까운 부위에는 배바깥빗근 널힘줄로 둘러싸인 구멍(hiatus)이 있다. 이 구멍은 얕은샅굴구멍(superficial inguinal ring)으로 샅굴의 출구이다.

② 샅굴

샅굴(inguinal canal)은 두덩뼈결절 부근의 샅고랑인대 바로 위에서 거의 평행하게 안쪽으로 비스듬히 옆구리의 근육을 관통하는 3개의 관이다. 이 관에서 배안쪽으로 향하는 입구는 배가로근의 널힘줄로 둘러싸

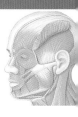

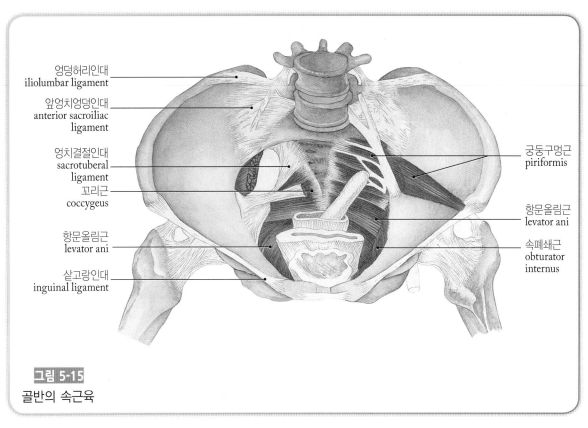

엉덩허리인대
iliolumbar ligament

앞엉치엉덩인대
anterior sacroiliac
ligament

엉치결절인대
sacrotuberal
ligament

꼬리근
coccygeus

항문올림근
levator ani

샅고랑인대
inguinal ligament

궁둥구멍근
piriformis

항문올림근
levator ani

속폐쇄근
obturator
internus

그림 5-15
골반의 속근육

심화학습

샅굴헤르니아

배바깥빗근은 아래쪽에서 널힘줄이 되며, 배부위와 넙다리 경계부근에서 샅고랑인대로 뻗어 있다. 여기에는 샅굴(inguinal canal)이라는 터널모양의 구조가 만들어져 있는데, 남성은 정관(deferent duct)이, 여성은 자궁원인대(round ligament of uterus)가 가로지르고 있다. 샅굴헤르니아(inguinal hernia)는 복압상승에 의해 이 부위에서 창자가 탈출한 상태이다.

여 있어 깊은샅굴구멍(deep inguinal ring)이라고 하는데, 이는 샅굴의 출구인 얕은샅굴구멍에 대응한다. 샅굴의 내용물은 남자는 정삭막(spermatic cord)이고, 여자는 자궁원주름(round ligament of uterus)이다.

③ 배곧은근집

배속빗근널힘줄의 뒤층은 배꼽에서 약 5cm 아래쪽에 위로 볼록한 모양을 만드는데, 이것을 활꼴선(arcuate line)이라고 한다. 이 선의 위쪽에는 배바깥빗근널힘줄과 배속빗근널힘줄의 앞쪽이 합류하여 배곧은근집(sheath of rectus abdominis muscle)의 앞층(anterior lamina)을 형성하면서 배곧은근의 앞면을 덮는다. 그리고 배속빗근널힘줄의 뒷부분과 배가로근널힘줄이 합류하여 뒤층(posterior lamina)을 형성하며 배곧은근의 뒷면을 덮는다. 배곧은근집의 앞층과 뒤층은 활꼴선보다 위쪽에서 배곧은근을 전체적으로 칼집 모양으로 둘러싸고 있다. 이들 세 근육의 널힘줄은 활꼴선 아래쪽에서 합류하여 배곧은근집의 앞엽만 형성하며 배곧은근의 앞면만 덮는다. 이 근육의 뒷면은 배가로근막(transversalis fascia)과 배막(peritoneum)으로 덮인

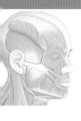
다. 그리고 이들 세 근육의 널힘줄은 배정중선에서 서로 유합하여 복장뼈 칼돌기로부터 두덩결합 위모서리까지 뻗는 강인한 결합조직막, 즉 백색선(linea alba)을 형성한다.

8. 등의 근육

1) 등 근육의 종류

(1) 등위쪽의 근육
등위쪽의 근육에는 등세모근(trapezius m.) · 어깨올림근(levator scapulae m.) · 마름근(rhomboid m.) · 넓은등근(latissimus dorsi m.) · 큰원근(teres major m.) · 작은원근(teres minor m.) · 어깨밑근(subscapularis m.) · 어깨세모근(deltoid m.) · 가시위근(supraspinatus m.) · 가시아래근(infraspinatus m.)이 있다.

① 등세모근
등세모근(trapezius m.)은 뒤통수뼈 · 목뼈 · 등뼈에서 일어나 어깨뼈에 닿는다. 좌우를 맞추면 마름모꼴이 된다. 어깨뼈를 등가운데쪽으로 끌어당기거나 돌리는 역할을 한다. 등세모근은 앞톱니근과 대항하여 움직인다.

② 넓은등근
넓은등근(latissimus dorsi m.)은 척주하반부 · 엉덩뼈 · 아래쪽갈비뼈에서 일어나 위팔뼈에 닿는 넓고 큰 근육으로, 위팔의 모음 · 안쪽돌림에 관여한다.

③ 어깨세모근
어깨세모근(deltoid m.)은 어깨관절을 덮는 둥그스름한 근육으로, 어깨뼈와 빗장뼈에서 일어나 위팔뼈에 닿는다. 팔의 벌림에 관여한다.

(2) 척주세움근
척주세움근(erector spinae muscles)은 척주를 지지 · 기립하는 작용을 하는 근육이다. 등의 깊은부분에 있으며, 길고 짧은 다양한 근육이 밀집되어 있다. 일반적으로 등근육이라고 할 때는 이들 근육군을 가리킨

심화학습

앞가슴과 등부위의 근육

앞가슴과 등부위의 근육은 존재부위에 따라 표면층근육과 깊은층근육으로 분류되며, 각각 담당하는 역할이 다르다. 가슴부위에 있는 큰 · 작은가슴근(pectoralis major · minor m.)과 앞톱니근(serratus anterior m.) 등은 표면층근육이고, 갈비사이근(intercostalis m.) 등의 호흡근육은 깊은층근육(깊은가슴근)이다. 등부위에서는 등세모근 · 마름근 · 넓은등근이 표면층근육이고, 척주세움근 · 뒤톱니근은 깊은층근육에 속한다. 등 · 배부위의 표면층근육은 팔이음뼈를 형성하고, 등부위의 깊은층근육은 척주를 지지하고 직립자세를 유지하는 기능을 한다.

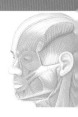

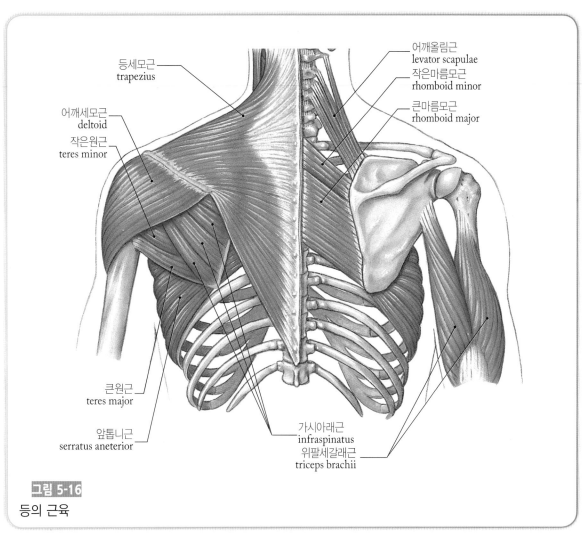

그림 5-16
등의 근육

다. 널판근(splenius muscle) · 엉덩갈비근(iliocostalis m.) · 가장긴근(longissimus m.) · 가시근(spinalis m.) ·
반가시근(semispinalis m.) · 뭇갈래근(multifidus m.) · 돌림근(rotatores m.) 등이 척주세움근을 형성한다.
　척주세움근은 척추의 가로돌기(transverse process)와 가시돌기(spinous process)에 닿는다. 그리고 자세
의 유지와 척주의 굽힘 · 폄, 비틀기운동, 목운동 등에 관여하며, 척수신경뒤가지의 지배를 받는다.

2) 등의 근막

　등의 근막은 등부위의 근육을 덮고, 위쪽은 목덜미선, 아래쪽은 엉덩뼈능선에 걸쳐 분포되어 있다. 등허
리근막과 목덜미근막으로 구별된다.
　① 등허리근막
　등허리근막(thoracolumbar fascia)은 목등부위를 제외한 등부위의 여러 근육을 둘러싸는 두껍고 강한 근
막이다. 가슴등부위에서는 등뼈가시돌기~갈비뼈각에, 등허리부위에서는 등뼈가시돌기~척주세움근 가쪽모

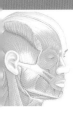

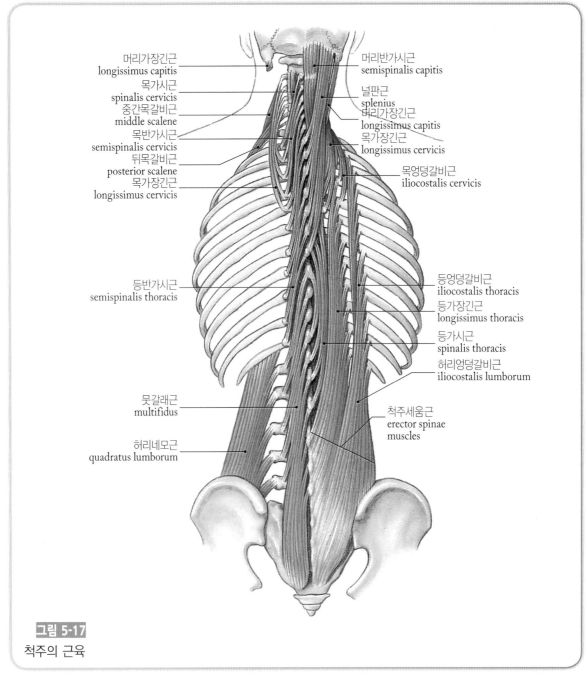

머리가장긴근
longissimus capitis

목가시근
spinalis cervicis

중간목갈비근
middle scalene

목반가시근
semispinalis cervicis

뒤목갈비근
posterior scalene

목가장긴근
longissimus cervicis

머리반가시근
semispinalis capitis

널판근
splenius

머리가장긴근
longissimus capitis

목가장긴근
longissimus cervicis

목엉덩갈비근
iliocostalis cervicis

등반가시근
semispinalis thoracis

등엉덩갈비근
iliocostalis thoracis

등가장긴근
longissimus thoracis

등가시근
spinalis thoracis

허리엉덩갈비근
iliocostalis lumborum

뭇갈래근
multifidus

척주세움근
erector spinae
muscles

허리네모근
quadratus lumborum

그림 5-17
척주의 근육

서리에 분포되어 있다. 이 근막은 등허리부위에서 표면층과 깊은층으로 나누어져 있다.

ⓐ 표면층

등허리근막의 표면층(superficial lamina)은 척주세움근을 뒤에서 둘러싸고, 아래뒤톱니근·넓은등근·척주세움근·큰볼기근 등의 이는곳이 된다.

ⓑ 깊은층

등허리근막의 깊은층(deep lamina)은 척주세움근을 앞에서 둘러싸고 허리네모근으로 막혀 있다. 그리고

표 5-6. 등의 깊은층근육군[1]

근육명		이는곳	닿는곳	작용	신경지배
뒤톱니근 serratus posterior	위뒤톱니근 serratus posterior superior	목덜미인대의 아랫부분과 C7과 T1~T3의 가시돌기	둘째~다섯째갈비뼈 위쪽 경계	들숨 시 둘째~다섯째 갈비뼈를 끌어올려 가 슴우리를 팽창시킨다.	T1~T4 갈비사 이신경
	아래뒤톱니근 serratus posterior inferior	T11~T12, L1~L3의 가시돌 기	마지막 갈비뼈 4개의 아 래 경계	날숨 시 아홉째~열두 째갈비뼈를 바깥쪽 아 래로 잡아당겨 가로막 을 안쪽으로 밀어주는 반대작용을 한다.	T9~T12 갈비 사이신경
머리널판근과 목널판근 splenius capitis and splenius cervicis		셋째목뼈~여섯째등뼈가 시돌기	관자뼈꼭지돌기 뒤쪽~둘 째 목뼈가로돌기	한쪽이 작용하면 척주 를 옆으로 돌리고, 양 쪽이 작용하면 목을 뒤 로 젖힌다.	아래목신경의 등쪽가지
가로돌기가시근육 transverso- spinalis	반가시근[2] semispinalis 뭇갈래근 multifidi 돌림근 rotatores	반가시근:목뼈와 등뼈의 가로돌기 뭇갈래근:엉치뼈, 뒤위엉 덩뼈가시, 모든 척추의 가 로돌기 돌림근 : 모든 척추의 가 로돌기	반가시근:목뼈와 등뼈의 가시돌기, 뒤통수뼈(3~6 개의 척추에 걸쳐 있다) 뭇갈래근:모든 척추의 가 시돌기, 이는곳 위 2~4개 의 척추에 닿는다. 돌림근 : 모든 척추의 가 시돌기, 이는곳 바로 위 척추에 닿는다.	한쪽이 작용하면 척주 를 옆으로 돌리고, 양 쪽이 작용하면 척주를 젖힌다.	척수신경에 인 접한 등쪽가지
척주세움근 erector spinae	엉덩갈비근[3] iliocostalis 가장긴근[4] longissimus 가시근[5] spinalis	엉덩갈비근:(가쪽층):등 허리널힘줄, 뒤쪽갈비뼈 가장긴근 : (중간층):등허 리널힘줄, 허리와 등의 가 로돌기 가시근:(안쪽층):목덜미 인대, 목과 등의 가시돌기	엉덩갈비근 : 뒤쪽갈비뼈, 목뼈가로돌기 가장긴근:목뼈와 등뼈의 가로돌기, 꼭지돌기 가시근:목뼈와 등뼈의 가 시돌기, 뒤통수뼈	한쪽이 작용하면 척주 를 옆으로 굽히고, 양 쪽이 작용하면 척주를 젖힌다.	척수신경의 등 쪽가지
뒤통수밑근육 suboccipital	큰뒤머리곧은근 rectus capitis posterior major	둘째목뼈 가시돌기	아래목덜미선 가쪽	머리의 펴기, 가쪽굽히 기,돌리기	첫째목신경 뒤 가지의 근육가 지(뒤통수밑신 경)
	작은뒤머리곧은근 rectus capitis posterior minor	첫째목뼈 뒤결절	아래목덜미선 아래쪽	머리의 펴기와 가쪽굽 히기	
	위머리빗근 obliquus capitis superior	첫째목뼈의 가로돌기	아래목덜미선 위쪽	머리의 펴기와 벌리기	첫째목신경 뒤 가지의 근육가 지
	아래머리빗근 obliquus capitis inferior	둘째목뼈의 가시돌기	첫째목뼈 가로돌기	머리뼈와 고리뼈 돌리 기	첫째·둘째목 신경 뒤가지의 근육가지

1) 깊은층근육에는 이외에도 가로돌기사이근·가시사이근이 있다. 이들 작은 근육은 모두 척주 및 머리의 운동을 보조하며, 모두 척수신
경뒷가지의 지배를 받는다.
2) 반가시근은 머리·목·등반가시근으로 구분된다.
3) 엉덩갈비근은 머리·등·허리엉덩갈비근으로 구분된다.
4) 가장긴근은 머리·목·등가장긴근으로 구분된다.
5) 가시근은 머리·목·등가시근으로 구분된다.

muscular system

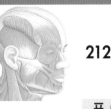
표 5-7. 등의 표면층근육군

근육명	이는곳	닿는곳	작용	신경지배
등세모근 trapezius	바깥뒤통수뼈융기 목덜미인대 C7~T12 가시돌기	위:빗장뼈 가쪽 1/3, 어깨봉우리 가운데:어깨뼈가시 아래:어깨뼈가시뿌리	윗부분 : 어깨를 올린다. 중간부분 : 가슴을 넓힌다. 아랫부분 : 어깨를 내린다. 어깨를 고정시켜 윗부분의 움직임에 의해 움직인다.	더부신경(뇌신경 XI)과 C3, C4 가지
넓은등근 latissimus dorsi	등허리널힘줄 아래쪽 6개의 등뼈가시돌기 엉치뼈와 엉덩뼈능선 아래쪽 3~4개의 갈비뼈 어깨뼈아래각	위팔뼈의 양결절(결절사이) 고랑	위팔을 모은다	가슴등신경(C6, C7, C8)
큰·작은마름근 rhomboid major and minor	큰마름근 : T2~T5의 가시돌기 작은마름근 : 목덜미인대, C7와 T1의 가시돌기	큰마름근 : 가시뿌리부터 어 깨뼈아래각까지의 척주모서 리 작은마름근 : 어깨뼈가시의 시작부	어깨뼈를 위안쪽으로 올린 다.	등쪽어깨신경(C5)
어깨올림근 levator scapulae	C1~C4의 가로돌기	어깨뼈위각부터 가시뿌리까 지의 척주모서리	어깨뼈를 끌어올린다.	등쪽어깨신경(C5) 과 C3, C4 가지

표면층과 깊은층은 모두 척주세움근 가쪽모서리에서 하나로 합쳐져 배가로근막으로 이행함과 동시에 배가로근과 배속빗근의 이는곳이 된다.

　② 목덜미근막

　목덜미근막(nuchal fascia)은 등허리근막이 연장된 것으로, 목덜미부분 깊은층의 근육군을 둘러싸는 강인한 섬유질이다. 이 근막은 목근막의 척추앞층과 표면층으로 이어진다.

9. 팔의 근육

팔의 근육(muscles of upper limb)은 다음과 같이 분류된다.

- 팔이음뼈의 근육(muscles of upper limb girdle)
- 위팔의 근육(brachial muscles)
- 아래팔의 근육(antebrachial muscles)
- 손의 근육(muscles of hand)

이들 근육은 모두 팔신경얼기(brachial plexus)의 지배를 받는다.

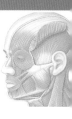

1) 팔이음뼈의 근육

팔이음뼈의 근육(muscles of upper limb girdle)은 팔이음뼈(어깨뼈와 빗장뼈)에서 시작하여 위팔뼈 위쪽에 닿고, 위팔의 운동을 담당한다.

표 5-8. 팔이음뼈의 근육

근육명	이는곳	닿는곳	작용	신경지배
어깨세모근* deltoid	앞 : 빗장뼈 바깥쪽 1/3 가운데 : 어깨봉우리 바깥쪽 뒤 : 어깨뼈 가시	위팔뼈세모근거친면	위팔을 수평위치까지 끌어올린다.	겨드랑신경(T5, T6)
어깨밑근 subscapularis	어깨뼈어깨아래오목	위팔뼈작은결절	위팔을 안쪽으로 당겨 안쪽으로 돌린다.	어깨뼈 위 및 아래신경(C5, C6)
가시위근 supraspinatus	어깨뼈가시위오목	위팔뼈큰결절(윗면)	위팔을 가쪽으로 올린다.	어깨위신경(C5, C6)
가시아래근 infraspinatus	어깨뼈가시아래오목	위팔뼈큰결절(가운데면)	위팔을 가쪽으로 돌린다.	어깨위신경(C5, C6)
작은원근 teres minor	어깨뼈의 겨드랑이모서리 위쪽 2/3	어깨뼈큰결절(아래면)	위팔을 가쪽으로 돌린다.	겨드랑(휘돌이)신경(C5, C6)
큰원근 teres major	어깨뼈아래각(등쪽면) 어깨뼈 겨드랑이모서리의 아래쪽 1/3	위팔뼈의 양결절고랑 안쪽선	위팔을 안쪽으로 당겨 안쪽으로 돌린다(어깨밑근의 작용과 동시에).	아래쪽어깨밑신경(C5, C6)

* 삼각형의 큰 근육인데, 어깨관절부분은 둥근모양을 하고 있다. 이 근육은 세모가슴근고랑(deltopectoral sulcus)에 의해 큰가슴근에서 격리되어 있다.

2) 위팔의 근육

위팔의 근육(brachial muscles)에서 위팔의 앞면(굽힘쪽)에서 아래팔을 구부리는 근육은 굽힘근육(flexors)이고, 뒷면(폄쪽)에서 아래팔을 펴는 근육은 폄근육(extensors)이다. 굽힘근육의 지배신경은 근육피부신경이고, 폄근육의 지배신경은 노신경이다. 굽힘근육과 폄근육은 양쪽 근육 사이에 낀 결합조직(안쪽 및 가쪽위팔근육사이막/medial and lateral intermuscular septum of arm)에 의해 서로 막혀 있다.

 심화학습

위팔두갈래근

위팔두갈래근(biceps brachii m.)은 알통을 만드는 근육으로 알려져 있다.

위팔세갈래근

위팔세갈래근(triceps brachii m.)은 위팔두갈래근의 등쪽에 있고, 위팔두갈래근과 대항하여 팔꿈관절을 펴는 역할을 한다.

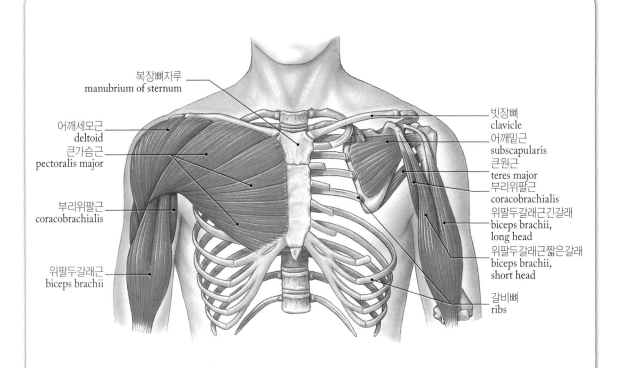

복장뼈자루
manubrium of sternum

빗장뼈
clavicle

어깨세모근
deltoid

어깨밑근
subscapularis

큰가슴근
pectoralis major

큰원근
teres major

부리위팔근
coracobrachialis

부리위팔근
coracobrachialis

위팔두갈래근긴갈래
biceps brachii,
long head

위팔두갈래근짧은갈래
biceps brachii,
short head

위팔두갈래근
biceps brachii

갈비뼈
ribs

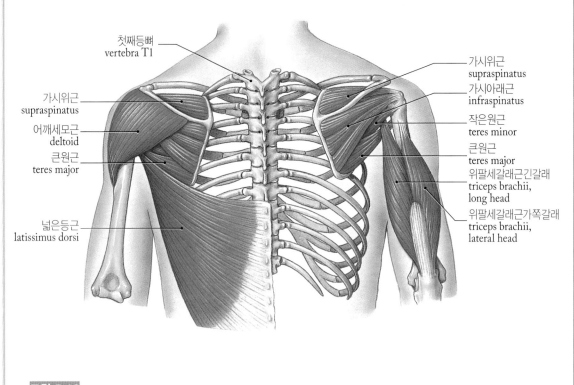

첫째등뼈
vertebra T1

가시위근
supraspinatus

가시위근
supraspinatus

가시아래근
infraspinatus

어깨세모근
deltoid

작은원근
teres minor

큰원근
teres major

큰원근
teres major

넓은등근
latissimus dorsi

위팔세갈래근긴갈래
triceps brachii,
long head

위팔세갈래근가쪽갈래
triceps brachii,
lateral head

그림 5-18
팔을 움직이는 근육(위 : 앞면, 아래 : 뒷면)

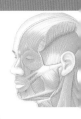

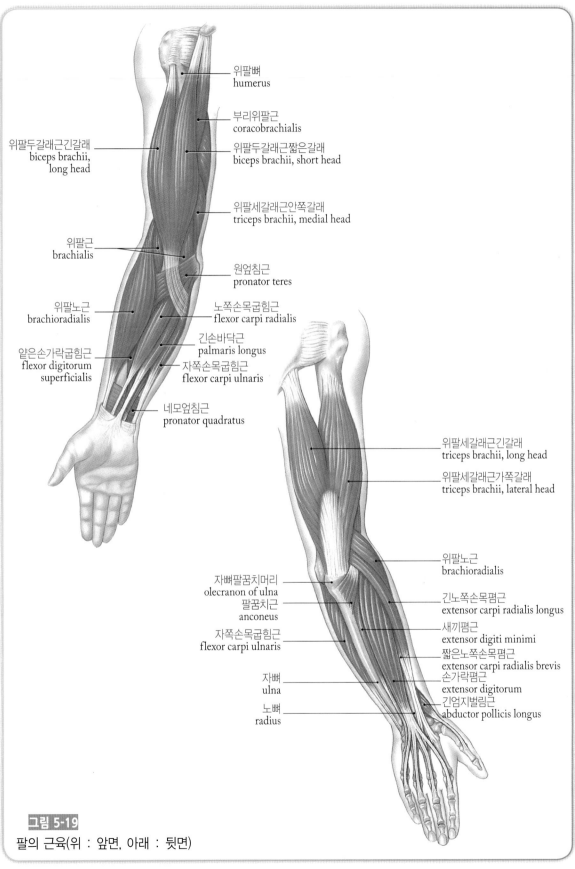

위팔뼈
humerus

부리위팔근
coracobrachialis

위팔두갈래근긴갈래
biceps brachii,
long head

위팔두갈래근짧은갈래
biceps brachii, short head

위팔세갈래근안쪽갈래
triceps brachii, medial head

위팔근
brachialis

원엎침근
pronator teres

위팔노근
brachioradialis

노쪽손목굽힘근
flexor carpi radialis

얕은손가락굽힘근
flexor digitorum
superficialis

긴손바닥근
palmaris longus

자쪽손목굽힘근
flexor carpi ulnaris

네모엎침근
pronator quadratus

위팔세갈래근긴갈래
triceps brachii, long head

위팔세갈래근가쪽갈래
triceps brachii, lateral head

위팔노근
brachioradialis

자뼈팔꿈치머리
olecranon of ulna

팔꿈치근
anconeus

긴노쪽손목폄근
extensor carpi radialis longus

새끼폄근
extensor digiti minimi

짧은노쪽손목폄근
extensor carpi radialis brevis

손가락폄근
extensor digitorum

자쪽손목굽힘근
flexor carpi ulnaris

자뼈
ulna

노뼈
radius

긴엄지벌림근
abductor pollicis longus

그림 5-19

팔의 근육(위 : 앞면, 아래 : 뒷면)

muscular system

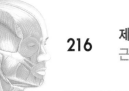

표 5-9. 위팔의 근육

근육명		이는곳	닿는곳	작용	신경지배
굽힘근육	위팔두갈래근[1] biceps brachii			아래팔의 굽히면서 동시에 뒤친다.	근육피부신경(C5, C6)
	긴갈래 long head	어깨뼈관절위결절	위팔두갈래널힘줄		
	짧은갈래 short head	어깨뼈부리돌기	노뼈거친면		
	위팔근 brachialis	위팔뼈의 세모근 닿는곳 아래쪽, 안쪽 및 가쪽뿌리사이중격	자뼈거친면, 자뼈갈고리돌기	아래팔을 굽힌다.	
	부리위팔근 coraca–brachialis	어깨뼈의 부리돌기	위팔뼈대 안쪽면의 가운데 1/3	위팔뼈의 굽히기와 모으기	근육피부신경(C5, C6, C7)
폄근육	위팔세갈래근[2] triceps brachii			아래팔을 편다. 긴갈래는 위팔뼈를 편다.	노신경(C6~C8)
	긴갈래 long head	어깨뼈 오목아래결절	자뼈의 머리돌기		
	안쪽갈래 medial head	노신경고랑 아래 위팔뼈 뒤쪽			
	가쪽갈래 lateral head	노신경 위 위팔뼈 뒤쪽			
	팔꿈치근 anconeus	위팔뼈가쪽위관절융기	팔꿈치머리돌기 가쪽과 자뼈의 몸쪽 뒷면	아래팔을 편다(위팔세갈래근의 기능 보조).	노신경(C6~C8, T1)

1) 이 근육이 수축함으로써 힘(파워)이 나온다.
2) 안쪽갈래와 가쪽갈래 사이를 아래팔에서 나온 노신경이 통과한다.

3) 아래팔의 근육

아래팔의 근육(antebrachial muscles)에서 손바닥쪽과 안쪽의 근육은 굽힘근육이고, 등쪽과 바깥쪽의 근육은 폄근육이다. 굽힘근육과 폄근육은 노뼈(radius)와 자뼈(ulna) 사이에 뻗은 아래팔뼈사이막(antebrachial interosseous membrane)에 의해 서로 막혀 있다.

① 굽힘근육군

아래팔의 굽힘근육은 표면층과 깊은층의 근육으로 나눌 수 있다. 표면층의 근육은 위팔뼈 안쪽위관절융기와 그 주변에서 시작하고, 깊은층의 근육은 아래팔뼈(노뼈와 자뼈)와 아래팔뼈사이막 앞면에서 시작한다. 지배신경은 대부분 정중신경이고, 자신경의 지배를 받는 근육도 일부 있다(표 5-10).

② 폄근육군

아래팔의 폄근육은 표면층과 깊은층의 근육으로 나눈다. 표면층의 근육은 위팔뼈 가쪽위관절융기와 그 주변에서, 깊은층의 근육은 아래팔뼈와 아래팔뼈사이막 뒤면에서 시작한다. 지배신경은 모두 노신경이다.

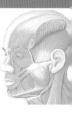

심화학습

아래팔에 있는 근육의 종류

아래팔의 굽힘근육군에는 긴손바닥근(palmaris longus m.), 노쪽손목굽힘근(flexor carpi radialis m.), 자쪽손목굽힘근(flexor carpi ulnaris m.), 원엎침근(pronator teres m.), 얕은손가락굽힘근(flexor digitorum superficialis m.), 깊은손가락굽힘근(flexor digitorum profundus m.), 긴엄지폄근(extensor hallucis longus m.), 네모엎침근(pronator quadratus m.)이 있다.

아래팔의 폄근육군에는 위팔노근(brachioradialis m.), 긴노쪽손목폄근(extensor carpi radialis longus m.), 짧은노쪽손목폄근(extensor carpi radialis brevis m.), 손가락폄근(extensor digitorum m.), 새끼폄근(extensor digiti minimi m.), 자쪽손목폄근(extensor carpi ulnaris m.), 손뒤침근(supinator m.), 긴엄지벌림근(abductor pollicis longus m.), 짧은엄지폄근(abductor pollicis brevis m.), 긴엄지폄근(extensor pollicis longus m.), 집게폄근(extensor indicis m.)이 있다.

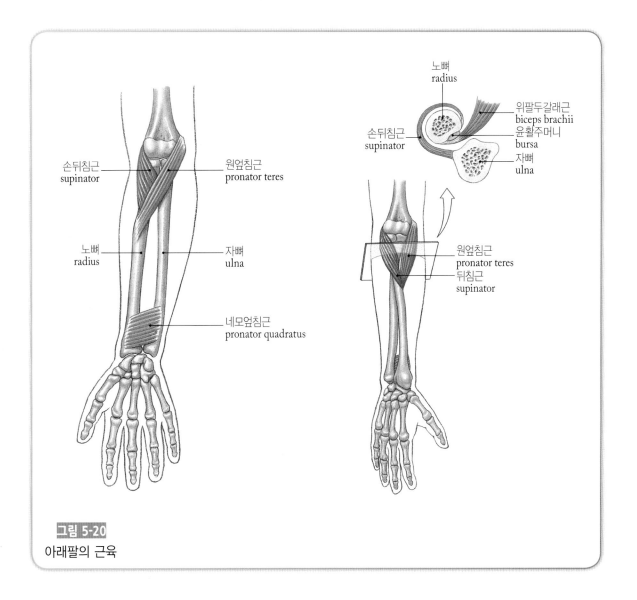

그림 5-20
아래팔의 근육

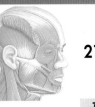

표 5-10. 아래팔의 굽힘근육군

근육명	이는곳	닿는곳	작용	신경지배
원엎침근 pronator teres			아래팔을 엎치는 동시에 굽한다	정중신경(C6, C7)
위팔갈래 humeral head	위팔뼈 안쪽위관절융기	노뼈 가쪽몸통 중간		
자갈래 ulnar head	자뼈갈고리돌기			
긴손바닥근 palmaris longus	위팔뼈 안쪽관절융기위능선	손바닥널힘줄. 굽힘근지지띠	손목 굽히기를 보조한다.	정중신경(C6, C7)
노쪽손목굽힘근 flexor carpi radialis	위팔뼈의 안쪽위관절융기	둘째·셋째손허리뼈바닥	손목을 굽히고 벌린다(노쪽치우침).	정중신경(C6, C7)
자쪽손목굽힘근 flexor carpi ulnaris		콩알뼈, 갈고리뼈, 다섯째손허리뼈바닥	손목을 굽히고 모은다(자쪽치우침).	자신경(C8, T1)
위팔갈래 humeral head	위팔뼈안쪽위관절융기			
자갈래 ulnar head	몸쪽 뒤쪽 자뼈와 자뼈팔꿈치돌기			
얕은손가락굽힘근 flexor digitum superflcialis		네 손가락의 가운데마디 양쪽 몸통	몸쪽손가락관절에서 네 손가락의 중간마디뼈를 굽히고, 손목 굽히기를 보조한다.	정중신경(C7, C8, T1)
위팔갈래 humeral head	위팔뼈 안쪽위관절융기			
자갈래 ulnar head	자뼈갈고리돌기			
노갈래 radial head	노뼈빗선			
깊은손가락굽힘근 flexor digitorum profundus	자뼈 앞가운데와 뼈사이막	네 손가락 끝마디뼈바닥	먼쪽손가락관절에서 네 손가락의 먼쪽을 굽히고, 손목 굽히기를 보조한다.	노쪽 두 손가락가지의 정중신경(C8, T1) 자쪽 두 손가락가지의 자신경(C8, T1)
긴엄지굽힘근 flexor pollicis longus	자뼈 뒤쪽과 뼈사이막 가운데 1/3	엄지손가락 끝마디뼈 바닥	손가락사이관절에서 엄지손가락 먼쪽마디를 펴고, 손목 벌리기를 보조한다.	노신경(C6, C7, C8)
네모엎침근 pronator quadratus	자뼈아래부분의 앞면	노뼈아래끝 앞면	아래팔을 안쪽(자쪽)으로 돌린다.	정중신경(C6~T1)

왼쪽 세로: 표면층의 근육 / 깊은층의 근육

🕐 **심화학습**

아래팔의 엎침과 뒤침

팔을 아래로 늘어뜨린 상태에서 손바닥이 뒤쪽을 향하도록 움직이는 것이 엎침(pronation)이고, 반대로 앞쪽을 향하도록 움직이는 것이 뒤침(supination)이다. 엎침과 뒤침을 합쳐 돌림(rotation)이라고 한다.

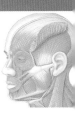

표 5-11. 아래팔의 폄근육군

	근육명	이는곳	닿는곳	작용	신경지배
표면층의 근육	위팔노근 brachioradialis	위팔뼈 가쪽관절융기위 능선	노뼈붓돌기	중립자세에서 아래팔과 팔꿈 관절 굽히기	노신경(C5, C6)
	긴노쪽손목폄근 extensor carpi radialis longus	위팔뼈 가쪽관절융기위 능선과 가쪽위관절융기	둘째손허리뼈바닥 등쪽	손목 펴기와 벌리기(노쪽 치 우침)	노신경(C6, C7)
	짧은노쪽손목폄근 extensor carpi radialis brevis	위팔뼈의 가쪽위관절융 기(공동폄근힘줄)	셋째손허리뼈바닥 등쪽	손목 펴기	노신경(C6, C7)
	(온)손가락폄근 extensor digitorum (communis)	위팔뼈 가쪽위관절융기 (공동폄근힘줄)	네 손가락의 폄근 확장부위	손허리손가락관절에서 네 손 가락의 몸쪽관절 펴기와 손 목 펴기 보조	노신경(C6, C7, C8)
	새끼폄근 extensor digiti minimi	위팔뼈가쪽위관절융기 (공동폄근의 힘줄)	새끼손가락폄근확 장부위	손허리손가락관절에서 새끼 손가락 몸쪽 마디 펴기와 손 목 펴기 보조	노신경(C6, C7, C8)
	자쪽손목폄근 extensor carpi ulnaris	위팔뼈 가쪽위관절융기 (공동폄근힘줄), 몸뒤쪽 자뼈	다섯째손허리뼈 바 닥의 등쪽면	손목의 펴기와 모으기(자쪽 으로 치우침)	노신경(C6, C7, C8)
깊은층의 근육	손뒤침근 supinator	위팔뼈가쪽위관절융기, 고리인대와 가쪽곁인대, 뒤침근능선의 몸쪽 자뼈	앞뒤 빗금 사이 노 뼈몸쪽 1/3 가쪽면	아래팔 뒤침	노신경(C6)
	긴엄지벌림근 abductor pollicis longus	노뼈 뒤쪽, 자뼈 뒤쪽, 뼈 사이막	첫째손허리뼈바닥	손목손허리관절에서 엄지손 가락 첫째손허리뼈 벌리기와 손목 벌리기 보조	노신경(C6, C7)
	긴엄지폄근 extensor pollicis longus	자뼈 뒤쪽과 뼈사이막 가운데 1/3	엄지손가락 끝마디 뼈 바닥	손가락사이관절에서 엄지손 가락 먼쪽마디 펴기와 손목 벌림 보조	노신경(C6, C7, C8)
	짧은엄지폄근 extensor pollicis brevis m	노뼈 뒤쪽, 뼈사이막	엄지손가락 몸쪽마 디 바닥	손허리손가락관절에서 엄지 손가락 몸쪽마디 펴기와 손 목 벌리기 보조	노신경(C6, C7)
	집게폄근 extensor indicis	자뼈 뒤쪽과 뼈사이막	집게손가락폄근확 장부위	손허리손가락관절에서 집게 손가락 몸쪽 마디 펴기와 손 목 펴기 보조	노신경(C6, C7, C8)

4) 손의 근육

손의 근육(muscles of hand)은 대부분 손바닥쪽에 있고, 손등쪽에는 등쪽뼈사이근만 있다(표 5-12).

5) 손의 근막과 힘줄집

(1) 손의 근막

아래팔의 근막은 손목 부근에서 두툼해져 손등쪽에서 폄근지지띠(extensor retinaculum)를, 손바닥쪽에

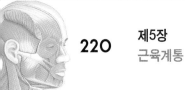

표 5-12. 손의 근육

근육명		이는곳	작용	신경지배
손바닥의 근육	엄지두덩의 근육[1] muscles of thenar eminence	짧은엄지벌림근 abductor pollicis brevis	엄지손가락은 다른 손가락보다 간격이 멀다.	정중신경 (C6, C7)
		짧은엄지굽힘근 flexor pollicis brevis	엄지손가락 첫마디를 구부린다	
		엄지모음근 adductor pollicis	엄지손가락을 새끼손가락쪽으로 당긴다	자신경 (C6, T1)
		엄지맞섬근 opponens pollics		정중신경 (C6, C7)
	새끼두덩의 근육[2] muscles of hypothenar eminence	짧은손바닥근 palmaris brevis	새끼두덩의 피부를 이룬다	자신경 (C8, T1)
		새끼벌림근 abductor digiti minimi	새끼손가락을 반지손가락에서 벌린다	
		짧은새끼굽힘근 flexor digiti minimi brevis	새끼손가락을 구부린다	
		새끼맞섬근 opponens digiti minimi	새끼손가락을 엄지에 근접시킨다	
	손허리근육 metacarpal muscles	바닥쪽뼈사이근 palmar interosseus	집게·반지·새끼손가락을 가운데손가락에 근접시킨다	자신경 (C8, T1)
		벌레근 lumbrical	집게~새끼손가락의 중간마디뼈·끝마디뼈를 펴고, 첫마디뼈를 구부린다	자쪽 두 근육은 자신경, 노쪽 두 근육은 정중신경
손등의 근육		등쪽뼈사이근 dorsal interosseous	집게·가운데손가락은 노쪽에, 가운데·반지손가락은 자쪽에 근접시킨다	자신경 (C8, T1)

1) 손바닥쪽에서 엄지손가락쪽의 근육에 모여 엄지두덩(thenar)을 이룬다.
2) 손바닥쪽에서 새끼손가락쪽의 근육에 모여 새끼두덩(hypothenar)을 이룬다.

서 굽힘근지지띠(flexor retinaculum)를 만든다. 지지띠는 그 아래를 관통하는 아래팔의 폄근과 굽힘근의 힘줄을 지지하는 작용을 한다. 그보다 더 깊은 층에는 긴손바닥근(palmaris longus m.)의 힘줄이 부채모양으로 펴져 있어 각 손가락의 첫마디뼈바닥에 닿는데, 이것이 손바닥널힘줄(palmar aponeurosis)이다.

(2) 손의 힘줄집

손의 힘줄집(tendon sheath)은 힘줄이 폄근지지띠 · 굽힘근지지띠 · 바닥쪽손목근인대 아래를 통과할 때 서로의 마찰을 방지하고 힘줄의 운동을 원활하게 하는 기능을 한다. 긴엄지벌림근과 짧은엄지폄근의 힘줄집은 염증을 일으키기 쉽고, 노뼈 붓돌기 주변에서 통증을 느낄 수 있다.

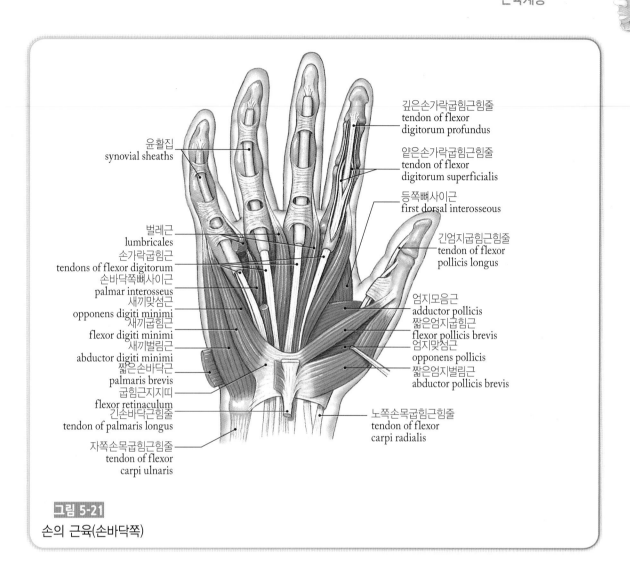

그림 5-21

손의 근육(손바닥쪽)

10. 다리의 근육

다리의 근육(muscles of lower limb)은 다리이음뼈의 근육(muscles of lower limb girdle), 넙다리의 근육(muscles of thigh), 종아리의 근육(muscles of lower leg), 발의 근육(muscles of foot)으로 분류한다.

1) 다리이음뼈의 근육

다리이음뼈의 근육(muscles of lower limb girdle)은 골반의 근육이라고도 하며, 골반속근육과 골반가쪽근육으로 나눈다. 골반속근육은 등뼈·허리뼈·엉덩뼈날개에서 시작하여 넙다리뼈 작은돌기(lesser trochanter) 또는 두덩뼈에 닿아 넙다리를 올리거나 가쪽으로 돌리는 작용을 한다. 골반가쪽근육은 엉치뼈 안쪽과 볼기뼈 안쪽에서 시작하여 넙다리뼈 큰돌기(greater trochanter)와 그 주변에 닿아 넙다리를 벌리거나 가쪽

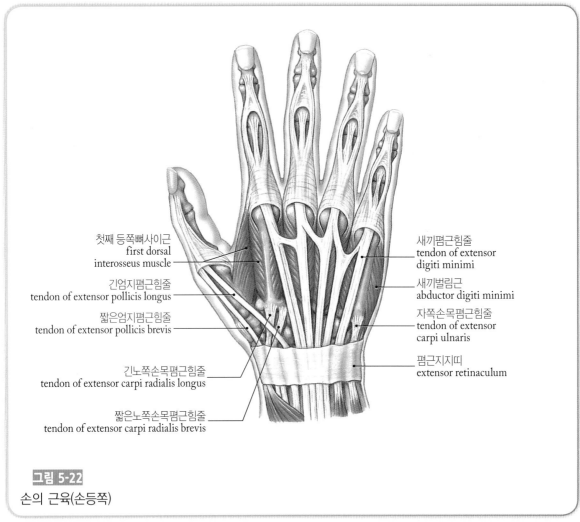

첫째 등쪽뼈사이근
first dorsal
interosseus muscle

긴엄지폄근힘줄
tendon of extensor pollicis longus

짧은엄지폄근힘줄
tendon of extensor pollicis brevis

긴노쪽손목폄근힘줄
tendon of extensor carpi radialis longus

짧은노쪽손목폄근힘줄
tendon of extensor carpi radialis brevis

새끼폄근힘줄
tendon of extensor
digiti minimi

새끼벌림근
abductor digiti minimi

자쪽손목폄근힘줄
tendon of extensor
carpi ulnaris

폄근지지띠
extensor retinaculum

그림 5-22
손의 근육(손등쪽)

으로 돌리는 작용을 한다(표 5-13).

2) 넙다리의 근육

넙다리의 근육(muscles of thigh)은 폄근육(넙다리 앞면에 분포), 굽힘근육(넙다리 뒷면에 분포), 모음근육(넙다리 안쪽에 분포)의 세 종류로 나누어지며, 이들 근육은 넙다리근막(fascia lata)으로 이루어진 뿌리사이중격에 의해 서로 막혀 있다. 그중 가쪽(넙다리)뿌리사이중격(lateral intermuscular septum of thigh)은 폄근육과 굽힘근육을, 뒤쪽(넙다리)뿌리사이중격(posterior intermuscular septum of thigh)은 모음근육과 굽힘근육을, 안쪽(넙다리)뿌리사이중격(medial intermuscular septum of thigh)은 모음근육과 폄근육을 각각 가로막고 있다. 요점은 표 5-14에 정리하였다.

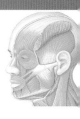

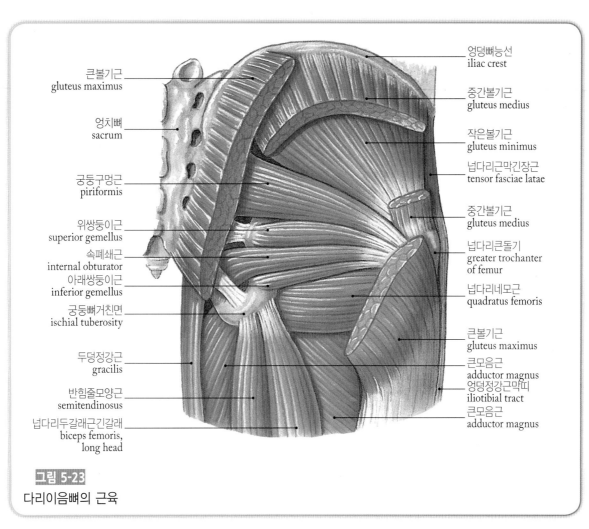

큰볼기근
gluteus maximus

엉치뼈
sacrum

궁둥구멍근
piriformis

위쌍둥이근
superior gemellus

속폐쇄근
internal obturator

아래쌍둥이근
inferior gemellus

궁둥뼈거친면
ischial tuberosity

두덩정강근
gracilis

반힘줄모양근
semitendinosus

넙다리두갈래근긴갈래
biceps femoris,
long head

엉덩뼈능선
iliac crest

중간볼기근
gluteus medius

작은볼기근
gluteus minimus

넙다리근막긴장근
tensor fasciae latae

중간볼기근
gluteus medius

넙다리큰돌기
greater trochanter
of femur

넙다리네모근
quadratus femoris

큰볼기근
gluteus maximus

큰모음근
adductor magnus

엉덩정강근막띠
iliotibial tract

큰모음근
adductor magnus

그림 5-23

다리이음뼈의 근육

심화학습

볼기의 근육군

볼기의근육군(gluteus muscles)에는 큰볼기근, 중간볼기근, 작은볼기근이 있다.

- 큰볼기근(gluteus maximus m.) : 엉치뼈(sacrum)와 엉덩뼈(ilium) 뒷면에서 일어나 넙다리뼈윗부분에 닿는다. 넙다리를 뒤로 끌어당기거나 엉덩관절(hip joint)을 늘이는 작용을 한다. 아래볼기신경(inferior gluteal nerve)의 지배를 받는다.
- 중간볼기근(gluteus medius m.) : 엉덩뼈에서 일어나 넙다리뼈의 큰돌기(greater trochanter)에 닿는다. 거의 전체가 큰볼기근으로 덮여 있으며, 넙다리를 벌려 보행 시 골반을 안정시킨다. 위볼기신경(superior gluteal nerve)의 지배를 받는다.
- 작은볼기근(gluteus minimus m.) : 중간볼기근 아래층에 있으며, 넙다리를 돌린다.

큰볼기근의 역할

큰볼기근은 엉덩허리근(iliopsoas m.)과 대항하여 작용하며, 두 근육이 밸런스를 유지하여 자세유지와 직립보행에 관여한다.

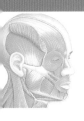

표 5-13. 다리이음뼈의 근육(골반의 근육)

	근육명	이는곳	닿는곳	작용	신경지배
골반속근육	엉덩허리근 iliopsoas		넙다리뼈작은돌기	엉덩관절에서 넙다리를 굽히고, 넙다리가 고정되어 있을 때는 엉덩관절에서 몸통을 굽힌다.	허리신경 : L2~L4 엉덩근 : 넙다리신경(L2, L3, L4)
	엉덩근 iliacus	엉덩뼈 속면(엉덩뼈오목)			
	큰허리근 psoas major	허리뼈, T12에서 L5까지			
	작은허리근 psoas minor				
골반가쪽근육	넙다리근막긴장근 tensor fasciae latae	엉덩뼈능선(엉덩뼈 뒤쪽에서 위앞엉덩뼈가시까지)	엉덩정강근막띠(정강뼈가쪽관절융기에 계속해서 부착된다)	걸을 때 펴진 무릎이 접히지 않게 한다. 엉덩관절에서 넙다리 벌리기와 안쪽돌리기, 굽히기와 무릎 펴기를 보조	위볼기신경(L4, L5, S1)
	큰볼기근 gluteus maximus	엉치뼈 뒤쪽, 엉덩뼈(인대막 경유), 엉덩뼈 볼기선 위	넙다리뼈 볼기근거친면, 엉덩정강근막띠(계속 이어져 정강뼈가쪽융기에 부착)	엉덩관절에서 넙다리 펴기, 펴진 엉덩관절 가쪽돌리기	아래볼기신경(L5, S1, S2)
	중간볼기근 gluteus medius	엉덩뼈능선, 위볼기근선과 중간볼기근선 사이의 엉덩뼈	넙다리큰돌기	엉덩관절에서 넙다리 벌리기와 안쪽돌리기	위볼기신경(L4, L5, S1)
	작은볼기근 gluteus minimus	엉덩뼈 뒤쪽-볼기근선 가운데와 아래 사이	넙다리뼈큰돌기의 앞면		
	속폐쇄근 obturator internus	엉치뼈앞, 궁둥뼈, 폐쇄구멍	넙다리뼈큰돌기	엉덩관절에서 넙다리 가쪽돌리기	엉치신경얼기가지(L4, L5, S1, S2)(바깥폐쇄근은 폐쇄신경(L3, L4)에 의해 움직인다.
	궁둥구멍근 piriformis				
	위 및 아래쌍동이근 superior and inferior gemellus				
	넙다리네모근 quadratus femoris				
	바깥폐쇄근 obturator externus				

3) 엉덩근막

엉덩근막(iliac fascia)은 골반속근육인 엉덩허리근의 근막이다. 윗부분은 허리근막에 연결되고, 아래부분은 골반분계선에 닿는다. 이 근막은 샅고랑인대(inguinal ligament)와 엉덩두덩융기(iliopubic eminence) 사이에 칸사이근막활(iliopectineal arch)을 만들고, 샅고랑인대와 볼기뼈 사이의 구멍을 안과 밖으로 나눈다. 그중 바깥쪽구멍을 근육칸(lacuna musculorum ; 엉덩허리근·넙다리신경이 통과한다)이라 하고, 안쪽구멍을 혈관칸(lacuna vasorum ; 넙다리동정맥이 통과한다)이라고 한다. 넙다리정맥 안쪽에는 넙다리관구멍

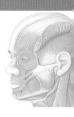

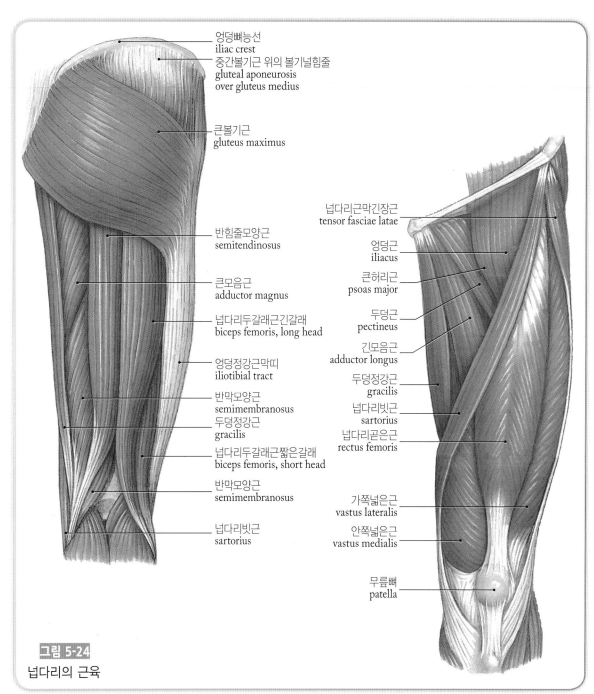

엉덩뼈능선
iliac crest

중간볼기근 위의 볼기널힘줄
gluteal aponeurosis
over gluteus medius

큰볼기근
gluteus maximus

반힘줄모양근
semitendinosus

큰모음근
adductor magnus

넙다리두갈래근긴갈래
biceps femoris, long head

엉덩정강근막띠
iliotibial tract

반막모양근
semimembranosus

두덩정강근
gracilis

넙다리두갈래근짧은갈래
biceps femoris, short head

반막모양근
semimembranosus

넙다리빗근
sartorius

넙다리근막긴장근
tensor fasciae latae

엉덩근
iliacus

큰허리근
psoas major

두덩근
pectineus

긴모음근
adductor longus

두덩정강근
gracilis

넙다리빗근
sartorius

넙다리곧은근
rectus femoris

가쪽넓은근
vastus lateralis

안쪽넓은근
vastus medialis

무릎뼈
patella

그림 5-24
넙다리의 근육

(femoral ring)이 있다.

4) 넙다리근막

넙다리근막(fascia lata)은 넙다리 전체를 칼집모양으로 덮는 근막이다. 앞쪽 윗부분은 샅고랑인대에 이어
진다. 이 근막은 샅고랑인대 안쪽아래에서 구멍(두렁정맥구멍/saphenous hiatus)을 만드는데, 이것은 넙다

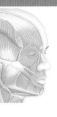

심화학습

넙다리네갈래근의 역할

무릎관절(knee joint)은 구조가 복잡하고 크며 상해가 발생하기 쉬운 관절이다. 무릎관절에 걸리는 부하는 매우 큰데, 안정성유지는 인대가 맡고, 운동기능은 근육군이 맡고 있다. 넙다리앞면의 넙다리네갈래근(quadriceps femoris m.)은 무릎뼈와 정강뼈를 연결하고, 무릎관절의 운동에 크게 관여한다. 특히 안쪽넓은근이 중요한데, 무릎관절이 상해를 입으면 이 근육군의 근력이 가장 빨리 저하된다. 따라서 무릎관절상해 시에는 넙다리네갈래근강화훈련을 실시해야 한다.

넙다리굽힘근육군

넙다리굽힘근육군(flexors of thigh, 햄스트링스/hamstrings)은 넙다리두갈래근(biceps femoris m.) · 반힘줄모양근(semitendinosus m.) · 반막모양근(semimembranosus m.)의 3가지 근육으로 이루어진다. 궁둥뼈결절(ischial tuberosity)에서 일어나며, 넙다리두갈래근(biceps femoris m.)은 종아리뼈, 나머지 두 근육은 정강뼈에 닿는다. 무릎관절의 굽힘과 가쪽돌림, 넙다리를 뒤로 당기는 역할을 한다.

넙다리모음근육군

넙다리모음근육군(adductors of thigh)은 긴모음근(adductor longus m.) · 짧은모음근(adductor brevis m.) · 큰모음근(adductor magnus m.) · 두덩근(pectineus m.) · 바깥폐쇄근(obturator externus m.) · 두덩정강근(gracilis m.)의 6개 근육으로 구성되어 있다.

무릎의 굽힘근육군

3종류의 넙다리굽힘근이 무릎의 굽힘에 관여한다. 넙다리두갈래근은 종아리뼈머리(head of fibula)에, 반힘줄모양근(semitendinosus m.)은 정강뼈안쪽 부근에, 반막모양근(semimembranosus m.)은 정강뼈앞안쪽에 닿는다.

리관구멍(femoral ring)의 출구를 이루면서 큰두렁정맥과 넙다리부분 피부밑 림프관의 배안 통로를 이룬다. 넙다리근막은 넙다리 바깥쪽에서 현저하게 부풀어올라 엉덩정강근막띠(iliotibial tract ; 위앞엉덩뼈가시~정강뼈 가쪽위관절융기를 잇는다)를 형성하여 넙다리근막긴장근과 큰볼기근의 일부가 닿는다. 그리고 넙다리근막의 일부는 넙다리근육 속으로 들어가는데, 이것을 폄근, 굽힘근, 모음근으로 나눈다(표 5-14).

5) 종아리의 근육

종아리의 근육(muscles of lower leg)은 앞면의 폄근육(extensors), 바깥쪽의 가쪽근육(lateral muscles), 뒷면의 굽힘근육(flexors)으로 나눌 수 있다.

- 종아리의 폄근육은 모두 종아리뼈나 종아리뼈사이막에서 시작하여 다리의 뼈에 닿는다. 폄근육의 지배신경은 모두 깊은종아리신경이다.
- 가쪽근육은 종아리뼈에서 시작하여 발허리뼈에 닿는다. 가쪽근육의 지배신경은 모두 얕은종아리신경이다.

muscular system

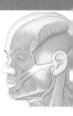

표 5-14. 넙다리의 근육

	근육명	이는곳	닿는곳	작용	신경지배
폄근육군	넙다리네갈래근 quadriceps femoris				
	넙다리곧은근 rectus femoris	아래앞엉덩뼈가시, 볼기뼈절구 위가장자리의 엉덩뼈	무릎뼈, 무릎인대를 거쳐 정강뼈 거친 면	무릎 펴기, 엉덩관절에서의 넙다리뼈 굽히기 보조	넙다리신경(L2, L3, L4)
	가쪽넓은근 vastus lateralis	뒤쪽넙다리뼈거친선, 넙다리뼈큰돌기		무릎 펴기	
	안쪽넓은근 vastus medialis	뒤쪽넙다리뼈거친선			
	중간넓은근 vastus intermedius	넙다리뼈 앞쪽과 가쪽			
	넙다리빗근 sartorius	위앞엉덩뼈가시	정강뼈위안쪽몸통	엉덩관절에서 넙다리뼈 굽힘·벌림·가쪽돌림 보조, 무릎 굽힘·안쪽돌림 보조	넙다리신경(L2, L3, L4)
굽힘근육군	넙다리두갈래근 biceps femoris				
	긴갈래 long head	궁둥뼈결절	종아리뼈머리(가쪽면)	긴갈래 : 엉덩관절 펴기 모든갈래 : 무릎 굽히기, 굽힌 무릎 가쪽으로 돌리기	궁둥신경─정강갈래(S1, S2, S3)
	짧은갈래 short head	궁둥뼈거친선			궁둥신경─종아리갈래(L5, S1, S2)
	반막모양근 semimembranosus	궁둥뼈결절	정강뼈뒤안쪽관절융기	엉덩관절펴기, 무릎굽히기, 굽힌무릎 안쪽으로 돌리기	궁둥신경 : 정강뼈신경갈래(L5, S1, S2)
	반힘줄모양근 semitendinosus		정강뼈앞몸쪽몸통		
모음근육군	두덩근 pectineus	두덩뼈 앞쪽	넙다리뼈뒤쪽 작은돌기와 거친선 사이	엉덩관절에서 넙다리뼈 굽히기, 엉덩관절에서 넙다리뼈 모으기 보조	넙다리신경(L2, L3, L4)
	두덩정강근 gracilis	앞쪽두덩뼈 아래가지	몸쪽 정강뼈 안쪽	엉덩관절에서 넙다리뼈 모으기, 굽힌 무릎의 굽힘과 안쪽 돌리기 보조	폐쇄신경(L2, L3, L4)
	긴모음근 adductor longus	두덩뼈 앞쪽	넙다리뼈뒤쪽거친선	엉덩관절에서 넙다리뼈 모으기와 엉덩관절에서 넙다리뼈 굽히기 보조	폐쇄신경(L3, L4)
	짧은모음근 adductor brevis				
	큰모음근 adductor magnus	앞쪽(모음근)갈래 : 두덩뼈아래가지 뒤쪽(넙다리뒤근)갈래 : 궁둥뼈결절과 궁둥뼈가지	앞쪽갈래 : 넙다리뼈기친선 뒤쪽갈래 : 넙다리뼈모음근결절	엉덩관절에서 넙다리뼈모으기 앞쪽갈래 : 엉덩관절에서 넙다리뼈 안쪽돌리기와 굽히기 보조 뒤쪽갈래 : 엉덩관절에서 넙다리뼈 가쪽돌리기와 펴기 보조	앞쪽 : 폐쇄신경(L2, L3, L4) 뒤쪽 : 궁둥신경(L4, L5, S1, S2, S3)

muscular system

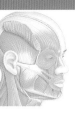
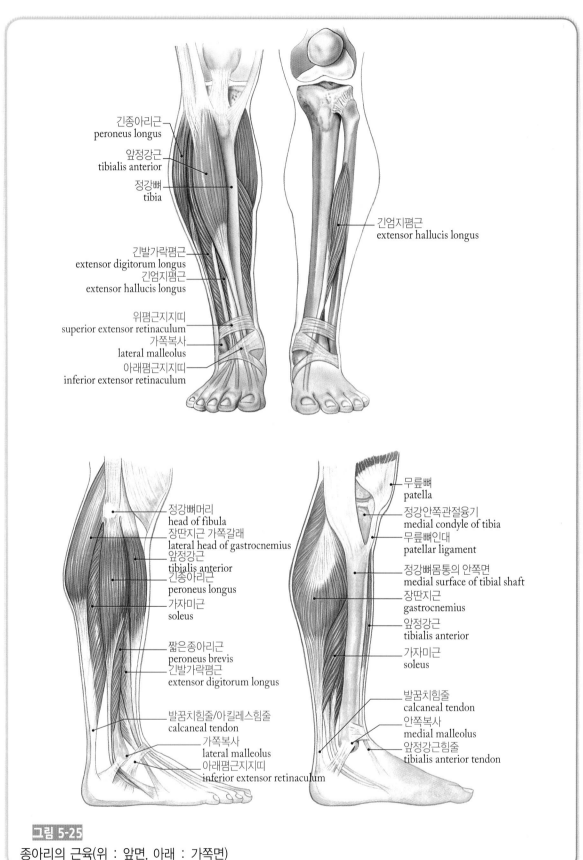

긴종아리근
peroneus longus

앞정강근
tibialis anterior

정강뼈
tibia

긴엄지폄근
extensor hallucis longus

긴발가락폄근
extensor digitorum longus

긴엄지폄근
extensor hallucis longus

위폄근지지띠
superior extensor retinaculum

가쪽복사
lateral malleolus

아래폄근지지띠
inferior extensor retinaculum

정강뼈머리
head of fibula

장딴지근 가쪽갈래
lateral head of gastrocnemius

앞정강근
tibialis anterior

긴종아리근
peroneus longus

가자미근
soleus

짧은종아리근
peroneus brevis

긴발가락폄근
extensor digitorum longus

발꿈치힘줄/아킬레스힘줄
calcaneal tendon

가쪽복사
lateral malleolus

아래폄근지지띠
inferior extensor retinaculum

무릎뼈
patella

정강안쪽관절융기
medial condyle of tibia

무릎뼈인대
patellar ligament

정강뼈몸통의 안쪽면
medial surface of tibial shaft

장딴지근
gastrocnemius

앞정강근
tibialis anterior

가자미근
soleus

발꿈치힘줄
calcaneal tendon

안쪽복사
medial malleolus

앞정강근힘줄
tibialis anterior tendon

그림 5-25

종아리의 근육(위 : 앞면, 아래 : 가쪽면)

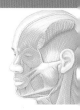

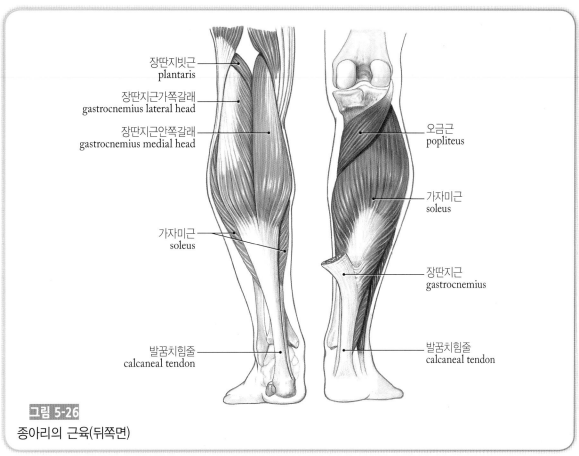

그림 5-26
종아리의 근육(뒤쪽면)

그림 안 표기:
- 장딴지빗근 plantaris
- 장딴지근가쪽갈래 gastrocnemius lateral head
- 장딴지근안쪽갈래 gastrocnemius medial head
- 가자미근 soleus
- 발꿈치힘줄 calcaneal tendon
- 오금근 popliteus
- 가자미근 soleus
- 장딴지근 gastrocnemius
- 발꿈치힘줄 calcaneal tendon

- 굽힘근은 표면층근육과 깊은층근육으로 나누어지는데, 표면층근육은 넙다리뼈에서 시작하여 종아리뼈나 발꿈치뼈에 닿고, 깊은층근육은 종아리뼈나 종아리뼈사이막에서 시작하여 발허리뼈 또는 발가락뼈에 닿는다. 굽힘근육은 모두 정강신경의 지배를 받는다. 표 5-15에 요약하였다.

6) 종아리근막

종아리근막(crural fascia)은 종아리의 근육을 둘러싸지만 정강뼈 안쪽면에는 없다. 이 근막은 뿌리사이중

 심화학습

종아리에 있는 근육의 종류

종아리의 폄근육에는 앞정강근(tibialis anterior m.)·긴엄지폄근(extensor hallucis longus m.)·긴발가락폄근(extensor digitorum longus m.)·셋째종아리근(peroneus tertius m.)이 있고, 굽힘근육에는 종아리세갈래근(triceps surae m.)·뒤정강근(tibialis posterior m.)·긴엄지굽힘근(flexor hallucis longus m.)·긴발가락굽힘근(flexor digitorum longus m.)이 있다. 종아리의 근육에는 긴종아리근(peroneus longus m.)과 짧은종아리근(peroneus brevis m.)이 있다.

muscular system

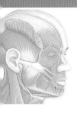

표 5-15. 종아리의 근육

	근육명	이는곳	닿는곳	작용	신경지배
폄근육군 (깊은 종아리 신경지배)	앞정강근 tibialis anterior	정강뼈가쪽관절융기와 가쪽몸통, 뼈사이막	첫째발허리뼈바닥의 발바닥면, 첫째(안쪽)쐐기뼈 발바닥면	발목의 발등쪽 굽히기, 발의 엎침	깊은종아리신경(L4, L5, S1)
	셋째종아리근 fibularis tertius	종아리뼈먼쪽앞면(긴발가락폄근과 함께)	다섯째발허리뼈바닥	발의 뒤침, 발등쪽 굽히기 보조	
	긴엄지폄근 extensor pollicis longus	종아리뼈앞쪽몸통, 뼈사이막	엄지발가락끝마디뼈바닥	발가락관절에서 엄지발가락 펴기, 발목 등쪽굽히기 보조	
	긴발가락폄근 extensor digitorum longus	정강뼈가쪽관절융기, 종아리뼈앞쪽몸통 몸쪽 2/3	가쪽 네 발가락 중간마디뼈와 끝마디뼈	발허리발가락관절에서 네 발가락 펴기, 발목 발등쪽 굽히기 보조	
가쪽근육군(얕은 종아리 신경지배)	긴종아리근 peroneus longus	종아리뼈머리와 가쪽몸통(위쪽 2/3)	첫째발허리뼈 바닥, 첫째(안쪽)쐐기뼈(바닥면)	발의 뒤침, 발목의 발바닥쪽 굽히기 보조	얕은종아리신경(L4, L5, S1)
	짧은종아리근 peroneus brevis	종아리뼈가쪽몸통(아래쪽 2/3)	다섯째발허리뼈 바닥		
굽힘근육군의 정강신경지배 — 표면층근육	종아리세갈래근 triceps surae				
	장딴지근 gastrocnemius	안쪽갈래:넙다리뼈 안쪽위관절융기 가쪽갈래:넙다리뼈 가쪽위관절융기	아킬레스힘줄을 거쳐 발꿈치뼈	발목 바닥쪽 굽히기 또는 무릎 굽히기 보조	정강신경(S1, S2)
	가자미근 soleus	정강뼈 가자미근선, 종아리뼈 뒤쪽갈래와 위쪽몸통	아킬레스힘줄을 거쳐 발뒤꿈치	발목 바닥쪽 굽히기	
	장딴지빗근 plantaris	넙다리뼈 바깥쪽 융기주위	아킬레스힘줄을 거쳐 발뒤꿈치	발목 발바닥쪽 굽히기와 무릎 굽히기 보조	정강신경(L4, L5, S1)
	오금근 popliteus	넙다리뼈 가쪽관절융기	정강뼈뒤몸쪽몸통	펴진 무릎을 풀어주도록 (unlock) 정강뼈를 안쪽으로 돌려 무릎굽히기 시작	정강신경(L5, S1)
굽힘근육군의 정강신경지배 — 깊은층근육	뒤정강근 tibialis posterior	정강뼈 뒤, 종아리뼈 뒤, 뼈사이막	발바닥면에서 발배뼈와 발허리뼈, 발목뼈 인접부위	발의 엎침, 발목 바닥쪽으로 굽히기 보조	정강신경(L5, S1)
	긴발가락굽힘근 flexor digitorum longus	정강뼈 뒤	발바닥면에서 가쪽 네 발가락 끝마디뼈	먼쪽발가락뼈사이관절에서 가쪽 네 발가락 굽히기	
	긴엄지굽힘근 flexor pollicis longus	종아리뼈 뒤	엄지발가락 끝마디뼈 (발바닥쪽)	발가락관절에서 엄지발가락 굽히기, 발목 발바닥쪽 굽히기 보조	정강신경(L5, S1, S2)

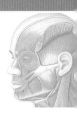

격을 형성한다. 그중 앞종아리근육사이막(anterior crural intermuscular septum)은 긴발가락폄근과 긴종아리근 사이에 있고, 뒤종아리근육사이막(posterior crural intermuscular septum)은 긴종아리근과 종아리세갈래근(가자미근) 사이에 있어 종아리의 근육을 3가지로 나눈다. 또 이 근막은 종아리 뒷면에서 표면층(superficial lamina)과 깊은층(deep lamina)으로 나누어지고, 종아리세갈래근과 그 힘줄(발꿈치힘줄 : calcaneal tendon=아킬레스힘줄 : Achilles tendon)을 둘러싸고 있다. 이 근막은 종아리폄쪽의 가쪽복사(lateral malleolus)와 안쪽복사(medial malleolus) 윗부분에서 두꺼워져 위폄근지지띠(superior extensor retinaculum)를 형성한다. 안쪽복사와 가쪽복사에서 발등을 비스듬하게 넘어 발바닥의 양쪽 모서리에 퍼져 아래폄근지지띠(inferior extensor retinaculum)를 만들어 종아리폄근의 힘줄을 덮는다.

7) 발의 근육

발의 근육(muscles of the foot)은 발등근육(dorsalis pedis m.)과 발바닥근육(plantaris m.)으로 나눌 수 있고, 발바닥근육은 엄지두덩근, 새끼두덩근, 발허리근으로 나눌 수 있다. 표 5-16에 요약하였다.

8) 발의 근막

(1) 발등근막

종아리 폄쪽의 근막과 발등근막(fascia of dorsum of foot)은 가쪽복사와 안쪽복사 윗부분에서 두꺼워져 위폄근지지띠(superior extensor retinaculum)를 형성한다. 그리고 양쪽 복사의 앞쪽에서는 발등을 비스듬하게 넘어 발바닥 양쪽 모서리에 붙는 아래폄근지지띠(inferior extensor retinaculum)를 만든다. 종아리폄근육의 힘줄은 이들 인대 아래를 통과하고, 힘줄 주위는 손등과 같이 힘줄집(tendon sheath)으로 둘러싸여 있다.

(2) 발바닥널힘줄

발바닥널힘줄(plantar aponeurosis)은 피부밑에 있고, 발바닥근육을 덮는 표면층(superficial lamina)과 뼈사이근육 아래를 덮는 깊은층(deep lamina)으로 나뉜다. 표면층은 발바닥 중앙부에 강인한 널힘줄, 즉 발바닥널힘줄을 형성하며 발바닥 전체를 덮는다. 이 널힘줄은 손에 있는 손바닥널힘줄(palmar aponeurosis)에 해당된다. 그밖에 발바닥에는 종아리굽힘근육의 힘줄을 힘줄집이 둘러싸고 있다.

 심화학습

발바닥쪽굽힘과 발등쪽굽힘

발바닥쪽굽힘(plantar flexion)은 발관절(articulations of foot)을 굽혀 발가락이 발바닥을 향하는(발끝을 뻗는) 운동이고, 발등쪽굽힘(dorsal flexion)은 반대로 발가락이 발등(종아리뼈)쪽을 향하는 운동이다. 발등쪽굽힘은 손관절에서는 손등쪽굽힘에 해당한다.

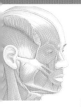

표 5-16. 발의 근육

<table>
<tr><th colspan="2"></th><th>근육명</th><th>이는곳</th><th>닿는곳</th><th>작용</th><th>신경지배</th></tr>
<tr><td rowspan="2">발등의
근육</td><td></td><td>짧은엄지폄근
extensor pollicis
brevis</td><td rowspan="2">발꿈치 앞쪽</td><td rowspan="2">안쪽엄지발가락의
폄근확장부위</td><td rowspan="2">발허리발가락관절에서 엄지발가
락을 펴는 것을 돕는다.</td><td rowspan="2">깊은종아리신
경(L4, L5, S1)</td></tr>
<tr><td></td><td>짧은발가락폄근
extensor digitorum
brevis</td></tr>
<tr><td rowspan="21">발
바
닥
의
근
육</td><td rowspan="5">엄
지
두
덩
근
육¹⁾</td><td>엄지벌림근
abductor pollicis</td><td>발꿈치뼈</td><td>엄지발가락 첫마디
뼈바닥</td><td>발허리발가락관절에서 엄지발가
락 굽히기와 벌리기</td><td>안쪽발바닥신경
(L4, L5)</td></tr>
<tr><td>짧은엄지굽힘근
flexor pollicis brevis</td><td>엄지발가락의 발허
리뼈바닥</td><td>엄지발가락의 첫마
디뼈바닥</td><td>발허리발가락관절에서 엄지발가
락 굽히기</td><td>안쪽발바닥신경
(L4, L5, S1)</td></tr>
<tr><td>엄지모음근
adductor pollicis</td><td>빗근 : 둘째 · 셋째발허
리뼈바닥
가로근 : 셋째 · 넷째 ·
다섯째발허리발가락
관절주머니</td><td>엄지발가락의 첫마
디뼈바닥</td><td>발허리발가락관절에서 엄지발
락 모으기와 굽히기</td><td>가쪽발바닥신
경(S1, S2)</td></tr>
<tr><td rowspan="3">새
끼
두
덩
근
육²⁾</td><td>새끼벌림근
abductor digiti minimi</td><td>발꿈치뼈</td><td>새끼발가락의 첫마
디뼈바닥</td><td>발허리발가락관절에서 새끼발
락 굽히기와 벌리기</td><td rowspan="3">가쪽발바닥신
경(S1, S2)</td></tr>
<tr><td>짧은새끼굽힘근
flexor digiti minimi
brevis</td><td>다섯째발허리뼈
주변</td><td>다섯째발가락첫마
디뼈바닥</td><td>새끼발가락첫마디뼈를 구부린다</td></tr>
<tr><td>새끼맞섬근
opponens digiti minimi</td><td>다섯째발허리뼈
주변</td><td>다섯째발허리뼈의
가쪽모서리</td><td>새끼발가락을 발바닥안쪽으로
당긴다</td></tr>
<tr><td rowspan="6">발
허
리
근
육</td><td>짧은발가락굽힘근
flexor digitorum brevis</td><td>발꿈치뼈</td><td>가쪽 네 발가락의
중간마디뼈</td><td>가쪽 네 발가락의 몸쪽발가락뼈
사이 굽히기</td><td>안쪽발바닥신경
(L4, L5)</td></tr>
<tr><td>발바닥네모근
quadratus plantae</td><td>발꿈치뼈</td><td>긴발가락굽힘근힘
줄</td><td>먼쪽발가락사이관절을 굽힐 때
긴발가락굽힘근 보조</td><td>가쪽발바닥신
경(S1, S2)</td></tr>
<tr><td>벌레근
lumbrical</td><td>긴발가락굽힘근힘줄</td><td>가쪽 네 발가락의
폄근확장부위</td><td>가쪽 네 발가락의 발허리발가락
사이관절 굽히기, 가쪽 네 발가
락의 먼쪽발가락뼈사이관절과
몸쪽발가락뼈사이관절 펴기</td><td>엄지발가락 :
안쪽발바닥신경
(L4, L5)
둘째 · 셋째 · 넷
째발가락 : 가
쪽발바닥신경
(S1, S2)</td></tr>
<tr><td>발등쪽뼈사이근
dorsal interosseous</td><td>발허리뼈 부근</td><td>둘째 · 셋째 · 넷째발
가락폄근확장부위</td><td>발허리발가락관절에서 둘째 · 셋
째 · 넷째발가락 벌리기, 발허리발
가락관절에서 둘째발가락 모으
기, 둘째 · 셋째 · 넷째발가락의 발
허리발가락관절 굽히기와 발가
락관절 펴기 보조</td><td rowspan="2">가쪽발바닥신
경(S1, S2)</td></tr>
<tr><td>발바닥쪽뼈사이근
plantar interosseous</td><td>셋째 · 넷째 · 다섯째
발허리뼈 안쪽면</td><td>가쪽 세 발가락의
폄근확장부위</td><td>가쪽세발가락 모으기, 가쪽세발
가락의 발허리발가락관절 굽히
기, 발가락뼈사이관절 펴기 보조</td></tr>
</table>

1) 발바닥쪽에서 엄지발가락쪽의 근육에 모여 엄지두덩을 이룬다.
2) 발바닥쪽에서 새끼발가락쪽의 근육에 모여 새끼두덩을 이룬다.

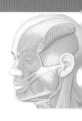

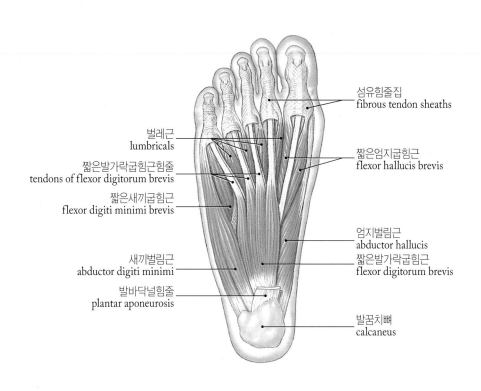

섬유힘줄집
fibrous tendon sheaths

벌레근
lumbricals

짧은발가락굽힘근힘줄
tendons of flexor digitorum brevis

짧은새끼굽힘근
flexor digiti minimi brevis

새끼벌림근
abductor digiti minimi

발바닥널힘줄
plantar aponeurosis

짧은엄지굽힘근
flexor hallucis brevis

엄지벌림근
abductor hallucis

짧은발가락굽힘근
flexor digitorum brevis

발꿈치뼈
calcaneus

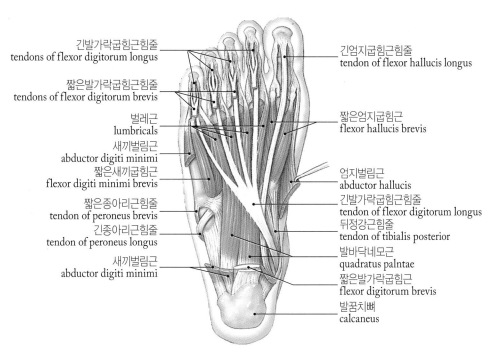

긴발가락굽힘근힘줄
tendons of flexor digitorum longus

짧은발가락굽힘근힘줄
tendons of flexor digitorum brevis

벌레근
lumbricals

새끼벌림근
abductor digiti minimi

짧은새끼굽힘근
flexor digiti minimi brevis

짧은종아리근힘줄
tendon of peroneus brevis

긴종아리근힘줄
tendon of peroneus longus

새끼벌림근
abductor digiti minimi

긴엄지굽힘근힘줄
tendon of flexor hallucis longus

짧은엄지굽힘근
flexor hallucis brevis

엄지벌림근
abductor hallucis

긴발가락굽힘근힘줄
tendon of flexor digitorum longus

뒤정강근힘줄
tendon of tibialis posterior

발바닥네모근
quadratus palntae

짧은발가락굽힘근
flexor digitorum brevis

발꿈치뼈
calcaneus

그림 5-27

발바닥의 근육

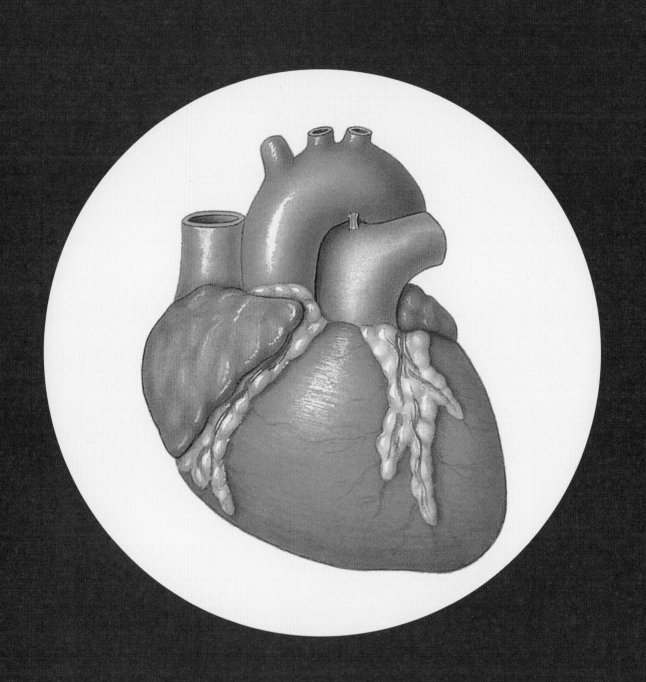

CHAPTER

순환계통
circulatory system

■■ 학습목표 ■■

■ 순환계통의 장기인 심장·혈관·림프관의 구조와 기능을 학습한다.

■ 심장의 위치, 심방·심실 등 심장의 공간(심강), 심장판과 같은 심장의 구조와 부위별 명칭, 심장의 영양동맥인 심장동맥의 구조와 부위별 명칭 등과 같은 심장근육조직의 특징을 배운다.

■ 심장의 운동·기능, 심장의 신경지배, 자극전도계 등을 배우고, 심장의 기본적인 검사법인 심전도검사의 원리도 학습한다.

■ 동맥과 정맥의 차이, 온몸순환과 허파순환, 주요 동맥의 가지, 문맥의 구조 등을 배우고, 생리학적 사항으로 맥박과 혈압을 배운다. 또한 혈관의 연결이나 끝동맥에 대해서도 학습한다. 정맥의 울체와 심장기능상실에 대해서도 배운다. 그밖에 정맥도 학습한다.

■ 림프관의 구조와 흐름 및 림프의 기능을 학습한다.

■ 태아기 순환계통의 해부학적 배열에서 생리학적 특징과 순환계통기관의 연령에 의한 변화를 학습한다.

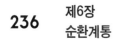

순환계통은 심장혈관계통(cardiovascular system)과 림프계통(lymphatic system)으로 이루어진다. '순환(circulation)'은 체내를 혈액·림프(액)가 둘러싸서 다시 원래대로 되돌아가는 과정이 반복되는 작업이다. 심장에서 말초로 혈액을 내보내는 혈관을 동맥(artery), 말초에서 심장을 향해 혈액이 다시 돌아오는(환류) 혈관을 정맥(vein)이라고 한다. 동맥과 정맥은 모세혈관(blood capillary)으로 이어져 있다. 즉 혈액은 '심장→동맥→(모세혈관)→정맥→심장'으로 한차례 돈다. 혈액을 내보내는 힘은 심장의 박출력인데, 이는 동맥에 있는 혈액에 대해서는 직접 압력으로 작용하지만 위와 같은 관계로부터 폐쇄계통(closed system)인 혈관계통에서는 이 힘이 혈액을 심장으로 다시 되돌리는 정맥환류의 힘으로서도 작용한다.

1. 심장혈관계통

심장과 혈관은 혈액을 거쳐 온몸으로 산소나 영양소를 운반함과 동시에 말초조직으로부터는 혈액을 거쳐 이산화탄소나 노폐물을 모아 허파나 콩팥 등의 배설기관으로 운반한다.

1) 심 장

(1) 심장의 구조
심장(heart)은 해부학적으로 4개의 *심장막공간, 심장판 및 심장동맥으로 이루어져 있다.

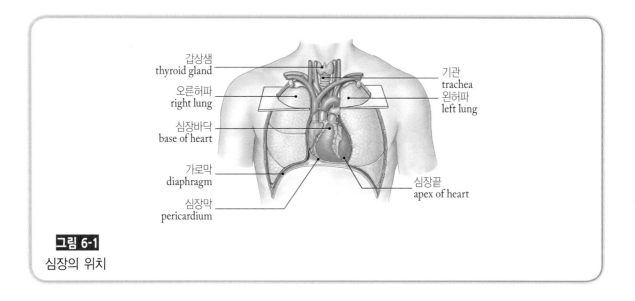

갑상샘
thyroid gland

오른허파
right lung

심장바닥
base of heart

가로막
diaphragm

심장막
pericardium

기관
trachea
왼허파
left lung

심장끝
apex of heart

그림 6-1
심장의 위치

---

*심장막공간(pericardial cavity)
심장막공간(심막강)은 심장벽으로 구분된 4개의 공간(체내에서 속이 넝 비어 있는 부분), 즉 좌우의 심실과 심방을 가리킨다.

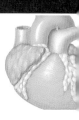

① 심장의 해부

㉠ 심장의 위치와 구조

심장은 가슴 한가운데서 약간 왼쪽에 있고, 성인은 자기의 주먹만한 크기이다. 심장은 전체가 *심장막으로 덮여 있고, 심장막과 심장 사이에는 소량의 심장막액(pericardial fluid)이 들어 있다.

심장막공간은 왼심장과 오른심장으로 나뉜다. 왼심장은 동맥혈을 넣고, 오른심장은 정맥혈을 넣는다. 심장을 위아래로 구분하면 윗부분이 심방(atrium), 아랫부분이 심실(ventricle)이다. 심방은 정맥의 *환류를 받고, 심실은 혈액을 동맥으로 박출한다.

왼심장은 허파정맥으로부터 환류받는 왼심방(left atrium)과 대동맥으로 동맥혈을 박출하는 왼심실(left

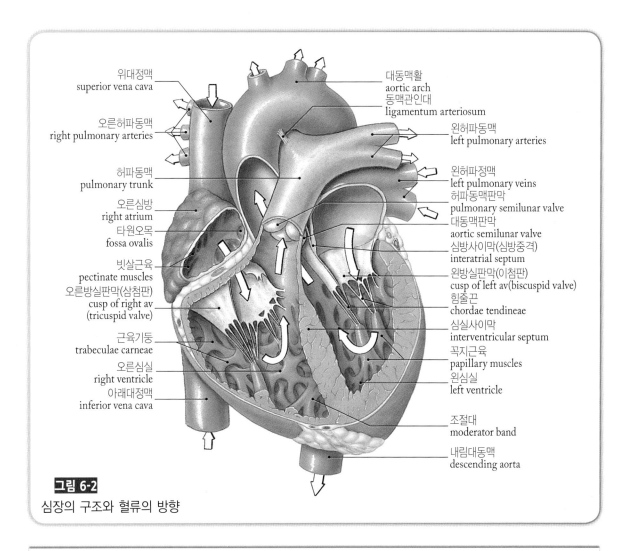

위대정맥
superior vena cava

오른허파동맥
right pulmonary arteries

허파동맥
pulmonary trunk

오른심방
right atrium

타원오목
fossa ovalis

빗살근육
pectinate muscles

오른방실판막(삼첨판)
cusp of right av
(tricuspid valve)

근육기둥
trabeculae carneae

오른심실
right ventricle

아래대정맥
inferior vena cava

대동맥활
aortic arch
동맥관인대
ligamentum arteriosum

왼허파동맥
left pulmonary arteries

왼허파정맥
left pulmonary veins

허파동맥판막
pulmonary semilunar valve

대동맥판막
aortic semilunar valve

심방사이막(심방중격)
interatrial septum

왼방실판막(이첨판)
cusp of left av(biscuspid valve)

힘줄끈
chordae tendineae

심실사이막
interventricular septum

꼭지근육
papillary muscles

왼심실
left ventricle

조절대
moderator band

내림대동맥
descending aorta

그림 6-2
심장의 구조와 혈류의 방향

---

*심장막(pericardium)
심장 전체를 감싸고 있는 막인데, 이것은 장액막(seromembrane, 장기를 감싸는 막)의 일종으로 강한 아교섬유로 구성되어 있다.

*환류(reflux)
순환하여 심장으로 되돌아오는 혈액의 흐름을 환류라 한다. 정맥과 구분하기 위해 '정맥환류'처럼 사용한다.

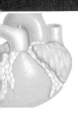
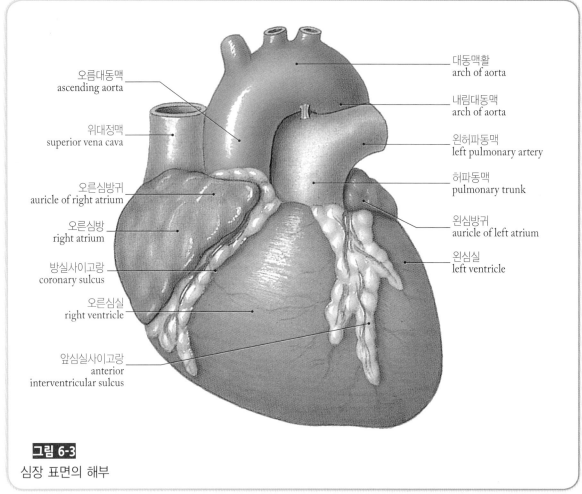

오름대동맥
ascending aorta

위대정맥
superior vena cava

오른심방귀
auricle of right atrium

오른심방
right atrium

방실사이고랑
coronary sulcus

오른심실
right ventricle

앞심실사이고랑
anterior
interventricular sulcus

대동맥활
arch of aorta

내림대동맥
arch of aorta

왼허파동맥
left pulmonary artery

허파동맥
pulmonary trunk

왼심방귀
auricle of left atrium

왼심실
left ventricle

그림 6-3

심장 표면의 해부

ventricle)로 나누어진다. 왼심실은 온몸으로 혈액을 내보내기 때문에 내압이 높고, 벽도 오른심실보다 두껍다. 오른심장은 위·아래대정맥(superior·inferior vena cava)으로부터 환류를 받는 오른심방(right atrium)과 허파동맥으로 정맥혈을 박출하는 오른심실(right ventricle)로 나누어진다.

　ⓛ 심장판막

　심장판막(heart valve ; 줄여서 그냥 '판막'이라고도 한다)은 심방과 심실 사이 또는 심실과 동맥 사이에서 혈류의 역류를 막아주는 역할을 하며, 방실판막과 동맥판막이 있다.

　방실판막(atrioventricular valve)은 심방과 심실 사이에 있는 판막으로, 왼심방과 왼심실 사이에 있는 왼방실판막(left atrioventricular valve mitral valve, 승모판/mitral valve, 이첨판/bicuspid valve, 2매의 판막)과 오른심방과 오른심실 사이에 있는 오른방실판막(right atrioventricular valve, 삼첨판/tricuspid valve, 3매의 판막)이 있다. 방실판막은 첨판막이라고도 하며, 동맥판막에 비해 비교적 부드럽고, 끝부분에는 심실의 꼭지근육(papillary muscles)에 이어지는 가는 여러 줄기의 섬유조직인 힘줄끈(chordae tendineae)이 부착되어 있다.

　동맥판막은 심실과 동맥 사이에 있으며, 왼심실과 대동맥 사이의 판막을 대동맥판막(aortic valve), 오른심실과 허파동맥 사이의 판막를 허파동맥판막(pulmonary valve)이라고 한다(모두 3매의 판막). 동맥판막은 반달판막이라고도 하며, 방실판막에 비해 약간 두껍고, 특히 판막이 서로 합쳐지는 부분은 약간 두껍다.

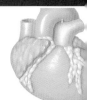

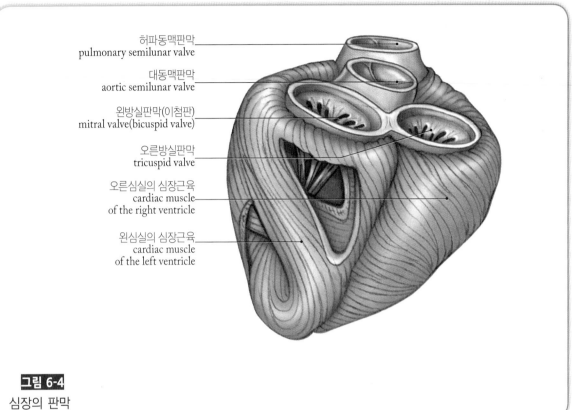

허파동맥판막
pulmonary semilunar valve

대동맥판막
aortic semilunar valve

왼방실판막(이첨판)
mitral valve(bicuspid valve)

오른방실판막
tricuspid valve

오른심실의 심장근육
cardiac muscle
of the right ventricle

왼심실의 심장근육
cardiac muscle
of the left ventricle

그림 6-4
심장의 판막

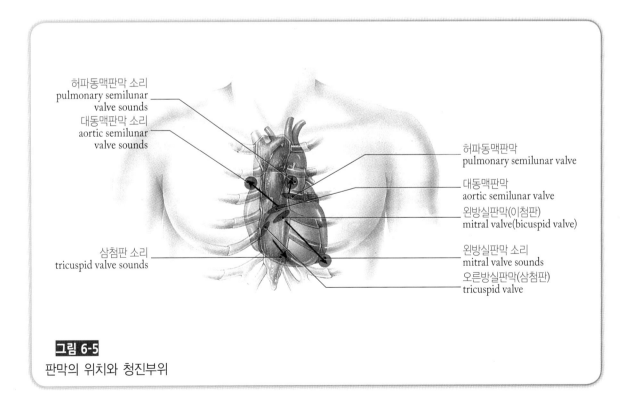

허파동맥판막 소리
pulmonary semilunar
valve sounds

대동맥판막 소리
aortic semilunar
valve sounds

삼첨판 소리
tricuspid valve sounds

허파동맥판막
pulmonary semilunar valve

대동맥판막
aortic semilunar valve

왼방실판막(이첨판)
mitral valve(bicuspid valve)

왼방실판막 소리
mitral valve sounds

오른방실판막(삼첨판)
tricuspid valve

그림 6-5
판막의 위치와 청진부위

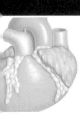

 심화학습

이첨판

심장의 왼심방과 왼심실 사이의 왼방실구멍(left atrioventricular orifice)에 있는 왼방실판은 2개로 되어 있어서 이첨판(bicuspid valve)이라고 한다. 그런데 이것의 모양이 승려의 모자와 비슷하여 승모판(mitral valve)이라고도 부른다.

심장판막과 심장음

심장음(heart sound)은 기본적으로 심장판막(heart valve)이 열렸다 닫힐 때 나는 소리이다. 정상에서는 Ⅰ음과 Ⅱ음을 들을 수 있다. Ⅰ음은 약간 낮고 길며, Ⅱ음은 약간 높고 짧은 음으로 '럽-덥(lub-dup)'과 같은 느낌으로 들을 수 있다. Ⅰ음은 심실이 수축되기 시작하면서 방실판막, 특히 왼방실판막이 닫히는 소리이다. Ⅱ음은 심실이 확장되면서 동맥판막이 닫히는 소리로, 대동맥판막성분(ⅡA음)과 허파동맥판막성분(ⅡP음)의 2가지가 합쳐진 소리이다. 해부학적으로 방실판막은 부드럽기 때문에 음정이 낮고, 동맥판막은 비교적 딱딱하기 때문에 음정이 높다.

허혈심장질환

심장동맥은 끝동맥(end artery)이어서 어떤 기전에 의해 어딘가가 막히면 지배영역의 심장근육세포에 혈류가 가지 않게 되어 조직에 장애를 일으켜 산소공급량의 감소를 동반하는 듯한 병태를 허혈심장질환(ischemic heart disease)이라고 한다. 이때 경증(가역적 변화)이면 가슴조임증(angina pectoris, 협심증)이라고 하고, 조직의 괴사와 같은 불가역적 변화를 심장근육에 미치면 심장근육경색증(cardiac infarction, 심근경색증)이라고 한다. 가슴조임증부터 심장근육경색증까지 심장동맥허혈에 의한 병태가 허혈심장질환에 포함된다. 또한 돌연심장사(sudden cardiac death)까지 포함한 넓은 개념으로서 급성심장동맥증후군(acute coronary syndrome)이라고도 한다.

ⓒ 심장동맥

심장에 영양소나 산소를 보내는 혈관을 심장동맥(coronary artery)이라고 한다. 심장동맥은 대동맥판막 바로 위의 오름대동맥(ascending aorta)으로부터 나온다. 심장동맥은 좌우 2줄기가 있으며, 여기서 왼심장동맥은 앞내림가지(anterior descending branch)와 휘돌이가지(circumflex branch)로 나뉜다. 오른쪽의 1줄기와 왼쪽의 2줄기를 합쳐 '3가지'라고 부른다.

② 심장의 조직학

심장의 근육을 *심장근육(cardiac muscle)이라고 하며, 가로무늬근육이다. 심장근육은 또 다른 가로무늬근육인 뼈대근육과는 달리 제대로근(불수의근)이다.

(2) 심장의 기능

심장의 최대기능은 혈액을 박출하는 펌프기능이다.

---

*심장근육의 근육조직

근육조직(muscular tissue)은 민무늬근육과 가로무늬근육으로 크게 나뉘는데, 심장근육(cardiac muscle)은 가로무늬근육이다. 뼈대근육도 가로무늬근육이지만 단핵인 반면, 심장근육은 때때로 다핵이 된다.

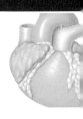

① 심장의 운동

심장에서는 심실이 수축과 확장을 반복하여 혈액을 체내로 순환시킨다. 혈액의 박출(내보내는 것)은 좌우의 심실이 담당하는데, 이때 심장판막을 열었다 닫아 혈액의 역류를 막고 박출방향을 일정하게 한다.

㉠ 심실의 움직임

심실에 혈액을 모일 때에는 심실이 확장되고, 동맥판막은 폐쇄되며, 심실판막은 개방되어 심방에서 심실로 혈액이 유입된다(확장기). 동맥으로 혈액을 박출할 때에는 심실이 수축되고, 동맥판막은 개방되며, 방실판막은 닫힌다(수축기).

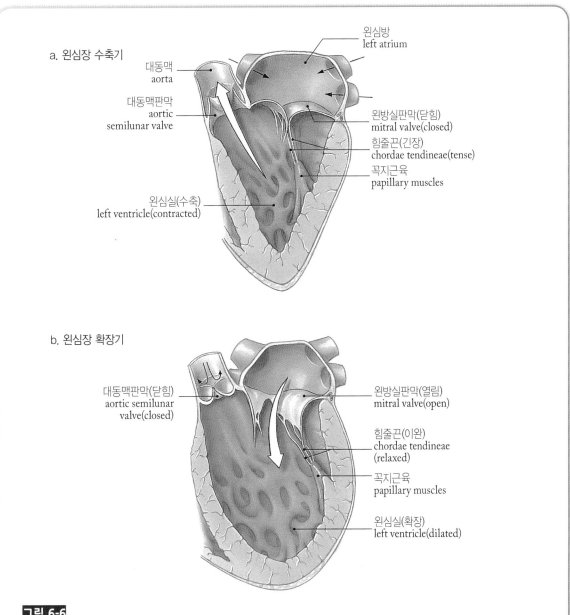

그림 6-6

심장의 수축기와 확장기일 때 판막의 움직임(화살표는 혈류의 방향)

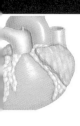
ⓒ 심방의 움직임

허파정맥에서 왼심방으로, 또는 대정맥에서 오른심방으로 들어가는 혈액은 수동적으로 유입된다.

 심화학습

심방에서 분비되는 호르몬

심방은 대정맥에서 환류하는 혈액을 심실로 보내는 역할을 하지만, 심방의 근육층은 심실보다 얇고 수축력도 떨어진다. 최근 심방에서 심방나트륨이뇨펩타이드(ANP : atrial natriuretic peptide)라는 호르몬이 분비된다는 사실이 밝혀졌다. 이 호르몬은 콩팥의 토리여과치 증가에 의해 나트륨이뇨를 일으킨다. 같은 호르몬이 돼지의 뇌에서도 발견되었는데, 이것을 뇌나트륨이뇨펩타이드(BNP : brain natriuretic peptide)라고 한다. 현재는 심장기능상실(심부전)의 표지자(marker)로서 혈청에서 측정할 수 있다.

ⓒ 심전도와 심장기능(운동)의 관계

심장은 전기적 자극에 의해 수축과 확장을 반복한다. 심전도(ECG : electrocardiography)는 그러한 심장의 전기적 활동을 몸 밖에서 포착하는 검사로, 일상적으로 실시되고 있다. 심장의 전기적 자극은 동굴심방결절(sinoatrial node)에서 방실결절(atrioventricular node)→히스다발(His bundle)을 경유하여 왼심실에 미

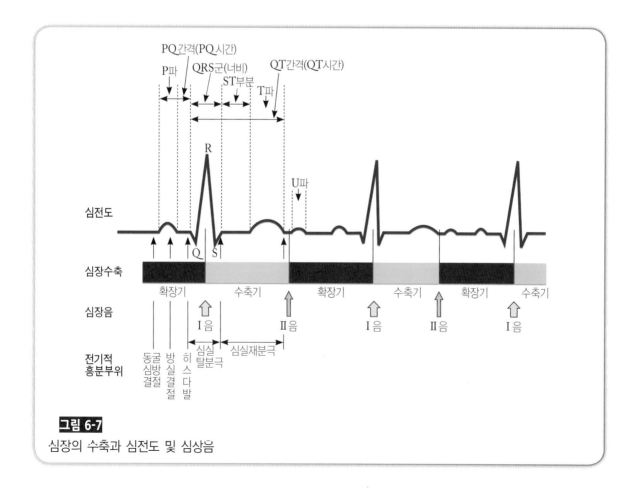

그림 6-7

심장의 수축과 심전도 및 심상음

치지만, P파는 동굴심방결절에서 방실결절까지의 자극에 의한 심방의 흥분을, QRS군은 히스다발에서 심실
근육까지의 자극에 의한 심실의 탈분극을, ST부와 T파는 심실의 재분극을 반영한다. 심전도에서는 R파에서
T파의 종료까지가 수축기, T파의 종료부터 다음 R파까지가 확장기에 해당된다.

심화학습

탈분극과 재분극

심장근육세포에 전기적 자극이 미치면 심장근육세포는 전기(정확히는 이온)를 방출하여 흥분하는데, 이것이
탈분극(depolarization)이다. 심장근육세포는 흥분한 후에 또다시 전기를 세포 내로 거둬들이는데, 이것이 재분
극(repolarization)이다.

심장음과 심전도

심장음(heart sound)은 심장이 수축하거나 확장할 때 나는 소리이다. Ⅰ음부터 Ⅱ음까지는 수축기에 나는 소
리이며, Ⅱ음부터 다음 Ⅰ음까지는 확장기에 나는 소리인데, 통상 수축기쪽이 짧다. 심전도(electrocardiogram)
에 맞춰보면 Ⅰ음은 Q파, Ⅱ음은 T파 종료 시에 발생한다.

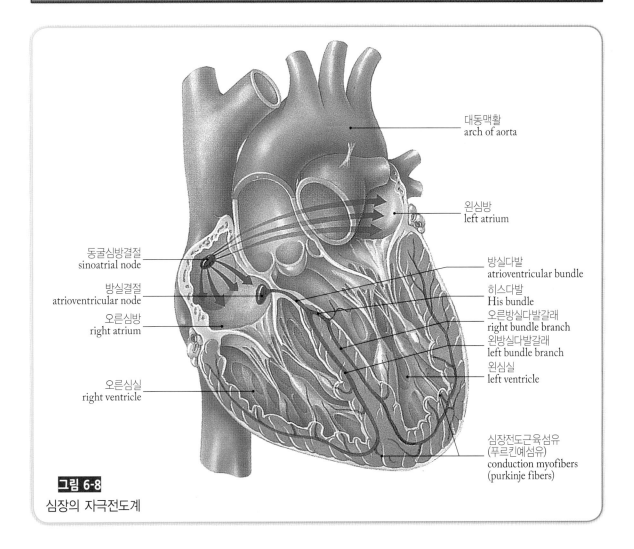

그림 6-8
심장의 자극전도계

심화학습

심방의 재분극과 심전도

심방의 재분극은 심실의 탈분극인 QRS군과 거의 일치하지만, 심실의 탈분극이 심방의 재분극보다 전기적 에너지가 높기 때문에 심전도에는 잘 나타나지 않는다.

심장의 자극전도

심장의 박동(심박)은 동굴심방결절(sinoatrial node, 동방결절)의 규칙에 맞게 흥분이 전기신호형태로 심장근육세포에 전달되어 일어난다. 동굴심방결절은 자율신경(교감신경과 부교감신경)의 지배를 받는다. 동굴심방결절의 흥분은 방실결절로 전달되어 심방이 흥분된다. 여기서 심방에서부터 심실로 전달되는 빈도가 조절을 받아 히스다발(His bundle)로 전달되고, 이어서 왼방실다발갈래(left bundle branch)와 오른방실다발갈래(right bundle branch)로 갈라져 푸르킨예섬유(Purkinje fiber)를 통해 심실의 근육섬유에 전도된다. 이렇게 해서 심장근육세포의 흥분으로부터 심실의 수축이 일어난다.

② 심장의 기능

심장은 수축과 확장을 반복하는 펌프기능을 한다. 일련의 수축과 확장을 심박(heartbeat)이라고 하고, 1분간 심박의 수를 심박수(HR : heart rate)라고 한다. 안정 시 건강한 성인의 심박수는 보통 60~80회/분이다.

왼심실에서 한 번의 수축으로 박출되는 혈액량은 안정 시 성인의 경우 약 70~90mℓ인데, 1일 기준으로 보면 팽대한 *혈액순환량이 된다. 건강한 성인의 수축기 왼심실내압은 대략 120mmHg, 오른심실내압은 25mmHg 정도이다. 수축기에는 왼심실의 내압과 맥박내압은 평형상태가 되기 때문에 왼심실의 내압은 그대로 동맥의 압, 즉 수축기혈압에 해당된다.

③ 심장과 신경

심박은 자율신경의 지배를 받기 때문에 거의 일정간격으로 유지되지만, 운동부하 등으로 말초의 산소요구량이 증가하면 심박수는 증가한다. 또한 심방과 심실이 조화를 이루며 수축→확장이 반복되도록 심장 속의 신경전달로가 조절하고 있다. 심장 내의 전도로는 위에서부터 순서대로 동굴심방결절→방실결절→히스다발→좌·우 방실다발갈래→푸르킨예섬유인데, 이 경로를 따라 심실근육에 흥분이 전달된다. 이러한 일련의 전도로를 심장의 '자극전도계'라고 한다.

2) 혈액의 순환

혈액의 순환은 온몸순환(systemic circulation)과 허파순환(pulmonary circulation)으로 이루어진다.

(1) 온몸순환

왼심실에서 나오는 산소가 풍부한 혈액(동맥혈)은 대동맥에서 말초로 가고, 모세혈관에서 영양소·산소

---

*혈액순환량(BV : blood volume)

평균심박수가 60회/분, 평균심박출량이 80mℓ인 사람의 1일혈액순환량은 약 6.9kℓ(6,900ℓ) 정도이다.

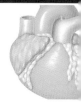

제6장
순환계통 **245**

와 노폐물의 교환이 이루어진 다음 정맥을 통해 오른심방으로 돌아온다. 이 흐름을 온몸순환 또는 대순환
(greater circulation)이라고 한다. 온몸순환에서는 동맥 안에서는 동맥혈이, 정맥 안에서는 정맥혈이 흐른다.

(2) 허파순환

왼심실에서 나온 정맥혈은 허파동맥에서 허파의 말초로 가며, 허파꽈리(pulmonary alveolus)의 모세혈관
에서 이산화탄소와 산소의 교환(가스교환)이 이루어진다. 그 후 산소가 풍부해진 혈액(동맥혈)은 허파정맥
에서 왼심방으로 돌아간다. 이러한 일련의 흐름을 허파순환 또는 소순환(lesser circulation)이라고 한다. 허
파순환에서는 온몸순환과는 반대로 동맥 안에서는 정맥혈이, 정맥 안에서는 동맥혈이 흐른다.

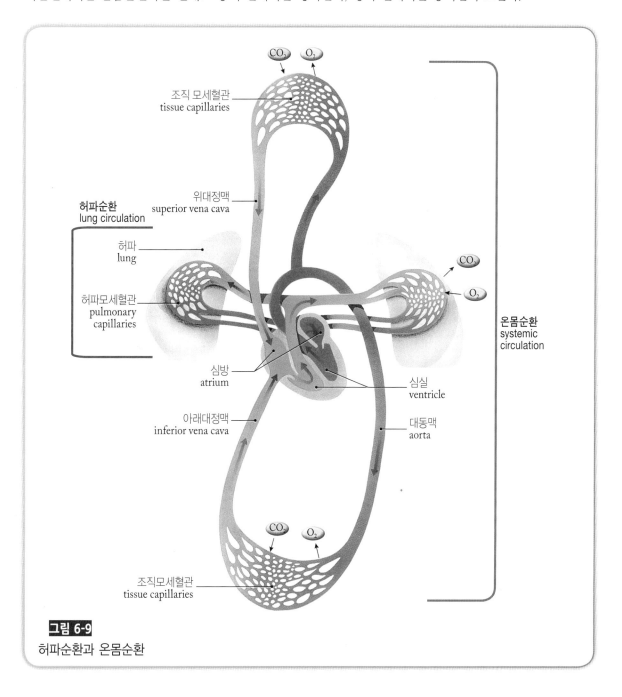

그림 6-9
허파순환과 온몸순환

3) 혈 관

혈관(blood vessel)은 심장과 연락하는 혈액의 교통로이며, 폐쇄회로(순환회로)로 된 속이 빈 관구조를 하고 있다. 혈관의 속공간(내강)면에는 혈관내피세포(vascular endothelial cell)가 있다. 내피세포의 가쪽에는 탄성섬유나 민무늬근육이 있고, 혈관내압의 변화에 따라 속공간이 확장↔수축할 수 있는 구조로 되어 있다.

(1) 동맥과 정맥

동맥(artery)은 심장(심실)에서 나와 말초로 향하는 혈관이고, 정맥(vein)은 심장으로 환류하는 혈관이다. 심실의 수축기혈압은 높으므로 동맥벽은 두껍다. 반면 정맥은 혈액이 수동적으로 흐르기 때문에 내압이

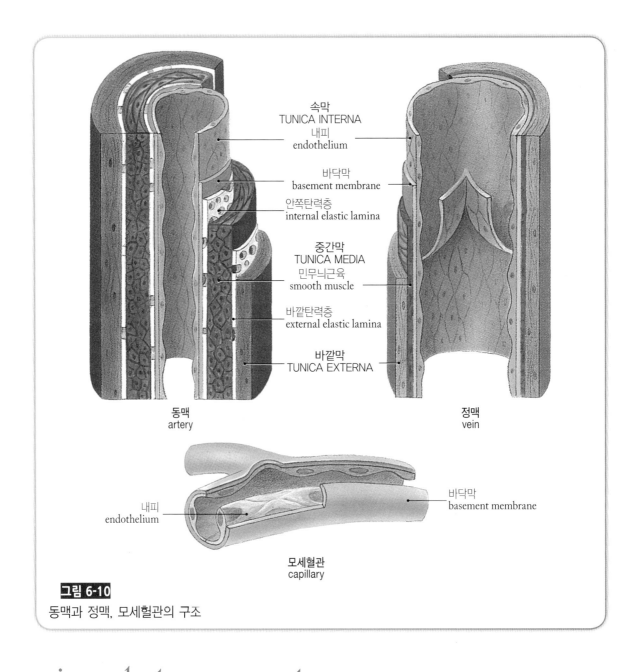

속막
TUNICA INTERNA
내피
endothelium

바닥막
basement membrane

안쪽탄력층
internal elastic lamina

중간막
TUNICA MEDIA
민무늬근육
smooth muscle

바깥탄력층
external elastic lamina

바깥막
TUNICA EXTERNA

동맥
artery

정맥
vein

내피
endothelium

바닥막
basement membrane

모세혈관
capillary

그림 6-10
동맥과 정맥, 모세혈관의 구조

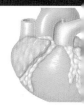

낮고 동맥보다 벽이 얇다. 정맥의 일부에는 역류를 방지하기 위한 판막인 정맥판막(venous valve)이 있다.

동·정맥 중에 혈류가 흐르는 길의 말초에 위치한 조직 안에 있으면서 적혈구 1개가 겨우 흐를 정도로 굉장히 가는 혈관을 모세혈관(blood capillary)이라고 한다. 동·정맥은 모세혈관을 거쳐 서로 세밀하게 *연결된다. 모세혈관에서 영양소나 노폐물이 교환된다.

심화학습

동맥과 정맥의 구분

동맥(artery)과 정맥(vein)의 구분은 해부학적인 차이가 있지만, 좌우에 상관없이 심실에서 나오는 혈관이 동맥이고, 심방으로 돌아가는 혈관이 정맥이다. 동맥은 내압이 높고 박동성이 있지만, 정맥은 내압이 낮고 박동하지 않는다. 한편 동맥혈은 산소가 풍부하고, 정맥혈은 반대로 이산화탄소가 많이 함유되어 있다.

허파순환에서 정맥혈은 허파'동맥'에서 말초로 가고, 이산화탄소와 산소를 교환하여 산소화된 동맥혈이 허파'정맥'에서 왼심방으로 돌아간다. 많은 장기에서 정맥은 동맥을 따라 주행하는데, 혈류가 흐르는 방향은 반대이다.

(2) 동맥의 주요 가지

동맥은 혈액을 내보내는 부위에 대응하여 해부학적 명칭이 주어진다. 중요한 줄기동맥은 각각 가지가 나뉘어지는 과정을 반복하여 말초에 이른다.

① 대동맥

왼심실을 나온 부분부터 말초동맥까지의 동맥을 대동맥(aorta)이라고 한다. 심장(왼심실)을 나오면 오름대동맥(ascending aorta)이 된다. 대동맥은 가슴안에서 아치를 그리며 아래로 향하는데, 아치부분을 대동맥활(aortic arch)이라고 한다. 여기에서부터 아래로 향하는 대동맥이 내림대동맥(descending aorta)이다. 가슴안에서는 내림대동맥부터 허파로 영양소나 산소를 보내는 기관지동맥(bronchial artery)이나 갈비사이동맥(intercostal artery) 등으로 갈래가 나누어진다. 대동맥에서 가슴에 있는 부분을 총칭하여 가슴대동맥(thoracic aorta)이라고도 한다.

② 배·골반·다리의 주요 동맥

배에는 대동맥부터 복강동맥(celiac trunk), 위창자간막동맥(superior mesenteric artery), 아래창자간막동맥(inferior mesenteric artery), 좌우의 콩팥동맥(renal artery) 등이 있는데, 이와 같이 배안의 장기에 영양소와 산소를 보내는 동맥은 배부위에서 갈라진다. 골반안에서 대동맥은 좌우의 온엉덩동맥(common iliac artery)으로 나누어지고, 온엉덩동맥은 주로 골반 속 장기에 영양소나 산소를 보내는 속엉덩동맥(internal iliac artery)과 다리로 가는 바깥엉덩동맥(external iliac artery)으로 나누어진다. 또한 가로막보다 아래에서 배부위에 있는 대동맥을 배대동맥(abdominal aorta)이라고도 한다.

---

* **연결(문합, shunt, anastomosis)**
혈관이나 림프관 등이 해부학적으로 연결된 것

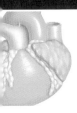

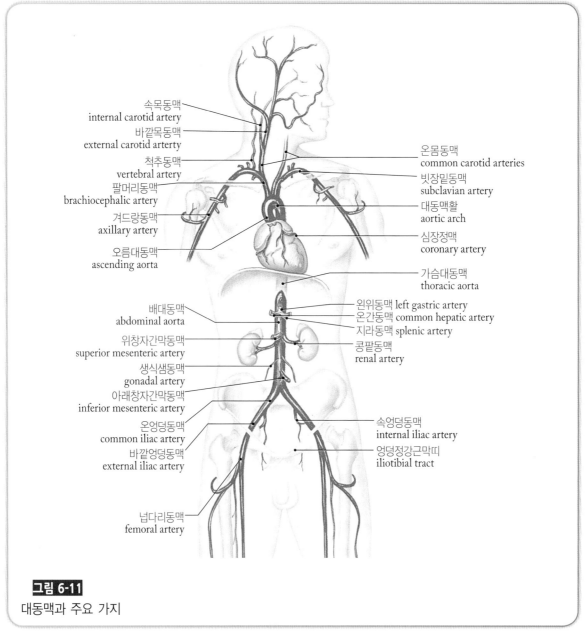

속목동맥
internal carotid artery

바깥목동맥
external carotid artery

척추동맥
vertebral artery

팔머리동맥
brachiocephalic artery

겨드랑동맥
axillary artery

오름대동맥
ascending aorta

배대동맥
abdominal aorta

위창자간막동맥
superior mesenteric artery

생식샘동맥
gonadal artery

아래창자간막동맥
inferior mesenteric artery

온엉덩동맥
common iliac artery

바깥엉덩동맥
external iliac artery

넙다리동맥
femoral artery

온목동맥
common carotid arteries

빗장밑동맥
subclavian artery

대동맥활
aortic arch

심장정맥
coronary artery

가슴대동맥
thoracic aorta

왼위동맥 left gastric artery
온간동맥 common hepatic artery
지라동맥 splenic artery

콩팥동맥
renal artery

속엉덩동맥
internal iliac artery

엉덩정강근막띠
iliotibial tract

그림 6-11
대동맥과 주요 가지

③ 머리 · 목 · 팔의 주요 동맥

대동맥활에서부터 오른팔머리동맥(right brachiocephalic trunk), 왼온목동맥(left common carotid artery), 왼빗장밑동맥(left subclavian artery) 순으로 갈라진다. 오른팔머리동맥은 머리로 향하는 오른온목동맥(right common carotid artery)과 오른팔로 향하는 오른빗장밑동맥(right subclavian artery)으로 나누어진다. 온목동맥은 주로 얼굴이나 두피를 영양하는 바깥목동맥(external carotid artery)과 뇌 속에 분포하는 속목동맥(internal carotid artery)으로 나누어진다. 좌우의 빗장밑동맥부터는 척추동맥(vertebral artery)이 갈라지는데, 이것도 뇌 속에 분포되어 있다.

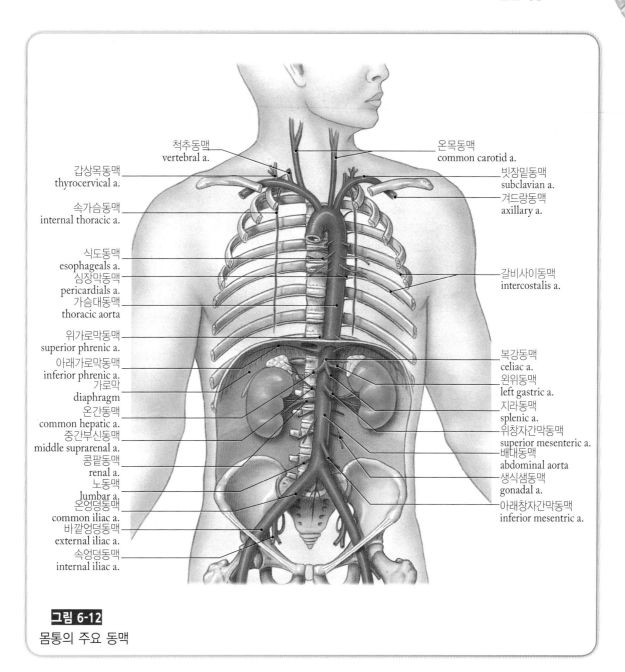

척추동맥
vertebral a.

온목동맥
common carotid a.

갑상목동맥
thyrocervical a.

빗장밑동맥
subclavian a.

겨드랑동맥
axillary a.

속가슴동맥
internal thoracic a.

식도동맥
esophageals a.

심장막동맥
pericardials a.

가슴대동맥
thoracic aorta

갈비사이동맥
intercostalis a.

위가로막동맥
superior phrenic a.

아래가로막동맥
inferior phrenic a.

복강동맥
celiac a.

왼위동맥
left gastric a.

가로막
diaphragm

지라동맥
splenic a.

온간동맥
common hepatic a.

위창자간막동맥
superior mesenteric a.

중간부신동맥
middle suprarenal a.

배대동맥
abdominal aorta

콩팥동맥
renal a.

생식샘동맥
gonadal a.

노동맥
lumbar a.

아래창자간막동맥
inferior mesentric a.

온엉덩동맥
common iliac a.

바깥엉덩동맥
external iliac a.

속엉덩동맥
internal iliac a.

그림 6-12
몸통의 주요 동맥

(3) 정맥의 흐름

혈관은 말초에서 모세혈관이 된 다음 다시 모여서 세정맥(venule)이 되고, 이어서 정맥(vein)이 된다.

혈관은 상호 연결(anastomosis)되어 있는데, 이것은 특히 모세혈관에서 두드러진다. 이처럼 혈관이 서로 연결되어 있기 때문에 보통 한 줄기의 유입동맥이 막혀도 다른 동맥으로부터 혈류혈액을 얻을 수 있다(곁순환/collateral circulation). 이에 대해 다른 동맥과의 교통가지(ramus communicans)를 내지 않고 점차 가지(ramus, 분지)를 내는 동맥을 끝동맥(end artery)이라 하는데, 이것이 막히면 조직에 충분한 양의 혈액을 공급할 수 없게 된다.

하반신의 정맥은 아래대정맥(inferior vena cava)으로 유입되고, 상반신의 정맥은 위대정맥(superior vena

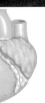

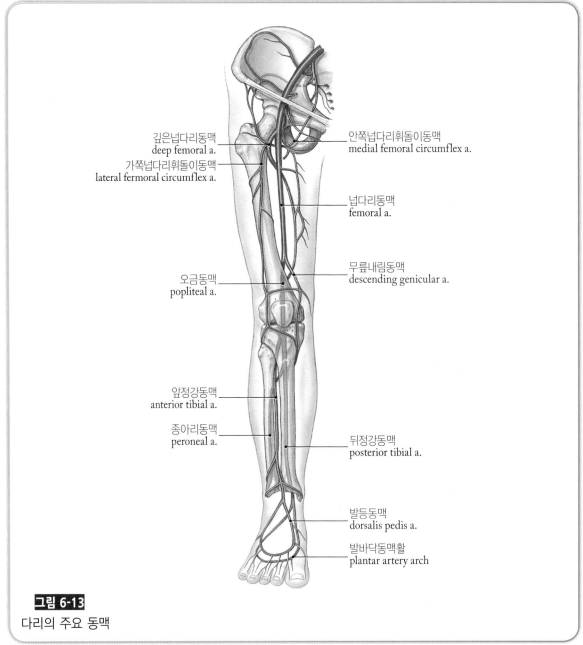

깊은넙다리동맥
deep femoral a.

가쪽넙다리휘돌이동맥
lateral fermoral circumflex a.

안쪽넙다리휘돌이동맥
medial femoral circumflex a.

넙다리동맥
femoral a.

오금동맥
popliteal a.

무릎내림동맥
descending genicular a.

앞정강동맥
anterior tibial a.

종아리동맥
peroneal a.

뒤정강동맥
posterior tibial a.

발등동맥
dorsalis pedis a.

발바닥동맥활
plantar artery arch

그림 6-13
다리의 주요 동맥

cava)으로 유입되어 혈액이 오른심방으로 환류된다. 정맥은 동맥과 달리 심실에서 박출압이 거의 걸리지 않기 때문에 압력의 기울기(압력의 고저에 의한 차)에 따라 정맥 안의 혈액이 순환된다. 이 때문에 환류압이 낮은 상태, 즉 심장으로 돌아오는 혈류가 저하된 상태에서 혈액이 정맥 내에 쌓이면 정맥압이 상승하게 된다. 이 상태가 지연되면 혈장성분이 사이질로 배어나와 부종(edema)을 초래한다.

채혈은 보통 정맥에서 이루어진다(정맥혈). 특히 채혈하기 쉬운 정맥은 팔의 피부밑에 있는 팔꿈치의 정맥이나 손등의 정맥이다.

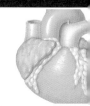

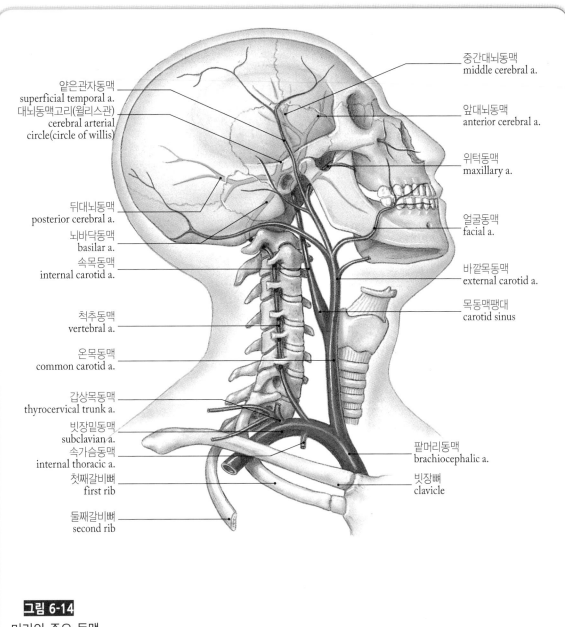

중간대뇌동맥
middle cerebral a.

앞대뇌동맥
anterior cerebral a.

위턱동맥
maxillary a.

얼굴동맥
facial a.

바깥목동맥
external carotid a.

목동맥팽대
carotid sinus

팔머리동맥
brachiocephalic a.

빗장뼈
clavicle

얕은관자동맥
superficial temporal a.
대뇌동맥고리(윌리스관)
cerebral arterial
circle(circle of willis)

뒤대뇌동맥
posterior cerebral a.

뇌바닥동맥
basilar a.

속목동맥
internal carotid a.

척추동맥
vertebral a.

온목동맥
common carotid a.

갑상목동맥
thyrocervical trunk a.

빗장밑동맥
subclavian a.

속가슴동맥
internal thoracic a.

첫째갈비뼈
first rib

둘째갈비뼈
second rib

그림 6-14
머리의 주요 동맥

 심화학습

끝동맥의 폐색과 경색

끝동맥이 폐색(occlusion)되면(막히면) 그 부위부터 말초쪽 조직에 혈류부전을 초래하고, 조직의 변성·괴사가 일어난다. 대표적인 예로 심장동맥의 폐색에 의한 심장근육경색(myocardial infarction)과 뇌 속 혈관의 폐색에 의한 뇌경색(cerebral infarction)이 있다.

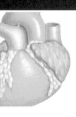
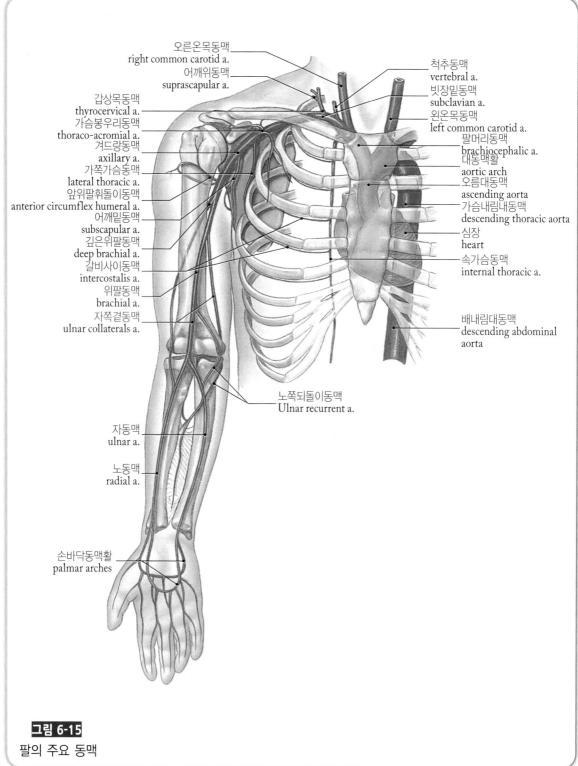

오른온목동맥
right common carotid a.
어깨위동맥
suprascapular a.

갑상목동맥
thyrocervical a.
가슴봉우리동맥
thoraco-acromial a.
겨드랑동맥
axillary a.
가쪽가슴동맥
lateral thoracic a.
앞위팔휘돌이동맥
anterior circumflex humeral a.
어깨밑동맥
subscapular a.
깊은위팔동맥
deep brachial a.
갈비사이동맥
intercostalis a.
위팔동맥
brachial a.
자쪽곁동맥
ulnar collaterals a.

척추동맥
vertebral a.
빗장밑동맥
subclavian a.
왼온목동맥
left common carotid a.
팔머리동맥
brachiocephalic a.
대동맥활
aortic arch
오름대동맥
ascending aorta
가슴내림내동맥
descending thoracic aorta
심장
heart
속가슴동맥
internal thoracic a.

배내림대동맥
descending abdominal
aorta

노쪽되돌이동맥
Ulnar recurrent a.

자동맥
ulnar a.

노동맥
radial a.

손바닥동맥활
palmar arches

그림 6-15
팔의 주요 동맥

circulatory system

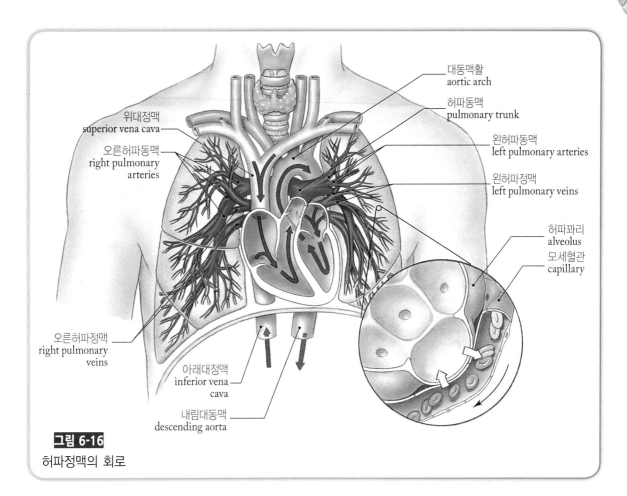

대동맥활
aortic arch

허파동맥
pulmonary trunk

왼허파동맥
left pulmonary arteries

왼허파정맥
left pulmonary veins

허파꽈리
alveolus

모세혈관
capillary

위대정맥
superior vena cava

오른허파동맥
right pulmonary
arteries

오른허파정맥
right pulmonary
veins

아래대정맥
inferior vena
cava

내림대동맥
descending aorta

그림 6-16

허파정맥의 회로

 심화학습

혈관의 연결

모세혈관은 조직 속에서 세밀하고 빽빽한 혈관그물을 형성하며 서로 연결되어 있다. 동맥가지도 서로 연결되어 있지만, 장기에 따라 동맥가지 사이의 연결이 적은 곳이 있는데, 이러한 동맥가지를 끝동맥(end artery)이라고 한다. 또한 동맥가지와 정맥가지가 모세혈관을 개재시키지 않고 서로 직접 연결되어 있는 곳이 있는데, 이곳을 동정맥연결(arteriovenous anastomosis) 또는 동정맥기형(arteriovenous malformation)이라고 한다. 동정맥기형이 있으면 박출압이 걸려 있는 동맥의 혈류가 정맥으로 직접 유입되기 때문에 그 영역의 정맥이 확장되고 종종 파열되어 출혈의 원인이 된다. 또한 동맥혈이 말초에서 이용되지 않고 정맥으로 직접 유입되기 때문에 연결되어 있는 정맥 속의 산소분압이 높아진다.

정맥혈의 울체

정맥에는 심장으로부터의 박출압이 거의 걸리지 않는다. 따라서 자세 등에 따라 쉽게 울체(stagnation)하고, 그 결과 정맥은 팽팽하게 볼록 나오게 된다. 선 자세에서 다리는 심장 아래에 위치하므로 중력 때문에 다리정맥은 심장으로 환류하기 어려워진다. 장시간 선 자세로 있으면 다리정맥의 울체가 진행되어 다리의 부종(edema, 부어오름)을 초래한다. 채혈할 때 고무관으로 묶어 압박하는 것은 말초의 정맥환류를 인공적으로 억제하여 정맥압을 상승시킴으로써 정맥이 확장되어 터질 듯이 부풀어 오르게 하여 채혈을 쉽게 하기 위한 것이다. 누운 자세에서 정맥압은 말초에서 높고, 심방에 가까울수록 낮아진다.

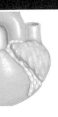

 심화학습

순환계통에 나타나는 심장기능상실의 영향

심장기능상실(heart failure, 심부전) 또는 울혈심장기능상실(congestive heart failure)이라는 병상태는 왼심실의 펌프능력이 저하된 상태를 가리키는 경우가 많다.

심장근육경색이나 심장근육증 때문에 왼심실로부터의 혈액박출능력이 저하되면 대동맥으로 박출되지 않은 혈액이 왼심실로부터 왼심방, 나아가 허파정맥에도 쌓이게 된다. 승모판막(왼방실판막)협착증(mitral stenosis)에 의해 왼심방으로부터 왼심실로의 박출이 제한되거나, 승모판막역류(mitral regurgitation)에 의해 대동맥으로 박출되어야 하는 동맥혈이 왼심실로부터 왼심방으로 역류하는 경우에도 마찬가지로 왼심방에서부터 허파정맥의 내압이 높아진다. 그 결과 허파의 모세혈관내압이 상승하고, 확장된 모세혈관으로부터 혈장성분이 허파꽈리 속으로 스며나온다.

이렇듯 본래 공기가 들어 있어야할 허파꽈리 속에 혈장성분이 쌓이는 상태를 허파부종(pulmonary edema, 폐수종)이라고 한다. 허파부종이 발생하면 호흡면적이 감소하기 때문에 고통스러워지는데(호흡부전), 이 증상은 누운 자세에서 특히 심하고, 상반신을 일으키면 경감된다. 왜냐하면 누운 자세에서는 허파정맥과 왼심방의 높이가 거의 같기 때문에 중력에 의한 환류가 어렵지만, 상반신을 일으키면 허파 윗부분의 정맥혈이 중력에 의해 왼심방으로 환류되기 쉬워지고, 그 결과 허파의 모세혈관내압이 저하되어 허파부종도 경감되기 때문이다. 이런 이유로 누운 자세에서 증상이 악화되기 때문에 환자는 자연스럽게 상반신을 일으키는 자세를 취하게 된다. 울혈심장기능상실에 따른 이 호흡양식을 앉아숨쉬기(orthopnea, 좌위호흡)라고 한다.

한편 오른심실의 펌프기능이 저하된 상태는 오른심장기능상실(rightsided heart failure, 우심부전)이라고 한다. 이 경우는 오른심실에서 허파동맥으로 가는 혈류가 정체되어 오른심실로 들어가는 혈류가 저하되어 오른심방에서부터 대동맥에 걸쳐 정맥압(이것을 중심정맥압이라고 부른다)이 상승한다. 위대정맥에서는 목의 정맥이 부풀어 오르고, 아래대정맥에서는 간울혈이나 콩팥울혈이 발생한다. 일반적으로 선 자세에서는 중력에 의한 환류 때문에 목의 정맥을 피부표면에서 관찰할 수 없지만 오른심장기능상실환자는 선 자세에서도 목정맥이 부풀어올라 있어 피부표면에서도 관찰할 수 있다.

오른심장기능상실은 심장근육증 등의 심장질환에서도 일어나지만 임상적으로는 허파의 혈관저항이 증가하여(허파고혈압증) 오른심실에서 허파동맥으로 가는 혈액박출력이 저하된 상황에서 발생빈도가 높다. 그 원인으로는 사이질허파질환(interstitial lung disease)과 같은 광범위허파질환(diffuse pulmonary disease)이 있다.

왼심장기능상실(leftsided heart failure, 좌심부전)이어도 증상이 지연되어 허파의 모세혈관내압이 장기간에 걸쳐 높아지면 허파동맥이 정체된다. 이것은 오른심실이 왼심실에 비해 정상일 때에도 압력이 낮고, 허파의 모세혈관내압상승을 넘어설 정도의 박출력이 없기 때문이다. 따라서 왼심장기능상실이 지연되면 최종적으로 오른심장기능상실도 병발하게 된다(양심장기능상실, bothsided heart failure).

중심정맥압과 허파모세혈관쐐기압

오른심방에서 5cm 이내에 있는 위·아래대정맥의 혈압을 중심정맥압(CVP : central venous pressure)이라고 한다. 중심정맥압은 오른심실의 박출력을 반영하며, 오른심실의 기능이 저하되면 중심정맥압은 상승된다. 이것은 중심정맥카테터를 삽입하여 측정한다.

한편 오른심방에서 오른심실, 나아가 허파동맥으로 카테터를 진입시켜 허파동맥말초부위에서 측정하는 압력을 허파모세혈관쐐기압(pulmonary capillary wedge pressure)이라고 한다. 허파모세혈관쐐기압은 허파정맥압과 평형을 이루므로 왼심장의 울혈상태를 반영한다. 허파모세혈관쐐기압이 상승한다면 왼심장의 *울혈심장기능상실로 볼 수 있다.

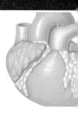

(4) 문맥

문맥(portal veins)은 특수한 정맥계통으로, 본래 모세혈관에서 정맥이 된 혈관이 다시 장기에서 모세혈관이 되는 것을 가리키지만, 일반적으로 문맥이라고 하면 간의 문맥을 가리킨다. 소화관(위, 작은창자, 큰창자)과 이자·지라를 둘러싼 혈액(정맥혈)은 문맥을 통해 모두 간으로 운반되어 간의 모세혈관에서부터 간정맥으로 들어가 아래대정맥에서 환류한다.

문맥을 흐르는 혈관에는 소화관에서 소화·흡수되는 다양한 영양소 외에 창자간순환(enterohepatic circulation)으로 돌아오는 쓸개즙산(bile acid)이나 빌리루빈대사산물(urobilinogen) 등이 포함되어 있다.

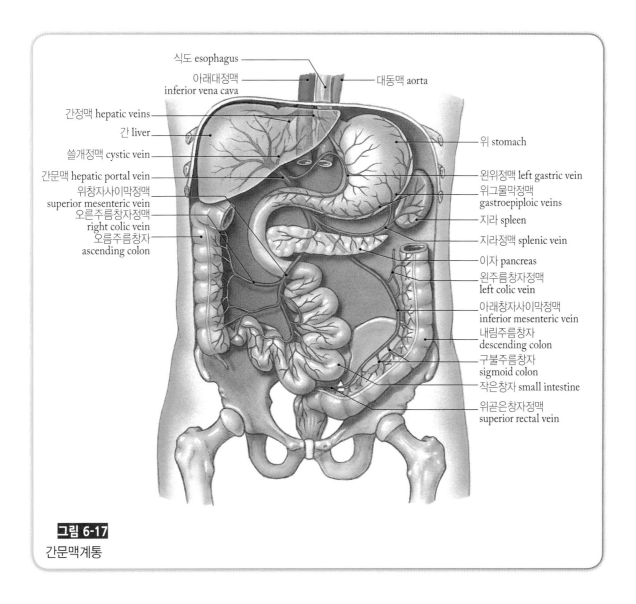

그림 6-17
간문맥계통

---

*울혈심장기능상실(congestive heart failure)
심장(심실)박출기능 저하에 의해 말초혈관에 울혈이 발생하는 증상

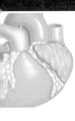
 심화학습

문맥계통

창자의 모세혈관은 집합하여 위·아래창자간막정맥이 되어 간으로 향한다. 지라에서 환류되는 지라정맥이 아래창자간막정맥과 합류하고, 나아가 이자위모서리에서 위창자간막정맥과 합류하여 문맥계통(portal system)이 된다. 문맥은 간 속에서 갈래가 나뉘고, 다시 모세혈관(정확히는 간의 동굴)이 되는데, 이것들이 모여서 간정맥이 된다. 간정맥은 아래대정맥에 합류한다.

문맥고혈압

간경화(liver cirrhosis) 등에 의해 문맥계통이나 간정맥에 순환부전이 발생할 때처럼 간의 문맥계통혈압이 높아지면 창자에서 간으로 유입되는 문맥의 내압이 상승한다. 이러한 병상태를 문맥고혈압(portal hypertension)이라고 한다. 이 병상태에서는 창자간막정맥이나 지라정맥의 환류가 나빠져 창자부종이나 복수고임(복수저류), 지라울혈이나 식도정맥류(esophageal varix) 등이 발병할 수 있다.

4) 맥박

심장의 수축·확장에 따라 동맥도 수축·확장되는데, 이 움직임을 맥박(pulse)이라고 한다. 맥박은 성인의 경우 60~80회/분이며, 소아는 연령에 따라 다르지만 성인보다 많고, 특히 어릴수록 많다. 또한 말초의 산소 요구가 높은 상태(운동 시나 빈혈·출혈 시 등)에서는 맥박이 증가한다.

맥박은 보통 피부표면에 위치한 약간 굵은 동맥에서 만져진다. 맥박이 만져지는 대표적인 동맥으로는 팔꿈치의 동맥, 손목에 있는 노동맥(radial artery), 목의 바깥목동맥(external carotid artery), 발등동맥(dorsal plantar artery) 등이 있다.

5) 혈압

혈압(blood pressure)은 일반적으로 왼심실의 수축·확장에 따른 동맥의 압력을 가리킨다. 수축기에는 동맥 속으로 혈액이 박출되어 동맥 속 압력이 상승하며, 확장기에는 반대로 저하한다. 전자를 수축기혈압(systolic blood pressure, 또는 최대혈압)이라 하고, 후자를 확장기혈압(diastolic blood pressure, 또는 최소혈압)이라고 한다. 건강한 성인의 수축기혈압은 120~130mmHg, 확장기혈압은 70~80mmHg 정도이다. 수축기혈압과 확장기혈압의 격차를 맥박압(pulse pressure, 맥압)이라고 한다.

2. 림프계통

1) 림프의 기능

림프액(줄여서 lymph라고도 한다)은 조직 속의 사이질액에서 발생하여 림프관(lymphatic vessel) 속으로

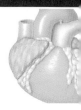

흘러간다. 림프액은 모세혈관이 미처 흡수하지 못한 사이질액(조직간액)에 있는 물질을 흡수하거나 인체에
불필요한 물질을 운반 · 처리한다. 체내의 '하수도'로 볼 수 있다.

2) 림프의 흐름

모세혈관과 마찬가지로 모세림프관(lymphatic capillary)이 있다. 말초조직에서 모세림프관이 모여 림프모
세관그물(lymphatic capillary network)을 형성하며, 그것이 모여 림프관이 된다. 림프관에는 정맥과 마찬가
지로 역류방지를 위한 판막이 있다. 림프의 흐름을 혈액에 견주어 림프류(lymph flow)라고도 한다. 림프관
에 적혈구는 들어가지 않는다.

(1) 림프관의 주행

림프관(lymphatic vessel)의 주행은 정맥에 비해 복잡하고 개인차도 크다. 림프절(lymph node)과의 연결

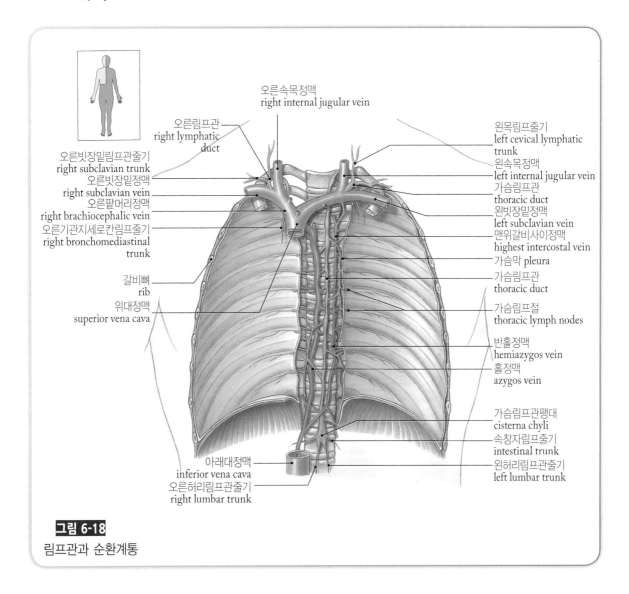

그림 6-18

림프관과 순환계통

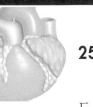
도 있다. 림프관에는 정맥과 마찬가지로 박출압이 걸리지 않기 때문에 압력의 기울기(압력의 고저에 의한 차)에 따라 림프액이 순환한다. 따라서 환류압이 낮으면 림프관 속에 림프액이 쉽게 쌓일 뿐만 아니라 사이질로 스며나오게 되는데, 이것이 부종(edema)의 한 가지 원인이다.

림프관의 흐름에 따라 림프절이 있다. 림프절은 이른바 '관문'에 해당되는 부위로, 여기에는 림프구가 많이 분포되어 있어 림프류를 타고 온 이물질 등을 포착하여 인체를 방어하는 역할을 하고, 동시에 이물질에 대한 면역반응도 일으킨다. 하반신림프액의 흐름은 세로칸 안에서는 비교적 굵은 림프관(가슴림프관)이 되고, 마지막으로 왼빗장밑정맥(left subclavian vein)에서 정맥과 합류한다. 창자 근처의 림프관 속에는 작은창자에서 흡수된 지방이 풍부하게 들어 있기 때문에 보통 하얗게 혼탁되어 있다.

(2) 림프의 정체

림프관으로 종양이 전이되거나 수술 등으로 림프액의 흐름을 막는 상태가 발생하면 림프액이 국소에서 정체(stagnation, 울체)되고, 림프관 밖으로 림프액이 노출되어 국소의 부종이 발생한다.

암수술에서 림프절절제(lymph node dissection)를 받으면 그 말초부위에 부종이 발생한다. 예를 들어 유방암(mammary cancer)으로 겨드랑림프절을 많이 절제하면 같은 쪽 팔에 부종이 일어난다.

심화학습

부종

부종(edema, 부기)은 혈관(특히 정맥)이나 림프관 속 액체성분이 관 속에서 새어나와 주위의 사이질에 쌓이는 상태이다. 원인은 정맥이나 림프관의 정체에 의한 내압상승과 혈액의 아교질삼투압저하(저알부민혈증이나 저나트륨혈증)를 들 수 있다. 심장기능상실이 발생하면 온몸에 있는 정맥의 내압이 상승하기 때문에 부종이 전신의 어느 부위에서도 나타나지만, 특히 허파는 왼심장기능상실일 때 가장 먼저 부종(허파부종, pulmonary edema)이 나타나는 장기이다. 한편 정맥이나 림프관의 협착 · 폐색에 동반되는 부종은 사이질로 새어나오기보다는 체강(배안과 가슴안)으로 누출되어 복수(ascites, 뱃물)나 가슴막삼출액(pleural effusio fluid, 흉수)의 형태로 나타나는 경우가 많다.

암죽복수

창자 근처에서 림프관폐색이 발생하면 백탁(뿌옇고 걸죽한 상태)된 림프액이 배안 등으로 새는 경우가 있는데, 이것이 암죽복수(chylous ascites)이다. 원인은 암죽관(chyle duct, 창자에서 나오는 림프관으로 식후에는 지방을 포함하는 암죽을 넣고 있다)에서 암죽이 새어나오기 때문이다.

---

3. 순환계통의 발달과 노화

1) 태아의 혈액순환

태아는 스스로 호흡 · 식사를 할 수 없으므로 허파에서 산소교환이 이루어지지 않는 대신 모체의 동맥혈

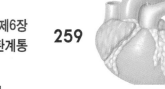

에서 산소와 영양소를 받는다. 태반으로부터 혈류를 함유하여 출생 후와는 다른 순환을 한다.

(1) 태아순환의 기본

태아의 혈액에서 산소교환은 태반에서 이루어진다. 태아혈류의 약 55%는 배꼽동맥(umbilical artery)과 배꼽정맥(umbilical vein)을 거쳐 태반으로 가는 혈류이다. 다만 태반에서는 허파만큼 효율성 있게 산소교환이 이루어지지 않으므로 혈중산소포화도는 출생 후보다 낮다. 산소운반을 보다 잘하기 때문에 태아는 적혈구수가 많다.

태아혈액의 산소보급원은 모체의 동맥혈이다. 모체의 동맥혈과 태반에서 산소교환이 이루어진 태아의 혈액은 배꼽정맥으로부터 배벽, 간표면의 정맥관을 통해 아래대정맥에 이른다. 오른심방에 들어온 혈액의 일부는 오른심실로 흘러 허파로 가지만, 대부분의 혈액은 오른심방과 왼심방 사이의 틈(타원구멍)을 통해 왼심방으로 흐른다. 왜냐하면 태아는 호흡을 하지 않으므로 허파에서 산소를 교환할 필요가 없기 때문이다. 왼심방에 들어온 혈액은 성인과 마찬가지로 왼심실에서 대동맥으로 흐른다. 오른심실로 들어온 혈액은 허파동맥을 거쳐 허파로 가지만, 여기서도 태아기에 존재하는 허파동맥과 대동맥을 연결하는 혈관(동맥관, Botallo관이라고도 한다)에서 대동맥으로 흘러간다.

(2) 출생과 태아순환

태아기에는 독특한 순환경로를 갖고 있지만, 출생 직후 바로 막혀버린다. 동시에 타원구멍도 막혀 성인과 같은 순환경로가 된다. 많았던 적혈구도 출생 후 불필요한 것은 붕괴한다. 이때 붕괴된 적혈구에서 나온 헤모글로빈(혈색소)은 간접형(비포합형) 빌리루빈(bilirubin)이 되는데, 이것이 생리적인 신생아황달의 원인이다.

2) 혈관의 노화

혈관, 특히 동맥은 끊임없이 강한 내압을 받기 때문에 시간이 지날수록 점점 변화한다. 이 변화는 20세 경부터 시작되어 나이를 먹을수록 심해진다. 동맥벽이 부어오름과 동시에 연령과 혈액성분의 변화(특히 고콜레스테롤혈증)에 따라 속막밑 등에 지질성분인 콜레스테린결정이나 큰포식세포의 잔해를 포함하는 죽상물질인 죽종(atheroma)이 축적·침착된다. 그러면 혈관의 속표면이 매끈함을 잃고 섬유처럼 부풀어 오르며 흰색을 나타낸다(이 병변부분을 아테롬/atheroma이라고 한다). 나아가 혈전형성이나 석회침착 등을 일으켜 혈관의 협착과 경화가 진행된다. 이러한 병태를 동맥경화증(arteriosclerosis)이라고 한다. 고령자는 사람에 따라 정도의 차이는 있지만 대부분 생리적으로 동맥경화증이 있다.

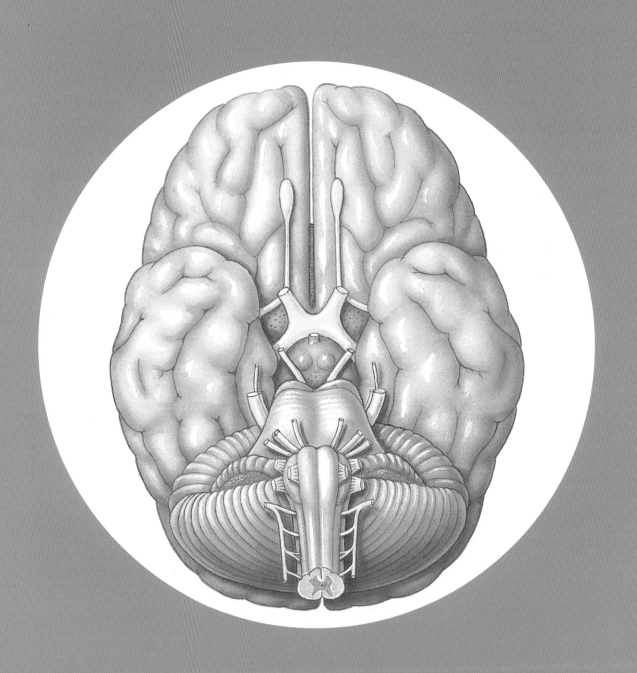

신경계통
nervous system

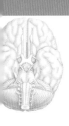
1. 뉴런과 신경조직

1) 뉴 런

(1) 뉴런의 특징

뉴런(neuron, 신경세포)은 체내에서 정보를 전달하는 역할을 맡고 있다. 따라서 고도로 분화된 복잡한 모양을 이룬다. 신경세포체(nerve cell body)의 세포막에서는 몇 줄기의 가지돌기가 나와 있어서 다른 뉴런에서 오는 전기신호를 시냅스(synapse, 연접)를 거쳐 수신한다. 그리고 전기신호가 신경세포체에서 길게 뻗은 1줄기의 축삭에 전달되면 축삭끝에 있는 시냅스의 *신경종말이 방출하는 화학물질(*신경전달물질이라고 한다)에 의해 다음 뉴런의 가지돌기(dendrite)를 포함한 신경세포체의 표면막에 전달된다.

예외로서 감각신경섬유(sensory nerve fiber)에는 신경세포체로부터 2줄기의 축삭이 뻗어 있으나, 전기신호의 전달은 일반통행이다. 왜냐하면 정보전달의 방향이 매번 바뀌게 되면 전기신호의 전달이 무질서해지고 혼란스러워지기 때문이다. 따라서 정보전달경로는 2계통이 준비되어 송신용과 수신용으로 엄밀히 나누

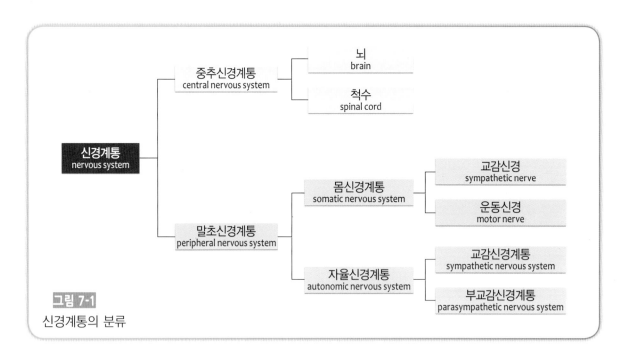

그림 7-1
신경계통의 분류

***신경종말(nerve ending)**
　신경세포축삭끝에 있는 1개의 구조체로, 그 부분까지 전달된 정보(흥분 ; 전기신호)를 받아 다음 신경세포나 근육 등의 효과기로 넘기는 기능을 한다. 여기에서 방출된 시냅스소포(synaptic vesicles, 연접소포)가 신경전달물질을 운반하며, 시냅스이후막에 있는 수용체와 결합하여 전기신호를 전달한다.

***신경전달물질(neurotransmitter)**
　시냅스에서 방출된 화학전달물질을 특히 신경전달물질이라고 하는데, 여기에는 이세틸콜린 외에 카테콜아민(catecholamine), 세로토닌(serotonin), 히스타민(histamine) 등이 있다.

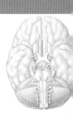

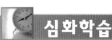 **심화학습**

신경계통의 성립

신경계통은 해부학적으로 중추신경계통(CNS : central nervous system)과 말초신경계통(PNS : peripheral nervous system)으로 크게 구분된다. 중추신경계통은 뇌와 척수로 이루어지고, 말초신경계통은 뇌와 척수 이외의 모든 신경을 가리킨다.

촉각·시각·후각 등의 감각은 전기신호로서 **말초신경**(감각신경이라고 한다)을 통해 중추신경으로 전달된다. 중추신경(주로 뇌)에서는 이렇게 전달된 신호를 처리·판단하여 중추의 지령을 말초신경을 통해 신체 각 부위로 전달하여 운동을 일으킨다(운동신경이라고 한다). 말초에서 중추로 향하는 경로는 구심성신경로, 중추에서 말초로 향하는 경로는 원심성신경로라고 한다. 구심성신경로는 감각신경전달경로(감각뉴런)이고, 원심성신경로는 운동신경전달경로(운동뉴런)이다. 이런 식으로 각각 신경전달의 방향과 역할은 정해져 있다.

구심성과 원심성의 신경전달은 왕복을 반복함으로써 생명을 유지하고, 개체로서의 통일을 도모한다. 단순한 보행동작 하나를 보더라도 거기에는 말초의 운동기관과 중추(뇌·척수)의 끊임없는 대화와 조절기능이 작용하고 있다. 갑작스런 반응이 필요할 때에는 뇌를 경유하지 않고 척수중추에서 바로 대응하는 기능이 구비되어 있는데, 이것을 척수반사(spinal reflex)라고 한다.

말초신경(peripheral nerve)은 뇌에서 나오는 12쌍의 뇌신경(cranial nerve)과 척수에서 나오는 31쌍의 척수신경(spinal cord)으로 이루어진다. 기능적으로는 몸신경계통(somatic nervous system)과 자율신경계통(autonomic nervous system)으로 나누어진다. 몸신경계통은 신체의 감각기능과 운동기능에 관여하고, 자율신경계통은 내장의 기능에 관여한다. 자율신경계통은 서로 반대작용을 하는 교감신경계통과 부교감신경계통으로 나눌 수 있는데, 이 둘의 미묘한 대항관계에 의해 기능이 조절되고 있다.

인체의 기능면에서 보면 신경계통은 동물기능과 식물기능의 2가지 기능을 담당하고 있다. 동물기능은 각성하고 있을 때 중추신경계통의 관여를 받고 있는 감각·운동기능영역을 가리키고, 식물기능은 수면 시나 마취 시와 같이 자신의 의지와 상관없이 자율적으로 이루어지는 생명유지기능영역을 가리킨다. 식물기능은 신체내부환경의 항상성(homeostasis)유지에 관련된 것으로 혈압, 혈당치, 체액의 삼투압, 산염기평형유지 등의 기능이 포함된다. 이것들은 자율신경계통을 통해 중추신경계통(주로 사이뇌, 뇌줄기)에 있는 센서에 의해 항상 감시받고 있으며, 또 적절한 수치가 유지되도록 자율신경계통에 의한 조절이나 호르몬방출에 의해 항상 제어되고 있다.

신경계통을 구성하는 세포군

신경계통은 복잡한 기능을 신속하고 정확하게 하기 위해 다른 장기에는 없는 상호 역할분담이 확실한 세포로 구성되어 있다. 이러한 면을 중심으로 신경세포나 조직을 살펴보자.

신경계통을 구성하는 세포에는 신경세포(neuron)와 신경아교세포(neurogliocyte)가 있다. 신경아교세포 중 중요한 세포는 별아교세포(astrocyte), 희소돌기아교세포(oligodendrocyte, oligodendroglia), 슈반세포(Schwann's sheath, 신경집), 미세아교세포(microglia) 등이다.

말초신경(peripheral nerve)
중추신경에 대비되며, 뇌와 같이 자기처리·자기판단 등을 하는 통제기능은 없고 전달기능만 있는 신경을 총칭한다.

구심성(afferent)과 원심성(efferent)
두 용어에 모두 포함되는 '심(心)'은 대뇌를 가리키며, 대뇌를 중심축으로 하여 대뇌방향으로 전기자극을 흘려 전달하는 신경을 '구심성(들)', 대뇌에서 먼방향으로 전기자극을 흘려 전달하는 신경을 '원심성(날)'이라고 한다.

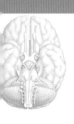
어져 사용된다.

특별히 신속하게 전기정보가 전달되어야 할 때에는 축삭은 두꺼운 것을 필요로 하거나 말이집(myelin sheath)에 의해 다음에 설명하는 것처럼 도약전도가 가능해지는 구조를 갖추게 된다.

🕐 심화학습

뉴런과 세포분열

세포분열은 하나의 세포가 2개의 세포가 되는 것이다. 뉴런(neuron)은 한 번 완성되면 세포분열하지 않는 것으로 생각되지만, 실제 세포 내에서는 일부가 세포분열(cell division)되어 항상 새로운 세포구성성분을 만드는 동시에 새로 만든 부분에 대응하는 오래된 세포구성성분을 제거하기 때문에 그 모습이 변하지 않는 것처럼 보일 뿐이다.

신경섬유

뉴런(neuron, 신경원, 신경단위, 신경세포 등으로도 불린다)은 세포체(cell body)와 돌기(process)로 이루어져 있다. 축삭이 되는 1줄기의 돌기를 제외한 나머지는 가지돌기(dendrite, dendritic process)이다. 신경섬유(nerve fiber)는 이 축삭을 가리킨다. 말이집신경(myelinated nerve)은 축삭 주변이 말이집(myelin sheath)으로 둘러싸여 있다. 각각의 말이집은 하나하나의 세포(슈반세포 혹은 신경집세포)이다.

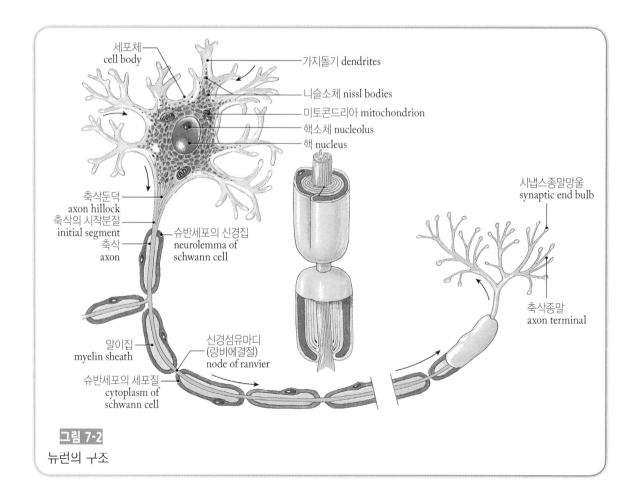

그림 7-2
뉴런의 구조

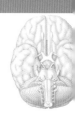

　뉴런의 전기신호전달구조가 뉴런 사이에서 정확한 회로망을 형성하고 있지 않으면 정보가 혼란스러워져 정보전달의 의미가 없어진다. 따라서 뉴런은 올바른 위치에 배치되어 있어야 하며, 나아가 뉴런과 신경회로망은 일생 동안 정상으로 유지되어야 한다.

　뉴런은 한 번 형성되면 세포분열을 하지는 않지만, 태어났을 때의 세포구성물질이 일생 동안 그대로 유지되지는 않는다. 다시 말해서 신경세포체를 구성하는 물질은 끊임없이 대사되고 있다.

(2) 뉴런의 분류
① 흥분경로에 따른 분류
- 구심성뉴런(afferent neuron, 들신경세포)······신경흥분을 외부환경에서 척수나 뇌로 보낸다(감각뉴런).
- 원심성뉴런(efferent neuron, 날신경세포)······신경흥분을 척수나 뇌에서 근육이나 샘으로 보낸다(운동뉴런).
- 사이뉴런(interneuron)······뇌와 척수 내의 어느 곳으로도 신경흥분을 전달할 수 있다.
② 돌기에 따른 분류
- 뭇극뉴런(multipolar neuron)······하나의 긴 돌기(축삭)와 여러 개의 작은 돌기(수상돌기)로 구성된다. 뇌와 척수에서 발견된다.
- 두극뉴런(bipolar neuron)······하나의 축삭과 하나의 수상돌기로 구성된다. 눈의 망막과 후각경로, 다른 장소에서 제한적으로 발견된다.
- 홑극뉴런(unipolar neuron)······세포체의 건너편에서 원래 있던 두 개의 돌기가 짧은 거리 동안 하나로

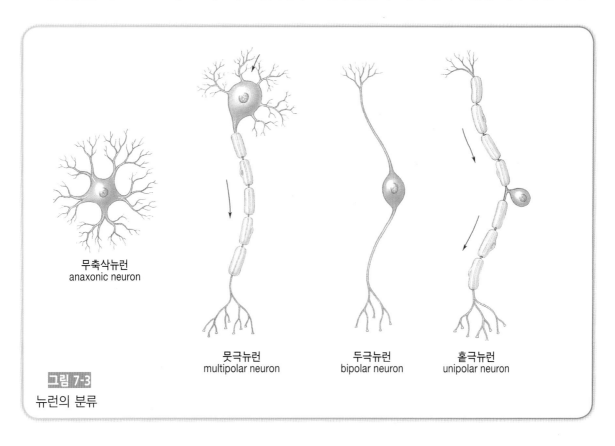

그림 7-3
뉴런의 분류

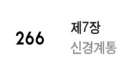

 심화학습

시냅스

하나의 신경세포(뉴런)와 다른 신경세포를 연결하는 구조 전체를 시냅스(synapse, 연접)라고 한다. 시냅스는 시냅스이전막(presynaptic membrane), 시냅스틈새(synaptic cleft), 시냅스이후막(postsynaptic membrane)의 3부분으로 이루어져 있다. 시냅스이전막에서 발사된 전기자극은 시냅스소포 속의 신경전달물질을 거쳐 시냅스틈새에 전달된다.

시냅스에서 자극의 전달

시냅스는 이온채널에서 생긴 활동전위를 신경전달물질로 전환하여 방출시킨다. 신경전달물질이 시냅스이후막에 있는 수용체에 결합되면 다음 신경세포의 이온채널에 새로운 활동전위가 발생한다. 이 연쇄적인 구조에 의해 활동전위가 뉴런에서 뉴런으로 전달된다.

뉴런과 뉴런의 결합양식에는 축삭에서 가지돌기로, 축삭에서 축삭으로, 가지돌기에서 가지돌기로 등과 같은 몇 종류의 패턴이 있다.

합쳐지고, 그 후 축삭과 수상돌기로 다시 분명하게 갈라진다. 감각뉴런은 보통 단극뉴런이다.

2) 신경아교세포

뉴런이 전기신호의 전달역할을 충분히 발휘할 수 있도록 신경아교세포(neuroglia)가 지지하고 있다. 신경아교세포에는 *별아교세포(astrocyte), 희소돌기아교세포(oligodendrocyte), 미세아교세포(microglia), 뇌실막세포(ependymal cell) 등 4종류의 세포가 있는데, 어떤 세포도 전기정보전달기능 자체는 담당하지 않는다.

(1) 별아교세포와 혈액뇌장벽

① 별아교세포

별아교세포(astrocyte, 별세포/stellate cell)는 모세혈관에 감겨붙어 혈관에서 산소와 영양소를 거둬들여서 뉴런에 공급함과 동시에 뉴런에서 배출되는 노폐물 등을 받아들여 처리하는 혈액뇌장벽을 구성한다.

② 혈액뇌장벽

다른 장기의 세포들과는 달리 중추신경계통에서는 뉴런이 혈액 속에 있는 물질을 직접 거둬들이지 않는다. 뉴런의 상태를 일정하게 유지하고, 또 혈액에 섞여 뇌로 들어가는 물질을 제한하여 유해물질 등으로부터 뇌를 지키기 위해 혈액뇌장벽(blood-brain barrier)이라는 구조가 만들어진 것이다. 즉 혈액뇌장벽을 거쳐 엄중히 선별된 물질만이 뉴런으로 보내진다.

---

*별아교세포(astrocyte)

별아교세포는 모세혈관을 감싸는 듯한 모양의 돌기가 나와서 산소와 영양소를 뇌 속으로 받아들이며, 이산화탄소와 노폐물을 방출한다. 별아교세포는 이러한 물질의 이동을 담당하고 있다. 뉴런은 직접적으로 모세혈관과 물질이동을 하지 않는다.

nervous system

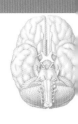

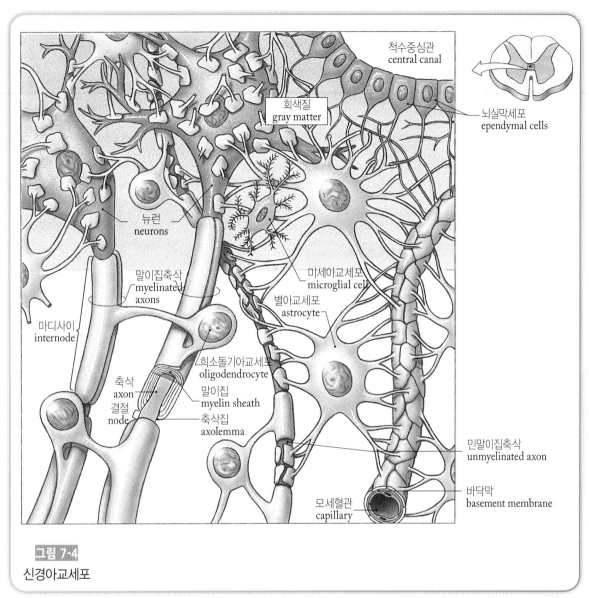

그림 7-4
신경아교세포

별아교세포는 혈관을 둘러싸고 있다. 혈관에서 물질을 뉴런으로 보내려면 혈관벽→혈관주위공간(뇌척수액으로 채워진 비르효-로빈공간/Virchow-Robin space)→뇌연질막→별아교세포→뉴런의 경로를 거쳐야 한다. 혈액뇌장벽은 혈관벽→혈관주위공간→별아교세포에 의해 뉴런이 필요로 하는 물질만을 거둬들이고 유해한 물질의 침입을 저지하는 역할을 하고 있다.

(2) 희소돌기아교세포와 슈반세포 및 말이집

① 희소돌기아교세포와 슈반세포

희소돌기아교세포(oligodendrocyte)와 슈반세포(Schwann's cell)는 뉴런의 축삭으로 감겨붙어 말이집을 만드는 세포이다. 말이집은 전기적으로는 절연체이다. 뇌와 척수의 말이집은 희소돌기아교세포가, 말초신경의 말이집은 슈반세포(신경집세포)가 맡고 있다.

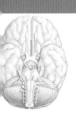
② 말이집

말이집(myelin sheath, 수초)은 신경세포체에서 길게 뻗은 축삭에 휘감겨 있다. 중추신경계통에서는 희소돌기아교세포가 여러 줄기의 말이집으로 이루어져 있는데, 말초신경에서는 하나의 말이집을 하나의 슈반세포가 감싸고 있다. 따라서 뇌나 척수에서 가쪽으로 나가자마자 말초신경이 되고, 말이집은 슈반세포로 바뀐

표 7-1. 신경아교세포의 종류와 분포

계통	종류	특징	분포영역
뇌실계통	1. 뇌실막세포 (ependymal cell)	원주형~입방형세포. 표면에 섬모가 있다. 뇌척수액성분을 흡수하는 기능을 한다.	뇌실과 척수중심관 (syringocoele)
	2. 맥락얼기상피세포 (choroidal epithelial cell)	입방형세포. 뇌·척수액을 생성·분비한다. 뇌실막세포로부터 분화되었다.	뇌실맥락얼기
중추신경계통	1. 별아교세포 (astroglia)	세포체는 크고 말이집이 없는 긴 돌기를 낸다. 다수의 돌기가 혈관벽 주위를 둘러싼(혈관주위아교세포발, perivascular glial pedicle) 신경세포와 혈관 사이의 물질수송을 중개한다.	
	2. 희소돌기아교세포 (oligodendroglia)	세포체는 작고 소수의 짧은 돌기를 낸다. 신경세포 주위를 둘러 싸기 때문에 위성세포라고도 한다. 중추신경계통의 말이집을 만든다.	중추신경
	3. 미세아교세포 (microglia, 호르테가 세포 : Hortega cell)	세포체는 작고 여러 개의 긴 돌기를 낸다. 식작용이 있고 거짓발(pseudopodium)운동을 한다. 간엽성 기원	
말초신경계통	1. 슈반세포 (Schwann's cell)	말초신경의 축삭을 둘러 싼다. 말초신경계의 말이집을 만든다.	말초신경(섬유)
	2. 위성세포 (satellite cell)	척수 및 교감신경절세포 주위를 둘러 싸고, 그 지지영양을 담당한다. 간엽성 기원	교감신경절 척수신경절

 심화학습

별아교세포와 희소돌기아교세포라는 이름의 유래

뇌조직을 보통의 염색표본으로 하여 현미경으로 보면 별아교세포(astrocyte)에는 수박의 단면과 같은 타원형의 핵밖에 보이지 않지만, 뇌조직에 손상이 가해져 복구할 때에는 별모양의 세포질이 뚜렷하게 나타나는 데서 이러한 이름이 붙여지게 되었다. 희소돌기아교세포(oligodendrocyte)도 마찬가지로 현미경으로는 소형의 원형 핵밖에 보이지 않기 때문에 실제로는 신경계통의 세포 중 가장 돌기가 많은 세포임에도 불구하고 희소돌기아교세포라는 이름으로 불리게 된 것이다.

말이집신경섬유와 민말이집신경섬유

인체의 모든 신경섬유가 말이집을 갖고 있는 것은 아니다. 말이집을 갖고 있지 않은 신경섬유를 민말이집신경섬유(nonmyelinated nerve fiber, 무수신경섬유), 갖고 있는 섬유를 말이집신경섬유(myelinated nerve fiber, 유수신경섬유)라고 한다. 말이집신경섬유는 어류 이상의 대형동물에게서 보이며, 발생학상으로도 늦는 것으로 볼 수 있다. 또한 사람의 대뇌에는 태어날 때에는 말이집이 거의 형성되어 있지 않지만, 생후 1년이 지나면 대뇌에 밀이집이 형성된다.

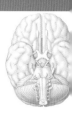

다.

말이집의 기능은 말이집이 절연체의 성질을 갖고 있기 때문에 말이집과 말이집 사이의 틈새(랑비에결절)에 전기자극이 전해짐으로써 도약전도라는 전기적인 현상이 일어나 전기자극전달의 가속화를 도모하는 것이다. 중추신경계통에서는 하나의 희소돌기아교세포가 바이러스 등으로 파괴되면 다수의 신경축삭이 손상된다.

 심화학습

랑비에결절과 도약전도

하나의 신경세포 속에서의 전기자극은 다른 신경세포의 시냅스이전막을 거쳐 신경세포체의 가지돌기에 있는 수용체로부터 축삭막의 이온채널을 따라간다. 말이집신경섬유의 경우 말이집은 절연체이지만 말이집과 말이집 사이에 축삭이 1~2nm 노출된 랑비에결절(node of Ranvier)이 있다. 여기에서 노출된 축삭막의 이온채널을 활동전위가 전달함으로써 전기자극이 시냅스이전막까지 전달된다. 이것은 말이집부분을 '뛰어넘어' 전달되므로 도약전도(saltatory conduction)라고 한다.

(3) 미세아교세포

미세아교세포(microglia)는 뇌 속의 면역담당세포로 볼 수 있지만, 자세한 기능은 잘 알려져 있지 않다.

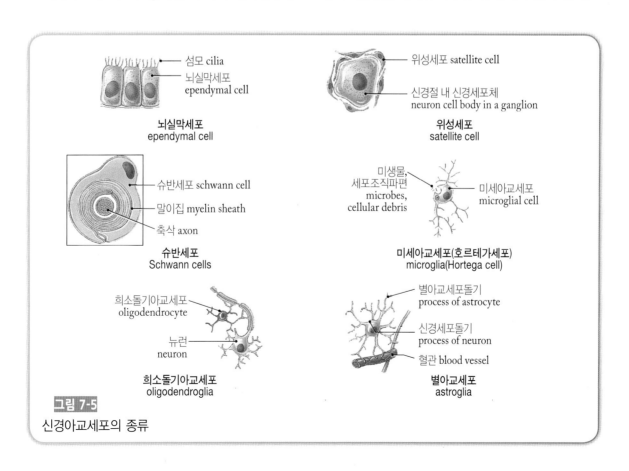

그림 7-5
신경아교세포의 종류

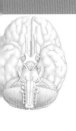
(4) 뇌실막세포와 맥락얼기세포

뇌실막세포(ependymal cell)는 *섬모원주상피세포의 성격도 가지며, 세포 1층이 평면적으로 늘어서 뇌척수액을 채우는 뇌실의 벽을 구성한다. 맥락얼기세포(choroid plexus cell)는 *맥락얼기를 형성하는 세포로, 원주상피가 뇌실벽에서 뇌실 안으로 젖꼭지처럼 밀어올려져 있으며, 사이질에는 혈관이 풍부하고, 주로 뇌척수액을 생성한다. 보통 맥락얼기세포는 신경아교세포에는 포함되지 않으나 뇌실막세포와 밀접한 관계가 있으므로 편의상 여기에서 다뤘다.

2. 신경계통을 보호하는 구조와 혈관

말초신경(peripheral nerve)은 거의 보호받고 있지 않기 때문에 여기에서는 뇌와 척수, 즉 중추신경계통에 대해 알아보기로 한다.

> ### 🕐 심화학습
>
> **중추신경계통을 보호하는 기구**
>
> 중추신경계통은 두피와 머리뼈, 척추뼈(vertebrae, 척주)라는 견고한 뼈가 보호하고 있으며, 안쪽은 경질막(dura mater)·거미막 및 연질막(pia mater)으로 둘러싸여 있다. 거미막밑공간과 뇌실은 뇌척수액(수액)으로 채워져 있고, 뇌는 뇌척수액 안에서 부유상태로 있다. 이렇듯 뇌는 외부충격에 대해 몇 겹으로 보호받는 구조로 되어 있다.
>
> 뇌는 머리뼈 위에 있는 두피가 보호하고 있는데, 두피에는 혈관이 많기 때문에 가벼운 외상만 입어도 출혈이 크게 일어난 것처럼 보인다.
>
> **뇌척수액**
>
> 성인의 뇌척수액(CSF : cerebrospinal fluid)은 약 140㎖이며, 뇌실 속 맥락얼기에서 하루에 400~500㎖ 생성되어 15cm(150mmH₂O) 정도 되는 물기둥의 압력에 의해 거미막밑공간을 구석구석 적신다. 뇌척수액은 24시간 동안 3~4회 교환된다. 대부분은 거미막과립에서 회수되어 정맥으로 들어간다.
>
> 뇌종양, 외상, 뇌속출혈 등에 의해 뇌척수액의 흐름이 정체되면 뇌척수액이 과잉으로 쌓이는 병태인 물뇌증(hydrocephalus, 수두증)을 일으킨다. 또한 원줄기동맥은 거미막밑공간을 통해 있기 때문에 여기에서 생기기 쉬운 동맥류(aneurysm, 동맥자루)의 파열에 의해 거미막밑출혈이 발생하면 거미막밑공간(subarachnoid space)에 혈류가 흘러들어와 뇌척수액이 빨갛게 물든다(혈성수액이라고 하며, 거미막밑출혈의 확정진단이 된다). 정상적인 뇌척수액의 기준치는 표 7-2를 참조할 것.

***섬모원주상피세포(ciliated columnar epithelial cell)**
허파의 세기관지 등과 같은 섬모원주상피세포는 샘세포로서, 점액을 분비하고 분비물을 섬모의 움직임에 의해 이동시킨다. 자궁관의 섬모원주상피도 같은 기능을 한다.

***맥락얼기(choroid plexus)**
뇌실(왼·오른가쪽뇌실, 셋째·넷째뇌실)에 있으며, 뇌척수액을 생성하는 원주상피세포이다.

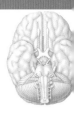

표 7-2. 뇌척수액의 기준치	
림프구	10개/3$\mu\ell$
호중구	0개
단백질	14~45mg/dℓ
당	혈당치의 약 60%
압	70~150mmH$_2$O

표 7-3. 척수와 척추뼈 번호의 어긋남	
척수영역	척추뼈영역
C8	C6~7
T6	T4~5
L1	T11
엉치척수	L1

 심화학습

척수와 척추뼈 번호의 어긋남

　척수(spinal cord)의 번호와 척추뼈(vertebrae)의 번호가 어긋나 있다는 사실에 주목해야 한다. 경질막바깥마취나 뇌척수액 채취 시 성인은 셋째~넷째허리뼈부위를 주사기로 천자하는데, 이 부위에는 척수가 아니라 말총(cauda equina)만 있다. 척수가 다치지 않도록 이 '어긋남'을 이용하는 것이다.

1) 경질막과 정맥

　머리뼈 아래쪽에는 경질막(dura mater)이 있다. 경질막은 뇌를 보호할 뿐 아니라 정맥이 뇌와 척수에서 경질막 속으로 흘러들어가므로 *정맥동굴(sinus venosus)기능도 하게 된다. 경질막은 대뇌 전체뿐만 아니라 소뇌도 덮고 있다. 소뇌 위쪽을 덮는 경질막은 천막처럼 생겨서 소뇌천막(tentorium cerebelli)이라는 이름이 붙여졌다. '텐트밑' 부위인 뇌는 갓 태어났을 때부터 회로망이 완성된 부위이다. 또한 이것은 인간의 식물적 기능을 맡고 있는 부위를 나타내는 말로도 사용된다.

2) 거미막과 뇌척수액

　경질막 아래쪽에는 거미막이 있다. 거미막(arachnoid membrane)이라는 이름은 거미집처럼 생긴 데서 유래되었지만, 거미집과는 달리 방수성이 뛰어나다. 거미막 아래의 공간(거미막밑공간)은 뇌척수액으로 채워져 있으며, 그 속은 굵은 동맥이 떠있듯이 분포되어 있다.

　뇌척수액은 좌우 대뇌반구 가운데에 있는 가쪽뇌실과 셋째·넷째뇌실에 있는 맥락얼기로 구성되며, 몬로구멍(foramen of Monro)이라는 좁은 통로를 통해 셋째뇌실과 넷째뇌실 아래 좁은 구멍으로부터 뇌와 척수 전체를 축축하게 적시고, 경질막에 있는 거미막과립에서 흡수된 정맥과 하나가 되어 흘러나간다.

*정맥동굴(sinus venosus)
　뇌의 정맥은 뇌표면에 모여 있기 때문에 경질막 가운데 있는 정맥의 동굴(커다란 구멍을 의미)로 흘러들어가는데, 이것이 한 번 더 합류하면 온목정맥이 되어 대정맥으로 유출된다.

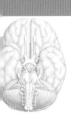

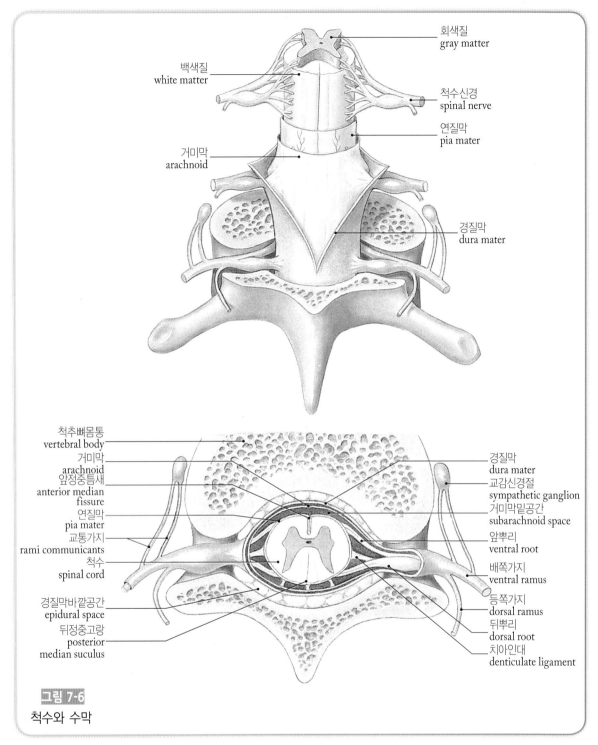

거미막
arachnoid

백색질
white matter

회색질
gray matter

척수신경
spinal nerve

연질막
pia mater

경질막
dura mater

척추뼈몸통
vertebral body

거미막
arachnoid

앞정중틈새
anterior median
fissure

연질막
pia mater

교통가지
rami communicans

척수
spinal cord

경질막바깥공간
epidural space

뒤정중고랑
posterior
median suculus

경질막
dura mater

교감신경절
sympathetic ganglion

거미막밑공간
subarachnoid space

앞뿌리
ventral root

배쪽가지
ventral ramus

등쪽가지
dorsal ramus

뒤뿌리
dorsal root

치아인대
denticulate ligament

그림 7-6
척수와 수막

3) 연질막

뇌실질(brain parenchyma)과 거미막밑공간의 경계가 연질막(pia mater)인데, 경질막이나 거미막과 달리 단순한 뇌실질의 표면에 불과하다. 그러나 뇌 속에서 발생한 뇌종양, 예를 들어 별아교세포종(astrocytoma)

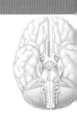

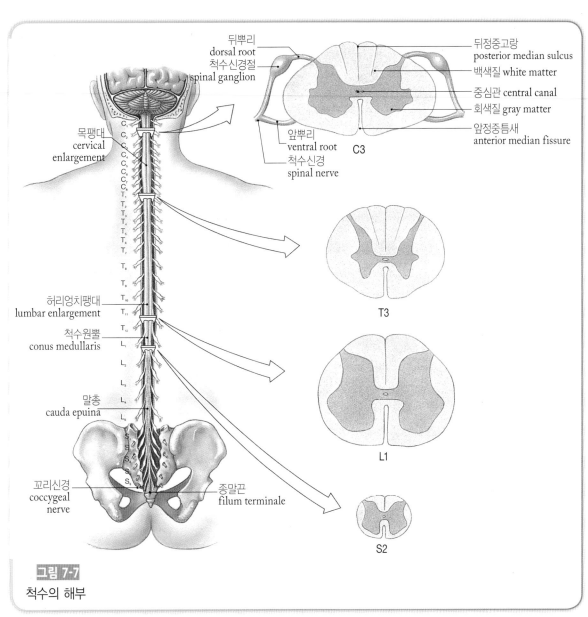

그림 7-7
척수의 해부

은 연질막을 넘어 거미막밑공간에 침윤되지 않는다. 반대로 뇌 이외에서 발생한 백혈병과 같은 악성종양세포나 감염된 세균이 거미막밑공간을 채울 때는 있어도 연질막을 넘어 뇌실질 안으로 들어오지는 않는다.

4) 뇌의 동맥

뇌의 동맥은 좌우의 속목동맥과 척추동맥에 의해 혈액을 공급받는다. 그러나 척추동맥은 머리뼈 안에 들어가면 뇌줄기(그중에서 다리뇌 · 숨뇌) 앞에서 좌우의 동맥이 합류하여 1줄기의 뇌바닥동맥(basilar artery)이 되고, 생명유지중추인 뇌줄기(중간뇌 · 다리뇌 · 숨뇌)나 소뇌에 혈액을 공급하면서 대뇌의 낮은 부분에서 속목동맥과 합류하여 고리모양의 윌리스동맥고리(대뇌동맥고리)를 형성한다.

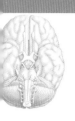
윌리스동맥고리(arterial circle of Willis)는 동맥끼리의 *연결(anastomosis)이며, 유입하는 어떤 동맥에 문제가 생겨도 윌리스동맥고리에서 갈라지는 앞·중간·뒤대뇌동맥에는 영향을 미치기 어렵게 되어 있다. 이러한 동맥끼리의 직접연결은 인체에서도 매우 드문 구조이다.

대뇌로 들어온 동맥은 주로 뇌표면의 고랑(sulcus, 뇌고랑)을 따라 거미막밑공간 가운데를 주행하여 뇌실질 안으로 가는 관통가지(perforating branch)를 분기시켜가며 뇌의 각 조직에 분포된다. 관통가지동맥은 겉질과 백색질의 경계 근처에서 1회전하여 루프를 만들어 좀 더 깊은부위로 향한다. 관통가지동맥 주위를 비르효-로빈공간(Virchow-Robin space)이라고 한다.

머리 밖의 동맥은 보통 결합조직으로 주위가 둘러싸여 있으므로 혈관이 파열되어도 죽음으로 직결될 만큼 출혈되지는 않는다. 그러나 머리 속의 동맥은 굵은 동맥이 뇌표면의 거미막 가운데를 드러낸 상태로 주행하면서 직각으로 뇌실질 안으로 가는 동맥을 계속해서 갈라지게 한다. 따라서 뇌동맥이 파열되면 표면을 주행하는 굵은 동맥 부위에서는 거미막밑출혈이 되고, 뇌실질로 가는 동맥 부위에서는 *머릿속출혈(intra-cerebral hemorrhage, 뇌출혈이라고도 한다)이 된다. 둘 다 동맥 주위에서 파열되어도 큰 일이 생기지 않을 정도로 결합조직이 지지하지 않으므로 혈관이 터지면 바로 생명이 위험해진다.

3. 중추신경계통

중추신경계통(CNS : central nervous system)은 뇌와 척수로 이루어져 있다. 뇌는 아래부터 숨뇌, 다리뇌(pons), 소뇌, 중간뇌, 사이뇌, 대뇌로 되어 있다. 그중 숨뇌·다리뇌·중간뇌는 기능적으로 밀접하게 연관되어 있으므로 합쳐서 뇌줄기(brain stem)라고 한다. 사이뇌는 대뇌깊은부분에 있으며, 중간뇌와 접하는 위치에 있다. 뇌줄기·사이뇌 등은 발생학적으로 오래된 부위이다.

1) 대뇌의 구조와 기능

(1) 대뇌반구
대뇌는 정중면(대뇌세로틈새)에서 2개의 대뇌반구(cerebral hemisphere)로 나누어진다. 대뇌세로틈새의

---

*연결(anastomosis, 문합)
보통 혈관은 동맥→모세혈관→정맥으로 흐른다. 예외는 2가지가 있는데, 하나는 소화기와 간 사이의 문맥이고, 다른 하나는 윌리스동맥고리(arterial circle of Willis)이다. 동맥과 동맥이 연결되므로 혈관갈래에 주머니모양의 동맥류가 발생하기 쉽다.

*머릿속출혈(intracranial hemorrhage)
뇌속출혈, 거미막밑출혈 외에 경질막바깥혈종(출혈), 경질막속혈종(출혈) 등을 들 수 있다. 전자는 '급성경질막바깥혈종'으로 머리외상에 동반되는 경우가 많으며, 출혈원은 중간뇌막동맥(middle meningeal artery, 경질막 가운데를 주행하는 동맥)의 파열이다. 따라서 머리뼈의 선골절(linear fracture)이 종종 수반된다. 후지는 '만성경질막밑출혈'로 알려져 있으며, 알코올의존자 등에게서 종종 일어나지만 출혈원은 잘 알려져 있지 않다.

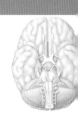

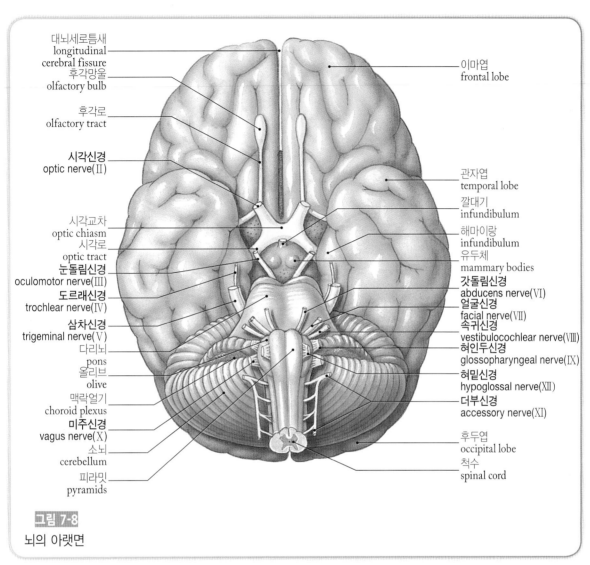

대뇌세로틈새
longitudinal
cerebral fissure
후각망울
olfactory bulb

후각로
olfactory tract

시각신경
optic nerve(II)

시각교차
optic chiasm
시각로
optic tract
눈돌림신경
oculomotor nerve(III)

도르래신경
trochlear nerve(IV)

삼차신경
trigeminal nerve(V)
다리뇌
pons
올리브
olive
맥락얼기
choroid plexus
미주신경
vagus nerve(X)
소뇌
cerebellum
피라밋
pyramids

이마엽
frontal lobe

관자엽
temporal lobe
깔대기
infundibulum
해마이랑
infundibulum
유두체
mammary bodies
갓돌림신경
abducens nerve(VI)
얼굴신경
facial nerve(VII)
속귀신경
vestibulocochlear nerve(VIII)
혀인두신경
glossopharyngeal nerve(IX)
혀밑신경
hypoglossal nerve(XII)
더부신경
accessory nerve(XI)

후두엽
occipital lobe
척수
spinal cord

그림 7-8
뇌의 아랫면

공간에는 경질막(대뇌낫)이 들어가 있어 거기에서부터 뇌표면의 정맥이 경질막 안의 위시상정맥동굴(superior sagittal sinus)로 들어갈 뿐만 아니라 거미막밑공간을 환류해온 뇌척수액도 이 부분의 거미막과립을 통해 경질막 안의 위시상정맥동굴로 들어간다.

대뇌반구의 안쪽에 있는 공동모양의 가쪽*뇌실(ventricle)에는 털실부스러기처럼 보이는 맥락얼기가 있고, 맥락얼기에서 뇌척수액이 생성된다. 뇌척수액은 맥락얼기를 나온 후 대뇌반구의 한가운데인 셋째뇌실을 통해 거미막밑공간으로 흘러들어가 뇌와 척수를 환류하여 위시상정맥동굴로 들어간다.

---

*뇌실(cerebral ventricle)
 거미막밑공간과 이어진 공간으로, 뇌척수액(수액)이 들어 있는 밀폐용기의 일부이다. 척수중심관의 연장부분으로 본다. 투명사이막(septum pellucidum)에 의해 좌우의 가쪽뇌실로 나눠지며, 그 한가운데에 셋째·넷째뇌실이 있다. 좌우 가쪽뇌실은 가느다란 통로인 몬로구멍(foramen of Monro)으로 이어져 있다.

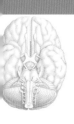

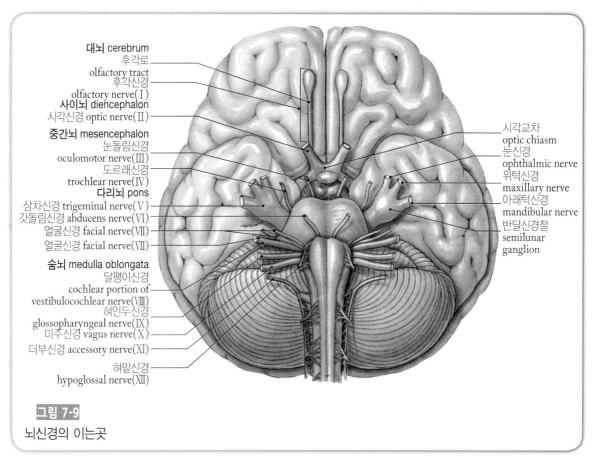

대뇌 cerebrum
후각로
olfactory tract
후각신경
olfactory nerve(Ⅰ)
사이뇌 diencephalon
시각신경 optic nerve(Ⅱ)

중간뇌 mesencephalon
눈돌림신경
oculomotor nerve(Ⅲ)
도르래신경
trochlear nerve(Ⅳ)
다리뇌 pons
삼차신경 trigeminal nerve(Ⅴ)
갓돌림신경 abducens nerve(Ⅵ)
얼굴신경 facial nerve(Ⅶ)
얼굴신경 facial nerve(Ⅶ)

숨뇌 medulla oblongata
달팽이신경
cochlear portion of
vestibulocochlear nerve(Ⅷ)
혀인두신경
glossopharyngeal nerve(Ⅸ)
미주신경 vagus nerve(Ⅹ)
더부신경 accessory nerve(Ⅺ)
혀밑신경
hypoglossal nerve(Ⅻ)

시각교차
optic chiasm
눈신경
ophthalmic nerve
위턱신경
maxillary nerve
아래턱신경
mandibular nerve
반달신경절
semilunar
ganglion

그림 7-9

뇌신경의 이는곳

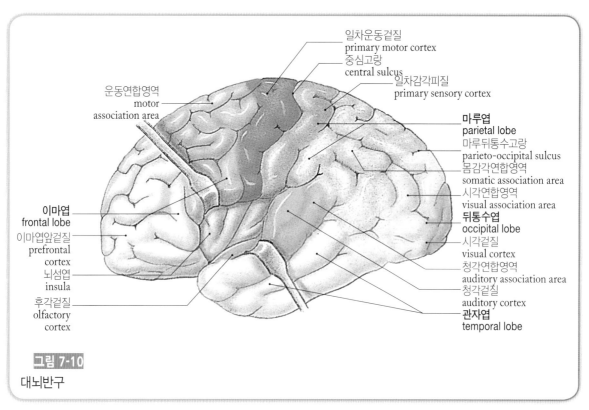

운동연합영역
motor
association area

이마엽
frontal lobe
이마엽앞겉질
prefrontal
cortex
뇌섬엽
insula
후각겉질
olfactory
cortex

일차운동겉질
primary motor cortex
중심고랑
central sulcus
일차감각피질
primary sensory cortex

마루엽
parietal lobe
마루뒤통수고랑
parieto-occipital sulcus
몸감각연합영역
somatic association area
시각연합영역
visual association area
뒤통수엽
occipital lobe
시각겉질
visual cortex
청각연합영역
auditory association area
청각겉질
auditory cortex
관자엽
temporal lobe

그림 7-10

대뇌반구

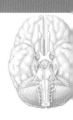

(2) 뇌고랑과 뇌이랑

뇌표면에 많이 있는 고랑을 뇌고랑(sulcus, 뇌구)이라고 하고, 고랑과 고랑 사이에 끼어 있는 부분은 부풀어올라 이랑처럼 보이므로 뇌이랑(gyrus, convolution, 뇌회)이라고 한다. 뇌고랑 중 임상적으로 특히 중

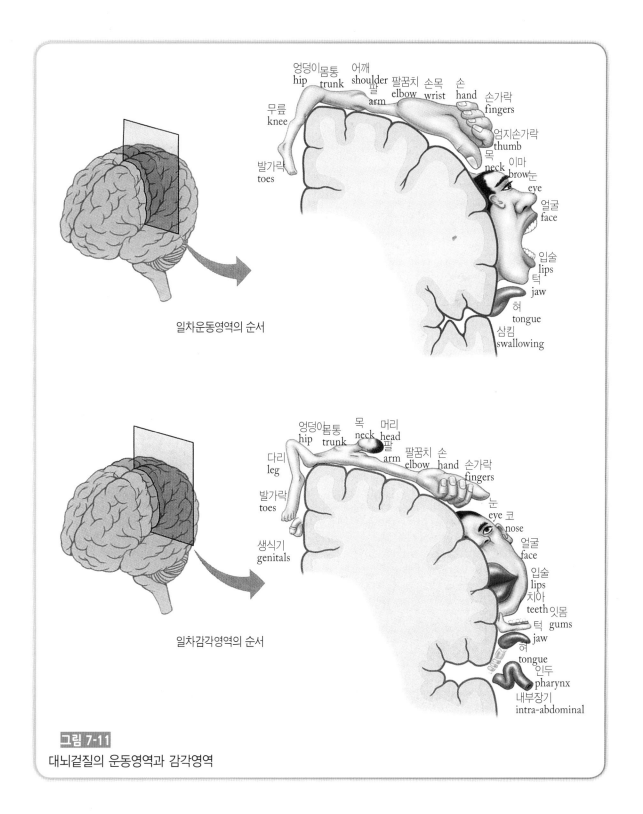

그림 7-11
대뇌겉질의 운동영역과 감각영역

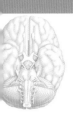
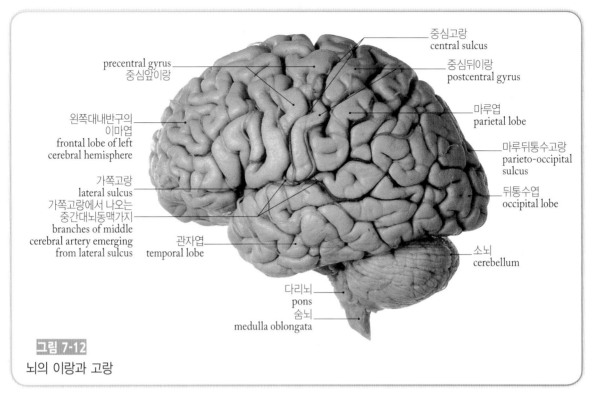

precentral gyrus
중심앞이랑

중심고랑
central sulcus

중심뒤이랑
postcentral gyrus

왼쪽대뇌반구의
이마엽
frontal lobe of left
cerebral hemisphere

마루엽
parietal lobe

마루뒤통수고랑
parieto-occipital
sulcus

가쪽고랑
lateral sulcus
가쪽고랑에서 나오는
중간대뇌동맥가지
branches of middle
cerebral artery emerging
from lateral sulcus

뒤통수엽
occipital lobe

관자엽
temporal lobe

소뇌
cerebellum

다리뇌
pons
숨뇌
medulla oblongata

그림 7-12

뇌의 이랑과 고랑

요한 것은 중심고랑(central sulcus)과 가쪽고랑(lateral sulcus)이다. 중심고랑의 앞쪽 뇌이랑인 중심앞이랑 (precentral gyrus)에는 운동신경의 중추가 있고, 중심고랑의 뒤쪽 뇌이랑인 중심뒤이랑(postcentral gyrus) 에는 감각신경의 중추가 있다. 가쪽고랑은 실비우스고랑(sylvian fissure)으로, 관자엽(temporal lobe)과 *섬 이랑(insular gyrus) 사이의 고랑이다.

(3) 이마엽, 마루엽, 뒤통수엽, 관자엽

대뇌를 가쪽에서 보면 크게 이마엽(frontal obe), 마루엽(parietal lobe), 뒤통수엽(occipital lobe), 관자 엽(temporal lobe)의 4부분으로 나누어진다. 대뇌는 부위별로 담당하는 기능이 완전히 다르다. 브로드만 (Brodmann)은 대뇌겉질(cerebral cortex)을 기능에 따라 구분하여 지도를 만들었다. 해마(hippocampus)를 포함한 대뇌가장자리계통(cerebrum limbic system, 대뇌변연계)은 최근에 생긴 기억과 관계가 있다.

(4) 연합영역

뇌의 네 영역(중심앞이랑, 중심뒤이랑, 일차시각영역, 일차청각영역)은 감각신경섬유를 직접 받아들이거 나 운동신경섬유를 직접 내보낸다. 그밖의 대뇌부위는 감각신경섬유를 직접 받아들이거나 운동신경섬유를

---

*섬이랑(insular gyri, 島回)
대뇌겉질의 뉴런은 섬이랑을 빼고 기본적으로는 모양이 다른 6층의 신경세포체(cyton, nerve cell body)로 구성되어 있 다. 섬이랑은 4층이라고도 하고 3층이라고도 하는데, 지금까지 거의 주목받지 못한 대뇌겉질이다. 미각중추가 섬이랑에 있다는 사실이 알려졌다.

nervous system

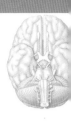

심화학습

브로드만의 대뇌영역과 기능

- 중심앞이랑(브로드만의 4영역) : 운동영역이라고 하며, 맘대로운동(수의운동)의 최고중추이다. 브로드만의 4영역을 보다 세밀하게 보면 신체의 각 부위에 대응하여 구분되어 있다.
- 중심뒤이랑(브로드만의 1영역) : 감각영역이라고 하며, 몸감각의 최고중추이다. 운동영역에 거의 대응할 정도로 전신의 각 부위에서 오는 감각자극이 정해진 영역에 전달된다.
- 일차시각영역(브로드만의 17영역) : 양쪽 눈으로 들어온 시각정보가 전해진다. 그러나 이 영역만으로 '물건이 보인다'고 볼 수 없다.
- 일차청각영역(브로드만의 41·42영역) : 귀로 들어온 음의 정보가 전해진다. 그러나 이 부분에서는 단지 소리의 정보만 전해질 뿐이다.

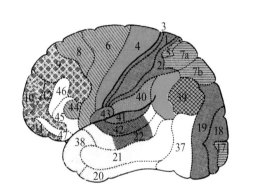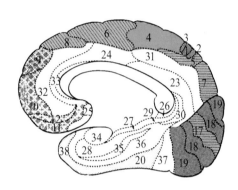

그림 7-13

브로드만의 대뇌영역

직접 내보내지 않으므로 이들 부위를 연합영역(association area)이라고 한다. 사람의 대뇌연합영역은 다른 동물, 특히 원숭이와 비교했을 때 비교가 되지 않을 정도로 거대하다.

예를 들어 안구로부터 시각신경을 통해 뒤통수엽의 일차신경영역에 도달한 시각정보는 사진으로 찍은 일반 영상과 다름없지만, 이것이 중심뒤이랑에 도달한 감각정보와 통합되어 브로드만의 5·7영역에서 정보처리되기 시작하면 문자인 경우 문자로 인식되고, 천에 뚫은 구멍이 아니라 이것이 셔츠이고 구멍 속으로

심화학습

알츠하이머병

알츠하이머병(Alzheimer's disease)은 대뇌가장자리계통과 연합영역이 먼저 병에 걸리기 때문에 1시간 전에 식사를 한 것 자체를 잊어버리거나 오랜 기간 부부로 같이 살아온 배우자의 얼굴을 알아보지 못하는 등의 증상이 나타난다.

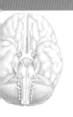
머리를 집어넣으면 밖으로 얼굴을 나온다는 것을 인식하게 된다. 따라서 이 부위에 장애가 발생하면 인식불능증(agnosia, 실인증)과 행위상실증(apraxia, 실행증)이 생긴다. 즉 이곳은 단순한 사진과 같은 영상이 처음으로 의미를 갖는 시각정보로 변환되어 인식되는 중요한 기능을 맡고 있다.

(5) 우성 대뇌반구와 비우성 대뇌반구

"오른쪽뇌를 써라."는 내용의 책들이 나온 지 오래되었다. 좌우 대뇌반구겉질의 연합영역은 완전히 똑같은 기능을 담당하지 않는다. 적어도 언어중추는 *우성 대뇌반구(dominant hemisphere)에 있다.

정맥주사용 마취약을 왼쪽뇌에만 투여하면 일시적인 언어상실증이 일어나지만, 오른쪽뇌에만 투여하면 언어상실증이 나타나지 않는 것으로 알려져 있다. 왼쪽뇌가 우성 대뇌반구인 사람은 오른손잡이이지만, 오른쪽뇌가 우성 대뇌반구인 사람은 왼손잡이와 오른손잡이가 혼재되어 있다. 혼재되어 있는 이유는 어렸을 때 왼손잡이였던 것을 오른손잡이로 교정시켰을 가능성이 높다.

그러면 비우성 대뇌반구(nondominant hemisphere), 특히 연합영역은 어떤 기능을 맡고 있을까. 최근 오른쪽뇌의 뇌경색증환자는 자신의 왼쪽 공간을 인식하지 못하는 것으로 밝혀졌다. 예를 들어 그림을 그려달라고 하면 그림의 왼쪽부분은 그려져 있지 않는 경우가 많다. 또한 카레를 스푼으로 먹을 때에도 접시 왼쪽에 스푼을 두면 스푼이 있는 것을 인식하지 못하고 "스푼은 언제 주시나요?"라고 묻는 경우가 많다. 접시를 움직이지 않고 스푼만 접시 오른쪽에 두면 "어? 여기 있었네."라고 인식할 수 있다는 것이다. 이러한 증상을 반쪽공간무시(hemineglect)라고 한다.

또한 입체감각이나 예술적인 인식과 발상은 비우성 대뇌반구에 있다는 사실도 알게 되었다. 따라서 오른손잡이인 사람이 많으므로, 비우성 대뇌반구로서의 "오른쪽뇌를 써라"는 내용의 책이 간행되는 것이다.

(6) 대뇌겉질

대뇌의 절단면에서 보이는 뇌표면의 회색부분이 겉질(cortex)인데, 여기에는 신경세포체가 배치되어 있고, 뉴런의 모양에 따라 6층의 구조를 나타낸다. 뇌고랑과 뇌이랑 모두에 겉질이 들어 있다. 대뇌겉질(cerebral cortex)에는 복잡한 신경회로망이 형성되어 있다. 또, 시냅스의 가소성에 의해 노인이 된 후라도 새로운 회로망이 형성될 수 있다. 지금까지 설명한 대뇌의 기능은 겉질에 있는 신경회로망의 기능이다.

한편 뇌 중심의 회색부분에도 신경세포체가 빽빽이 배치되어 있는데, 여기는 겉질이라고 하지 않고 시상과 대뇌바닥핵(basal nuclei, 바닥핵)이라고 하며, 대뇌겉질과는 전혀 다른 기능을 한다.

(7) 백색질
① 축삭의 주행

대뇌의 흰부분이 백색질(white matter)인데, 여기에는 말이집이 휘감고 있는 축삭이 분포되어 있다. 백색

---

*우성 대뇌반구(dominant hemisphere)

보통 오른손잡이인 사람은 왼쪽뇌, 왼손잡이인 사람은 오른쪽뇌를 가리키는데, 원래 왼손잡이라도 오른손잡이로 훈련되는 경우도 많다.

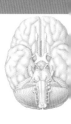

 심화학습

대뇌바닥핵

대뇌바닥핵(basal ganglia, basal nuclei)은 꼬리핵(caudate nucleus), 조가비핵(putamen), 창백핵(globus pallidus), 시상하부(hypothalamus), 흑색질(substantia nigra) 등 5개 부위를 총칭하며, 조가비핵+창백핵을 렌즈핵(lenticular nucleus)이라고도 한다. 줄무늬체(corpus striatum)는 협의로는 꼬리핵+조가비핵을 가리키고, 광의로는 여기에 창백핵을 더한 것이다. 대뇌바닥핵은 피라밋바깥로(extrapyramidal tract)로서 몸신경기능에 관여하며, 중추의 흑색질과 기능적으로 밀접한 관계가 있다.

이소성

이소성(heterotopy, heterotopia)이란 본래는 그 부위에 없어야할 세포나 조직이 존재하는 형상을 뜻한다. 발생·성장과정에서 뉴런이 정상위치로 이동할 수 없기(유주장애) 때문에 결과적으로 정상적 신경회로망을 형성할 수 없다.

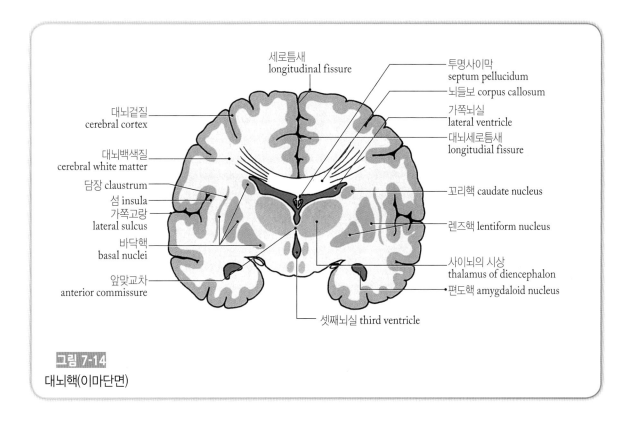

그림 7-14
대뇌핵(이마단면)

질을 주행하는 축삭의 방향이나 굵기는 다양하다. 가장 굵은 것은 좌우 대뇌반구를 연결하는 뇌들보(corpus callosum, 뇌량)이다. 기본적으로 좌우에 대응하는 대뇌겉질 사이를 연결하고 있다고 여겨지지만, 전혀 대응하고 있지 않은 대뇌겉질과의 사이도 연락하고 있다는 사실이 주목받고 있다. 예를 들면 시각정보이지만 좌우 일차시각영역에서 재현된 영상이라도 좌우의 뇌가 연결되어 있지 않으면 진정한 의미의 '재현된 영상'이되지 않는다.

nervous system

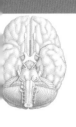

최근 연구에서 뇌들보는 여성이 남성보다 폭이 더 넓고 대량의 축삭에서 좌우 대뇌반구에 있는 신경세포체가 연결되어 있는 것으로 밝혀졌다. 그 의미는 알 수 없지만 성차에 의해 뇌의 뇌들보수가 눈에 띌 정도로 다르다는 말이 진실로 밝혀졌다.

또한 축삭의 주행에는 대뇌겉질에 있는 신경세포체와 시상을 잇는 주행, 시상을 중계하여 조금 떨어진 대뇌겉질과 대뇌겉질을 잇는 주행, 인접하고 있는 겉질과 겉질을 잇는 주행, 대뇌겉질에서 척수까지 똑바로 한 번에 이르는 운동뉴런(motor neuron)의 주행도 있어 이들을 질서정연하게 늘어놓는다.

② 시각정보와 청각정보의 전달로

시각정보는 안구의 망막에서 시각신경을 통해 다발이 된 가쪽무릎체(lateral geniculate body, 외측슬상체)로 들어간다. 거기에서 시냅스로 다른 뉴런과 연락하는 축삭 위를 그물처럼 퍼져 뒤통수엽의 시각중추에 이른다. 그물처럼 퍼지는 이 주행은 비교적 옛날부터 잘 알려진 시각로부챗살(optic radiation)이다.

한편 청각정보는 다발모양의 축삭을 따라 안쪽무릎체(medial geniculate body, 내측슬상체)로 들어간다. 거기에서 시냅스별로 다른 뉴런에 연락한 축삭은 그물처럼 퍼져 관자엽의 청각중추에 이른다. 이 주행을 청각로부챗살(auditory radiation)이라고 한다.

③ 운동신경의 정보전달로

대뇌겉질의 중심앞이랑에서 뻗은 운동신경의 축삭은 속섬유막(internal capsule)을 통해 숨뇌에서 좌우

심화학습

뇌의 고차기능장애

언어를 언어로 인식하지 못하고 자신이 하고 싶은 말을 할 수 없는 *언어상실증은 뇌의 기능장애 중 하나이다. 이러한 뇌의 고차기능을 어린아이의 경우를 예로 들면 이해하기 쉽다.

스스로 옷을 입고벗는 동작은 태어나자마자 갑자기 되는 것이 아니라 몇 년에 걸쳐 매일매일 가르침으로써 가능해진다. 국문, 영문, 한자 등의 문자를 읽고 쓸 수 있게 되려면 긴 시간의 학습이 필요하다. 어른이 되면 이러한 일들이 당연하게 생각되어 어렸을 때 했던 노력은 완전히 잊어버리게 된다.

그러나 노화에 의해 뇌경색 등이 발생하여 뇌에 있는 영역이 장애를 입으면 후유증으로 그때까지 당연히 할 수 있었던 옷을 입을 수 없거나(행위상실증/실행증, apraxia), 문자를 읽을 수 없게 되는(읽기언어상실증/실독증, alexia) 등 일상생활동작을 하는 데 지장·곤란이 생기게 된다. 즉 어렸을 때 긴 시간에 걸쳐 학습하고 습득해온 일상생활동작이나 언어능력은 뇌의 영역과 밀접한 관계가 있어 뇌가 건전한 상태를 유지하고 정상적인 작용이 있어야만 가능하다는 것이다.

이러한 뇌의 관여가 밀접하게 관련된 기능영역을 총칭하여 뇌의 고차기능이라고 하며, 그 장애를 뇌의 고차뇌기능장애라고 한다. 이러한 장애에는 아직 해명되지 않은 부분이 많이 있으며, 환자의 행동에 대한 세심한 관찰이 과학적 해명의 실마리가 되는 경우가 적지 않다.

---

*언어상실증(aphasia, 실어증)

언어를 말하고 이해하는 능력에 장애를 입은 상태이다. 말하는 능력에 장애를 입으면 운동성언어상실증(motor aphasia), 이해하는 능력을 잃어버리면 감각성언어상실증(sensory aphasia)이 되고, 두 가지 모두 잃어버린 상태는 완전언어상실증(total aphasia)이다. 발어기관(입, 혀, 후두, 성내 등)의 단순한 장애에 의한 조음장애(dysarthria, 구음장애)와는 구별된다.

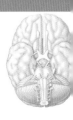

교차한 후 그대로 척수를 한 번에 내려가 척수의 2차운동신경세포체까지 뻗어 있다. 척수는 가쪽이 백색질, 안쪽이 회색질(겉질)로 되어 있다.

2) 시상과 시상하부의 구조와 기능

시상하부는 해부학적으로는 의외로 좁은 영역이지만, 그 기능은 매우 중요하다. 시상하부 바로 아래쪽에 있는 뇌하수체앞엽(pituitary anterior lobe)은 뇌하수체문맥계통(hypophyseal portal system)을 거치고, 뇌하수체뒤엽은 직접 신경섬유를 나와 내분비계통을 제어한다. 시상과 시상하부에는 체온·체액의 삼투압·혈중호르몬농도 등을 검출하는 수용체가 있어 자율신경계통과 내분비계통의 피드백기능을 맡고 있다.

이에 덧붙여 뇌줄기와 밀접한 신경연락에 의해 시시각각 변화하는 자율신경계통의 정보를 통제하고, 시상하부앞부분이 흥분하면 부교감신경계통이 작동하며, 시상하부뒷부분이 흥분하면 교감신경계통이 작동함에 따라 자율신경계통의 최상위 중추기능을 맡고 있다.

 심화학습

사이뇌와 시상하부

해부학적으로 보면 사이뇌(diencephalon)는 대뇌깊은부분에 있다. 사이뇌는 *시상, 시상상부(epithalamus), 시상하부(hypothalamus), 시상밑핵(subthalamic nucleus) 등으로 이루어져 있다. 시상상부에는 솔방울샘(pineal gland, pineal body)이 있다. 시상하부에서는 뇌하수체로 가는 신경이 통제되고 있다. 시상에서는 전신에서 오는 감각정보·자율신경의 집중정보는 물론, 혈압·혈중산소농도에서부터 호르몬분비량에 대한 항상성(homeostasis)정보가 집중되어 생명유지를 위해, 또 인체의 모든 세포가 최적환경(내부환경)에 놓여 있도록 자율신경과 호르몬을 거쳐 끊임없이 지령을 내린다.

3) 뇌줄기의 구조와 기능

뇌는 아래부터 숨뇌·다리뇌·소뇌·중간뇌·사이뇌·대뇌로 이루어져 있다. 그중 숨뇌·다리뇌·중간뇌는 기능적으로 밀접하게 관련되어 있기 때문에 합쳐서 뇌줄기(brain stem)라고 한다. 사이뇌는 대뇌깊은부분의 중간뇌와 접하는 위치에 있다. 뇌줄기·사이뇌 등은 발생학적으로 오래된 부위이다.

뇌줄기에는 뇌신경의 이차뉴런이 있을 뿐만 아니라 운동정보·감각정보와 자율신경의 전달경로도 되므로 척수와 비슷하다.

*시상(thalamus)과 사이뇌(diencephalon)
시상은 사이뇌로 분류되는 경우가 많다. 그러나 대뇌겉질은 영역별로 담당하는 정보처리기능이 다르다. 최근 시상은 하나의 대뇌겉질과 다른 대뇌겉질을 연결하여 어떤 정보는 어느 겉질영역에서 어느 특정한 겉질영역으로 향하는 것이 좋을지 합리적으로 배분하거나 정보를 선별하여 뇌 전체 정보망의 중추기능을 담당하고 있는 것이 밝혀졌다.
한편 솔방울샘(pineal body, 송과체)은 중간뇌의 위쪽, 대뇌깊은부위의 뒤쪽중앙에 있는데, 여기에서는 시각자극을 받아들여 체내시계역할을 담당하며, 멜라토닌(melatonin)이라는 호르몬을 생성한다.

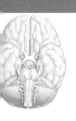
뇌줄기의 등쪽에 있는 그물체인 *뇌줄기그물체는 뇌의 각성상태를 유지하는 데 중요한 역할을 담당한다. 대뇌와 사이뇌·뇌줄기·소뇌·척수를 잇는 광범위한 뉴런을 통하는 구심성과 원심성의 신경회로망이 여기에서 형성된다. 그중에서도 사이뇌의 시상을 거치는 경로인 뇌줄기그물체활성화계는 척수에서 감각자극을 받으면 주의를 집중하도록 대뇌에 작용하는 기능을 하며, 수면·각성리듬에도 관여한다.

한편 뇌줄기에서는 순환·호흡·배설 등의 생명유지를 담당하는 자율신경계통의 정보가 중계되고 있다. 이것은 그물체와 밀접한 관계가 있어 사이뇌로 신경을 연락한다.

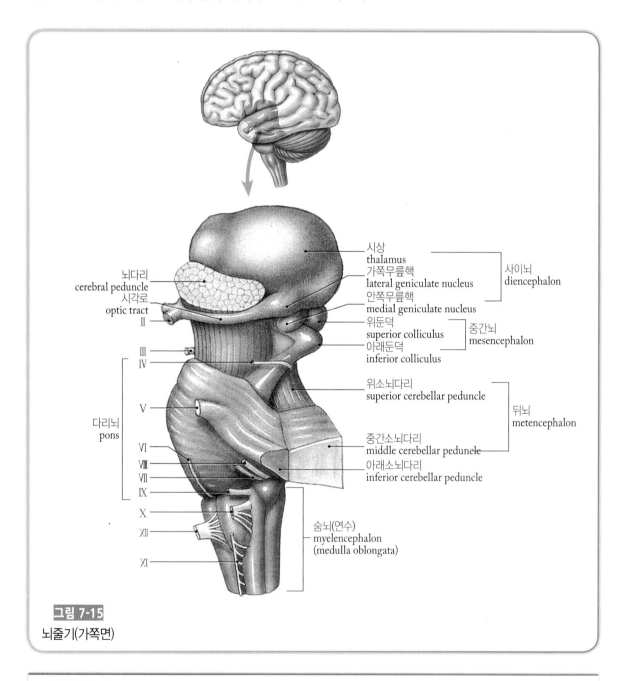

뇌다리
cerebral peduncle
시각로
optic tract
II

III
IV

V

다리뇌
pons

VI

VIII
VII
IX

X
XII

XI

시상
thalamus
가쪽무릎핵
lateral geniculate nucleus
안쪽무릎핵
medial geniculate nucleus

사이뇌
diencephalon

위둔덕
superior colliculus
아래둔덕
inferior colliculus

중간뇌
mesencephalon

위소뇌다리
superior cerebellar peduncle

뒤뇌
metencephalon

중간소뇌다리
middle cerebellar peduncle
아래소뇌다리
inferior cerebellar peduncle

숨뇌(연수)
myelencephalon
(medulla oblongata)

그림 7-15

뇌줄기(가쪽면)

*뇌줄기그물체(reticular formation of brain stem)
그물체(reticular formation)라는 이름은 현미경으로 봤을 때 그물처럼 보이는 데서 유래한 것이다.

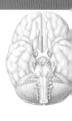

4) 소뇌의 구조와 기능

소뇌(cerebellum) 표면에는 대뇌와 비교할 수 없을 만큼 많은 고랑이 수평으로 밀집되어 있다. 소뇌에서 고랑과 이랑은 모두 겉질이다.

소뇌의 겉질은 분자층(molecular layer)과 과립층(granular layer)으로 나누어진다. 과립층에는 과립세포라는 원형의 작은 뉴런이 밀집되어 있다. 그리고 분자층과 과립층 사이에 거대한 뉴런이 있는데, 그것이 푸르킨예세포(Purkinje cell, 심장전도근육세포, 조롱박세포)이다. 분자층에는 푸르킨예세포의 세포체부터 나무의 가지처럼 많이 나와 있는 가지돌기에서 많은 종류의 뉴런이 시냅스와 연락하고 있다. 소뇌의 겉질 아래쪽에는 축삭으로 이루어진 백색질이 보인다.

소뇌에는 모든 감각신경에서 오는 정보가 집중되며, 대뇌겉질의 운동영역과 척수가 상호연락하는 신경회로를 형성하고 있다.

소뇌의 기능은 다음 3가지로 요약할 수 있다.

• 운동을 적절하고 신속하게 시작한다.

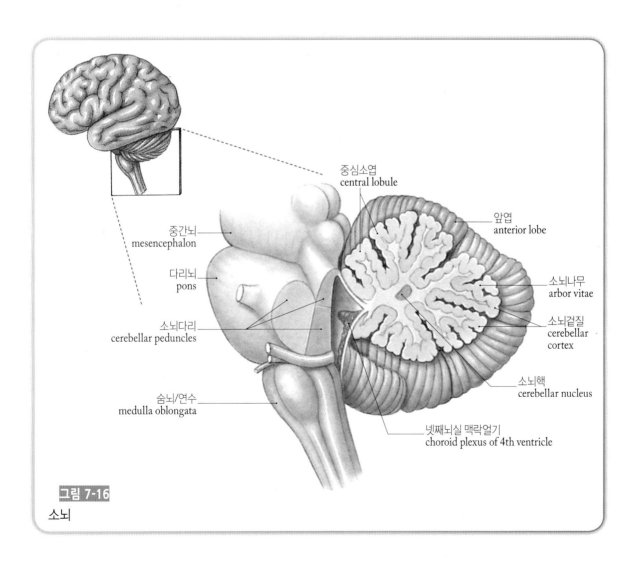

그림 7-16
소뇌

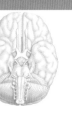
- 매끄러운 협동운동이 될 수 있도록 조절기능을 수행한다.
- 근육의 긴장을 적당하게 유지하고 자세를 유지한다.

소뇌의 한가운데 부분은 소뇌벌레(cerebellar vermis)라 하고, 그밖의 부분은 소뇌반구(cerebellar hemisphere)라 한다. 소뇌벌레는 가슴·배 등의 몸통부분에 대응하고, 소뇌반구는 팔다리운동에 대응하고 있다.

심화학습

피라밋바깥로의 장애

중간뇌흑색질세포의 장애(도파민작동성)는 파킨슨병(Parkinson disease)으로 알려져 있다. 그밖에 헌팅턴병(Huntington's disease, 장애부위는 꼬리핵+조가비핵으로 보고 있다)과 여러 가지 맘대로운동이 있다. 소뇌실조증(cerebellar ataxia)은 운동장애라는 점은 비슷하지만 피라밋바깥로장애(extrapyramidal tract)와는 분리된다.

5) 척수의 구조와 기능

척수(spinal cord)는 뇌와 연결되어 있다. 척수는 뇌에서 가까운 순서대로 목척수·등척수·허리척수·엉치척수로 나눠져 있다. 목척수에는 손의 감각과 운동에 관여하는 말초신경이 많이 출입하고 있으며(이것을 목신경얼기/cervical plexus라고 한다), 굵기 때문에 목팽대(cervical enlargement)라고 한다. 또, 허리척수에는 발의 감각과 운동에 관여하는 말초신경이 많이 나와 있으며(허리신경얼기라고 한다), 역시 굵기 때문에 허리팽대(lumbar enlargement)라고 한다.

척수는 엉치척수에서 점점 가늘어져 그 끝은 허리신경얼기를 구성하는 말초신경과 같은 굵기가 된다. 허리신경얼기에서 말초신경의 축삭과 끝은 구별하기 어려우며, 그 모양이 말의 꼬리와 비슷하여 말총(cauda equina)이라고 한다.

척수도 뇌와 마찬가지로 뼈(척추뼈)·경질막(dura mater, 속에는 정맥이 흘러들어간다)·거미막·연질막(pia mater) 등이 보호하고 있으며, 거미막밑공간에는 뇌척수액이 환류하고 있다. 척수는 뇌와는 반대로 가쪽이 백색질이며, 뇌에서부터 원심성(날)신경섬유가 주행하고, 또 척수 안에 있는 신경세포체로부터 뇌로 가는 구심성(들)신경섬유가 그 안에 배치되어 있다. 가쪽은 백색질이고, 안쪽에는 신경세포체가 배치되어 있지만 겉질이라고 하지 않고 회색질이라고 한다.

척수에서는 척수회색질에 있는 신경세포체로부터 신경섬유(운동신경섬유)가 배쪽에서 다발을 이루며 나와 있으므로 앞뿌리신경(anterior root nerve)이라고 한다. 또, 손발과 근육에서의 감각정보는 뒤뿌리(posterior root)에서 척수로 들어가지만 감각신경의 신경세포체는 뒤뿌리의 척수로 들어가자마자 가쪽으로 합쳐져 신경절을 형성하고 있으므로 특히 *뒤뿌리신경절(posterior root ganglion)이라고 한다.

---

*뒤뿌리신경절(posterior root ganglion)

척수를 보호하는 척추뼈 사이에 있는 연골조직인 척추사이원반(intervertebral disc, 추간판)은 척추뼈 사이에서 쿠션역할을 하는데, 이 부위의 등쪽중앙에 위치하고 있는 신경절이 뒤뿌리신경절이다. 척추사이원반헤르니아와 적주뼈의 압박골절(compression fracture)이 되면 뒤뿌리신경절을 종종 물리적으로 압박하기 때문에 감각이상이나 통증이 생긴다.

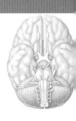

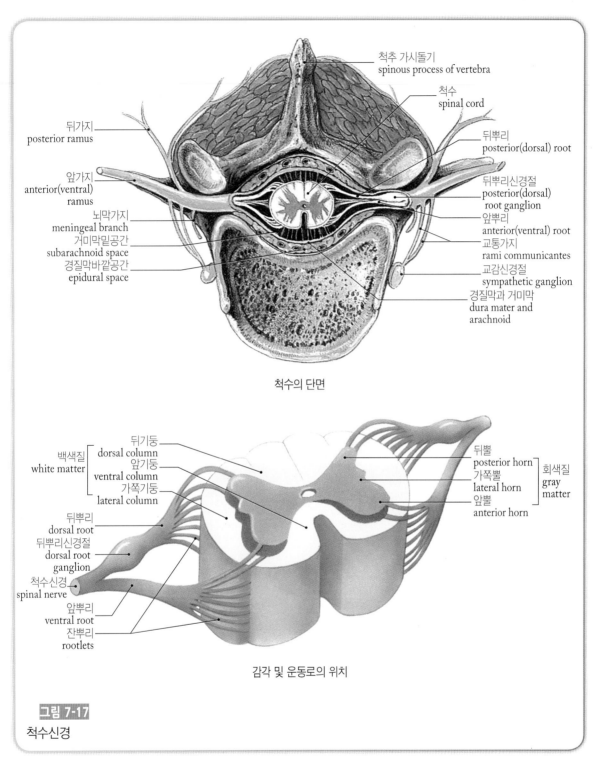

척수의 단면

감각 및 운동로의 위치

그림 7-17
척수신경

6) 척수반사

사람들은 갑자기 뜨거운 것을 만지면 순간적으로 손을 움츠리는데, 이러한 반응을 척수반사(spinal re-flex)라고 한다.

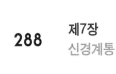

 심화학습

척수의 말이집

　뉴런의 축삭이 척수백색질을 주행하는 동안 척수의 말이집(myelin sheath)은 뇌와 같은 희소돌기아교세포를 만든다. 그러나 척수에서 조금이라도 나오면 갑자기 그 축삭을 만드는 세포는 슈반세포(Schwann's cell)로 변해버린다. 따라서 척수의 거미막이나 경질막(dura mater)을 통과할 때는 미리 슈반세포가 말이집형성세포로 되어 있다. 척수에 종양이 되면 척수의 경질막밑종양으로 신경집종(schwannoma, 슈반종)이 발생한다.

　일반적으로 감각신경은 피부·근육·힘줄에서 뒤뿌리신경절에 있는 신경세포체(nerve cell body)로 들어가고, 또 한 줄기의 축삭을 따라가 척수의 회색질에 있는 신경세포체에서 시냅스로 결합되며, 그 감각정보는 뇌로 보내진다. 뇌가 '위험하다'고 판단하면 중심앞이랑에서 운동신경의 축삭이 척수에 있는 운동신경세포체에 시냅스로 결합되어 그로부터 손을 움츠리는 동작에 들어가게 되는 정보전달경로를 취한다.

　그러나 아무리 뉴런의 축삭이 말이집신경섬유(myelinated nerve fiber)로 정보를 전달하는 가장 빠른 길이라고 해도 서둘러야 한다. 따라서 척수회색질에 있는 감각뉴런에서 한쪽으로는 뇌에 정보를 보내는 동시에 *사이뉴런(intercalated neuron, 개재신경세포)을 경유하여 척수회색질의 운동뉴런에 직접 감각정보를

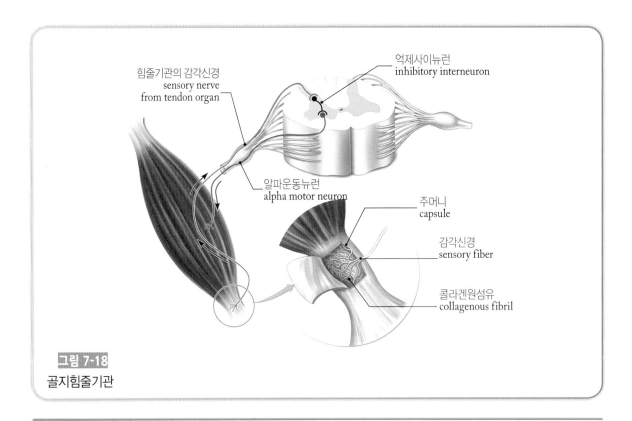

그림 7-18
골지힘줄기관

---

*사이뉴런(intercalated neuron)
　척수반사를 담당하는 척수 속 경로로서 중요한 작용을 하는 세포이다. 척수뒤뿔로부터의 감각자극을 앞뿔의 이차뉴런에 전달하는 기능을 한다.

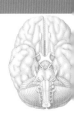

보내서 그 자리에서 손을 움츠리는 동작을 일으키는 회로가 들어 있다. 이것이 바로 척수반사이다. 척수가 단순히 정보전달의 축삭을 묶는 기능뿐만 아니라 정확하게 정보를 처리하기 때문에 척수를 중추신경계통에 포함시킨다. 척수반사의 종류는 다양하다.

7) 중추신경계통의 통합기능

사람의 뇌에는 우성 대뇌반구(dominant hemisphere)와 비우성 대뇌반구(nondominant hemisphere)가 있다. 또, 단순히 시각정보나 청각정보를 수신하는 영역과 그 수신된 정보가 어떤 의미인지를 인식하는 영역은 다르다. 이들은 일반적으로 중추신경계통의 '통합기능'으로 불리고 있지만, 실제로는 아직 제대로 밝혀지지 않은 사항이 많다. 그중 비교적 잘 연구되어 있는 것은 언어에 관한 통합기능이다.

심화학습

언어에 관한 통합기능

귀로 들어온 음성정보는 브로드만(Brodmann)의 41·42영역에 있는 1차청각영역으로 전해진다. 이 시점에서는 단순히 소리가 전해진다는 의미밖에 없다. 거기에서부터 비우성 대뇌반구에 있는 1차청각영역의 정보는 뇌들보(corpus callosum, 뇌량)를 거쳐 우성 대뇌반구인 마루엽 중 브로드만의 22영역에 있는 베르니케영역(Wernicke's area, 감각성언어영역)으로 전해져 처음으로 말로서 그 의미가 이해된다.

말은 베르니케영역에서 나온 정보가 우성 대뇌반구인 브로드만 40영역에서 처리되어 우성 대뇌반구인 이마엽의 브로드만의 44·45영역에 있는 브로카영역(Broca's area, 운동성언어영역)에서 의미를 갖는 언어정보로 구성된 후 브로카영역에서 중심앞이랑(precentral gyrus, 중심전회)에 있는 운동영역으로 정보가 전달되어 언어가 발생하게 된다.

문자정보는 브로드만의 17·18·19영역에 있는 1차시각영역으로 전달된다. 이 시점에서는 사진에 찍힌 일반영상과 마찬가지로 어떤 의미가 있는 정보인지 알 수 없다. 마찬가지로 비우성 대뇌반구인 1차시각영역으로 전해진 시각정보는 뇌들보를 거쳐 우성 대뇌반구의 외줄무늬겉질(extrastriate cortex, 브로드만의 39·40영역)에서 그냥 화상정보에서 한 번 '듣는 말'(음성정보)로 변환되어 베르니케영역으로 도달하여 언어로 이해되는 과정을 거친다.

4. 말초신경계통

말초신경계통(PNS : peripheral nervous system)은 뇌와 척수 이외의 모든 신경을 가리킨다. 중추신경계통인 뇌와 척수에 대해 말초신경계통은 말초부위(효과기인 손발·피부·눈 등의 감각기)와 중추를 잇는 신경로(전달경로)의 총칭이다.

말초신경계통은 크게 ① 몸신경계통(somatic nervous system)과 ② 자율신경계통(autonomic nervous system)으로 나눠지고, 자율신경계통은 교감신경계통(sympathetic nervous system)과 부교감신경계통(parasympathetic nervous system)으로 나누어진다. 몸(체성)신경계통은 신체의 운동기능과 감각기능에 연

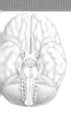

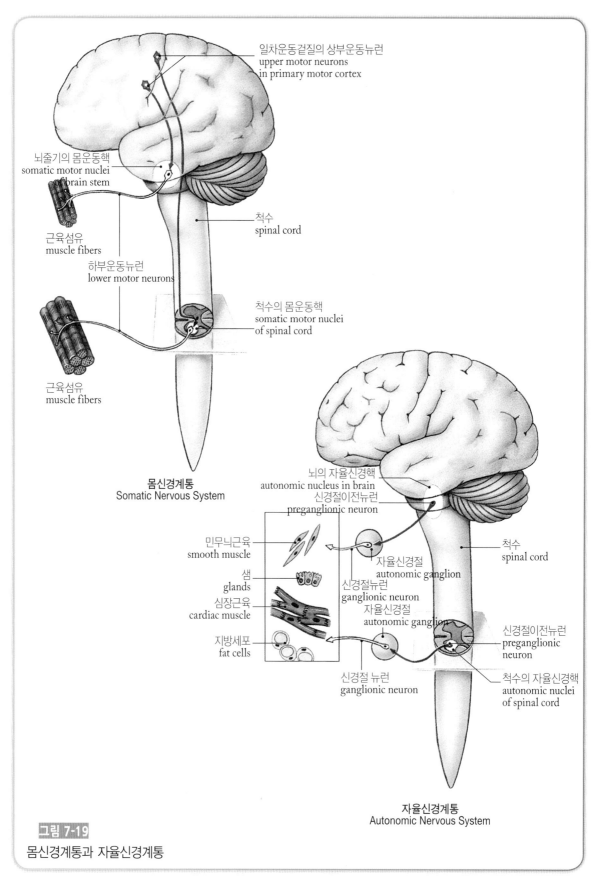

일차운동겉질의 상부운동뉴런
upper motor neurons
in primary motor cortex

뇌줄기의 몸운동핵
somatic motor nuclei
of brain stem

척수
spinal cord

근육섬유
muscle fibers

하부운동뉴런
lower motor neurons

척수의 몸운동핵
somatic motor nuclei
of spinal cord

근육섬유
muscle fibers

몸신경계통
Somatic Nervous System

뇌의 자율신경핵
autonomic nucleus in brain
신경절이전뉴런
preganglionic neuron

민무늬근육
smooth muscle

샘
glands

심장근육
cardiac muscle

지방세포
fat cells

척수
spinal cord

자율신경절
autonomic ganglion

신경절뉴런
ganglionic neuron

자율신경절
autonomic ganglion

신경절이전뉴런
preganglionic
neuron

신경절 뉴런
ganglionic neuron

척수의 자율신경핵
autonomic nuclei
of spinal cord

자율신경계통
Autonomic Nervous System

그림 7-19

몸신경계통과 자율신경계통

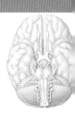

관되며, 자율신경계통은 내장기능에 연관된다. 말초신경계통에는 뇌신경과 척수신경이 포함되어 있는데, 이 두 가지는 해부학상의 개념이고, 자율신경계통과 몸신경계통으로 구분하는 것은 기능상의 분류이다. 뇌신경과 척수신경은 자율신경계통의 일부를 포함하고 있으므로 주의가 필요하다.

1) 말초신경의 구조

말초신경은 온몸 구석구석을 감싸고 있는 전선과 같은 것으로, 그 가느다란 신경 하나하나에 해부학적 명칭이 붙어 있다.

해부학적으로는 1줄기의 말초신경에서, 예를 들어 위팔 가운데를 지나는 신경을 정중신경(median nerve)이라고 하지만 이 말초신경은 기능적으로 보면 다양한 기능을 가진 서로 다른 연락경로가 묶여 있는 집합관인데, 이것을 신경섬유다발(fascicles of nerve fiber)이라고 한다. 그중 감각을 중추신경계통으로 전달하는 감각신경(구심성)이 통하고 있으면서 중추신경계통으로부터 신체를 움직이게 하는 명령을 전달하는 운동신경(원심성)도 섞여 있는 경우도 있고, 때로는 자율신경(구심성과 원심성)의 일부가 들어 있는 경우도 있어 그것들이 한 다발의 신경섬유가 된다.

2) 뇌신경

말초신경은 대부분 척수에서 출입하지만, 예외적으로 뇌에서 직접 출입하는 12쌍의 말초신경이 있는데, 이것을 특별히 뇌신경(cranial nerve)이라고 한다. 말초신경에는 시각신경(제Ⅱ신경)과 안구를 움직이게 하는 신경(제Ⅲ, Ⅳ, Ⅵ신경) 등 체내에서 중요한 기능을 담당하는 신경이 많다. 이 신경들은 뇌에서 직접 나오기 때문에 뇌기능을 잘 반영하고, 생사나 뇌사의 판정과 같은 중요한 뇌기능 확인에 도움을 주는 경우가 많다.

앞에서 설명했듯 1쌍의 뇌신경은 기능적으로 보아도 여러 가지 기능을 가진 서로 다른 신경섬유의 집합관이다. 예를 들어 미주신경(제Ⅹ신경)은 부교감신경인 동시에 목 안쪽의 감각신경과 삼킴(연하)운동을 담당하는 운동신경의 일부를 이룬다.

 심화학습

뇌신경의 표시

12쌍의 뇌신경에는 각각 고유의 이름이 있지만 로마숫자로 표기되는 경우가 있다. 예를 들면 시각신경은 제Ⅱ신경으로 표기된다.

① 후각신경

후각신경(Ⅰ. olfactory nerves)은 코안 맨위에 있는 머리뼈의 바닥부분(벌집뼈)에 좌우 2줄기, 두께 5mm 정도의 넓적한 끈같은 신경이 뇌에서 나와 있는 것이다. 이 후각신경의 끝을 후각망울(olfactory bulb)이라고 한다. 후각망울에서 코안쪽으로 나온 후각상피(olfactory epithelium)에 있는 후각세포가 냄새를 감지한

nervous system

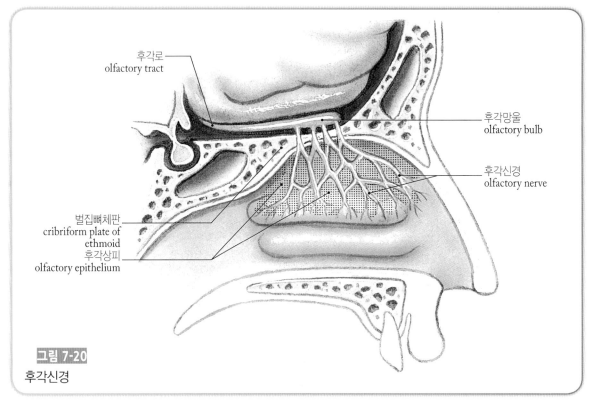

후각로
olfactory tract

후각망울
olfactory bulb

후각신경
olfactory nerve

벌집뼈체판
cribriform plate of
ethmoid
후각상피
olfactory epithelium

그림 7-20
후각신경

후 후각망울에서 전기신호로 변환시키는 것으로 알려져 있다. 냄새의 신호가 후각신경에서 후각영역으로 전달되면 거기에서 대뇌가장자리계통에 입력되므로 유쾌하거나 불쾌한 감정과 본능을 담당하는 부분과 직결되어 있다.

② 시각신경

안구의 망막으로부터 들어온 시각정보는 시각신경(Ⅱ. optic nerve)을 따라서 전해진다. 이 정보는 마침 뇌하수체 위에서 시각교차(optic chiasm)를 거쳐 가쪽무릎체(lateral geniculate body)에서 2차뉴런으로 시냅스결합을 하여 시각로부챗살(optic radiation)을 통해 대뇌의 1차시각영역에 입력된다.

시각정보에 관련하여 받아들이는 빛의 양을 조절하기 위해 동공을 항상 확대 또는 축소해야 하는데, 이 가쪽무릎체에서 입력되는 망막으로부터의 1차뉴런정보의 일부는 여기에서 자율신경계통에도 시냅스결합을 하여 동공의 확대·축소를 조절하기 위한 정보로서 도움이 되고 있다.

한편 안구운동은 3종류의 뇌신경에서 이루어지는데, 그 3종류의 뇌신경세포체는 신경섬유로 밀접하게 연결되어 있다. 또한 머리의 움직임이나 기울기 정보는 뇌신경의 하나의 안뜰신경(Ⅷ)으로부터 정보가 입력되고, 소뇌도 관여하는 등 복잡한 신경회로망에 의해 시각이 원활하게 확보되도록 되어 있다.

③ 눈돌림신경

눈돌림신경(Ⅲ. oculomotor nerve)은 중간뇌의 대뇌다리(cerebral peduncle)에서 시작하여 위눈확틈새를 통과한 후 눈확 안으로 들어와 안구운동에 관여하는 위곧은근(superior rectus muscle, 상직근)·아래곧은근(inferior rectus muscle, 하직근)·안쪽곧은근(medial rectus muscle, 내측직근)·아래빗근(inferior oblique muscle, 하사근)과 눈을 뜨게하는 데 관여하는 눈꺼풀올림근(levator palpebrae muscle, 상안검거근)에 분포

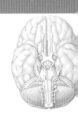

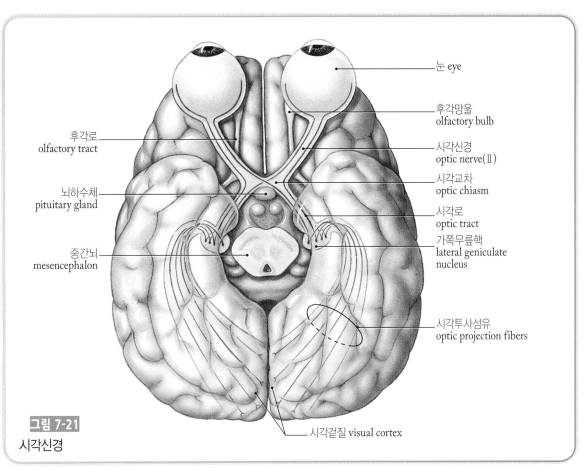

눈 eye

후각망울
olfactory bulb

시각신경
optic nerve(Ⅱ)

시각교차
optic chiasm

시각로
optic tract

가쪽무릎핵
lateral geniculate
nucleus

시각투사섬유
optic projection fibers

후각로
olfactory tract

뇌하수체
pituitary gland

중간뇌
mesencephalon

시각겉질 visual cortex

그림 7-21

시각신경

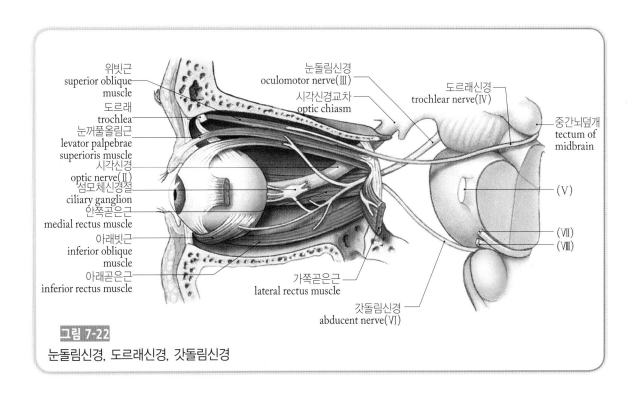

위빗근
superior oblique
muscle

도르래
trochlea

눈꺼풀올림근
levator palpebrae
superioris muscle

시각신경
optic nerve(Ⅱ)

섬모체신경절
ciliary ganglion

안쪽곧은근
medial rectus muscle

아래빗근
inferior oblique
muscle

아래곧은근
inferior rectus muscle

눈돌림신경
oculomotor nerve(Ⅲ)

시각신경교차
optic chiasm

도르래신경
trochlear nerve(Ⅳ)

중간뇌덮개
tectum of
midbrain

(Ⅴ)

(Ⅶ)

(Ⅷ)

가쪽곧은근
lateral rectus muscle

갓돌림신경
abducent nerve(Ⅵ)

그림 7-22

눈돌림신경, 도르래신경, 갓돌림신경

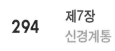
되어 있다. 또, 눈돌림신경 더부신경핵인 에딩거-베스트팔핵(Edinger Westphal nucleus)에서 시작한부교감 신경섬유는 눈돌림신경과 함께 눈확으로 들어와 섬모체신경절(ciliary ganglion, 모양체신경절)에 닿는다. 이 신경절이후신경섬유는 짧은 섬모체신경을 이루어 동공조임근(sphincter pupillae)과 섬모체근에 분포한다.

④ 도르래신경

도르래신경(Ⅳ. trochlear nerve)은 뇌신경 중 가장 작으며, 유일하게 뇌줄기의 등쪽에서 나오는 신경이다. 이는 눈돌림신경핵 바로 뒤쪽 중간뇌 아래둔덕(inferior colliculus)에서 시작하여 중간뇌수도관(mesence-phalic aqueduct, 중뇌수도) 주위를 돌아 위숨뇌천장(superior medullary velum, 상수범)에서 교차한다. 교차된 신경섬유는 위눈확틈새를 지나 눈확으로 들어와 위빗근(superior oblique muscle, 상사근)에 분포된다.

⑤ 삼차신경

삼차신경(Ⅴ, trigeminal nerve)은 다리뇌(pons)의 가쪽부분에서 시작하는 혼합신경으로서 가장 큰 뇌신경이다.

이 신경의 감각섬유는 얼굴의 피부·코안과 입안의 점막·치아속질(dental pulp, 치수) 등에 분포하며, 운동섬유는 씹기근육과 목뿔근 일부에 분포한다. 다리뇌에서 뇌 밖으로 나온 후 관자뼈 바위끝(petrous apex, 추체첨)에 있는 삼차신경절자국(trigeminal impression) 위에 삼차신경절(trigeminal ganglion) 혹은 반달신경절(semilunar ganglion)을 만든 다음 여기서 눈신경·위턱신경·아래턱신경으로 나누어진다.

- 눈신경(ophthalmic nerve) : 삼차신경의 첫째가지로 위눈확틈새를 지나 눈확으로 들어와 안구, 결막, 앞이마, 코점막 등에 분포하는 감각신경이다. 눈신경의 본줄기는 이마신경(frontal nerve)으로, 눈확위벽을 따라 앞으로 주행하다 도르래위신경(supratrochlear nerve), 눈확위신경(supraorbital nerve)의 안쪽가지 (medial branch) 및 가쪽가지(lateral branch)의 세 가지로 나누어져 콧등이나 이마부위에 분포한다.

- 위턱신경(maxillary nerve) : 삼차신경의 둘째가지인 감각신경으로 삼차신경절에서 나온 신경섬유는 나비뼈의 원형구멍을 통하여 날개입천장오목으로 나오고, 이어서 아래눈확틈새를 거쳐 눈확어귀(base of orbit)로 들어가 눈확아래신경(infraorbital nerve)이 된다. 그다음 위턱뼈의 눈확아래구멍(infraorbital foramen)을 통과하여 얼굴로 나와서 아래눈꺼풀(lower eyelid), 윗니, 뺨, 입천장, 윗입술, 위턱뼈동굴(maxillary sinus) 등에 분포한다. 한편 날개입천장오목에서 갈라진 날개입천장신경(pterygopalatine nerve)은 얼굴신경에서 나온 큰바위신경(greater petrosal nerve, 대추체신경)과 함께 날개입천장신경절 (pterygopalatine ganglion)을 형성한다.

- 아래턱신경(mandibular nerve) : 운동신경섬유와 감각신경섬유가 혼합된 삼차신경의 셋째가지로 타원구멍을 통하여 관자아래우묵(infratemporal fossa)으로 나온다. 운동신경섬유는 씹기근육·턱목뿔근·두힘살근·고막긴장근·입천장긴장근 등에 분포하고, 감각신경섬유는 관자부위·바깥귀·뺨·아랫입술·턱·입점막·아랫니·혀 등에 분포한다. 주요 가지인 혀신경(lingual nerve)은 얼굴신경에서 갈라진 고실끈신경(chorda tympani nerve)과 결합하여 혀의 2/3 앞쪽 미각, 그리고 턱밑샘·혀밑샘의 분비작용을 지배하고, 종말가지 아래이틀신경(inferior alveolar nerve)은 턱뼈구멍으로 들어가 턱뼈관을 지나면서 아랫니에 감각신경섬유를 내보낸다.

⑥ 갓돌림신경

갓돌림신경(Ⅵ. abducens nerve)은 넷째뇌실 바닥에 있는 얼굴신경둔덕(facial colliculus) 밑에 있는데, 이

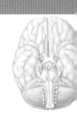

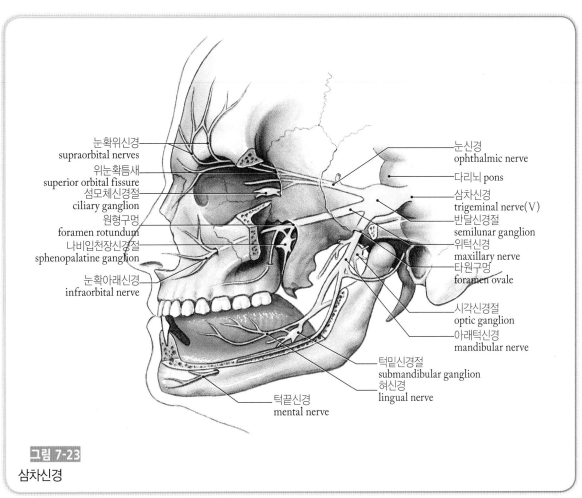

눈확위신경
supraorbital nerves

위눈확틈새
superior orbital fissure

섬모체신경절
ciliary ganglion

원형구멍
foramen rotundum

나비입천장신경절
sphenopalatine ganglion

눈확아래신경
infraorbital nerve

턱끝신경
mental nerve

눈신경
ophthalmic nerve

다리뇌 pons

삼차신경
trigeminal nerve(Ⅴ)

반달신경절
semilunar ganglion

위턱신경
maxillary nerve

타원구멍
foramen ovale

시각신경절
optic ganglion

아래턱신경
mandibular nerve

턱밑신경절
submandibular ganglion

혀신경
lingual nerve

그림 7-23
삼차신경

곳에서 시작된 신경섬유는 다리뇌의 아랫면을 나와 위눈확틈새에서 눈확으로 들어간다. 이 신경은 안구의 운동에 관여하는 근육 중 가쪽곧은근(lateral rectus muscle, 외측직근)을 지배하는데, 그 경로가 길고 손상받기 쉬운 신경이다.

⑦ 얼굴신경의 다양성과 미각

얼굴신경(Ⅶ. facial nerve)은 무언가를 씹는 맘대로근(수의근)인 깨물근 이외의 모든 가로무늬근육(보통 표정근이라고 한다)을 지배한다.

그뿐만이 아니다. 큰 소리를 들은 후 한동안 귓속이 '삐'하고 울리면서 청각기능이 일시적으로 정지된 듯한 경험을 했을 것이다. 얼굴신경은 그것을 막는 기능을 한다. 가운데귀(middle ear)에는 고막으로부터 오는 소리의 정보를 전달하는 3개의 귓속뼈(auditory ossicle)가 있는데, 그중 마지막 등자뼈(stapes)가 큰 소리를 그대로 전하지 않도록 등자근(stapedius muscle)이 조절하여 소리의 전달을 차단한다. 이 근육은 굉장히 작고 짧지만 가로무늬근육이며, 얼굴신경에서 갈라져 나온 등자근신경(nerve to stapedius)의 지배를 받는다.

또한 얼굴신경에는 자율신경이 함께 통하고 있어 눈물샘(lacrimal gland) · 턱밑샘(submandibular gland) · 혀밑샘(sublingual gland)을 지배하며, 눈물을 흘리거나 침을 흘리는 등의 기능을 한다. 나아가 혀의 미각에도 관여한다. 혀표면에는 여러 개의 맛봉오리가 있는데, 여기에 미각의 원천이 닿으면 화학적 자극이

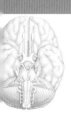

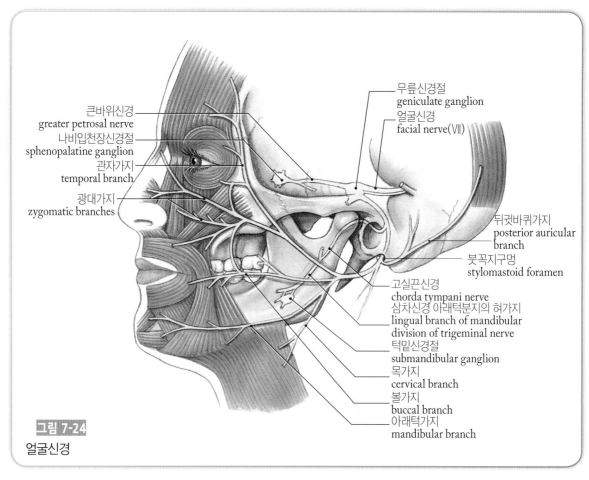

큰바위신경
greater petrosal nerve

나비입천장신경절
sphenopalatine ganglion

관자가지
temporal branch

광대가지
zygomatic branches

무릎신경절
geniculate ganglion

얼굴신경
facial nerve(Ⅶ)

뒤귓바퀴가지
posterior auricular branch

붓꼭지구멍
stylomastoid foramen

고실끈신경
chorda tympani nerve

삼차신경 아래턱분지의 혀가지
lingual branch of mandibular division of trigeminal nerve

턱밑신경절
submandibular ganglion

목가지
cervical branch

볼가지
buccal branch

아래턱가지
mandibular branch

그림 7-24

얼굴신경

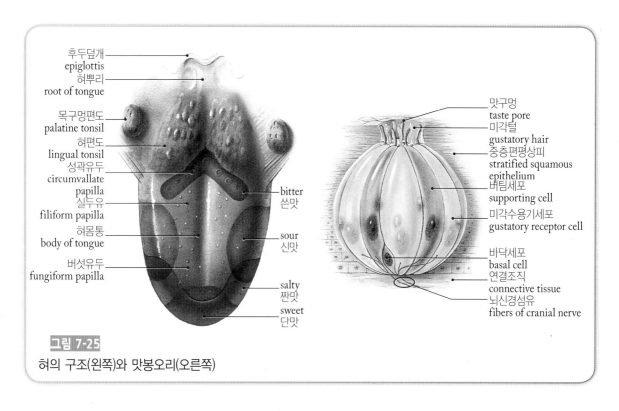

후두덮개
epiglottis

혀뿌리
root of tongue

목구멍편도
palatine tonsil

혀편도
lingual tonsil

성곽유두
circumvallate papilla

실두유
filiform papilla

혀몸통
body of tongue

버섯유두
fungiform papilla

bitter
쓴맛

sour
신맛

salty
짠맛

sweet
단맛

맛구멍
taste pore

미각털
gustatory hair

중층편평상피
stratified squamous epithelium

버팀세포
supporting cell

미각수용기세포
gustatory receptor cell

바닥세포
basal cell

연결조직
connective tissue

뇌신경섬유
fibers of cranial nerve

그림 7-25

혀의 구조(왼쪽)와 맛봉오리(오른쪽)

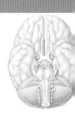

생겨 감각신경에 전해진다. 맛봉오리(taste bud)는 *밝은세포(L:light cell), 어두운세포(D:dark cell), 중간세포(I : intermediate cell), 바닥세포(B : basal cell)로 이루어진다. 혀표면에는 맛구멍(taste pore)이라는 구멍이 있고, 거기에는 미세융모가 밀집되어 있다.

미각은 혀의 부위에 따라 다르게 분포되어 있다. 혀끝은 짠맛이나 단맛을 특히 느끼기 쉽고, 혀옆쪽은 신맛, 혀안쪽은 쓴맛을 느끼기 쉽게 되어 있다. 혀앞쪽 2/3부분의 미각은 얼굴신경(Ⅶ)으로 들어가고, 온각·냉각·통각·촉각은 삼차신경(Ⅴ)을 통해 뇌줄기(brain stem)의 고립로핵(solitary nucleus)에 입력되어 감각정보가 시상으로 들어간다. 그리고 미각은 미각의 1차중추인 섬이랑(insular gyrus)에 도달하고, 다른 감각정보는 중심뒤이랑에 도달한다. 혀뒤쪽 1/3부분과 인두의 미각·온각·냉각·통각·촉각은 혀인두신경(Ⅸ)을 통해 똑같이 뇌줄기의 고립로핵에 입력되고, 그 후에는 마찬가지이다. 혀뒤쪽 1/3과 인두는 삼킴반사(swallowing reflex)에 관계하고 있으므로 여기서의 감각신경과 운동신경은 모두 혀인두신경이며, 척수반사와 같은 기능이 갖춰진 합리적인 구조이다. 덧붙여 후두의 미각과 그 이외의 감각은 미주신경(Ⅹ, vagus nerve)이 담당하며, 역시 뇌줄기의 고립로핵에 입력된 다음에는 마찬가지이다.

얼굴신경이 왜 이렇게 복잡한 구조로 되어 있는지에 대한 이유는 알려져 있지 않다. 반대로 생각해보면 일부 말초신경이 상해를 입더라도 다른 감각과 기능에 최대한 영향을 미치지 않게 되어 있는 것이다.

⑧ 속귀신경

속귀신경(Ⅷ. acoustic n.)은 달팽이신경(cochlear n.)과 안뜰신경(Ⅷ. vestibular n.)으로 되어 있다.

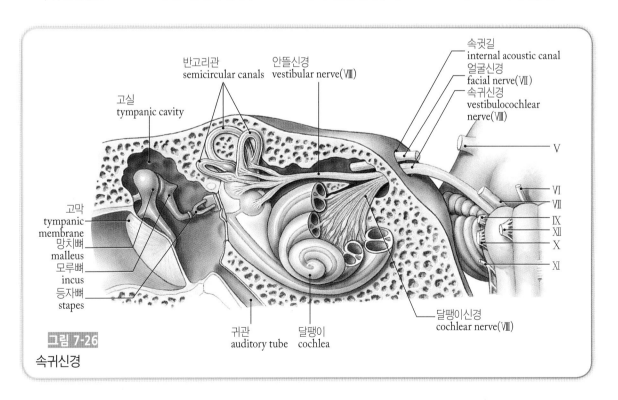

그림 7-26
속귀신경

---

*밝은세포(light cell)와 어두운세포(dark cell)
병리학적으로 염색성 차이에 의해 구별되는 명칭으로, 밝은 것이 밝은세포, 어두운 것이 어두운세포이다. 고유의 세포명은 아니며, 다른 부위에도 같은 세포가 분포되어 있다.

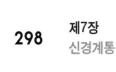

소리는 귓바퀴(귀)에서 모아져서 바깥귀길(external acoustic meatus)을 통해 고막을 진동시킨다. 이 고막의 진동은 망치뼈(malleus), 모루뼈(incus), 등자뼈(stapes)라는 3개의 귓속뼈를 통해 지레의 원리에 의해 증폭되어 달팽이(cochlea)로 들어가 그 안에 들어 있는 림프액에 진동을 전달한다. 그 진동은 코르티기관 (organ of Corti)이 신경정보로 발신시켜 나선신경절(spiral ganglion)에 있는 신경세포체를 통해 달팽이신경 (cochlear nerve)을 거쳐 청각전달로로 전달된다. 그리고 안쪽무릎체(medial geniculate body)로부터 청각로부챗살(auditory radiation)을 통해 대뇌겉질의 1차청각영역에 도달한다.

등자뼈의 과잉진동을 억제하기 위해 얼굴신경(Ⅶ)에서 등자근신경이 갈라지는 것은 앞에서 설명했다.

한편 귀에는 평형감각을 느끼는 기능이 있다. 평형감각은 머리의 기울기와 회전운동(가속도)의 변화로부터 감지된다고 하는데, 이것들은 반고리관(semicircular duct)이 감지한다. 이 정보가 안뜰신경절(vestibular ganglion)에 있는 신경세포체를 통해 안뜰신경으로부터 뇌줄기로 전해진다. 이 정보는 여기에서 소뇌·시상으로 전해져 자세를 유지하게 된다.

달팽이나 반고리관은 머리뼈 안의 속귀(internal ear)에 들어 있다. 속귀의 장애에 의해 평형감각에 이상이 생겨 나타나는 현기증을 일으키는 질환을 메니에르병(Meniere's disease)이라고 한다.

⑨ 혀인두신경

혀인두신경(Ⅸ. glossopharyngeal nerve)은 혀와 인두에 분포하여 감각과 운동을 지배하는 혼합신경이

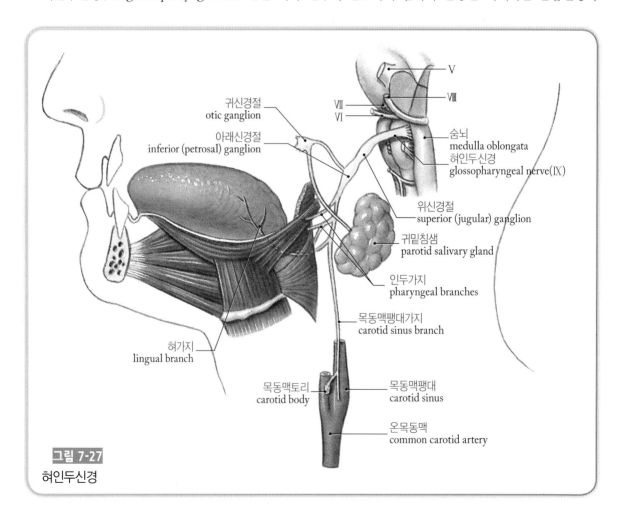

그림 7-27
혀인두신경

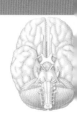

며, 귀밑샘의 분비에 관여하는 부교감신경섬유를 포함하고 있다. 숨뇌의 올리브 뒤에서 나온 혀인두신경은 목정맥구멍(jugular foramen)을 통해 밖으로 나오고, 속목동맥의 가쪽을 내려가 혀가지(lingual branch)와 인두가지(pharyngeal branch)로 나누어진다. 이들의 주요 가지들 중 운동섬유는 붓인두근(stylopharyngeal muscle)을 지배하고, 감각섬유는 인두와 입천장편도(palatine tonsil) 및 혀의 감각을 전도하는데, 특히 특수 감각섬유인 혀가지(lingual branch)는 혀의 뒤쪽 1/3의 점막에 분포되어 미각과 감각을 전도한다. 또한 목동맥팽대가지(branch to carotid sinus)는 속목동맥 밑동의 목동맥팽대에 분포하여 미주신경과 함께 혈압을 조절하는 감압신경(depressor nerve)이 되어 반사적으로 혈압을 조절하는 기능을 가지고 있다.

⑩ 미주신경

미주신경(X. vagus nerve)은 목과 가슴, 배의 내장에 분포하여 그들의 감각과 운동 및 분비를 조절하는 혼합신경으로서 숨뇌의 가쪽에서 시작하여 목정맥구멍을 통해 머리뼈바닥으로 나오는데, 그 입구에서 위·

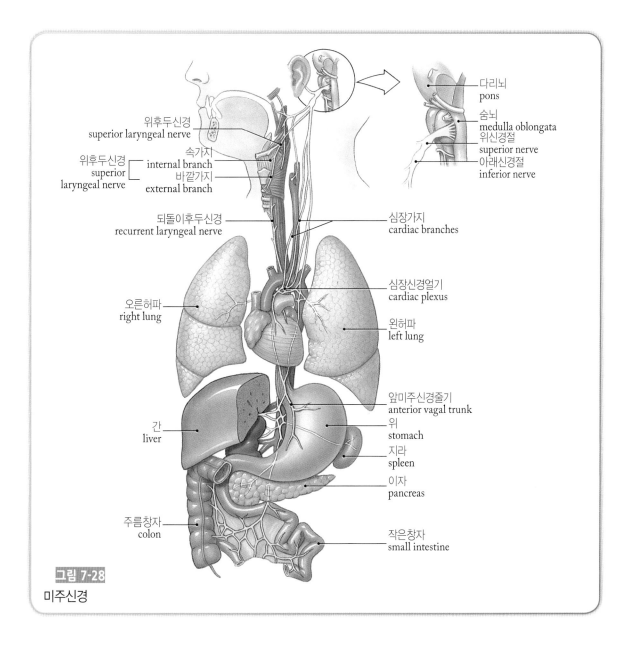

그림 7-28

미주신경

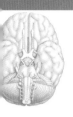

아래신경절(superior · inferior ganglia)을 만든다. 여기에서 나오는 신경줄기는 길고 복잡하며, 좌우가 비대칭이어서 애매하고 혼미하다는 의미로 '미주(wandering)'라는 이름이 붙게 되었다.

미주신경은 온목동맥과 속목동맥 사이를 하행하여 오른쪽 미주신경은 오른쪽 빗장밑동맥의 앞쪽을, 왼쪽 미주신경은 대동맥활의 앞쪽을 지나 가슴안으로 들어와 식도에 닿는다. 오른쪽 빗장밑동맥과 대동맥활 근처에서 오른쪽 미주신경으로부터 오른쪽 되돌이신경(recurrent nerve)이 갈라지고, 왼쪽 미주신경으로부터 왼쪽 되돌이신경이 갈라져 후두근육(muscle of larynx)의 운동인 발성을 조절한다. 이어 식도를 따라 하행하면서 왼쪽 미주신경은 식도의 앞면, 오른쪽 미주신경은 식도의 뒷면에 위치하여 가로막의 식도구멍을 통해 배안으로 나오면 각각 앞미주신경줄기와 뒤미주신경줄기가 된다. 이곳에서 많은 가지를 내어 복강동맥 주위에 복강신경얼기(celiac plexus)를 비롯한 몇 개의 신경얼기를 형성하여 골반을 제외한 배안의 장기인 위, 큰창자, 작은창자, 간, 이자, 지라, 콩팥 등에 분포한다.

⑪ 더부신경

더부신경(XI. accessory nerve)은 숨뇌에서 나오는 섬유와 척수에서 나오는 섬유가 한 줄기로 되어 목정맥구멍을 지나가는 운동신경이다. 뇌뿌리(cranial roots)의 신경섬유는 목정맥구멍을 나오면서 미주신경과 혼합하여 입천장근육(palate muscles)과 인두근육(pharyngeal muscles)의 가지가 된다. 척수뿌리(spinal roots)는 목척수에서 시작하여 상행하고, 큰구멍을 지나 머리뼈공간으로 들어가 뇌뿌리와 합쳐진 후 목정맥구멍으로 나온다. 머리뼈공간을 나온 척수뿌리의 말초는 목빗근과 등세모근에 분포된다.

⑫ 혀밑신경

혀밑신경(XII. hypoglossal nerve)은 숨뇌의 혀밑신경핵에서 시작하는 10~15개의 섬유다발로 뒤통수뼈의 혀밑신경관을 통하여 밖으로 나오고, 속목동정맥 사이를 지나 앞아래쪽으로 주행하여 혀의 혀밑면에서 여러 개의 가지를 혀뿌리로 내보내어 혀의 운동을 지배한다.

 심화학습

뇌신경계통의 경로와 장애 시의 부위표시

12쌍의 뇌신경은 운동신경의 축삭, 감각신경의 축삭, 자율신경의 축삭이 모인 집합관이다. 그리고 각 축삭의 신경세포체는 다르다. 뇌신경에는 생명유지와 직결되는 중요한 기능이 많으며, 어느 신경세포체의 바로 가까이에는 다른 신경세포체와 축삭이 배치되어 있어 하나하나의 신경회로는 질서정연하게 배치되어 있으나 좁은 공간에서 수납이 이루어져 복잡하게 되어 있다. 따라서 어느 신경세포체의 어느 경로에 장애가 발생했는지 알기 쉽게 하기 위해 신경세포체가 존재하는 부위를 *뇌신경핵(nuclei of cranial nerves)이라고 한다. 신경세포체 자체에 장애가 있을 때를 '핵성(nuclear)', 신경세포체보다 대뇌부분에 장애가 있을 때를 '핵위(supranuclear)', 신경세포체의 축삭에 장애가 있을 때를 '핵아래(infranuclear)'라고 한다.

*뇌신경핵(nuclei of cranial nerves)

뇌신경과 같이 좁은 공간에 여러 개의 회로망이 있는 경우는 신경세포체에 핵이 있어 상당히 특수하며, 가늘고 긴 뉴런의 세포체 부위를 '뇌신경핵'으로 부르기도 한다.

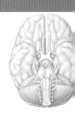

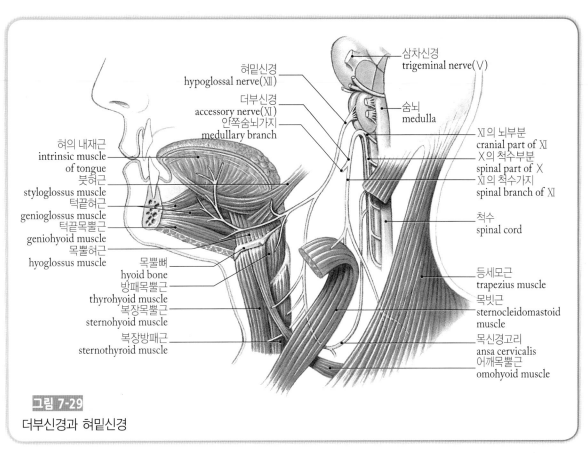

허밑신경
hypoglossal nerve(XII)

삼차신경
trigeminal nerve(V)

더부신경
accessory nerve(XI)
안쪽숨뇌가지
medullary branch

숨뇌
medulla

혀의 내재근
intrinsic muscle
of tongue

붓혀근
styloglossus muscle
턱끝혀근
genioglossus muscle
턱끝목뿔근
geniohyoid muscle
목뿔혀근
hyoglossus muscle

XI의 뇌부분
cranial part of XI
X의 척수부분
spinal part of X
XI의 척수가지
spinal branch of XI

척수
spinal cord

목뿔뼈
hyoid bone
방패목뿔근
thyrohyoid muscle
복장목뿔근
sternohyoid muscle
복장방패근
sternothyroid muscle

등세모근
trapezius muscle
목빗근
sternocleidomastoid
muscle
목신경고리
ansa cervicalis
어깨목뿔근
omohyoid muscle

그림 7-29
더부신경과 허밑신경

3) 척수신경과 신경얼기

뇌신경 이외의 말초신경은 31쌍으로 척수(spinal cord)로부터 출입하는데, 이것을 척수신경(spinal nerve)이라고 한다. 척수신경에는 자율신경계통과 몸신경계통이 있으며, 몸신경계통은 운동신경계통과 감각신경계통으로 나누어진다. 운동신경은 척수의 배쪽에서 나오고, 감각신경은 등쪽에서 척수로 들어간다. 운동신경의 세포체는 척수 안에 있지만, 감각신경의 세포체는 척수 바깥의 *뒤뿌리신경절(dorsal root ganglion)에 들어 있다.

척수신경의 세포체는 척수앞뿔에 있으며, 그 축삭은 앞뿌리에서 나와 뼈대근육에 이른다. 여러 가지 감각수용기에서 오는 감각자극정보는 뒤뿌리신경절(dorsal root ganglion)에 신경세포체가 있는 감각신경의 한쪽 축삭으로부터 또 다른 쪽의 축삭으로 전달되며, 뒤뿔의 신경세포체에 시냅스결합을 하여 중추에 도달한다. 여기에는 동시에 사이뉴런이 있어 척수반사를 담당한다.

팔이나 다리에는 여러 개의 뼈대근육과 손가락·발가락 및 손발이 있는데, 이 부위에서의 감각정보입력

*뒤뿌리신경절(dorsal root ganglion)
척추사이원반헤르니아일 때 감각이 손상되기 쉬운 이유는 감각신경세포체가 척수의 가쪽에 있어 그만큼 압박받기 쉽기 때문이다.

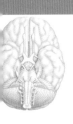

과 운동신경출력은 모두 다른 부위와 비교도 되지 않을 정도로 많기 때문에 팔에 대응하여 목척수(cervical cord)가 팽대하고, 다리에 대응하여 허리척수(lumbar cord)가 팽대되어 있다.

손가락이 있는 팔과 연결되는 말초신경은 넷째목뼈(C4)에서부터 첫째등뼈(T1 또는 Th1)에 걸쳐 나눠지지만 손끝으로 갈수록 더 많이 갈라지고, 또 일부는 합류하므로 팔신경얼기(brachial plexus)라고 불린다.

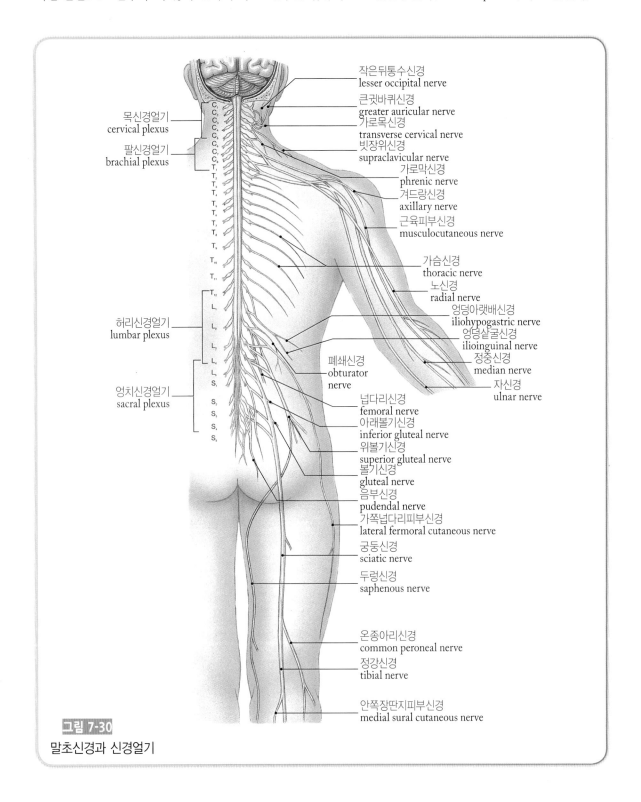

작은뒤통수신경
lesser occipital nerve

큰귓바퀴신경
greater auricular nerve

가로목신경
transverse cervical nerve

빗장위신경
supraclavicular nerve

가로막신경
phrenic nerve

겨드랑신경
axillary nerve

근육피부신경
musculocutaneous nerve

가슴신경
thoracic nerve

노신경
radial nerve

엉덩아랫배신경
iliohypogastric nerve

엉덩샅굴신경
ilioinguinal nerve

정중신경
median nerve

자신경
ulnar nerve

목신경얼기
cervical plexus

팔신경얼기
brachial plexus

허리신경얼기
lumbar plexus

엉치신경얼기
sacral plexus

폐쇄신경
obturator nerve

넙다리신경
femoral nerve

아래볼기신경
inferior gluteal nerve

위볼기신경
superior gluteal nerve

볼기신경
gluteal nerve

음부신경
pudendal nerve

가쪽넙다리피부신경
lateral fermoral cutaneous nerve

궁둥신경
sciatic nerve

두렁신경
saphenous nerve

온종아리신경
common peroneal nerve

정강신경
tibial nerve

안쪽장딴지피부신경
medial sural cutaneous nerve

그림 7-30
말초신경과 신경얼기

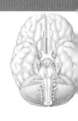

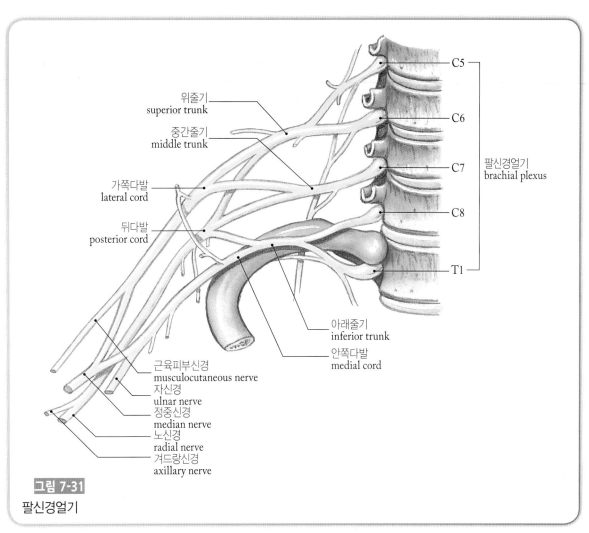

그림 7-31

팔신경얼기

다리도 첫째허리뼈(L1)~넷째엉치뼈(S4) 사이에서 갈라지는 말초신경이 허리엉치신경얼기(lumbosacral plexus)를 형성하고 있다.

4) 운동신경계통

(1) 피라밋로

① 피라밋로를 만드는 경로

피라밋로(pyramidal tract)는 손이나 발 등의 뼈대근육을 수의적으로 움직이게 하는 운동신경 중 가장 중심적인 역할을 하는 경로이며, 전형적인 원심성신경로이다. 피라밋로의 기본적인 경로는 다음 2가지로 이루어져 있다.

첫 번째 경로는 대뇌중심앞이랑(운동영역)의 뉴런에서 나오는 축삭이 척수앞뿔(anterior horn)에 있는 운동뉴런까지 주행하여 시냅스로 결합하기까지이다.

nervous system

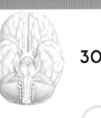

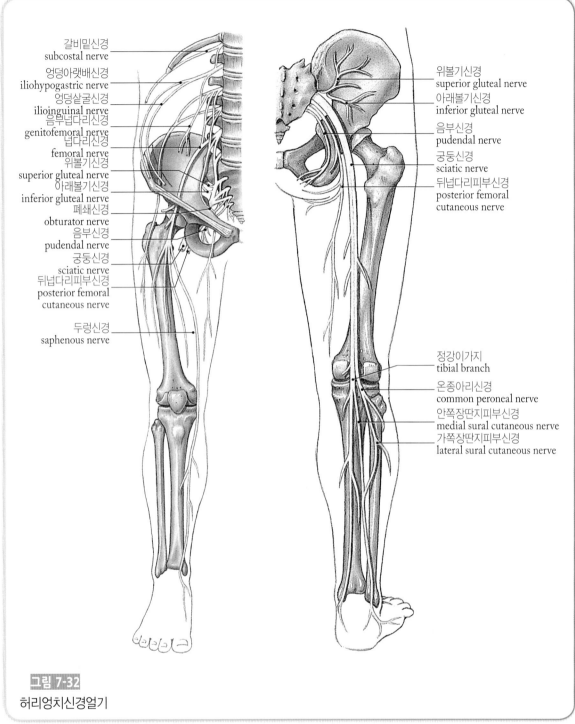

갈비밑신경
subcostal nerve
엉덩아랫배신경
iliohypogastric nerve
엉덩샅굴신경
ilioinguinal nerve
음부넙다리신경
genitofemoral nerve
넙다리신경
femoral nerve
위볼기신경
superior gluteal nerve
아래볼기신경
inferior gluteal nerve
폐쇄신경
obturator nerve
음부신경
pudendal nerve
궁둥신경
sciatic nerve
뒤넙다리피부신경
posterior femoral
cutaneous nerve
두렁신경
saphenous nerve

위볼기신경
superior gluteal nerve
아래볼기신경
inferior gluteal nerve
음부신경
pudendal nerve
궁둥신경
sciatic nerve
뒤넙다리피부신경
posterior femoral
cutaneous nerve

정강이가지
tibial branch
온종아리신경
common peroneal nerve
안쪽장딴지피부신경
medial sural cutaneous nerve
가쪽장딴지피부신경
lateral sural cutaneous nerve

그림 7-32
허리엉치신경얼기

두 번째 경로는 척수앞뿔 운동뉴런의 축삭이 척수의 앞뿌리(배쪽)로서 척추뼈에서 나와 그대로 지배하는 가로무늬근육에 닿을 때까지이다.

첫 번째 경로를 이루는 운동뉴런을 일차뉴런, 두 번째 경로를 이루는 운동뉴런을 이차뉴런라고도 한다.

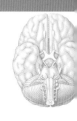

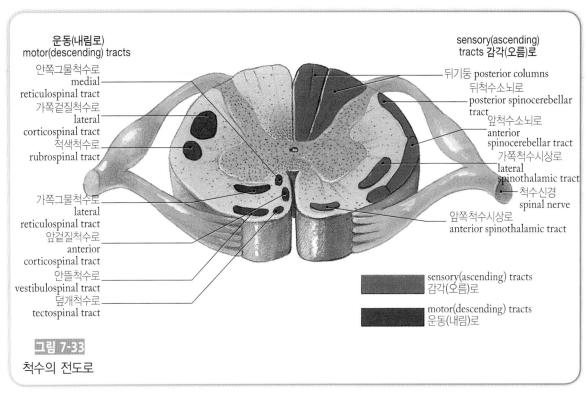

운동(내림로)
motor(descending) tracts

sensory(ascending)
tracts 감각(오름)로

안쪽그물척수로
medial
reticulospinal tract

가쪽겉질척수로
lateral
corticospinal tract

적색척수로
rubrospinal tract

가쪽그물척수로
lateral
reticulospinal tract

앞겉질척수로
anterior
corticospinal tract

안뜰척수로
vestibulospinal tract

덮개척수로
tectospinal tract

뒤기둥 posterior columns

뒤척수소뇌로
posterior spinocerebellar tract

앞척수소뇌로
anterior spinocerebellar tract

가쪽척수시상로
lateral spinothalamic tract

척수신경
spinal nerve

앞쪽척수시상로
anterior spinothalamic tract

sensory(ascending) tracts
감각(오름)로

motor(descending) tracts
운동(내림)로

그림 7-33
척수의 전도로

② 피라밋교차

피라밋로의 일차뉴런은 숨뇌아래쪽에 있으며, 좌우의 대뇌중심앞이랑에서 오는 축삭의 약 90%가 교차한다. 이 교차에 의해 왼쪽대뇌는 오른쪽반신, 오른쪽대뇌는 왼쪽반신의 감각을 수용하고 운동을 지배한다. 이 것을 피라밋교차(pyramidal decussation)라고 한다.

이것의 약 90%는 숨뇌아래쪽에서 교차한 후 반대쪽 축삭으로 내려가 그대로 반대쪽 척수앞뿔(anterior horn)의 이차뉴런에 접속하지만, 나머지 약 10%는 교차하지 않고 같은 쪽 척수앞섬유단(anterior funiculus of spinal cord, 척수전삭)을 내려와 같은 쪽 척수앞뿔에 있는 이차뉴런에 접속한다.

(2) 피라밋바깥로

① 피라밋바깥로의 경로

피라밋바깥로(extrapyramidal tract)는 숨뇌아래쪽에서 피라밋교차(pyramidal decussation)를 하지 않는 운동신경의 경로를 말하며, 대뇌·소뇌·*(대뇌)바닥핵(basal nuclei)·적색핵(red nucleus)·뇌줄기(brain stem)·척수(spinal cord)를 연결하는 여러 개의 경로이다. 세밀한 운동을 가능하게 하는 경로이다.

---

*(대뇌)바닥핵(basal nuclei)
꼬리핵·조가비핵·흑색질·창백핵·시상하부의 총칭. 그중 흑색질은 중간뇌로, 시상하부는 사이뇌로 분류된다. 대뇌바닥핵은 시상을 거쳐 대뇌겉질로 연결된다. 흑색질의 장애는 파킨슨병의 발생과 관련되어 있다.

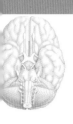

② 피라밋바깥로의 기능

피라밋로에서 의지에 의한 운동명령을 전달할 때 운동의 속도나 조합, 여러 가지 근육에 힘을 주는 정도 등을 시시각각 조절하지 않으면 근육의 움직임이 매끄럽게 이루어지지 않는다. 또한 어떤 동작을 하려면 반드시 몇 개의 근육이 절묘하게 협조운동을 해야 한다. 예를 들어 똑바로 걸을 때 올라가는 쪽 다리의 무릎 안쪽 근육은 수축하고, 무릎바깥쪽 근육은 이완되어야 한다. 또, 반대쪽 다리는 체중이동을 하면서 흔들거

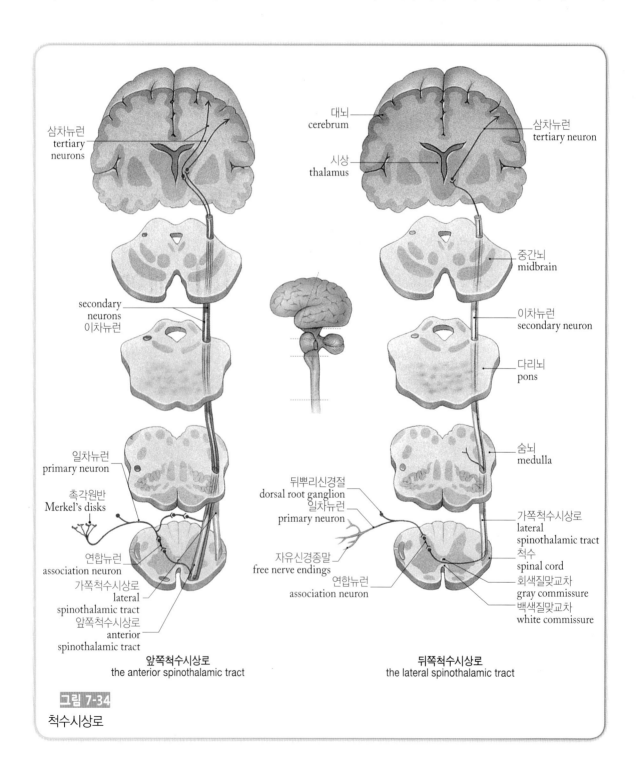

앞쪽척수시상로
the anterior spinothalamic tract

뒤쪽척수시상로
the lateral spinothalamic tract

그림 7-34

척수시상로

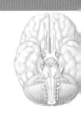

리지 않도록 체중을 지지하고 다음의 걸음을 준비해야 한다. 이러한 운동신경의 협조성과 순조로운 진행을 담당하는 것이 피라밋바깥로의 기능이다.

5) 몸감각계통

(1) 몸감각계통의 2가지 특징

몸감각은 피부·점막의 감각인 표면감각(superficial sensation)과 근육·힘줄·관절의 감각인 심부감각 (deep sensation, bathyesthesia)으로 나눠진다. 여러 가지 감각수용기에서 감지된 감각자극은 모두 척수신경을 통해 뒤뿌리신경절을 거쳐 뒤뿌리에서 척수뒤뿔(posterior horn)에 도달한다.

몸감각계통(somatosensory system)에는 다음과 같은 2가지 특징이 있다.

첫 번째는 감각수용기가 각각 다름에도 불구하고, 감각수용기가 국한된 부위와 감각신경이 들어가는 척수신경 사이에는 일 대 일의 관계가 있다고 한다. 피부·점막의 감각인 표면감각과 척수신경의 일 대 일관계를 피부표면의 지도로 표현한 것을 피부분절(dermatome)이라고 한다. 심부감각도 마찬가지이다. 다만 엄밀히 일 대 일이라고는 할 수 없고, 인접한 척수신경과 어느 정도 중복되기도 한다.

두 번째는 감각수용기의 국한성과 척수신경의 일 대 일 관계이면서 뒤뿔(posterior horn)의 뉴런에 연결되면서부터 앞의 구심성신경경로는 감각의 종류에 따라 주로 3가지 경로를 통해 뇌로 전달된다.

(2) 3가지 경로와 감각의 종류

몸감각계통에는 여러 개의 경로가 있는데, 다음은 그중에서 중요한 3가지 경로별 감각의 종류와 감각기관을 정리한 것이다.

① 온도감각 · 통각

첫 번째는 온도감각·통각(온·통각)에 관련된 경로이다. 이러한 감각은 각각의 부위에 분포하며, 감각의 종류별로 대응하는 감각수용기관(sensory receptor)에서 감지된다. 온도감각에는 0~35℃의 온도에 대응하는 냉수용기(cold thermoreceptor)와 30~45℃의 온도에 대응하는 온수용기(warm thermoreceptor)가 있다. 통각에는 통각수용기(nociceptor)가 있다. 각각은 자유신경종말로 이루어져 있으며, 말이집이 있는 Aδ 섬유와 말이집이 없는 C섬유로 구성되어 있다.

온도감각·통각신호를 뒤뿔에서 시냅스결합으로 받아들인 이차감각세포는 같은 평면위에 있는 척수 반대쪽에 축삭을 뻗으면서 사이뇌의 시상까지 올라간다. 그리고 시상에서 다른 뉴런에 정보를 주어 대뇌겉질의 중심뒤이랑(postcentral gyrus)에 있는 신체 각 부위에 대응하는 부위에 온도감각·통각신호를 전달한다. 이 회로를 척수시상로(spinothalamic tract)라고 한다.

② 근육과 힘줄의 신축정보

두 번째는 심부감각 중에서 뼈대근육의 신축상태를 전달하는 경로이다.

뼈대근육에는 특수한 근육섬유로 이루어진 근육방추(muscle spindle)라는 수용기가 있다. 근육방추는 뼈대근육섬유와 평행으로 뼈대근육의 결합조직에 있으며, 뼈대근육이 펴지면 수동적으로 근육방추 속에 있는 특수한 근육섬유가 늘어나 자극을 감지하는 특수한 수용기이다. 말이집이 있는 Aα섬유와 Aβ섬유를 거쳐

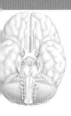
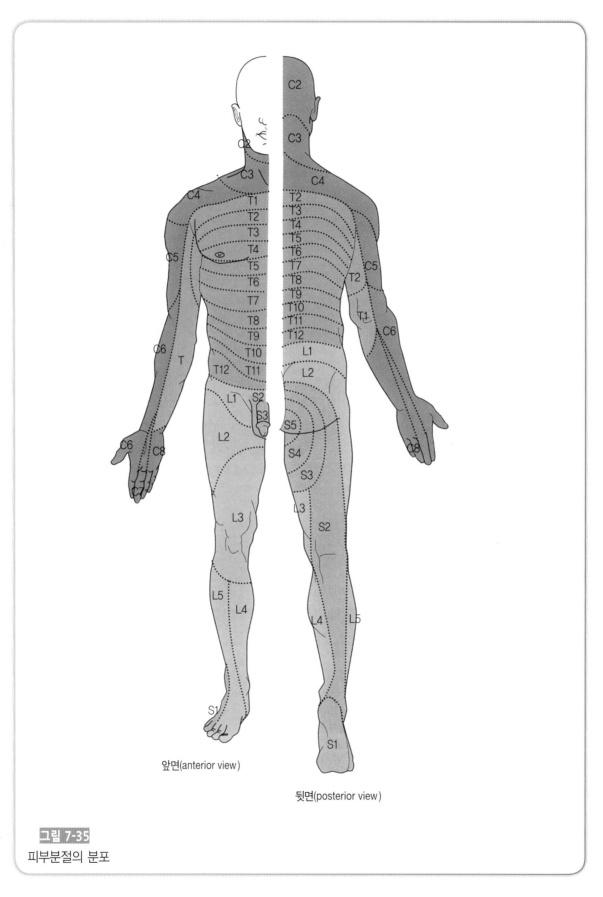

앞면(anterior view)

뒷면(posterior view)

그림 7-35
피부분절의 분포

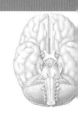

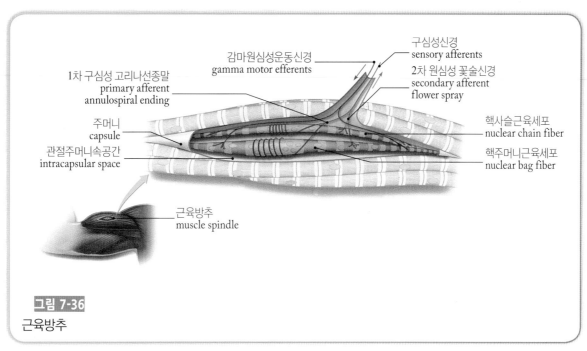

감마원심성운동신경
gamma motor efferents

구심성신경
sensory afferents

2차 원심성 꽃술신경
secondary afferent
flower spray

1차 구심성 고리나선종말
primary afferent
annulospiral ending

주머니
capsule

관절주머니속공간
intracapsular space

핵사슬근육세포
nuclear chain fiber

핵주머니근육세포
nuclear bag fiber

근육방추
muscle spindle

그림 7-36
근육방추

척수뒤뿔에 신호가 전해진다. 또한 뼈대근육의 신축에 대해 근육방추 안에 있는 특수한 근육섬유의 감수성을 조절하기 위해 척수앞뿔로부터 γ 운동신경이 근육방추 안의 특수근육섬유를 지배하게 된다. 척수앞뿔로부터 뼈대근육의 신축에 관계하는 운동신경은 α 운동신경인데, 이는 특수한 운동신경으로 간주된다.

또, 뼈대근육과 힘줄의 접합부분에는 골지힘줄기관(Golgi tendon organ)이라는 수용기가 있다. 골지힘줄기관은 힘줄방추(tendon spindle)라고도 하는데, 근육이 수축하면 자극을 감지하는 특수한 수용기이다.

두 수용기의 차이는 근육방추는 뼈대근육이 늘어나는 것을 감지하고, 골지힘줄기관은 수축을 감지한다는 것이다. 또, 근육방추에는 감수성조절기구가 있으나 골지힘줄기관에는 없다. 둘 다 위치감각에 관계된다.

근육방추와 골지힘줄기관에서 나오는 신호는 뒤뿔의 뉴런에 시냅스결합으로 전달되어 같은 쪽 백색질로 소뇌벌레(cerebellar vermis, 소뇌충부)에 입력된다. 이것은 대뇌까지는 올라가지 않으므로 감각으로 의식되는 경우는 없다. 소뇌에 있는 이 회로를 척수소뇌로(spinocerebellar tract)라고 한다.

③ 촉각 · 압각 · 진동감각 · 위치감각

촉각 · 압각은 털이 있는 피부에서는 털주머니(모낭)수용체(hair follicle receptor)나 메르켈소체(Merkel's corpuscle)를, 털이 없는 피부에서는 마이스너소체(Meissner's corpuscle)나 메르켈소체를 수용기로 한다. 진동감각은 파치니소체(Pacini's corpuscle, 바터-파치니소체/Vater-Pacinian corpuscle라고도 한다)를 수용기로 하여 두꺼운 말이집의 Aβ섬유끝이 말이집이 없는 축삭(무수축삭)을 따라간다. 심부감각인 위치감각의 수용기는 명확하지 않다.

이러한 촉각 · 압각 등은 척수뒤뿔에서 시냅스결합에 의해 다른 신경섬유에 접속하고, 같은 쪽 뒤섬유단(posterior funiculus, 후삭)으로 올라간다. 다리로부터의 축삭은 뒤섬유단안쪽의 널판다발(gracile fascicle)로 올라가고, 팔로부터의 축삭은 뒤섬유단가쪽의 쐐기다발(cuneate fascicle)로 올라가며, 숨뇌아래쪽의 널판다발핵(gracile nucleus)과 쐐기다발핵(cuneate nucleus)에서 시냅스결합에 의해 다음 뉴런으로 접속하고, 그

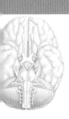

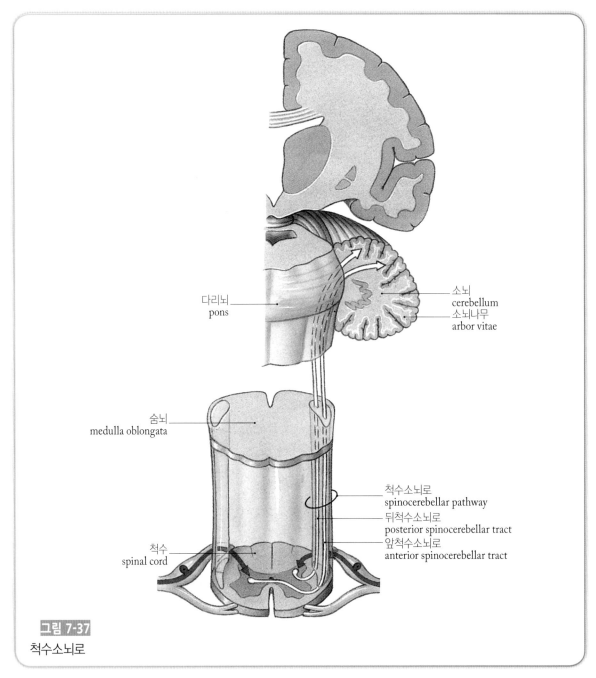

다리뇌
pons

소뇌
cerebellum
소뇌나무
arbor vitae

숨뇌
medulla oblongata

척수소뇌로
spinocerebellar pathway
뒤척수소뇌로
posterior spinocerebellar tract
앞척수소뇌로
anterior spinocerebellar tract

척수
spinal cord

그림 7-37
척수소뇌로

다음 숨뇌아래쪽에서 반대쪽 안쪽섬유띠(medial lemniscus)와 교차하여 그대로 올라간다. 그리고 시상에서 다른 신경에 시냅스결합으로 접속하여 대뇌겉질의 중심뒤이랑에 있는 신체 각 부위에 대응한 부위에 신호를 전달한다. 이 경로를 뒤섬유단-안쪽섬유띠경로(posterior column-medial lemniscal pathway)라고 한다.

6) 자율신경계통

자율신경계통(autonomic nervous system)은 본인의 의지를 벗어난 기능을 하는 신경으로, 순환 · 호흡 ·

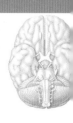

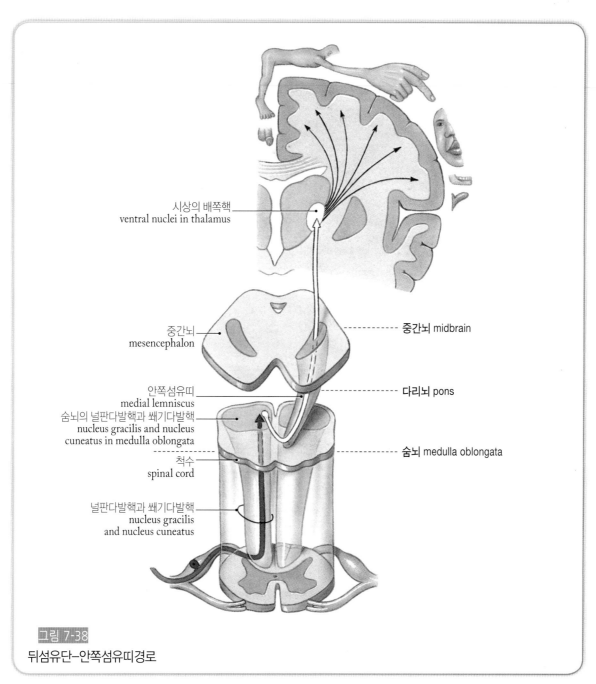

그림 7-38
뒤섬유단–안쪽섬유띠경로

소화 · 대사 · 분비 · 배설 등 생명유지에 관련된 기능을 제어한다. 자율신경계통은 교감신경계통과 부교감신경계통으로 이루어져 있다. 이것들에도 말초신경의 일부를 구성하고 있는 부분과 중추부분이 있다. *자율신경의 중추에는 순환중추 · 체온조절중추 · 호흡중추 등이 있다.

*자율신경(autonomic nerve)
 중간뇌에서 척수원뿔(conus medullaris)까지를 보면 위아래로 부교감신경이 있고, 한가운데에 교감신경이 배치되어 있다. 이것의 생물학적인 의미는 불명확하다.

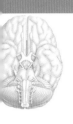

중간뇌에서 숨뇌에 도달하는 부분에서 출입하는 뇌신경과 엉치척수에서 나오는 말초신경이 부교감신경 계통을 구성하며, 등척수부터 허리척수에 걸친 앞뿌리에서 출입하는 말초신경의 일부가 교감신경계통을 구 성한다.

(1) 교감신경계통

교감신경계통(sympathetic nervous system)은 첫째등뼈(T1)~둘째허리뼈(L2) 사이의 척수앞뿌리에서 나 오는 척수신경으로, 다음의 3가지 경로가 있다.

첫 번째 경로는 척추뼈 앞 좌우에 지름 5mm 정도의 염주를 연결한 것과 비슷한 모양으로 세로축방향에 위치하는 *교감신경줄기(sympathetic trunk) 안에 있는 *교감신경절(sympathetic ganglion)에 닿는 섬유를 내보낸다. 여기에서 다른 신경과 연결되어 각 기관과 혈관에 도달한다.

두 번째 경로는 교감신경줄기를 통하지 않고 척추뼈 앞에서 배대동맥(abdominal aorta)을 둘러싸고 있는 3개의 교감신경절에 닿는 섬유를 내보내는 것이다. 여기에서 다른 신경과 연결되어 각 기관에 도달하는 것 은 첫 번째 경로와 마찬가지이다. 이 3개의 교감신경절은 위에서부터 순서대로 복강신경절(celiac ganglia), 위 및 아래창자사이막신경절(superior · inferior mesenteric ganglion)이다.

세 번째 경로는 부신속질에 도달하는 섬유로, 교감신경절을 거치지 않고 직접 척수에서 부신속질세포에 도달하며, 부신속질세포가 에피네프린과 노에피네프린을 혈중으로 방출한다. 부신속질은 교감신경과 밀접 한 관계에 있으므로 예외적이기도 하다.

교감신경절까지를 신경절이전뉴런(preganglionic neuron, 신경절이전신경세포), 교감신경절에서 기관까 지를 신경절이후뉴런(postganglionic neuron, 신경절이후신경세포)라고 한다. 부교감신경에 비해 신경절이 전뉴런은 짧고, 신경절이후뉴런은 길다.

교감신경계통은 표 7-4와 같이 중요한 기능이 있다. 교감신경이 흥분하면 동공이 확대되고, 심박수는 증 가하며, 말초혈관은 일반적으로 수축하지만 뼈대근육의 혈관은 확장되어 혈액유입이 집중되고, 손바닥에 땀이 난다. 이러한 상황은 종종 싸움이나 경쟁에 적합한 신체상태에 비유되기도 한다.

(2) 부교감신경계통

부교감신경계통(parasympathetic nervous system)은 뇌신경인 눈돌림신경(Ⅲ), 얼굴신경(Ⅶ), 혀인두신 경(Ⅸ), 미주신경(Ⅹ)과 엉치척수에 나오는 척수신경으로 이루어져 있다.

뇌신경이 관여하는 예는 다음과 같다. 침의 분비촉진에 관여하는 부교감신경은 얼굴신경(Ⅶ)을 거쳐 눈

---

*교감신경줄기(sympathetic trunk)
교감신경줄기는 등뼈 앞면에 2열로 염주처럼 이어져 있는 신경절이다. 교감신경절 하나하나는 지름 5mm 정도의 공모 양이다.

*교감신경절(sympathetic ganglion)
교감신경은 등척수(thoracic cord)에서 앞뿌리신경과 섞이며, 척수를 나와 교감신경절에 도달한다. 교감신경절에서 다 음 뉴런으로 연결하여 효과기에 자극을 전도한다.

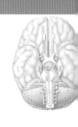

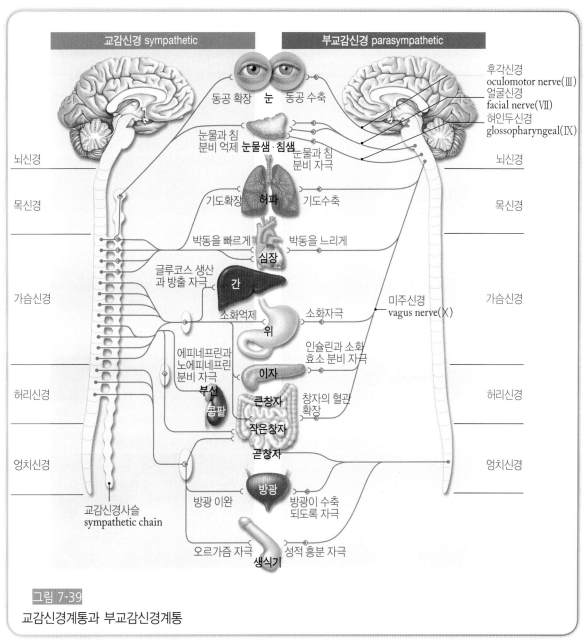

교감신경 sympathetic | 부교감신경 parasympathetic

후각신경
oculomotor nerve(Ⅲ)
얼굴신경
facial nerve(Ⅶ)
혀인두신경
glossopharyngeal(Ⅸ)

동공 확장 **눈** 동공 수축

눈물과 침
분비 억제 **눈물샘·침샘** 눈물과 침
분비 자극

기도확장 **허파** 기도수축

박동을 빠르게 박동을 느리게
심장

글루코스 생산
과 방출 자극 **간**

소화억제 소화자극
위

에피네프린과
노에피네프린
분비 자극 **이자** 인슐린과 소화
효소 분비 자극
부신
콩팥

큰창자 창자의 혈관
확장
작은창자
곧창자

미주신경
vagus nerve(Ⅹ)

방광 이완 **방광** 방광이 수축
되도록 자극

교감신경사슬
sympathetic chain

오르가즘 자극 **생식기** 성적 흥분 자극

뇌신경

목신경

가슴신경

허리신경

엉치신경

뇌신경

목신경

가슴신경

허리신경

엉치신경

그림 7-39

교감신경계통과 부교감신경계통

물샘(lacrimal gland)·귀밑샘(parotid gland)에 도달하며, 혀인두신경(Ⅸ)을 거쳐 턱밑샘(submandibular gland)·혀밑샘(sublingual gland)에 도달한다. 가슴내장에서 배부위의 오름주름창자(ascending colon)까지는 미주신경(Ⅹ)이 지배하고 있다. 내림주름창자(descending colon)에서 골반속기관까지는 척수의 엉치척수에서 나오는 척수신경이 지배하고 있다.

부교감신경계통은 신경절이전뉴런이 길고, 신경절은 각 기관 가까이에 있어 그곳에서 신경절이후뉴런과 연결되므로 신경절이후뉴런이 매우 짧은 것이 특징이다.

부교감신경이 뇌·척수에서 나오는 부위는 뇌와 엉치척수로 격리되어 있다. 골반속기관은 생식과 배뇨·배변에 관련된 기관이 많지만, 이러한 자율신경에 의한 통제는 일차적으로는 엉치척수와 그 주변에 분

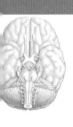
표 7-4. 자율신경계통의 기능

기관	교감신경 흥분	부교감신경 흥분
심장	심박수 증가, 근력 증대	심박수감소, 근력약화
말초혈관	일반적으로 수축	일반적으로 확장
동공	확대	축소
섬모체근(모양체근)	–	수축(원근조절)
눈물샘	–	분비촉진
침샘	분비(가벼운 촉진)	분비촉진
땀샘	분비(콜린성)	–
소화관	운동억제(조임근촉진), 분비억제	운동촉진(괄약근억제), 분비촉진
쓸개	이완	수축(원근조절)
방광	이완	수축(원근조절)
뼈대근육의 혈관	확장	–

 심화학습

아세틸콜린수용체

아세틸콜린수용체(acetylcholine receptor)에는 니코틴성수용체(nicotinic receptor)와 무스카린성수용체(muscarinic receptor)의 2종류가 있다. 전자는 신경근육이음부나 자율신경절(교감신경, 부교감신경 모두)에 많이 분포하며, d-투보쿠라린(tubocurarine)으로 억제된다. 한편 무스카린성수용체는 부교감신경절이후뉴런끝과 효과기의 접합부분에 많이 존재하며, 아트로핀(atropine)으로 억제된다. d-투보쿠라린은 근육이완제로서 마취약으로 사용된다.

한편 교감신경의 신경절이후뉴런의 신경전달물질과 수용체는 2종류인데, 대부분은 노아드레날린이 신경전달물질로서 방출되고, 수용체는 아드레날린 작동성 α(1,2) 혹은 β(1,2,3)이다. β수용체는 프로프라놀롤(pro-pranolol)로 억제된다. 땀샘과 뼈대근육 혈관의 일부를 지배하는 교감신경은 예외적으로 아세틸콜린(acetyl-choline)이 방출한다.

자율신경계통중추의 기능

자율신경계통의 중추에 의한 통합기능은 알고 있는 듯하면서도 아직 모르는 것이 많다. 예를 들면 호흡[조절]중추는 숨뇌등쪽에 위치한다. 말초수용기로서는 *대동맥토리가 미주신경(Ⅹ)을, 목동맥토리가 혀인두신경(Ⅸ)을 거쳐 숨뇌의 호흡[조절]중추가 수소이온(H^+)과 이산화탄소(CO_2)의 상승을 감지하여 숨뇌등쪽의 호흡[조절]중추에 정보를 보낸다. 또한 숨뇌배쪽에 있는 수용기에서는 H^+의 상승을 감지하여 등쪽의 호흡[조절]중추에 정보를 보낸다. 호흡[조절]중추는 날숨(숨을 내뱉는다)중추와 들숨(숨을 들이마신다)중추로 이루어지며, 각각으로부터 가로막(diaphragm)과 갈비사이근에 교차로 자극을 발생시켜 허파에서 환기가 항진된다.

그러나 날숨중추와 들숨중추의 상호관계와 의식하여 심호흡할 때에는 대뇌겉질로부터 전기신호가 오게 되어 있는데, 그것이 어떤 것인지는 알 수 없다. 또한 자는 동안에도 호흡은 멈추지 않는다. 이것은 숨뇌의 호흡[조절]중추에만 의한 것인지, 아니면 ㄱ 이익익 중추가 관여하고 있는지 알 수 없다. 최근에는 수면 시에 호흡이 멈추는 *수면무호흡증후군(sleep apnea syndrome)이라는 병태가 있다는 사실도 알려졌다.

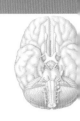

포하는 척수반사의 복잡한 회로망에 의해 이루어진다. 최종중추는 멀리 뇌줄기에 있으나 거기에는 대뇌로부터의 신경연락이 있다. 시험 직전 긴장하면 방광이 수축하여 화장실에 자주 가게 되는 것과 같이 마음의 긴장은 자율신경중추에 영향을 미친다.

(3) 대항지배

부교감신경의 지배를 받는 기관의 대부분은 교감신경의 지배도 받는다. 두 신경에 의한 지배를 이중지배라고 하며, 두 신경의 작용이 반대방향인 경우를 대항지배(antagonistic innervation)라고 한다. 예를 들면 심장에서 교감신경은 촉진적으로 작용하지만, 부교감신경(미주신경)은 억제적으로 작용한다. 한 가지 예를 들면 심장과 동공의 경우에는 반대작용을 한다.

---

*대동맥토리(aortic body) · 목동맥토리(carotid body)
각각 미주신경(X)과 혀인두신경(IV)을 거친 H^+와 CO_2의 수용체를 가리킨다. 이렇듯 어떤 이온을 식별하여 그 농도를 감지하는 수용체는 신체의 요소마다 여러 개가 있으며, 그 정보를 주로 하여 자율신경계통을 거쳐 중추신경계통으로 시시각각 전달된다. 대동맥토리는 대동맥활에 있다.

*수면무호흡증후군(sleep apnea syndrome)
바로 누운 자세에서 수면상태가 되면 혀근육이 침하되어 기도를 막는 경우가 있는데, 비만체질인 사람에게서 많이 나타난다. 이러한 경우는 폐색형인데, 숨뇌호흡중추의 변조에 의해서도 호흡이 일시적으로 멈추는 것으로 알려져 왔다(중추형). 모두 1~2분 간 호흡이 멈춘 후 대상성(compensation)으로 하품처럼 커다랗게 코고는 소리를 내는 것이 특징이다.

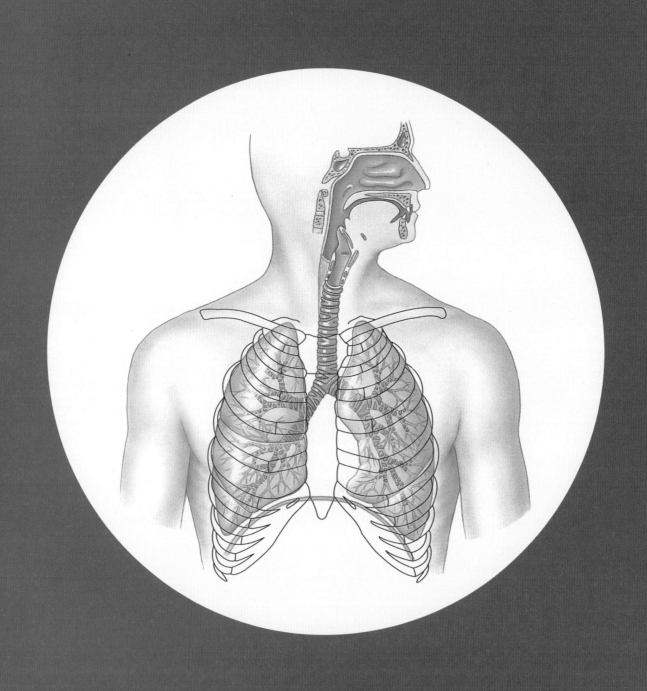

CHAPTER 8

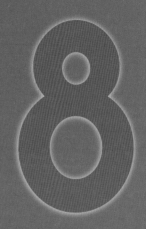

호흡계통
respiratory system

학습목표

■ 호흡에 관여하는 모든 기관에서 이루어지는 환기와 가스교환이라는 2가지 기능을 배우고, 체내에서 이루어지는 호흡의 생리적 의의를 이해한다.

■ 환기와 가스교환의 과정을 호흡계통 각 부위의 해부와 기능을 연관지어 학습한다.

■ 기도기능을 갖는 속이 빈 관모양 구조의 기관·기관지가 점막, 점막고유층, 샘조직, 민무늬근육조직, 연골조직 등으로 이루어진 특이한 조직모습을 나타내는 점이나, 허파꽈리(I형 허파꽈리상피)와 모세혈관 사이가 가스교환(바깥호흡)이라는 목적에 적합한 특수한 구조를 하고 있다는 점에 대해 배운다.

■ 가스교환에서는 허파에서 이루어지는 바깥호흡(협의의 호흡)과 혈액순환을 거친 말초조직 중 세포에서 이루어지는 속호흡(광의의 호흡)을 학습한다.

■ 호흡운동에 관여하는 호흡근육에 대해서는 허파활량측정기구를 사용한 허파기량분획과 1초율의 측정원리, 산염기평형 및 호흡의 신경조절을 익힌다.

■ 호흡에 직접 관여하는 인접한 기관의 구조에 대하여 이해한다.

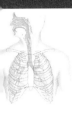

호흡(respiration)이란 공기를 들이마시고 내뱉는 일련의 운동인데, 그중 가장 중요한 역할은 환기와 가스교환이다. 이러한 기능에 관련된 기관들을 모아서 호흡계통(respiratory system)이라고 한다. 즉 코안, 인두·후두, 기관·기관지, 허파 등이 호흡계통에 속한다. 인체는 항상성(homeostasis)을 유지하고 세포가 정상적으로 작용하도록 에너지를 소비하지만, 모든 세포는 이 에너지를 얻기 위해 호흡계통으로부터 끊임없이 산소를 공급받아야 한다.

생명의 기본단위는 세포(cell)이고, 사람의 몸은 약 60조 개의 세포로 구성되어 있다. 그중에서 같은 기능을 가진 세포의 집단을 조직(tissue)이라고 하고, 몇 개의 조직이 모여 하나로 정리된 작용을 하는 구조물을 기관(organ, 장기)이라고 하며, 같은 작용을 하는 기관을 모아 기관계통이라고 한다. 인체는 다양한 기관 혹은 기관계통을 균형있게 정리하여 내부환경을 일정하게 유지하고, 생명활동을 하는 결합체이다.

인체의 항상성유지와 관련하여 호흡계통과 다른 기관계통 사이의 관계는 다음과 같이 조합할 수 있다.

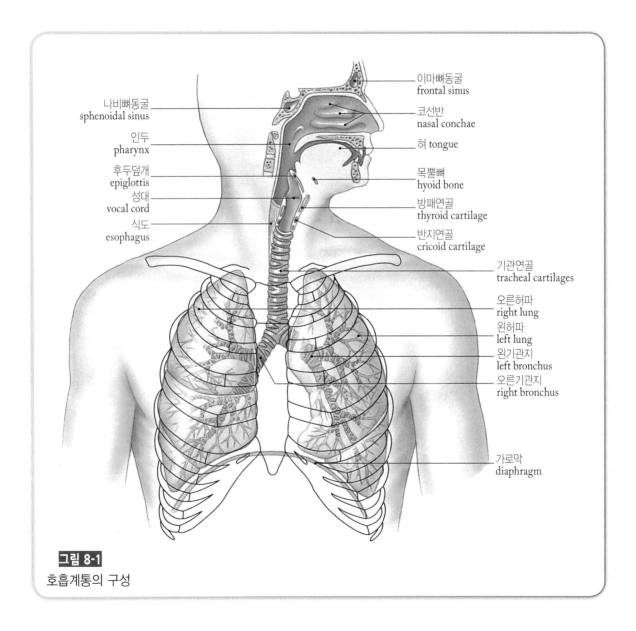

그림 8-1
호흡계통의 구성

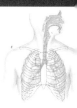

- 심장혈관계통(cardiovascular system) 또는 순환계통(circulatory system) : 가스(산소와 이산화탄소), 영양소(에너지원물질, 인체구성물질)의 운반
- 소화계통(digestive system) : 영양소의 공급
- 신경계통(nervous system) : 호흡운동의 자동조절
- 콩팥 · 비뇨계통(renal · urinary system) : 산염기평형
- 피부 · 점막(skin · mucous coat), 면역계통(immune system) : 인체방어
- 근육 · 뼈대계통(musculoskeletal system) : 호흡운동
- 감각계통(sensory system) : 후각, 코눈물관과 귀인두관이 상기도로 열림

1. 호흡기관

호흡기관(respiratory organ) 중에서 가장 중요한 역할을 담당하는 기관은 가슴안(thoracic cavity)의 좌우에 위치한 허파(lung)이다. 허파는 공기 중의 산소를 섭취하고, 체내에서 에너지소비에 의해 발생한 이산화탄소를 배출하는 중요한 역할을 한다. 허파와 외부를 잇는 공기의 통로, 즉 코안, 인두 · 후두, 기관 · 기관지도 허파 다음으로 중요하다. 세로칸(mediastinum)과 가슴막(pleura), 허파의 혈관계통, 들숨과 날숨의 호흡운동, 호흡기능검사 등에 대해서도 알아두어야 한다.

1) 코안의 구조와 기능

코(nose)는 얼굴 가운데에 위치하고 있다. 코에는 아래쪽을 향하는 좌우 2개의 입구인 콧구멍이 있다. 콧구멍의 표면은 피부로 덮여 있고, 코털이 자라 있다. 그 안을 코안(nasal cavity)이라고 하며, 바깥벽에는 위 · 중간 · 아래 3개의 코선반(nasal concha, 비갑개)이라는 돌출물로 구분된 콧길(nasal meatus)이 있다. 콧길은 뒤콧구멍을 통해 인두로 이어진다. 코중격은 코안을 좌우로 나누는 벽인데, 그 안뜰에 *키셀바흐(Kiesselbach)부위가 있다.

코안은 *코곁굴(paranasal sinus)이나 *코눈물관(nasolacrimal duct)과도 연결되어 있다. 코안 위끝에는 냄

---

*키셀바흐부위(Kiesselbach's area)
키셀바흐부위는 코안뜰(nasal vestibule, 비전정)에 위치하며, 모세혈관이 풍부하게 분포되어 있어 공기를 따뜻하게 하는 데에는 적합하지만, 외부의 자극을 받기 쉽고 비출혈(코피)을 일으키기 쉽다.

*코곁굴(paranasal sinus)
코곁굴(부비강)은 코안주위의 공간으로, 머리뼈의 경량화와 소리의 공명에 도움을 주고 있다. 코곁굴에는 위턱굴(maxillary sinus), 이마굴(frontal sinus), 나비굴(sphenoidal sinus), 벌집굴(ethmoidal sinus)이 있다.

*코눈물관(nasolacrimal duct)
코눈물관(비루관)은 코연골주머니(nasal capsule)에서 아래콧길(inferior nasal meatus)로 이어지는 관모양의 기관이다. 눈물이 나오면 콧물도 나왔던 경험이 생각날 것이다.

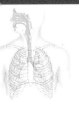
새를 느끼는 후각신경(olfactory nerve)의 말초섬유(신경종말)가 있다. 코안점막은 *거짓중층섬모원주상피와 *종자세포(germ cell)가 덮고 있고, 점막상피 아래에는 *점액(mucus)과 *장액(serous fluid)을 분비하는 *샘상피조직이 있다.

　슬프면 눈물만 흐르는 것이 아니라 콧물도 나온다. 그 이유는 눈물이 코눈물관(nasolacrimal duct)을 통해 코안에도 흘러들어가기 때문이다. 눈물소관(lacrimal canaliculus)은 위·아래눈꺼풀의 안쪽눈구석(medial angle of eye, 내안각)보다 위에 있는 눈물점에서 시작하여 눈물주머니로 들어가서 코눈물관으로 이어져 코안의 아래콧길앞쪽에서 열린다.

　코안은 스며든 외부공기를 따뜻하게 만들고, 습기를 가한다. 코털은 커다란 먼지를 잡아내고, 점액은 입자모양의 먼지를 잡아낸다. 이들은 냄새를 맡고, 목소리를 공명시키는 기능을 한다.

 심화학습

점막과 상피조직

　기도(기관·기관지)속공간의 가장 표면층에 있는 점액물질이 부착되어 습윤한 얇은 막모양의 구조를 점막(mucous coat, 액층)이라고 한다. 점액층의 아래에는 상피조직(주로 거짓중층섬모원주상피)이 있다.

　상피조직(epithelial tissue)은 일반적으로 외부에 직접 접하거나 외부와 연결되는 조직으로 덮개상피(covering epithelium)·샘상피(glandular epithelium) 등이 있다. 덮개상피에는 피부나 입안 등의 중층상피(stratified squamous epithelium)나 코안 등의 원주상피, 요로(urinary tract) 등의 이행상피(transitional epithelium)가 있다. 샘상피는 점액 등을 분비하는 세포로 이루어지며, 도관상피는 샘상피와 덮개상피를 연결하는 통로이다.

2) 인두·후두의 구조와 기능

　인두(pharynx)는 머리뼈바닥(floor of cranial cavity, 나비굴아래벽)에서 여섯째목뼈에 걸친 12~16cm의

---

*거짓중층섬모원주상피(ciliated pseudostratified columnar epithelium)
　자유표면에 털(pilus, 섬모)을 갖는 다층화된 원주상피세포로, 털의 작용으로 표면의 이물질 등이 외부로 옮겨진다.

*종자세포(germ cell)
　종자세포는 인체의 점막표면상피층 속에 흩어져 있으면서 점액을 분비하는 역할을 한다. 점액은 기도(기관·기관지)의 속공간을 보호하면서 분진 등의 이물질을 부착시킨다. 소화관 등에도 여러 개가 들어 있다.

*점액(mucus)과 장액(serous fluid)
　점액은 뮤신(mucin)이라는 점액다당류(mucopolysaccharide)를 주성분으로 하는 밀도가 높고 끈적거리는 분비물이고, 장액은 물처럼 투명한 단백질분비물이다.

*샘상피조직(granular epithelial tissue)
　분비물을 생성하여 세포 밖으로 분비하는 세포인 샘상피세포로 구성된 조직으로, 외분비샘(exocrine gland)과 내분비샘(endocrine gland)으로 나누어진다. 외분비샘은 소화관공간 속 등 외부와 연결되는 개방계(open system)의 공간에 분비하고, 내분비샘은 폐쇄계(closed system)의 혈관 속에서 혈액으로 분비된다. 내분비샘에서 분비되는 물질을 호르몬(hormone)이라고 한다.

근육으로 둘러싸인 관으로, 기도의 입쪽, 즉 코안(입안)과 후두·기관 사이에 위치하는 동시에 소화관의 입쪽, 즉 입안과 식도 사이의 통로를 가리킨다. 후두(larynx)는 인두에 연결되는 *기도(숨길)인데, 이것은 기관(trachea)과 이어진다.

(1) 인 두

인두(pharynx)는 흔히 말하는 '목'으로, 공기의 통로인 동시에 음식이나 음료수의 통로이기도 하다. 따라서 음식 등에 의해 기도가 막히면 질식상태가 될 수도 있다. 이때 하임리히요법(Heimlich maneuver)에 의해 강제적으로 강하게 호흡시키는 응급처치나 기관절개를 통해 신속하게 기도를 확보하지 않으면 죽음에

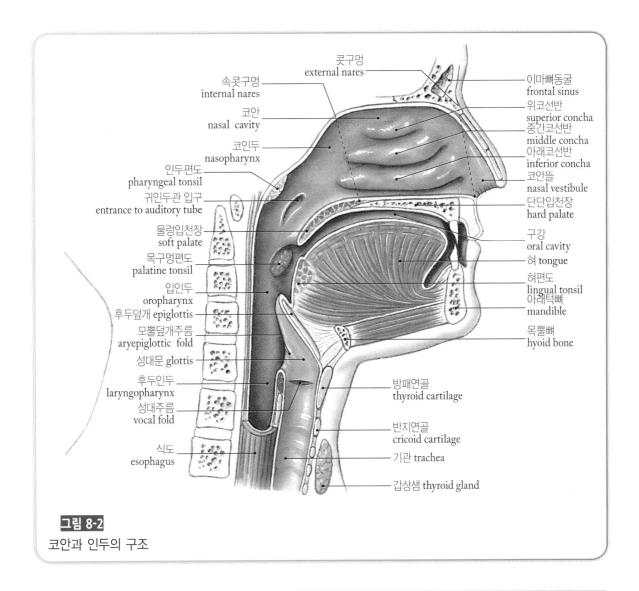

그림 8-2
코안과 인두의 구조

---

*기도(airway)
허파와 외부와의 공기통로로 입안, 코안, 인두, 후두, 기관·기관지, 세기관지 등을 총칭한다. 세기관지의 가지는 허파꽈리로 이어진다.

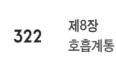

이를 수 있다. 또한 고령자는 기침반사(cough reflex, 咳嗽反射)가 약해져 음식물이 기도에 유입되면 흡인폐렴(aspiration pneumonia)을 일으키기 쉽다. 인두는 제대로근(불수의근)으로 자율신경의 지배를 받는다.

　인두는 가온, 가습, 미각(중간인두), 삼킴(연하) 등의 기능에 덧붙여 림프조직이 발달된 관계로 인체의 방어에도 관여한다. 인두는 위인두(인두코부위), 중간인두(인두입안부위), 아래인두(인두후두부위)의 세 부위로 나누어진다.

- 위인두(superior pharynx) : 뒤콧구멍에서 물렁입천장까지로, 천장은 머리뼈바닥(나비굴아래벽)이다. 중간인두는 삼킬 때 물렁입천장과 목젖으로 구별된다. 귀인두관(auditory tube)은 위인두가쪽벽에 개구하여 가운데귀로 통한다. 점막상피는 거짓중층섬모원주상피이다.
- 중간인두(middle pharynx) : 물렁입천장부터 셋째목뼈까지이다.
- 아래인두(inferior pharynx) : 셋째목뼈에서 여섯째목뼈까지이며, 후두나 식도로 이어진다. 중간·아래인두의 점막상피는 중층편평상피이다.

 심화학습

발다이어의 인두고리

　인두를 둘러싸도록 발달된 림프조직을 발다이어의 인두고리(Waldeyer's ring)라고 하며, 어린이들에게 발달되어 있다. 윗부분(인두코부위)에는 인두편도(pharyngeal tonsil, 아데노이드를 일으키는 부위), 옆쪽에 있는 목구멍편도(palatine tonsil), 아랫부분(혀뿌리부위)에 있는 혀편도(lingual tonsil)가 림프조직에서 미생물의 침입에 대비한다.

귀인두관

　고지에서 기압이 낮아져서 귀가 잘 안 들리게 되었을 때 침을 삼키면 다시 원래대로 돌아오는 경우가 있다. 이는 고막보다 안쪽(인두쪽)의 기압을 귀인두관(auditory tube)을 통해 외기압과 똑같이 만듦으로써 최대의 청력이 얻어지게 되는 결과이다. 그러나 인두와 가운데귀는 이어져 있기 때문에 인두염(pharyngitis)에서 중이염(otitis media)으로 파급될 수도 있으므로 주의해야 한다.

(2) 후두

　후두(larynx)는 혀뿌리(root of tongue)와 목뿔뼈(hyoid bone)부터 기관윗부분까지를 가리킨다. 이것은 방패연골(thyroid cartilage), 반지연골(cricoid cartilage), 모뿔연골(arytenoid cartilage)이라는 유리연골과 후두덮개를 형성하는 탄성연골 및 섬유조직과 민무늬근육조직으로 둘러싸인 공기를 넣는 통이다.

　후두의 속공간에서는 좌우의 성대가 있다. 성대는 좌우의 안뜰주름과 성대주름으로 이루어진다. 좌우의 성대주름 사이를 성대문틈새(rima glattidis)라 하고, 성대주름과 성대문틈새를 합쳐 성대문(glottis)이라고 한다. 발성은 성대주름을 긴장시켜 성대문틈새를 좁힘으로써 이루어진다.

　후두아래쪽은 기관과 연결되어 있다. 혀뿌리에 있으며 음식을 먹거나 물을 마실 때 올라와 후두윗부분을 가로막는 부분이 후두덮개(epiglottis)이다. 후두는 가온, 가습, 발성, 목소리의 공명 등을 담당한다.

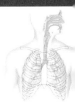

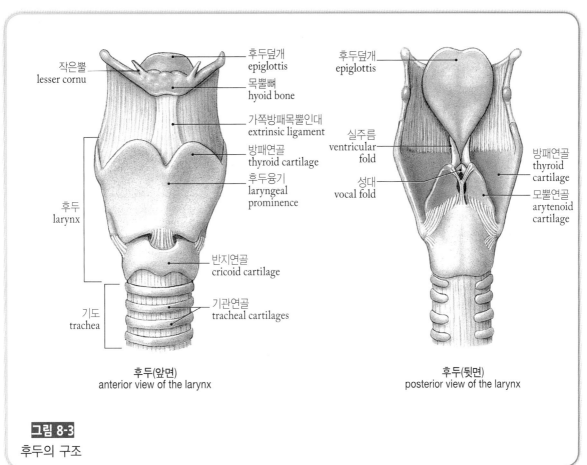

그림 8-3
후두의 구조

후두(앞면)
anterior view of the larynx

작은뿔
lesser cornu

후두덮개
epiglottis

목뿔뼈
hyoid bone

가쪽방패목뿔인대
extrinsic ligament

방패연골
thyroid cartilage

후두융기
laryngeal prominence

후두
larynx

반지연골
cricoid cartilage

기관연골
tracheal cartilages

기도
trachea

후두(뒷면)
posterior view of the larynx

후두덮개
epiglottis

실주름
ventricular fold

성대
vocal fold

방패연골
thyroid cartilage

모뿔연골
arytenoid cartilage

뒤 쪽

잔뿔연골
corniculate cartilage

쐐기연골
cuneiform cartilage

실주름
ventricular fold

성대주름
vocal fold

후두덮개
epiglottis

허뿌리
root of tongue

성대문
glottis

모뿔덮개주름
aryepiglottic fold

안뜰주름
vestibular fold

후두개결절
epiglottic tubercle

앞 쪽

그림 8-4
후두의 내부를 위에서 본 모습

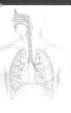
 심화학습

혀삼킴

혀삼킴(tongue swallowing, 설연하)이란 혀뿌리가 침하되어 후두윗부분을 가로막아 공기의 통로가 차단되는 것이다. 이렇게 되면 호흡이 방해받기 때문에 의식이 없는 사람은 얼굴을 옆으로 향하게 하여야 잘못해서 토사물을 삼키지 않게 된다. 또, 기도를 확보하기 위해 아래턱을 올리는 처치가 필요하다. 그리고 호흡정지(respiratory arrest)·심장정지(cardiac arrest)가 일어났다면 큰 소리로 사람을 모아 구급차를 부르고, 복장뼈압박 30회와 마우스 투 마우스 인공호흡 2회(두 가지를 1세트로 하여 5세트 정도를 약 2분의 속도로 실시)의 심폐소생술을 시작한다. 자동체외제세동기(AED : automated external defibrillator)도 사용하여 생명을 구하도록 노력해야 한다.

사성

성대주름을 움직이는 것은 후두근육(laryngeal muscles)인데, 대부분이 좌우의 되돌이후두신경(recurrent laryngeal nerve)의 지배를 받는다. 되돌이후두신경은 미주신경의 갈래로, 오른쪽은 빗장밑동맥(subclavian artery), 왼쪽은 대동맥활(aortic arch) 아래를 빠져나간 후 위로 올라간다. 이 때문에 대동맥류(aortic aneurysm)나 허파암의 림프절전이 등으로 한쪽 되돌이후두신경이 마비되면 같은 쪽의 성대주름이 움직일 수 없게 되어 목소리가 잠기게 되는데, 이를 사성(hoarseness, 쉰목소리)이라고 한다. 후두폴립(laryngeal polyp)에 의한 사성은 성대를 너무 많이 써서 일어나는 직접장애지만, 간접장애로도 일어날 수 있으므로 주의해야 한다.

후두부종

약물·식물·벌독 등에 대한 I형알러지반응에 의해 분비되는 히스타민 등의 생리활성물질 때문에 민무늬근육수축과 혈관확장이 일어난다. 위독한 경우는 아나필락시스(anaphylaxis, 과민증)부터 후두부종(laryngeal edema)이 발생하여 성대문틈새가 열리지 않게 되어 기도가 폐색되어 공기의 흐름이 차단된다. 아드레날린을 근육주사하거나 기관을 절개하는 등 신속한 처치를 하지 않으면 질식사할 위험이 있다.

기관식도샛길과 기관팔머리동맥샛길

기관식도샛길(tracheoesophageal fistula, 기관식도루)은 태아의 발생과정에서 식도와 기관이 분리되지 않고 서로 통하게 되는 선천적인 질환인데, 음식물이 기관에 유입되면 위독한 흡인폐렴(aspiration pneumonia)을 일으킨다. 한편 진행된 식도암이 기관에 직접 침윤되면 후천적인 식도기관샛길이 일어날 수 있다.

기관팔머리동맥샛길(tracheobrachiocephalic artery fistula, 기관완두동맥루)은 해부학적으로 기관아래부분의 오른쪽벽과 팔머리동맥(brachiocephalic artery)이 접하고 있기 때문에 장기간 동안 기관튜브를 삽입한 만성호흡부전환자의 경우 기관궤양을 거쳐 팔머리동맥과 교통하여 대량객혈을 일으키는 위독한 합병증이다.

3) 기관·기관지의 구조와 기능

목을 통과한 공기가 허파로 들어가는 굵은 관모양 구조가 기관(trachea)이다. 1줄기의 기관은 가장 먼저 기관지(bronchus)로 갈라진 후 좌우의 허파로 들어간다.

(1) 기관

기관(trachea)은 후두로 이어져 후방이 빠진 C자 모양의 유리연골(기관연골 및 기관지연골)로, 공기가

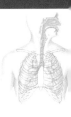

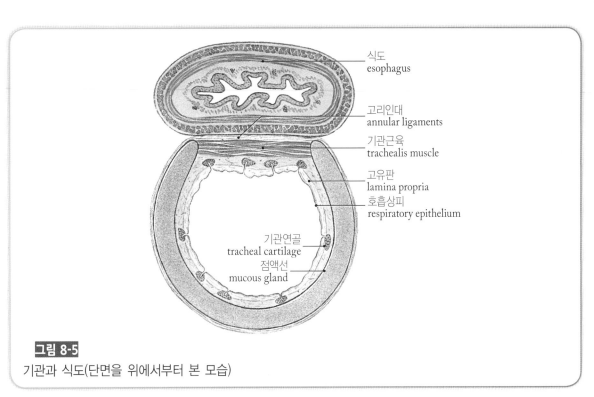

그림 8-5
기관과 식도(단면을 위에서부터 본 모습)

식도
esophagus

고리인대
annular ligaments

기관근육
trachealis muscle

고유판
lamina propria

호흡상피
respiratory epithelium

기관연골
tracheal cartilage

점액선
mucous gland

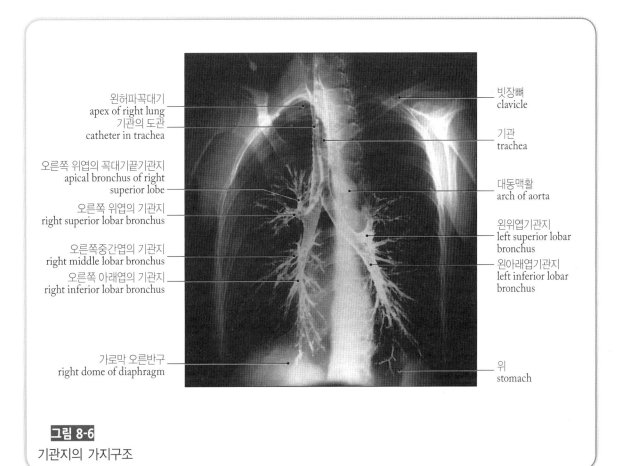

그림 8-6
기관지의 가지구조

왼허파꼭대기
apex of right lung

기관의 도관
catheter in trachea

오른쪽 위엽의 꼭대기끝기관지
apical bronchus of right
superior lobe

오른쪽 위엽의 기관지
right superior lobar bronchus

오른쪽중간엽의 기관지
right middle lobar bronchus

오른쪽 아래엽의 기관지
right inferior lobar bronchus

가로막 오른반구
right dome of diaphragm

빗장뼈
clavicle

기관
trachea

대동맥활
arch of aorta

왼위엽기관지
left superior lobar
bronchus

왼아래엽기관지
left inferior lobar
bronchus

위
stomach

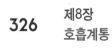

통과하는 통이다. 기관이 연골을 갖고, 기관연골이 C자 모양을 나타내는 이유는 호흡할 때 속공간이 완전히 찌부러지는 것을 막고, 뒤쪽의 식도에서 큰 음식물을 삼킬 때 기관뒤쪽을 밀어내서 음식물이 통과할 수 있도록 하기 위해서이다. 즉 기관의 앞면 및 옆면에만 연골이 있고, 뒷면은 막벽이라는 섬유조직으로 부드러운 벽이 덮고 있을 뿐 연골은 존재하지 않는 구조로 되어 있다. 기관은 길이 10~12cm, 지름 1.3~2.2cm, 다섯째등뼈 부근의 좌우 기관지로 갈라지는 부위까지이며, 연골은 16~20개가 있다.

(2) 기관지

기관은 좌우 두 갈래로 갈라져 기관지(bronchus)가 되는데, 이것을 주기관지(main bronchus)라고 한다. 주기관지는 각각 허파문(pulmonary hilum)에서 허파로 들어간다. 기관지는 허파 속에서 다시 갈라져 (소)기관지와 세기관지가 되며, 총 20회 정도 갈라짐을 반복하여 최종적으로는 허파꽈리(pulmonary alveolus)에 도달한다. 기관, 기관지, 세기관지는 벽에 있는 샘조직과 연골조직의 유무에 따라 달라진다.

4) 허파의 구조와 기능

(1) 허파의 구조
① 허파의 해부

허파(lung)는 원뿔모양을 하고 있으며, 윗부분을 허파꼭대기(apex of lung), 아랫부분의 가로막면을 허파바닥(base of lung)이라고 한다. 허파는 *세로칸(mediastinum)을 사이에 두고 좌우에 하나씩 있다. 왼허파는 안쪽에 심장이 있기 때문에 오른허파보다 약간 작다. 무게는 혈액량에 따라 다르며, 좌우 각각 200~400g이다.

양쪽 허파의 안쪽중앙에는 허파문(pulmonary hilum)이 있어 기관지나 허파동정맥 · 기관지동정맥 · 신경 · 림프관 등이 출입한다.

허파는 공기가 들어 있으며, 스폰지모양으로 가볍게 흔들린다. 원래 밝은 분홍색이지만 담배나 자동차의 배기가스 등과 같은 공기 중의 분진을 많이 흡입할수록 검어진다.

허파는 기관지의 갈래에 대응하여 5개의 허파엽(lobe)으로 나누어진다. 오른허파는 위엽 · 중간엽 · 아래엽의 3가지로, 왼허파는 위엽 · 아래엽의 2가지로 이루어진다. 각 허파엽에서 갈라지는 기관지를 (허파)엽기관지(lobar bronchus)라고 한다. (허파)엽기관지는 한 번 더 갈라져 구역기관지(segmental bronchus)가 되며, 그 해부학적 연관에 의해 각 허파엽은 허파구역(bronchopulmonary segments)으로 나누어진다. 허파구역은 오른허파는 위엽 3구역, 중간엽 2구역, 아래엽 5구역 등 모두 10구역으로 나누어지며, 왼허파는 위엽

---

*세로칸(mediastinum)
  좌우 허파 사이의 영역을 말한다. 여기에는 *가슴샘, 심장, 대혈관, 기관·기관지, 식도, 림프절, 신경조직 등이 있다.

*가슴샘(thymus)
  가슴샘은 세로칸 위쪽에 있으며, 좌우 양엽이 연결된 나비의 날개처럼 생긴 기관이다. 사춘기 때 30~40g으로 가장 발달하고, 나이가 들수록 지방화되어 퇴축된다. 가슴샘유래림프구(thymus-derived lymphocyte, T세포)의 분화·성숙에 관여하는 면역에 관계된 기관이다.

4구역, 아래엽 4 또는 5구역 등 모두 8 또는 9구역으로 나누어진다. 왼허파의 위엽아래앞쪽은 혀처럼 앞쪽
이 돌출된 혀구역으로, 오른허파의 중간엽에 해당되는 구역이다.

이렇게 주기관지는 먼저 (허파)엽기관지로 나눠지고, 이어서 각 허파엽 속에서 구역기관지로 나누어진

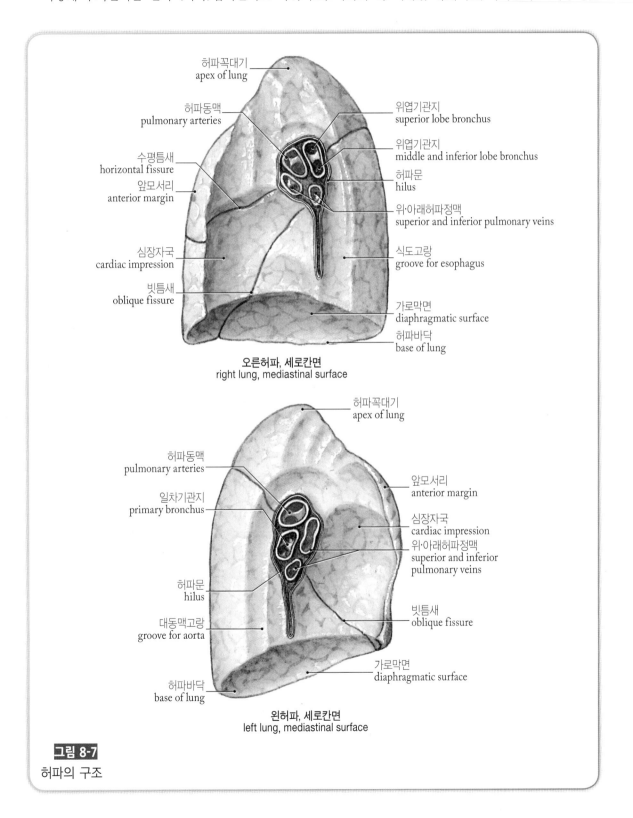

허파꼭대기
apex of lung

허파동맥
pulmonary arteries

위엽기관지
superior lobe bronchus

위엽기관지
middle and inferior lobe bronchus

수평틈새
horizontal fissure

앞모서리
anterior margin

허파문
hilus

위·아래허파정맥
superior and inferior pulmonary veins

심장자국
cardiac impression

식도고랑
groove for esophagus

빗틈새
oblique fissure

가로막면
diaphragmatic surface

허파바닥
base of lung

오른허파, 세로칸면
right lung, mediastinal surface

허파꼭대기
apex of lung

허파동맥
pulmonary arteries

앞모서리
anterior margin

일차기관지
primary bronchus

심장자국
cardiac impression

위·아래허파정맥
superior and inferior
pulmonary veins

허파문
hilus

대동맥고랑
groove for aorta

빗틈새
oblique fissure

가로막면
diaphragmatic surface

허파바닥
base of lung

왼허파, 세로칸면
left lung, mediastinal surface

그림 8-7
허파의 구조

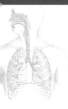

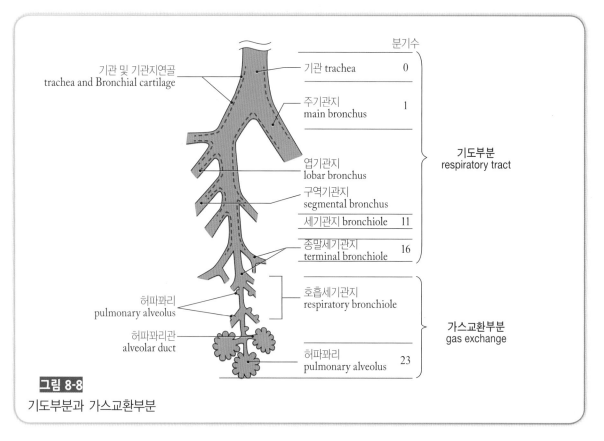

분기수

기관 및 기관지연골
trachea and Bronchial cartilage

기관 trachea   0

주기관지
main bronchus   1

엽기관지
lobar bronchus

구역기관지
segmental bronchus

세기관지 bronchiole   11

종말세기관지
terminal bronchiole   16

기도부분
respiratory tract

허파꽈리
pulmonary alveolus

호흡세기관지
respiratory bronchiole

허파꽈리관
alveolar duct

허파꽈리
pulmonary alveolus   23

가스교환부분
gas exchange

그림 8-8
기도부분과 가스교환부분

심화학습

소엽과 샘꽈리

　3~5줄기의 종말세기관지를 포함하는 세기관지(소엽기관지/lobular bronchioles라고 한다)를 정점으로 하는 고르지 못한 피라미드 모양의 가는 섬유조직으로 구분된 영역을 소엽(lobule)이라고 한다. 허파쪽가슴막 표면에서 보이는 0.5~2cm의 큰 다각형의 소구획이다. 그리고 개념적인 정의이긴 하지만 샘꽈리(acinus, 세엽)는 1줄기의 종말세기관지가 지배하는 말초허파영역을 말한다.

　다음 다시 한 번 각 구역으로 갈라지기를 반복한다. 왼허파아래엽에서는 앞안쪽방향의 7번 구역기관지가 없으며, 오른허파아래엽보다 1줄기 적지만 6번 구역기관지가 갈라져 그 바로 아래쪽에 새로운 구역기관지가 있는 경우도 있다.

　허파 속에서 기관지는 2번 갈라지기를 반복하여 말초로 가면서 서서히 속공간이 좁아져 지름 1~3mm 정도의 소기관지가 된다. 대략 11번째 갈림 전후부터 세기관지가 되며, 이어서 지름 0.5~1mm되는 종말세기관지가 된다. 종말세기관지부터는 호흡세기관지, 허파꽈리관, 250~300μm 정도의 포도모양인 허파꽈리(주머니)에서 끝난다. 기관부터 허파꽈리까지 갈라지는 횟수는 대략 23회이다.

　② 허파꽈리의 표면직

　실제로 허파꽈리는 완전히 막힌 것이 아니라 인접하는 허파꽈리끼리는 콘(cone)의 구멍이라는 작은 구

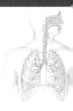

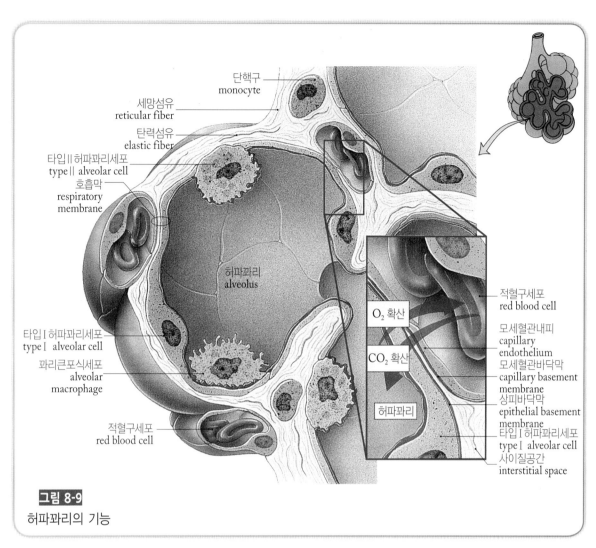

단핵구
monocyte

세망섬유
reticular fiber

탄력섬유
elastic fiber

타입Ⅱ허파꽈리세포
typeⅡ alveolar cell

호흡막
respiratory
membrane

타입Ⅰ허파꽈리세포
typeⅠ alveolar cell

꽈리큰포식세포
alveolar
macrophage

적혈구세포
red blood cell

허파꽈리
alveolus

O₂ 확산

CO₂ 확산

허파꽈리

적혈구세포
red blood cell

모세혈관내피
capillary
endothelium

모세혈관바닥막
capillary basement
membrane

상피바닥막
epithelial basement
membrane

타입Ⅰ허파꽈리세포
typeⅠ alveolar cell

사이질공간
interstitial space

그림 8-9
허파꽈리의 기능

멍으로 서로 이어져 측부환기(collateral ventilation)가 이루어진다. 양쪽 허파에는 약 3억 개의 허파꽈리가 있으며, 허파꽈리의 정교한 구조에 의해 우리는 효율적으로 산소를 섭취할 수 있다. 기능적으로는 종말세기관지까지가 공기가 통하는 파이프(기도)이지만, 호흡세기관지 이후는 가스교환이라는 허파 본래의 중요한 기능을 하는 부위가 된다. 양쪽 허파의 가스교환 연면적은 100~140m²로 테니스코트(약 260m²)의 반 정도 넓이이다.

(2) 기도·허파의 조직

기도의 안쪽벽은 점막으로 덮여 있다. 기도점막의 가장 표면층은 점액물질이 부착된 기도상피로 이루어지며, 기도상피에는 거짓중층섬모원주상피(ciliated pseudostratified columnar epithelium)·*무섬모원주상피(nonciliated columnar epithelium)·종자세포(germ cell)·바닥세포·*신경내분비세포 등이 섞여 있다. 기관·기관지에서 세기관지로 갈수록 원주상피는 키가 작아지고, 거짓중층섬모원주상피에서는 적어져서 무섬모상피가 많아진다. 기관·기관지상피 아래에는 점액과 장액을 분비하는 샘조직이 있지만, 세기관지상피에

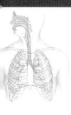

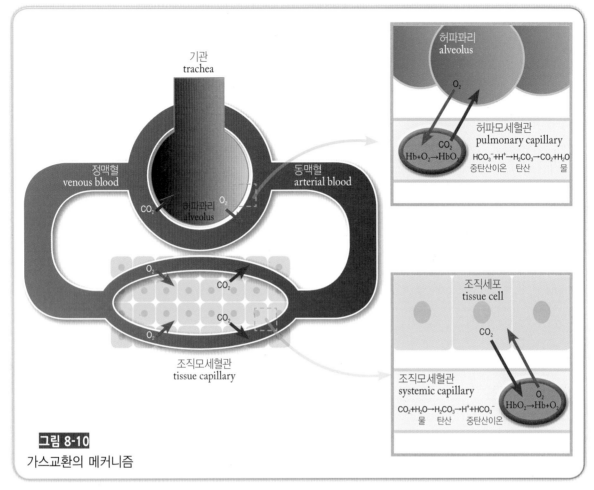

그림 8-10
가스교환의 메커니즘

는 없다. 그리고 기관·기관지벽에는 연골과 민무늬근육조직이 있으나 세기관지벽에는 연골이 소실되어 민무늬근육다발이 둘러싸고 있다.

허파꽈리(pulmonary alveolus)에는 Ⅰ형과 Ⅱ형의 2종류의 허파꽈리상피(alveolar epithelium)가 있다. 허파꽈리 속에는 허파꽈리에 도달한 미세한 먼지를 포식하여 소화하는 조직구인 *허파꽈리큰포식세포가 분포되어 있다.

---

*무섬모원주상피(nonciliated columnar epithelium)

세기관지를 덮어 싸는 털(섬모)이 없는 짧은 플라스크(flask) 모양의 상피로, 클라라세포(clara cell)라고도 한다. 다능성세포(pluripotential cell)로, 세기관지상피가 상해를 입으면 분열되어 섬모상피와 무섬모상피로 분화된다. 표면활성물질(surfactant)의 전구물질을 생성하는 것으로 알려져 있다.

*신경내분비세포(neuroendocrine cell)

태아기의 기관지점막과 기관지샘에서 종종 발견되며, 출생 후에는 감소한다. 허파의 발달분화에 관여하거나 화학수용체기능을 하는 것으로 알려져 있다.

*허파꽈리큰포식세포(alveolar macrophage)

허파꽈리에 있는 뼈속질단핵구 유래의 큰포식세포로, 기도 속으로 들어온 세균포식, 이물질청소, 면역응답 등의 작용을 한다. 먼지세포(dust cell)라고도 하며, 호흡계통에서 비특이방어의 최후과정이다.

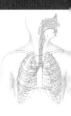

 심화학습

섬모운동

기도(기관·기관지) 속공간의 상피에는 여러 개의 섬모를 가진 거짓중층섬모원주상피가 분포되어 있다. 이 섬모가 한 방향으로 파도치는 듯한 모습의 동시에 일어나는 운동을 일으켜 먼지나 이물질을 인두쪽으로 옮겨 외부로 배출하는데, 이 운동을 섬모운동(ciliary movement ; 3~10mm/분의 고속운동)이라고 한다. 섬모운동에는 점액에서 이물질을 포착하는 점액층도 작용하고 있으며, 기도에서 배출된 점액물질을 가래(sputum, 객담)라고 한다. 기도 속에서 이루어지는 이 기능을 점액섬모에스컬레이터(mucociliary escalator)라고 한다.

Ⅰ형허파꽈리상피와 Ⅱ형허파꽈리상피

Ⅰ형허파꽈리상피는 허파꽈리에서 가스교환이 이루어지는 조직으로, 허파꽈리상피의 95%를 차지하지만 세포수는 허파꽈리상피세포 전체의 5%에 불과하다. Ⅰ형허파꽈리상피가 상해를 입으면 Ⅱ형허파꽈리상피가 분열된다. 여기에 Ⅱ형허파꽈리상피는 표면활성제(surfactant, 특히 허파표면활성제라고 한다)를 생성하여 허파꽈리의 건조방지, 호흡 시 허파꽈리의 허탈방지 등의 역할을 한다. 즉 허파표면활성제는 허파꽈리의 표면장력을 감소시키는 점액층물질인데, 허파꽈리의 내면이 이 물질로 덮여 들숨 시에는 장력을 증대시키고, 날숨 시에는 표면활성제의 밀도를 증대시켜 장력을 감소시킨다.

허파표면활성제는 지질과 단백질의 복합체로, 지질은 디팔미토일포스파티딜콜린(DPPC : dipalmitoylphos-phatidylcholine, *레시틴) 등의 인지질을 주성분으로 한다. 표면활성물질관련 단백질은 SP-A, B, C, D의 4종류가 있으며, Ⅱ형허파꽈리상피의 표지단백질(marker protein)이다.

태아의 레시틴생성량은 외부에서 호흡가능한 허파인지의 여부를 결정하는 성숙도를 나타내는 지표이다. 즉 태아가 24~28주가 되면 허파꽈리상피가 나타나고, 28~32주가 되면 허파표면활성제의 생성이 활발해진다. 허파표면활성제가 생성되기 시작하면 태아가 모체 밖으로 나와도 스스로 생활할 수 있다. 허파표면활성제의 생성에 장애가 발생하면 신생아호흡곤란증후군(IRDS : idiopathic respiratory distress syndrome)이 일어난다.

석면노출과 질환

석면(asbestos)은 섬유모양의 규산염광물로 내화성·방음성·절연성 등이 뛰어나 건축업·조선업·자동차 등의 산업분야에서 사용되고 있다. 석면섬유가 허파 속으로 흡입(석면노출)되면 허파꽈리의 큰포식세포가 처리하려고 하지만 충분히 처리하지 못하고 꼬치경단모양의 결정체인 석면소체(asbestos body)가 형성된다. 그러면 폐암이나 중피종(mesothelioma) 등의 악성종양이나 *섬유모양허파(fibroid lung, 폐섬유증) 등이 발생한다. 폐암은 기도상피나 허파꽈리상피의 발암화, 중피종은 가슴샘표면 중피세포의 발암화에 의해 일어난다. 또, 종양은 아니지만 가로막중앙부 등에서 유백색의 원판모양으로 두꺼워진 가슴샘플라크가 발생하는 것도 석면소체와 함께 석면노출의 지표가 되고 있다.

---

*섬유모양허파(fibroid lung, 폐섬유증)
허파꽈리부분이 부어올라 섬유화를 일으키는 질환의 총칭. 허파꽈리의 구조변화부터 허파기능저하를 일으킨다.

*레시틴(lecithin)
글리세린인산을 포함하고 있는 인지질의 하나로, 인체의 막을 구성하는 주요 성분이다. 그리스어의 난황(lecithos)에서 유래하였으며, 난황·콩기름·간·뇌 등에 많이 들어 있다. 한쪽에는 친유성이 강한 지방산기를 가지고 있고, 다른 쪽에는 친수성이 강한 인산·콜린 부분을 가지고 있어 물과 기름의 혼합물을 안정화시켜주는 유화제로서 널리 사용된다.

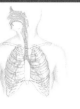

가슴안의 내면, 즉 가슴벽표면과 허파표면은 가슴막(pleura)이라는 투명하고 매끄러우며 얇은 막이 덮고 있다. 가슴벽표면의 막은 벽쪽가슴막(parietal pleura), 허파표면의 막은 허파쪽가슴막(visceral pleura), 두 가슴막 사이의 틈새를 가슴막공간(pleural cavity)이라고 한다. 가슴막뿐만 아니라 심장막공간과 배안의 표면에도 똑같이 편평한 단층의 중피세포(mesothelial cell)가 덮여 있다.

(3) 허파의 혈관

허파순환(pulmonary circulation)은 오른심실에서 허파동맥을 통해 내보내진 정맥혈이 세동맥 → 모세혈관 → 세정맥 → 허파정맥을 통해 왼심방으로 들어가는 과정을 말하며, 온몸순환에 비해 압력과 혈관저항이 상당히 낮다. 모세혈관은 섬세한 그물눈처럼 허파꽈리를 감싸 안고 있는데, 그 혈관바닥의 연면적은 $100m^2$가 넘는다.

기관지동맥은 가슴대동맥 혹은 갈비사이동맥에서 갈라져 기관지벽을 따라 분포하는 영양혈관이다. 갈래 중 일부는 소엽사이결합조직을 통해 허파쪽가슴막 아래에 분포한다. 기관지벽에 분포한 모세혈관의 대부분은 기관지정맥이 되어 온몸순환계통으로 들어가지만, 허파쪽가슴막 아래에 분포하는 모세혈관 등은 직접 허파정맥으로 들어가 해부학적 션트(shunt, 지름길)를 형성한다.

림프관은 허파동·정맥을 따라 분포한다. 오른허파는 오른허파문을 거치고, 왼허파아래엽은 왼허파문을 거쳐 오른정맥각(right venous angle)으로 유입되며, 왼허파위엽만 왼허파문을 거쳐 왼정맥각으로 흐른다.

 심화학습

이코노미클래스증후군

　같은 자세로 장시간 앉아 있거나 장기간 누워 있는 환자는 다리에 생긴 혈전이 정맥혈류에 따라 오른심실을 경유하여 허파동맥 속에서 혈전에 의해 급성허파혈전색전증(acute pulmonary thromboembolism)을 발생시키는 경우가 있는데, 이러한 증상을 이코노미클래스증후군(economy class syndrome)이라고 한다. 허파동맥줄기가 막히면 돌연사할 수도 있으므로 주의해야 한다.

5) 호흡운동

(1) 호흡운동이란

호흡운동은 들숨과 날숨의 반복동작이다. 들숨은 호흡근육을 수축시켜 바구니와 비슷한 모양을 한 가슴우리를 넓힘으로써 가슴안의 부피를 늘리고 안쪽이 음압(negative pressure)이 되도록 허파를 넓혀 공기를 빨아들이는 작업이다. 날숨은 반대로 호흡근육을 이완시켜 가슴우리를 원래상태로 되돌리고 허파가 스스로 오그라들려고 하는 힘(허파의 탄성)에 의해 공기를 토해내는 작업이다.

호흡운동은 허파 스스로 확장 또는 수축하는 것이 아니라 가슴우리를 늘리거나 원래대로 되돌리게 하여 간접적으로 허파를 확장시키거나 수축시키는 운동이다. 호흡운동에 관련된 것이 허파의 컴플라이언스(compliance)이다.

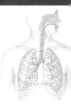

 심화학습

호흡수와 호흡량

호흡수(respiration rate)는 정상성인은 분당 15~20회 전후이지만 신생아는 40~80회, 유아는 30회, 5살 어린이는 25회이다. 신생아의 호흡수가 많은 이유는 허파꽈리의 수가 성인의 1/6 정도밖에 되지 않아 산소섭취량을 늘리기 위해서이다. 허파꽈리의 수는 2세까지 성인의 90% 수준으로 늘어나 사춘기에는 3억 개까지 발육된다.

호흡음과 천명

허파를 청진하면 호흡음(breath sound)을 듣고 다양한 이상을 진단할 수 있다. 기관지호흡음은 공기가 비교적 큰 기도를 통과할 때 나는 소리이고, 허파꽈리호흡음은 공기가 허파꽈리를 채웠을 때 나는 소리이다. 호흡음 외에 청취되는 잡음을 부잡음이라고 하는데, 여기에는 젖은*거품소리(moist rale, 습성수포음), 마른거품소리(dry rale, 건성수포음) 등이 있다. 젖은거품소리는 기관지 속의 액체분비물 때문에 생긴 것으로 폐렴을 시사하고, 마른거품소리는 기관지협착에 의해 생기는 것으로 천명(그렁거림, 협착음)을 시사한다. 그리고 벨크로수포음(velcro rale)은 염발음(crepitant rale)이라고도 하며, 섬유모양허파를 시사한다. 기관지가 협착되면 '휙휙'하는 피리소리 같은 것이 들리기도 하는데, 이것을 천명(stridor, wheeze, 그렁거림)이라고 한다.

(2) 호흡근육의 작용

호흡근육은 갈비사이근(intercostal muscles ; 속갈비사이근과 바깥갈비사이근으로 이루어진다)과 가로막(diaphragm)을 가리킨다. 들숨은 호흡근육을 능동적으로 수축시켜 가슴우리를 늘림으로써 이루어지고, 외기압과 허파꽈리내압이 같아질 때까지 일어난다. 날숨은 허파의 탄성에 의해 가슴우리를 수동적으로 원래 상태까지 수축함으로써 일어난다. 이렇게 해서 호흡운동에 동반되는 에너지는 날숨 시에는 호흡근육이 수축할 때만 쓰이고, 날숨 시에는 에너지소비가 매우 적다.

갈비사이근은 갈비사이신경(intercostal nerve)의 지배를 받고, 가로막은 가슴안과 배안을 구분하는 돔(dome)모양의 뼈대근육으로 가로막신경의 지배를 받는다.

6) 호흡기능

허파의 가장 중요한 기능은 환기와 가스교환이다. 다시 말하면 공기를 바꿔 넣는 동시에 산소를 집어넣어 이산화탄소를 배출시키는 것이다.

(1) 호흡기능에 관련된 운동

일상생활에서 말하는 '환기(ventilation)'는 창문을 열고 방 안에 머물러 있는 공기를 바깥의 신선한 공기와 바꾸는 것을 가리킨다. 마찬가지로 인체에서도 코안 혹은 입안이라는 환기구를 통해 허파 속 공기

거품소리(rales, 수포음, 나음)

'Rasselgerausche'에서 유래된 용어로, 허파·기관지에서 들려오는 부잡음(副雜音). 이상이 있음을 의미하는 경우가 많다.

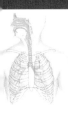
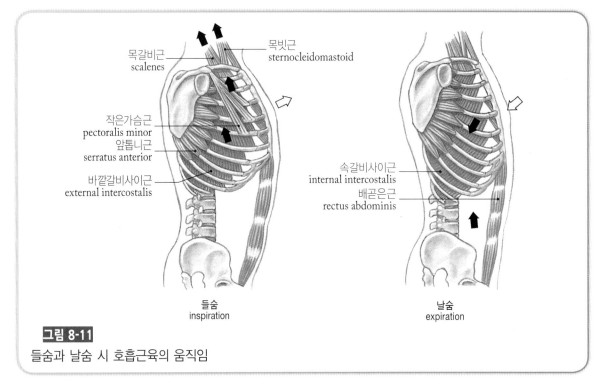

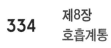

그림 8-11

들숨과 날숨 시 호흡근육의 움직임

와 바깥공기를 교환할 필요가 있는데, 이 기능을 환기라고 한다. 환기 시의 공기이동은 코안(입안)⇄인두⇄후두⇄기관·기관지⇄세기관지⇄허파꽈리를 거치게 된다.

가스교환(gas exchange)은 외부에서 산소(O_2)를 받아들임과 동시에 대사를 통해 발생한 이산화탄소(CO_2)를 체외로 배출시키는 기능이다.

가스교환에 관여하지 않는 공기의 통로를 총칭하여 기도(respiratory tract, airway)라고 한다. 여기서 기도는 후두까지의 상기도, 기관보다 말초의 종말세기관지까지의 하기도로 나뉜다.

환기에 의해 몸속으로 들어간 산소는 호흡세기관지보다 말초의 허파(허파꽈리)에서 가스교환에 의해 체내로 들어오게 된다. 한편 일상생활에서 환기와는 직접 관계가 없는 공기의 이동도 종종 일어난다. 예를 들면 콧물이나 가래(담)의 제거, 재채기나 기침, 딸꾹질, 울면서 웃는 경우 등이다.

심화학습

호흡근육과 호흡운동

　호흡근육은 가슴우리를 구성하는 12쌍의 갈비뼈 사이의 안팎에 있는 갈비사이근과 아랫면에 있는 돔모양의 가로막을 가리킨다. 첫째갈비뼈만 고정되어 있고, 나머지 갈비뼈는 들숨 시에 갈비사이근의 수축에 의해 들어올려지고, 가로막의 수축으로 중심부(힘줄중심이라고 한다)가 아래쪽으로 내려가 가슴안용적이 커진다. 속갈비사이근은 아래의 갈비뼈위모서리에서 위쪽의 갈비뼈위모서리에 부착되어 앞위쪽으로 늘어나며, 바깥갈비사이근은 위의 갈비뼈아래모서리에서 아래의 갈비뼈위모서리에 부착되어 앞아래쪽으로 늘어나 두 근육이 직교하고 있으며, 힘줄중심으로부터 부채모양으로 가로막의 근육섬유가 늘어나 있다. 심한 운동을 하면 호흡수가 증가하며, 심하면 목빗근이나 배근육도 호흡운동에 동원된다.

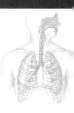

호흡근육의 장애에 의한 환기장애

호흡근육의 장애로 호흡운동이 제대로 이루어지지 않으면 환기장애가 일어난다. 예를 들어 외상에 의한 갈비뼈골절, 중독에 의한 신경근육이음부분의 차단(block), 목뼈손상에 의한 갈비사이신경(intercostal nerve)과 가로막신경의 마비, 근육위축가쪽경화(amyotrophic lateral sclerosis, 근위축성측삭경화증), 근육퇴행위축(muscular dystrophy) 등은 신경세포나 근육세포의 변성·위축 때문인 경우가 있다.

공기가슴증

국소적으로 부풀어오른 물혹(기종성물혹, bulla 등) 등이 파열되면 허파 속의 공기가 가슴안으로 누출된다. 그 결과 가슴안의 음압을 유지할 수 없게 되어 호흡운동에 의한 날숨과 들숨이 불가능해진 상태를 공기가슴증(pneumothorax, 기흉)이라고 한다. 신장이 크고 마른 체형의 어린 남성에게 많이 발생하는 원발성(특발성)공기가슴증을 자발공기가슴증(spontaneous pneumothorax)이라고 한다.

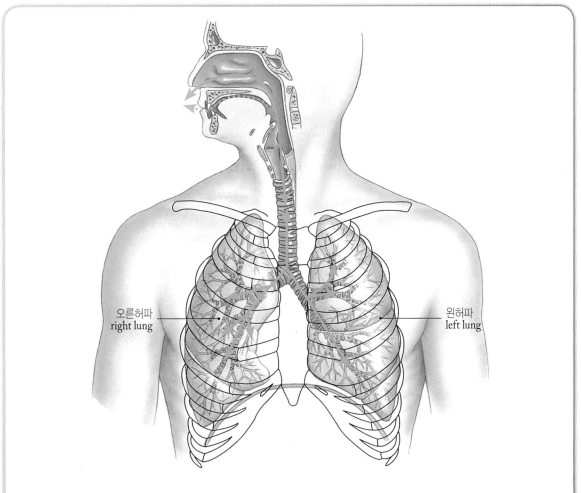

오른허파
right lung

왼허파
left lung

그림 8-12
환기 시 공기의 이동경로

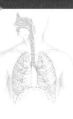

 심화학습

수면무호흡증후군과 수면호흡장애

　수면 중 1시간 정도의 무호흡 혹은 저호흡 횟수가 5회 이상일 때 수면호흡장애(SDB : sleep-disordered breathing)라고 한다. 수면무호흡증후군(SAS : sleep apnea syndrome)은 SDB에서 하루 중 수면에 가까운 상태, 권태감 등이 동반되는 증상이다. SAS는 대부분 수면 중 상기도가 막히는 것이 특징이다.

죽은공간

　호흡계통 중 가스교환에 관여하지 않는 기도 전체, 즉 코안-세기관지 사이 혹은 그 용적을 해부학적 죽은공간(anatomical dead space)이라고 한다. 가스교환에 관여하는 허파꽈리의 어느 부분이 죽은공간(dead space, 사강)을 죽은꽈리공간(alveolar dead space)이라고 하며, 둘을 합친 죽은공간, 즉 생리학적 죽은공간은 건강한 사람의 경우 해부학적 죽은공간과 거의 같은 약 150㎖로, 1회호흡량의 1/3~1/4이다.

기침

　기침은 해수(咳嗽)라고도 하며, 기도 속을 자극(음식물을 잘못 삼킴, 담배연기, 미생물 등)하는 원인물질을 기도 밖으로 배출시키려는 생리적 반응이다.

토혈과 객혈

　입으로 피를 토할 때에는 어디에서 출혈이 발생하는지 확인하는 것이 중요하다. 토혈(hematemesis, 혈액구토)은 상부소화관에서, 객혈(hemoptysis)은 기도나 허파에서 일어난다. 토혈과 객혈은 암적색인지 선홍색인지, 음식물이 섞여 있는지, 물거품모양인지, 기침과 함께 나왔는지, 구토와 함께 나왔는지 등에 따라 감별한다.

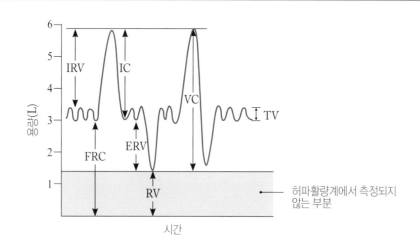

IRV(inspiratory reserve volume) : 들숨예비량　　FRC(functional residual capacity) : 기능적잔기량
IC(inspiratory capacity) : 들숨용적　　ERV(expiratory reserve volume) : 날숨예비량
RV(residual volume) : 잔기량　　VC(vital capacity) : 허파활량
TV(tidal volume) : 1회호흡량

그림 8-13
허파기량분획

respiratory system

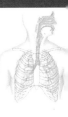

(2) 허파기능검사

허파는 예비능력이 매우 높은 장기여서 이상이 잘 드러나지 않지만, 허파 속의 공기함량이나 허파의 공기흐름상태(시간적 요소를 가한 기도 내 공기의 통과량), 동맥혈 중의 산소량과 이산화탄소량(동맥혈가스분석), 허파확산능력 등을 살펴봄으로써 허파기능이상을 알 수 있다.

허파기능검사에는 허파기량측정기구에 의한 허파기량분획(경계를 지어 나눔)의 측정이 있다. 안정 시 호흡상태로 최대한 숨을 들여마셨을 때부터 힘차게 내뱉을 때까지의 공기함량을 허파활량(VC : vital capacity)이라고 한다. 즉 허파활량은 한 번의 호흡으로 이동할 수 있는 최대공기량으로, 1회호흡량(TV : tidal volume, 일반적으로 한 번의 호흡으로 허파를 출입하는 공기량)과 들숨예비량(IRV : inspiratory reserve volume, 최대한으로 들이마실 때 정상들숨량 외의 공기량)과 날숨예비량(ERV : expiratory reserve volume, 최대로 내쉴 때 허파에서 노력하여 내쉴 수 있는 최대공기량)의 총칭이다.

건강한 성인의 허파활량은 남자가 4,000~5,000㎖, 여자가 3,000~4,000㎖이지만, 연령·성별·체격 등 사람에 따라 그 추계치(예측허파활량)가 산출된다. 예측허파활량은 남성 '[(27.63-0.112×연령)×신장(cm)]',

심화학습

환기장애의 분류

구속성환기장애는 허파꽈리격막의 섬유증식, 가슴막비후, 가슴벽이상 등에 의해 허파 속의 공기가 감소하여 허파의 확장장애가 일어난 상태이다. 다시 말하면 허파가 딱딱해져 부풀어 오르기 어려운 상태(*컴플라이언스가 저하된 상태)가 된 것이다. 그래서 허파를 부풀게 하려면 정상보다 큰 힘이 필요하게 된다. 컴플라이언스는 허파를 부풀리기 쉬운 정도(확장능력)를 나타내며, 허파꽈리격벽의 엘라스틴(elastin, 탄력소)을 주성분으로 하는 탄력섬유와 콜라겐(collagen, 아교질)을 주성분으로 하는 아교섬유의 네트워크로 유지된다.

노력성날숨곡선은 최대들숨 상태에서 한 번에 날숨을 하는 시간만큼의 날숨량을 측정한 그래프이며, 그 최초 1초간의 호출기량을 1초량($FEV_{1.0}$: forced expiratory volume in one second), '1초량/허파활량×100'을 1초율($\%FEV_{1.0}$)이라고 한다. 1초량과 1초율은 기관지에 염증이나 연축(spasm)에 의한 협착이 있으면 저하되며, 1초율이 70% 이하면 폐색성환기장애가 있다고 판단한다. 폐색성환기장애가 있으면 공기를 내뱉기 어려워진다.

만성폐쇄허파질환

만성폐쇄허파질환(COPD : chronic obstructive pulmonary disease)은 유독한 입자나 가스흡입에 의해 발생하는 허파의 염증반응에 기반한 진행성기류제한을 나타내는 질환으로, ① 중추기도 우위의 병변(만성기관지염)과 ② 허파꽈리벽파괴를 주로 하는 병변(허파기종)으로 나누어진다.

COPD의 최대위험인자는 흡연이므로 예방과 치료를 위해서는 먼저 금연을 반드시 해야 한다. 주증상은 노력성 호흡곤란, 만성기침, 가래(객담) 등이다. 1초율($\%FEV_{1.0}$)이 70% 이하이면 COPD가 의심된다. 여기에서 1초율($\%FEV_{1.0}$)이 80% 이상일 때, 50~80%일 때, 30~50%일 때, 30% 미만일 때 COPD의 중증도는 각각 경증, 중간증, 중(重)증, 최중증으로 분류된다.

---

*컴플라이언스(compliance)
폐쇄계통(closed system)의 용기로 가정했을 때 내압의 상승변화에 대한 용적의 증대비율을 가리키며, 용기의 벽이 늘어나기 쉬운 정도를 나타내는 지수가 된다. 호흡기능에 관련된 요소로는 허파와 가슴우리의 컴플라이언스가 있다.

여성 '[(21.78-0.101×연령)×신장(cm)]'으로 계산된다(볼드윈의 허파활량예측식/Boldwin equation). 실측허파활량의 예측허파활량에 대한 비율을 %허파활량(%VC)이라고 하며, '실측허파활량/예측허파활량×100'으로 계산된다. 이것이 80% 이하이면 구속성환기장애가 있다고 볼 수 있다.

(3) 성대와 발성

후두는 기도의 일부일 뿐만 아니라 들숨 시 성대의 점막주름을 진동시켜 발성을 하게 한다. 사춘기 남성은 성대에 부착된 앞쪽 후두융기(laryngeal prominence ; 이른바 울대뼈)가 돌출하여 성대가 길어진다. 성대가 길어지면 낮은 목소리가 되고, 성문을 통과하는 공기의 양이 많아지면 큰 목소리가 된다.

2. 가스교환

가스교환(gas exchange)은 공기와 허파모세혈관 사이(바깥호흡)와 전신의 모세혈관과 세포 사이(속호흡)에서 산소(O_2)와 이산화탄소(CO_2)를 주고받는 것이다. 이것은 오로지 *확산에 의해 *분압이 높은 곳(고농도)에서 낮은 곳(저농도)을 향해 평형에 도달할 때까지 가스가 이동함에 따라 성립한다.

1) 바깥호흡과 속호흡

(1) 바깥호흡

바깥호흡(external respiration, 허파호흡)은 바깥공기 중의 산소와 혈중이산화탄소를 주고받음으로써 산소가 적고 이산화탄소가 증가한 혈액(정맥혈)을 산소가 풍부하고 이산화탄소가 적은 혈액(동맥혈)으로 변환시키는 것을 말한다. 허파꽈리표면적과 허파모세혈관바탕(vascular bed)은 넓고 크며, 허파꽈리의 가스와 혈액 사이(호흡막, 허파꽈리모세혈관막, 공기혈액관막)의 두께는 0.2~2.5㎛로 굉장히 얇기 때문에 매우 단시간에 확산되는 구조로 되어 있다. 산소는 약 64mmHg의 분압차에 의해, 이산화탄소는 약 6mmHg의 분압차에 의해 허파꽈리공간과 혈관 사이를 이동한다.

(2) 속호흡

바깥호흡에서 얻어진 이산화탄소가 감소하여 산소가 포화된 혈액(동맥혈)은 심장을 중심으로 하는 순환

---

*확산(diffusion)
 격막을 경계로 하여 농도기울기(농도차)에 의해 농도가 높은 쪽에서 낮은 쪽으로 액체나 기체 중의 물질이 이동하는 물리적 운동

*분압(partial pressure)
 몇 가지 기체가 하나의 밀폐된 용기에 갇혀 있는 상태에서 한 종류의 기체를 빼낼 때 그 용기 속의 압력감소분을 그 기체의 분압이라고 한다. 즉 혼합기체 각 성분의 전체기체압력에 대한 기여분을 말한다. 각 기체의 분압합계는 혼합기체의 압력과 같다(돌턴의 분압법칙/Dalton's law of partial pressure).

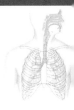

계통에 의해 전신 구석구석의 세포까지 빠짐없이 골고루 미치게 된다. 이때 사이질액(조직사이액)을 거쳐 바깥호흡과 마찬가지로 확산에 의해 산소를 세포로 보내며, 이산화탄소를 세포에서 거둬들인다. 세포막을 사이에 두고 이루어지는 이러한 교환을 속호흡(internal respiration, 세포호흡)이라고 한다. 그리고 산소가 적어지고 이산화탄소가 많아진 혈액(정맥혈)이 다시 허파로 보내져 바깥호흡에 의해 가스가 교환되는 사이클이 쉴 새없이 반복된다.

2) 가스분압

어떤 용기 속에 들어 있는 혼합기체의 압력은 그것을 구성하는 질소, 산소, 이산화탄소 등의 기체가 차지하는 압력(분압)의 합과 같다(돌턴의 분압법칙). 즉 분압은 각 성분기체의 농도에 비례한다.

허파꽈리 속은 수증기로 포화되어 47mmHg의 수증기압을 이룬다. 산소는 허파꽈리 속이 104mmHg, 허파동맥혈 속이 40mmHg로, 64mmHg의 분압차가 있기 때문에 허파꽈리에서 혈관으로 산소가 확산·이동된다. 한편 이산화탄소는 낮은 분압차에서도 쉽게 확산되기 때문에 허파동맥혈 속이 46mmHg, 허파꽈리 속이 40mmHg로 겨우 6mmHg밖에 되지 않는 분압차만으로도 혈관에서 허파꽈리로 확산·이동이 가능하다.

심화학습

호흡지수

이산화탄소의 단위시간당 배출량(VCO_2)과 산소의 단위시간당 섭취량(VO_2)의 비를 호흡지수(RQ : respiratory quotient)라고 한다. $RQ=VCO_2/VO_2$이다. 날숨가스분석법으로 측정할 수 있다.

3. 산소 및 이산화탄소의 운반

바깥호흡으로 얻어진 산소는 동맥혈을 타고 주로 헤모글로빈과 결합하여 산화헤모글로빈(메트헤모글로빈) 형태로 전신의 세포로 옮겨지고, 세포에서 생긴 이산화탄소는 속호흡으로 혈장에서 용해된 후 대부분이 탄산수소이온(HCO_3^-)형태로 정맥혈을 타고 허파로 옮겨지면 허파에서 이산화탄소 형태로 몸 밖으로 배출된다.

1) 산소의 운반

산소는 혈중에서 대부분 헤모글로빈과 결합하여 산화헤모글로빈(methemoglobin이라고도 한다)이 되고, 극히 일부만이 혈장에 용해된다. 산소와 결합된 동맥혈의 헤모글로빈비율을 나타내는 산소포화도(SaO_2)는 건강한 사람은 95~100%인데, 나머지 몇 %는 혈장에서 용해된 산소의 비율이다.

산화헤모글로빈은 저산소상태, 이산화탄소가 고농도상태, pH가 낮은 상태, 고체온 등일 때 헤모글로빈

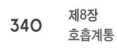

의 산소해리곡선이 오른쪽으로 이동하여 산소분압이 낮아도 쉽게 산소를 유리할 수 있게 된다. 이것을 보어효과(Bohr effect)라고 한다. 즉 인체는 산소가 부족한 부위에 보다 많은 산소를 공급할 수 있도록 합목적적 구조로 되어 있다. 한편 동맥혈의 산소가 부족해서 산소분압(PaO_2)이 기준치(80mmHg 이상)보다 저하된 상태를 저산소혈증이라고 한다.

호흡부전(respiratory failure)은 공기흡입 시에 PaO_2가 60mmHg 이하인 호흡장애를 말한다. 이 경우 고이산화탄소혈증($PaCO_2 \geq 45mmHg$)을 동반하는 형태(Ⅱ형)와 동반하지 않는 형태(Ⅰ형)가 있다. 또한 A-aDO_2(허파꽈리기-동맥혈산소분압차)가 정상인 경우와 확대된 경우(20mmHg)가 있다. 전자는 허파꽈리 저환기, 저산소환경 등이 원인이며, 후자는 확산장애, 혈류션트, 환기·혈류비불균등분포 등이 원인이다. 급성호흡부전(acute respiratory failure)은 급성으로 경과된 상태를 말하며, 호흡부전상태가 1개월 이상 지속되는 병상태를 만성호흡부전(chronic respiratory failure)이라고 한다.

저산소혈증이 계속되면 세포의 정상적인 움직임이 불가능해져 생명이 위험해진다. 특히 뇌의 신경세포는 무산소상태가 4~5분 계속되면 회복불능이 된다.

2) 이산화탄소의 운반

혈중이산화탄소의 약 90%가 탄산수소이온(중탄산이온이라고도 한다. HCO_3^-)인데, 이는 혈장에 약 2/3, 적혈구에 약 1/3이 용해되어 있다. 나머지 약 10%는 카바미노화합물(carbamino compound) 또는 이산화탄소인 채로 운반된다. 이것은 적혈구의 탄산탈수효소에 의해 $CO_2 + H_2O \rightarrow H_2CO_3 \rightarrow H^+ + HCO_3^-$의 반응이 진행되기 때문이다. 혈장단백질과 결합된 이산화탄소를 카바미노결합이산화탄소라고 한다.

이산화탄소의 운반은 가스교환뿐만 아니라 산염기평형을 유지하기 위한 탄산완충계로서 pH의 조절이라는 굉장히 중요한 역할도 한다.

4. 호흡조절

인체에는 혈액의 항상성을 유지하기 위해 화학적 완충물질이나 신경계통에 의한 혈액가스의 조절기구가 갖춰져 있다. 정상상태에서 혈액의 pH는 7.40±0.05(기준치는 7.35~7.45)로 조절되어 있으며, 이 범위를 벗어나면 병적이 된다. 동맥혈이 pH 7.45 이상이면 *알칼리증, pH 7.35 이하이면 *산증이다.

산이나 알칼리의 양적 변화에 따른 영향에 대해 체액 pH의 변화를 완화시키는 작용을 완충작용(buffer action)이라고 한다. 완충작용은 약산과 짝염기로 이루어진다. 체내의 완충계에는 탄산완충계(H_2CO_3와 HCO_3^-), 인산완충계(H_2PO_4와 HPO_4^-), 단백질완충계(H^-단백질과 단백질$^-$) 등이 있는데, 90%는 탄산완충계

---

*알칼리증(alkalosis)과 산증(acidosis)

두 가지 모두 산염기평형이상으로, 알칼리증은 혈액의 pH가 정상치보다 알칼리성에 가깝고, 산증은 산성쪽에 가까운 상태이다. 원인에 따라 호흡성과 대사성으로 나누어진다.

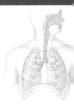

이며, pH조절은 거의 탄산완충계에 의해 이루어진다. 호흡계통은 탄산완충계에서 이산화탄소의 혈중농도를 조절함으로써 수소이온(프로톤 : H^+)농도를 조절한다.

CO_2가 늘어나면 pH가 내려가므로(호흡성산증) HCO_3^-를 늘려 대상(compensation)시키고, HCO_3가 늘어나면 pH가 올라가므로(대사성알칼리증) CO_2를 늘려 대상시킨다. 과환기증후군에서는 환기가 늘어나고, CO_2가 줄어들기 때문에 pH가 올라간다(호흡성알칼리증). 당뇨병성혼수 등에서는 HCO_3^-가 감소하여 pH가 내려가며(대사성산증), CO_2를 낮추도록 대상기능이 작용한다.

CO_2의 조절은 환기에 의해 신속하게 이루어지지만, 콩팥의 HCO_3^-조절은 며칠이 걸린다. 콩팥에서는 요세관에서 수소이온(H^+)의 분비나 HCO_3^- 배출에 의해 pH를 조절한다.

신경성호흡조절은 대뇌겉질·시상하부·다리뇌(pons)·숨뇌 등이 협조하여 이루어진다. 다리뇌와 숨뇌에서는 호흡을 리드미컬하게 행하는 호흡중추라는 부위가 있다. 또한 숨뇌와 대동맥에는 각각 동맥혈 중의 $PaCO_2$와 pH, PaO_2를 감지하는 *화학수용기(목동맥토리와 대동맥토리)가 있어서 뇌 속의 혈류를 항상 감시하며 호흡중추에 정보를 전달한다.

1) 호흡중추

호흡을 주기적 활동으로 만드는 자율적인 능력을 가진 부분의 신경세포군을 호흡중추(respiratory center)라고 총칭한다. 숨뇌에는 들숨중추와 날숨중추가 있으며, 두 가지 모두 리드미컬하게 활동하도록 되어 있다. 게다가 다리뇌에는 호흡조절중추와 지속들숨중추가 있어서 자동적으로 호흡수·깊이·리듬 등을 조절한다.

2) 호흡에 영향을 주는 인자

호흡에 영향을 주는 인자는 약물(진정제, 수면제, 알코올), 수면, 체온(고체온에서는 대사율을 높이기 위해 호흡수 증가), 심한 운동, 저산소혈증, 고이산화탄소혈증, 산증, 흥분상태 등이다.

진정제·수면제·알코올 등을 과잉섭취하면 숨뇌의 호흡중추를 억제하여 호흡정지를 일으킬 수도 있다. 심한 운동은 호흡중추부터 운동자극임펄스를 발하여 가로막신경과 갈비사이신경을 거쳐 가로막·갈비사이근을 자극하여 호흡을 보다 자주 깊게 일으킨다. 저산소혈증, 고이산화탄소혈증, 산증(acidosis) 등도 호흡중추를 자극한다. 감정이 고조되면 대뇌겉질을 거쳐 호흡리듬을 교란시키는 경우도 있다.

---

*화학수용기(chemoceptor)
　화학수용체라고도 한다. 화학적 자극에 특이적으로 감응하는 세포로, 센서기능을 한다. 이 기능에 의해 미각이나 후각이 작용한다. 호흡에서는 대동맥토리와 목동맥토리가 화학수용기이다. 목동맥토리는 혈중의 PaO_2, $PaCO_2$, pH를 감지하는데, 이 정보가 중추로 전달되어 호흡(환기)이 조절된다.

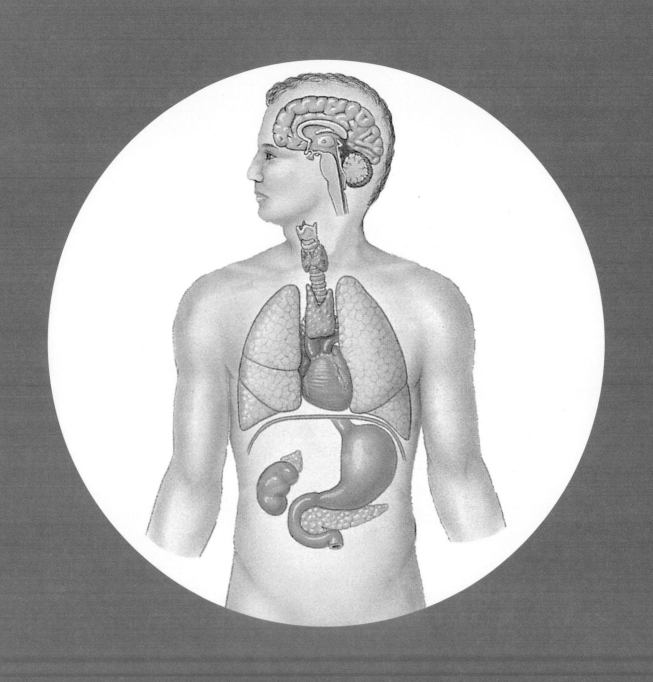

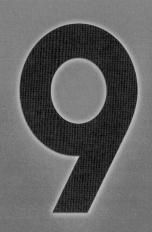

CHAPTER 9

내분비계통
endocrine system

학습목표

- 내분비기관의 위치를 기술할 수 있다.
- 뇌하수체의 발생과정을 설명할 수 있다.
- 뇌하수체의 구성세포를 기술할 수 있다.
- 솔방울샘의 위치 및 구조적 특징을 기술할 수 있다.
- 갑상샘의 구조를 설명할 수 있다.
- 덧갑상샘의 위치·구조 및 기능적 특성을 기술할 수 있다.
- 부신겉질과 부신속질의 발생 및 구조적 차이를 비교할 수 있다.
- 이자의 기능과 구조적 특징을 설명할 수 있다.
- 고환의 구성세포와 분비호르몬의 관계를 설명할 수 있다.
- 난소의 구성세포와 분비호르몬의 관계를 설명할 수 있다.
- 기타 내분비기관의 종류와 기능을 설명할 수 있다.

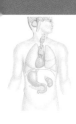

1. 내분비샘

내분비샘(endocrine glands)은 샘세포(glandular cell)에서 분비물을 내보낼 때 관을 가지지 않고 순환·림프계통으로 직접 방출한다. 여기에서 분비되는 분비물은 특수한 화학물질로, 호르몬(hormone)이라고 한다. 내분비샘에는 다음과 같은 것이 있다.

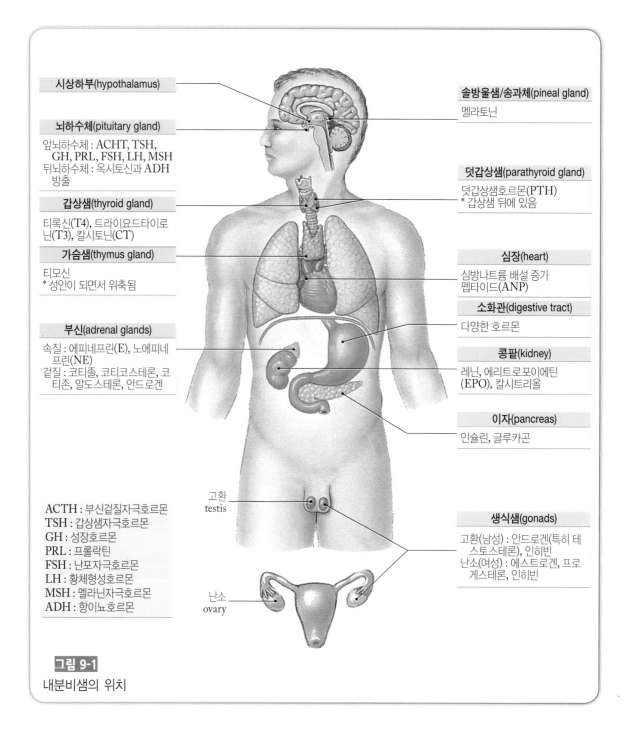

시상하부(hypothalamus)

뇌하수체(pituitary gland)
앞뇌하수체 : ACHT, TSH, GH, PRL, FSH, LH, MSH
뒤뇌하수체 : 옥시토신과 ADH 방출

갑상샘(thyroid gland)
티록신(T4), 트라이요드타이로닌(T3), 칼시토닌(CT)

가슴샘(thymus gland)
티모신
* 성인이 되면서 위축됨

부신(adrenal glands)
속질 : 에피네프린(E), 노에피네프린(NE)
겉질 : 코티졸, 코티코스테론, 코티존, 알도스테론, 안드로겐

ACTH : 부신겉질자극호르몬
TSH : 갑상샘자극호르몬
GH : 성장호르몬
PRL : 프롤락틴
FSH : 난포자극호르몬
LH : 황체형성호르몬
MSH : 멜라닌자극호르몬
ADH : 항이뇨호르몬

고환
testis

난소
ovary

솔방울샘/송과체(pineal gland)
멜라토닌

덧갑상샘(parathyroid gland)
덧갑상샘호르몬(PTH)
* 갑상샘 뒤에 있음

심장(heart)
심방나트륨 배설 증가 펩타이드(ANP)

소화관(digestive tract)
다양한 호르몬

콩팥(kidney)
레닌, 에리트로포이에틴(EPO), 칼시트리올

이자(pancreas)
인슐린, 글루카곤

생식샘(gonads)
고환(남성) : 안드로겐(특히 테스토스테론), 인히빈
난소(여성) : 에스트로겐, 프로게스테론, 인히빈

그림 9-1
내분비샘의 위치

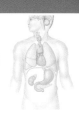

- 뇌하수체(hypophysis)
- 갑상샘(thyroid gland)
- 가슴샘(thymus)
- 이자(pancreas, 랑게르한스섬/Langerhans' islet)
- 난소(ovary, 난포막/theca folliculi과 황체/corpus luteum)
- 솔방울샘(pineal gland, 송과체)
- 덧갑상샘(parathyroid gland)
- 부신(adrenal gland)
- 고환(testis, 사이질세포/interstitial cell)

내분비샘 중에는 호르몬분비를 주요한 기능으로 하는 것(예 : 갑상샘)과 그 외의 기능을 합친 것(예 : 난소)이 있다. 또한 하나의 내분비샘이 여러 종류의 호르몬을 분비하는 것(예 : 부신), 내분비샘 상호간에 관련된 것(예 : 뇌하수체와 부신), 하나의 내분비샘 호르몬이 다른 내분비샘의 발육과 기능에 영향을 미치는 것(예 : 뇌하수체와 난소) 등이 있다.

어느 쪽이든지 내분비샘은 전신의 발육과 성장, 생식과 대사 등을 체액, 즉 호르몬 및 그 수용기(receptor)를 통하여 조절하고, 신경계통과 협조하여 전신의 기능을 원활하게 수행시키는 중요한 기관이다.

 심화학습

호르몬의 정의

호르몬(hormone)은 '격려하다'라는 그리스어에 어원을 둔다. 1949년 Selye, H.는 호르몬을 "멀리 떨어진 기관의 기능유지를 목적으로 어떤 기관의 세포로 만들어진 생리적인 화합물이며, 혈액에 의해 운반된다."고 정의하였다. 그 후 사이질액을 거쳐 근접하는 *표적세포에 작용하거나, 일단 세포 밖으로 분비된 물질이 다시 그 세포에 작용하는 예가 무수히 많이 알려지면서 "세포외액에 용해되어 세포 간 정보를 주고받는 화학메신저이다."라고 정의되었다. 최근 사이토카인(cytokine)이 잇달아 발견되어 신경·면역·내분비계통의 상호관계가 해명되어 왔다. 이에 따라 신경전달물질, 사이토카인, 호르몬이라는 화학정보전달물질이 분류될 가능성도 있다.

호르몬의 약어

GH(growth hormone) : 성장호르몬
TSH(thyroid-stimulating hormone) : 갑상샘자극호르몬
ACTH(adrenocorticotropic hormone) : 부신겉질자극호르몬
PRL(prolactin) : 프롤락틴
LH(luteinizing hormone) : 황체형성호르몬(황체화호르몬)
FSH(follicle-stimulating hormone) : 난포자극호르몬
Gn(gonadotropin) : 고나도트로핀. 생식샘자극호르몬. LH와 FSH가 포함된다.
RH(releasing hormone) : 방출호르몬. 갑상샘자극호르몬방출호르몬(TSH-RH) 등과 같은 형태로 쓰인다.
FT_3(free triiodothyronine, free T_3) : 유리트라이요오드타이로닌. T_3의 유리형
FT_4(free thyroxine, free T_4) : 유리티록신. T_4의 유리형

---

*표적세포(target cell)
어떤 물질과 그 작용대상이 되는 세포의 관계가 특이성을 갖는 경우 그 세포를 그 물질의 표적세포라고 한다. 비슷한 말로 표적장기(target organ)가 있다. 또한 면역계통에서 림프구(lymphocyte)의 공격대상이 되는 세포나 바이러스가 감염대상으로 하는 세포도 표적세포라고 한다.

endocrine system

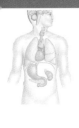
표 9-1. 호르몬의 종류에 따른 수용기와 작용기전의 특징

호르몬	수용기의 국한성과 호르몬의 작용	작용기전의 특징
스테로이드호르몬 갑상샘호르몬	표적세포의 세포질·핵막	호르몬은 세포막을 자유롭게 출입하며, 수용기와 결합하면 DNA에 작용하여 효소 등을 새롭게 합성시킨다.
펩타이드호르몬 카테콜아민	표적세포의 세포막 표면	호르몬이 수용기와 결합하면 표적세포가 갖는 효소가 활성화되어 표적세포의 기능이 발현된다.

2. 시상하부

1) 위 치

시상하부(hypothalamus)는 해부학적으로 매우 좁은 영역이지만, 체온·체액의 삼투압·혈중호르몬농도 등을 검출하는 수용기가 있어 자율신경계통과 내분비계통의 피드백기능을 맡고 있다. 시상하부 바로 아래쪽에 있는 뇌하수체앞엽(pituitary anterior lobe)은 뇌하수체문맥계통(hypophyseal portal system)을 거치고, 뇌하수체뒤엽(pituitary posterior lobe)은 직접 신경섬유를 나와 내분비계통을 제어한다.

2) 구조와 기능

시상하부에서 분비되는 호르몬에는 ① 혈관(혈액)을 거쳐 뇌하수체앞엽으로 운반되는 것과 ② 신경을 거쳐 뇌하수체뒤엽으로 운반되는 것이 있다.

①은 뇌하수체앞엽호르몬의 분비를 자극 또는 억제하고, 아래에 있는 내분비기관(갑상샘, 부신 등)에 영

표 9-2. 시상하부호르몬의 종류와 작용

종류	호르몬	작용
방출호르몬 (releasing hormone)	갑상샘자극호르몬방출호르몬 (TRH : thyrotropin-releasing hormone)	TSH, PRL분비촉진
	부신겉질자극호르몬방출호르몬 (CRH : corticotropin-releasing hormone)	ACTH분비촉진
	성장호르몬방출호르몬 (GH-RH : growth hormone-releasing hormone)	GH분비촉진
	프롤락틴방출호르몬 (PRH : prolactin-releasing hormone)(TRH가 PRL로도 작용한다)	PRL분비촉진
	고나도트로핀방출호르몬 (Gn-RH : gonadotropins-releasing hormone)	LH·FSH의 생성·분비촉진
억세호르몬 (inhibiting hormone)	소마도스타딘(somatostatin)	GH·TSH의 생성·분비억제
	도파민(dopamine)	프롤락틴의 생성·분비억제

endocrine system

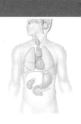

향을 미친다. ②는 바소프레신(vasopressin)과 옥시토신(oxytocin)으로서, 뇌하수체뒤엽에 고였다가 분비된다. 이것은 뇌하수체뒤엽호르몬으로 취급된다.

3. 뇌하수체

1) 위 치

뇌하수체(hypophysis)는 나비뼈(sphenoid bone, 접형골)몸통 뒷면의 뇌하수체오목(hypophysial fossa)에 파묻힌 지름 1cm 크기의 기관으로, 그 무게는 0.5~0.6g이다. 깔때기에는 안장가로막(diaphragma sellae, 뇌경질막)이 뻗어 있어서 뇌하수체를 뇌에서 막아내고 있다. 그리고 뇌하수체 위쪽은 뇌하수체줄기(infundibular stem)에 의해서만 시상하부(hypothalamus)와 연락된다.

뇌하수체는 다음과 같이 구분된다.

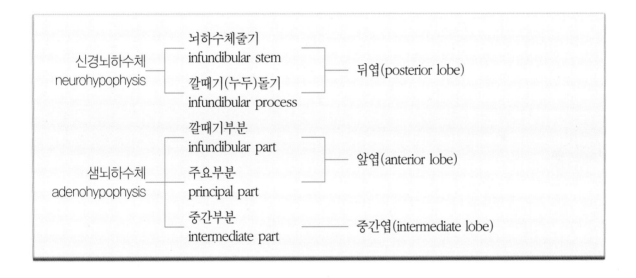

2) 구조와 기능

뇌하수체에서 분비되는 호르몬 중 성장호르몬은 프롤락틴, 태반성 락토겐(lactogen)과 비슷한 구조를 가지고 뼈와 근육의 성장 및 발육을 촉진하는 작용이 있는데, 과잉분비되면 뇌하수체성 거인증(gigantism)과 말단비대증(acromegaly)을 일으키고, 분비가 감소되면 뇌하수체성 소인증(dwarfism)을 일으킨다. 젖분비호르몬(프롤락틴)은 에스트로겐 등의 호르몬과 협동작용하여 젖샘의 발육을 촉진시키고, 젖을 분비시킨다. 옥시토신은 태아정상분만 시 자궁근육의 수축을 담당하고, 수유 중 젖샘의 근육상피세포(myoepithelial cell)를 수축시켜 젖을 사출시킨다. 바소프레신(vasopressin)은 동맥의 수축작용뿐만 아니라 콩팥의 요세관상피에 작용하여 소변의 재흡수를 촉진하고, 나아가 체액침투압의 항상성유지와 혈압을 상승시키는 기능을 한다.

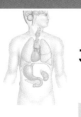

표 9-3. 뇌하수체호르몬의 종류와 작용

뇌하수체호르몬		표적세포(장기)	작용
	성장호르몬 (GH : growth hormone)	간세포	성장인자(소마토메딘)생산자극. 이 인자를 거쳐 전신의 세포에 작용. 특히 뼈대근육과 긴뼈에서의 단백질합성·세포분열촉진. 단기적 작용으로는 혈당치상승
	프롤락틴(prolactin, 젖분비자극호르몬)[1]	젖샘상피	젖샘상피의 발육 및 젖생산자극, 배란억제
		부신·난소·전립샘	수용기는 있으나 특징적인 작용은 부족하다.
	부신겉질자극호르몬 (ACTH : adrenocorticotropic hormone)[2]	부신겉질	스테로이드생성촉진, 부신중량증가
뇌하수체 앞엽호르몬 (anterior pituitary hormone)		부신 외의 작용	지방분해촉진, 스테로이드대사억제, 인슐린·GH분비촉진
	갑상샘자극호르몬 (TSH : thyroid–stimulating hormone)	갑상샘	아데닐사이클라제(adenyl cyclase)의 활성화, cAMP 증가 ▪ 갑상샘의 무게와 혈류증가 ▪ 요오드섭취, 타이로글로불린(thyroglobulin) 생성 ▪ 요오드타이로신 및 요오드타이로닌 생성 ▪ 갑상샘의 호르몬방출촉진
	생식샘 자극호르몬 (gonadotropic hormone)	난포자극호르몬 (FSH : follicle–stimulating hormone)	난소	난포의 발육촉진, 에스트로겐생성자극(여성)
			세르톨리세포(고환)	정자형성촉진, 고환성장자극(남성)
		황체형성호르몬 (LH : luteinizing hormone)[3]	난소	에스트로겐·프로게스테론생성자극, LH 급증에 의한 배란(여성)
			라이디히세포(고환)	테스토스테론분비촉진(남성)
뇌하수체 뒤엽호르몬 (posterior pituitary hormone)	바소프레신(vasopressin)[4]	콩팥의 콩팥세관·집합관	이뇨억제(항이뇨작용), 혈압상승
	옥시토신(oxytocin)	민무늬근육 (자궁, 젖샘)	민무늬근육수축작용(특히 분만 시의 자궁수축, 수유기의 젖방출작용촉진)

*1 : 황체자극호르몬(LTH)이라 한다.
*2 : 엔도르핀(endorphin), 엔케팔린(enkephalin), 멜라닌세포자극호르몬(MSH)의 공통전구체인 프로오피오멜라노코르틴
　　(proopiomelanocortin)에서 만들어진다. 그러나 사람에서는 MSH 생성은 불확실하다.
*3 : 남자는 사이질세포자극호르몬(ICSH : interstitial cell stimulating hormone)이라 한다.
*4 : 항이뇨호르몬(ADH : antidiuretic hormone)이라 한다.

3) 신경분비

신경뇌하수체 또는 뇌하수체뒤엽(신경엽)은 신경조직에서 생겨 시상하부의 시각로위핵(supraoptic nuclei)과 뇌실곁핵(paraventricular nuclei)의 신경섬유(신경돌기)가 직접 들어와 있다. 뇌하수체뒤엽호르몬(바소프레신, 옥시토신)은 이들 두 신경핵에서 생산되어 신경섬유에 의해 뇌하수체뒤엽으로 운반되며, 필요에 따라 혈관계통으로 방출되기도 한다(신경분비, neurosecretion). 뇌하수체뒤엽에서 볼 수 있는 헤링소체(herring body, 신경분비물축적소체)는 뇌하수체뒤엽호르몬을 포함한 분비과립(secretory granule)이다.

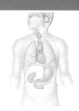

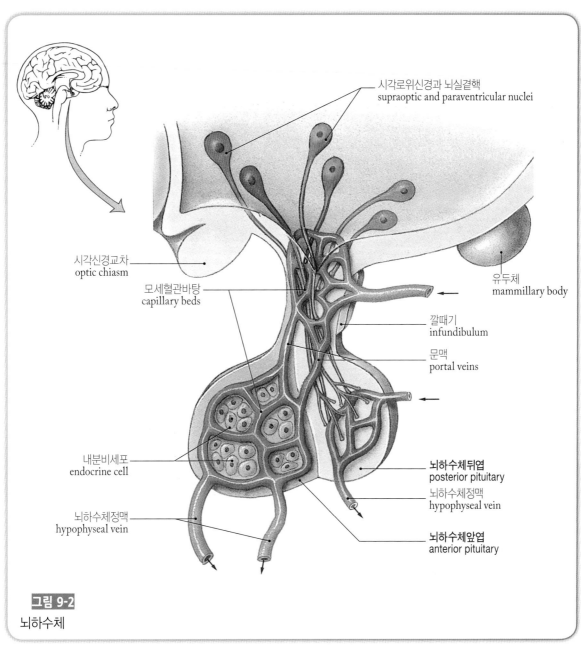

시각로위신경과 뇌실곁핵
supraoptic and paraventricular nuclei

시각신경교차
optic chiasm

모세혈관바탕
capillary beds

유두체
mammillary body

깔때기
infundibulum

문맥
portal veins

내분비세포
endocrine cell

뇌하수체뒤엽
posterior pituitary

뇌하수체정맥
hypophyseal vein

뇌하수체정맥
hypophyseal vein

뇌하수체앞엽
anterior pituitary

그림 9-2

뇌하수체

4) 뇌하수체문맥

샘뇌하수체나 뇌하수체앞엽(앞엽＋중간엽)에 영양을 공급하는 위뇌하수체동맥(superior hypophyseal artery)의 일부가 시상하부의 바닥에 닿으면 그곳에서 첫번째모세혈관그물(primary capillary plexus)을 만든다. 이어 뇌하수체줄기 안에서 여러 정맥(뇌하수체문맥정맥/hypophyseal portal vein)이 되어 뇌하수체앞엽에 이르러 두번째모세혈관그물(secondary capillary plexus)을 만든 후 뇌하수체정맥을 거쳐 뇌하수체를 떠난다.

이 순환계통 중에서 뇌하수체문맥은 시상하부와 뇌하수체앞엽 사이의 기능적 연락로로서 중요하다. 즉

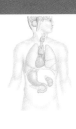

 심화학습

부신겉질자극호르몬의 생성

부신겉질자극호르몬(ACTH : adrenocorticotropic hormone)이 생성되는 과정은 먼저 프레프로오피오멜라노코르틴(pre-pro-opiomelanocortin)이라는 전구물질이 만들어지고, 이어서 베타엔도르핀(β-endorphin)과 멜라닌세포자극호르몬(MSH : melanocyte-stimulating hormone) 등이 동시에 만들어진다. 따라서 ACTH가 과잉생산되면 피부에 갈색의 색소침착이 발생한다.

생식샘자극호르몬의 작용과 분비조절

생식샘자극호르몬(gonadotrophin)은 생식샘에 대해 친화성 또는 자극효과를 갖는 물질로 뇌하수체앞엽성, 임산부 소변의 융모막성 및 임신 말기 혈청으로부터의 융모막성이 있다. 이때 뇌하수체앞엽에서 생성되는 두 가지 호르몬인 난포자극호르몬(FSH)은 난포에, 황체형성호르몬(LH)은 황체에 각각 작용하여 여성호르몬분비를 촉진한다. 한편 남성에서도 고환에 대한 기능이 있어 FSH는 고환형성을, LH는 남성호르몬분비를 촉진한다. 보통 하위호르몬에 의해 네거티브피드백이 작용한다. 그러나 사춘기 이전에는 이러한 하위호르몬의 혈중농도가 낮아도 피드백은 일어나지 않는다. 여성의 배란 시에는 포지티브피드백이 일어난다. FSH의 자극에 따라 난소와 고환에서 분비되는 호르몬인 억제호르몬(inhibin)은 FSH분비를 억제한다(네거티브피드백).

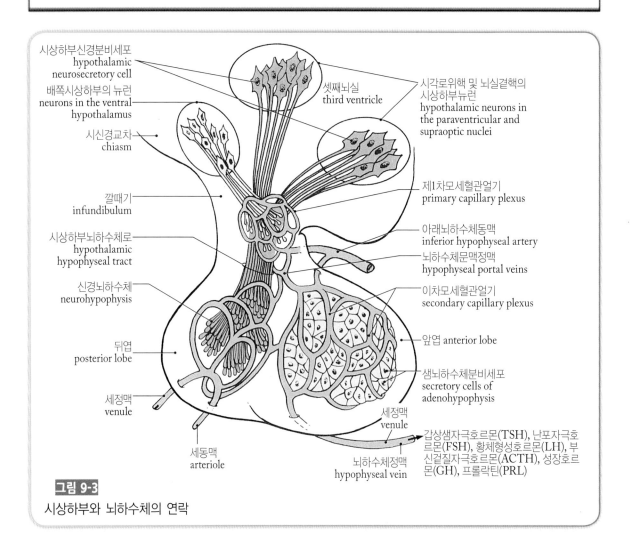

그림 9-3

시상하부와 뇌하수체의 연락

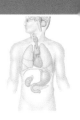

시상하부의 신경핵에서 만들어진 각종 방출자극(억제)호르몬(release-stimulating(-inhibiting) hormones)은 신경끝에서 첫번째모세혈관그물에 분비된 후 뇌하수체문맥을 통하여 샘뇌하수체로 운반된다. 이어서 이들 호르몬은 뇌하수체앞엽의 세포에 작용하여 앞엽호르몬분비를 조절한다. 그리고 뇌하수체앞엽에 작용하는 이들 방출자극(억제)호르몬도 시상하부신경핵에서 분비되는데, 이는 뇌하수체뒤엽호르몬과 같이 신경분비 호르몬의 범주에 넣을 수 있다.

5. 솔방울샘

1) 위 치

솔방울샘(pineal body, 송과체)은 중간뇌 등쪽부분의 위둔덕(superior colliculus) 바로 앞에 있는 길이 10mm의 팥 크기의 소체이다. 솔방울샘 내에는 셋째뇌실의 일부가 들어 있다.

2) 구조와 기능

솔방울샘(pineal body)의 표면은 뇌연질막(cranial pia mater)으로 덮여 있다. 뇌연질막은 사이막으로서 솔방울샘 속으로 들어가고, 실질은 불규칙한 소엽으로 나누어진다. 소엽은 주로 신경세포 유래의 솔방울샘세포(pineal cell)와 신경아교세포(neuroglia, 사이질세포/interstitial cell)로 구성된다. 솔방울샘세포의 세포체는 크고 밝으며, 분비과립이 포함되어 있다.

솔방울샘세포는 파충류 이하의 척추동물에서는 시각세포의 특징을 갖춘 광감수세포(빛민감세포)이고, 조류·포유류에서는 그 특징을 잃어 *내분비세포화되어 있다. 솔방울샘의 기능 중 밝혀지지 않는 것도 많다. 포유류의 솔방울샘에서 추출된 멜라토닌(melatonin)은 파충류 이하에서는 멜라닌세포자극호르몬(MSH : melanocyte stimulating hormone)과 대항적으로 작용하여 피부색을 밝게 만든다. 이 호르몬은 포유류의 피부에는 작용하지 않고 오로지 생식샘기능억제작용만 한다는 것이 쥐를 대상으로 한 실험에서 판명되었다. 인간에서는 솔방울샘부위에 기형종(teratoma), 융모막암종(choriocarcinoma), 종자세포종(germinoma) 등이 빈발한다. 이 경우에는 성조숙증(precocious puberty)이 일어날 수도 있다.

한편 멜라토닌 합성에서는 일일변동(diurnal fluctuation)을 볼 수 있다. 그 이유는 빛의 영향을 받지 않은 포유류에서 광자극은 망막→시각신경→뇌줄기→척수→교감신경줄기→위목신경절을 매개로 하여 솔방울샘에 도달함으로써 멜라토닌의 일일변동을 초래하기 때문이다.

---

*내분비세포(endocrine cell)
　호르몬을 분비하는 세포. 분비기능을 갖는 세포는 내분비와 외분비를 합쳐 샘세포(glandular cell)로 총칭된다.

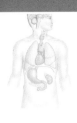
5. 갑상샘

1) 위치와 혈관

갑상샘(thyroid gland)은 후두~기관 위쪽에 위치하고, 왼엽(left lobe)·오른엽(right lobe) 및 이들을 연락하는 갑상샘잘록(isthmus of thyroid gland)으로 이루어지며, 무게는 약 30g이다.

영양동맥(위·아래갑상샘동맥/superior·inferior thyroid artery)은 2곳으로 들어가고, 정맥은 3곳에서 나온다. 잘록부위는 종종 위쪽으로 길게 돌출되어 있어서 피라밋엽(pyramidal lobe)을 형성한다. 한편 태생기

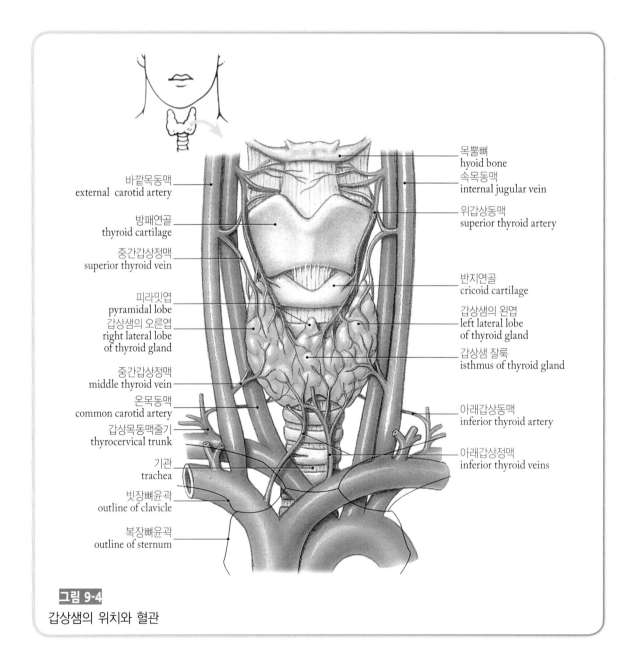

목뿔뼈
hyoid bone

속목동맥
internal jugular vein

바깥목동맥
external carotid artery

방패연골
thyroid cartilage

위갑상동맥
superior thyroid artery

중간갑상정맥
superior thyroid vein

반지연골
cricoid cartilage

피라밋엽
pyramidal lobe

갑상샘의 왼엽
left lateral lobe
of thyroid gland

갑상샘의 오른엽
right lateral lobe
of thyroid gland

갑상샘 잘록
isthmus of thyroid gland

중간갑상정맥
middle thyroid vein

온목동맥
common carotid artery

아래갑상동맥
inferior thyroid artery

갑상목동맥줄기
thyrocervical trunk

아래갑상정맥
inferior thyroid veins

기관
trachea

빗장뼈윤곽
outline of clavicle

복장뼈윤곽
outline of sternum

그림 9-4
갑상샘의 위치와 혈관

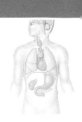

의 유물로 갑상샘과 혀를 잇는 갑상혀관(thyroglossus duct)이 있는데, 이 관에서는 간혹 암이 발생하기도 한다.

2) 구조와 기능

갑상샘의 표면은 섬유피막으로 덮여 있고, 피막은 안쪽으로 더 들어가 갑상샘을 여러 개의 소엽으로 나눈다. 소엽은 1층의 난포상피(follicular epithelium)에서 이루어진 크고 작은 여러 종류의 둥근 꽈리(acinus)을 채우는데, 이것이 소포(follicle)이다. 소포 속에는 콜로이드(colloid ; 갑상샘글로불린/thyroglobulin이라는 분자량 약 100만의 당단백질이고, 갑상샘호르몬의 집합)가 가득 차 있다. 타이록신(T_4 : thyroxine), 트라이요오드타이로닌(T_3 : triiodothyronine) 등의 갑상샘호르몬(thyroid hormone)은 난포상피에서 생산된 후 소포 안에서 갑상샘글리불린 형태로 저장되어 필요에 따라 분해·분비된다. 소포 간 결합조직은 모세혈관과 림프관에 풍부하고, 갑상샘호르몬은 이들 혈관에 분비된 후 온몸으로 운반된다. 갑상샘호르몬은 전신의 물질대사를 항진시키고, 뼈대와 생식샘의 발육을 촉진한다.

표 9-4. T_3, T_4의 작용

기초대사	산소소비량 증대, 열생성 증대, 심박수 증가, 체온 상승, 땀냄(발한)
당대사	아드레날린에 의한 글리코겐 분해, 당신생 촉진, 대량으로는 억제 인슐린에 의한 글리코겐 합성, 당이용 촉진
단백질대사	효소 등의 합성 촉진. 대량으로는 단백질 합성을 억제하고 분해대사(이화) 촉진
지방대사	합성·이용·분해를 모두 촉진. 분해작용이 강하며, 대량으로는 지질(콜레스테롤)의 저장, 혈중농도와 함께 감소

6. 덧갑상샘

1) 위 치

덧갑상샘(parathyroid gland, 부갑상선)는 갑상샘의 좌우 양엽 뒤쪽에서 위·아래갑상샘동맥의 입구 부근에 위아래로 1쌍씩 전부 4개가 있다. 크기는 보리쌀만 하고, 무게는 30~40mg이며, 황갈색으로 갑상샘과 공통의 피막으로 덮여 있다.

2) 구조와 기능

실질(parenchyma)은 피막에서 퍼진 결합조직에 의해 다수의 소엽으로 나누어진다. 실질을 구성하는 세포에는 2종류가 있다. 하나는 으뜸세포(principal cell)라는 무색소성의 작은원형세포로, 세포체는 밝고 핵은 세포체의 중앙부에 위치한다. 다른 하나는 호산세포(oxyphilic cell)로, 으뜸세포보다 크고, 세포체 안에 여러

endocrine system

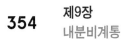
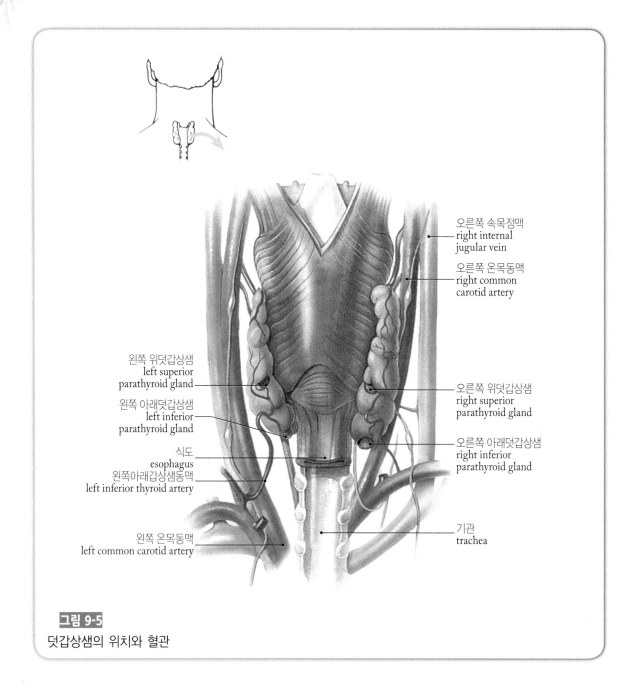

오른쪽 속목정맥
right internal
jugular vein

오른쪽 온목동맥
right common
carotid artery

왼쪽 위덧갑상샘
left superior
parathyroid gland

오른쪽 위덧갑상샘
right superior
parathyroid gland

왼쪽 아래덧갑상샘
left inferior
parathyroid gland

오른쪽 아래덧갑상샘
right inferior
parathyroid gland

식도
esophagus

왼쪽아래갑상샘동맥
left inferior thyroid artery

왼쪽 온목동맥
left common carotid artery

기관
trachea

그림 9-5
덧갑상샘의 위치와 혈관

표 9-5. 칼시토닌과 덧갑상샘호르몬의 작용

표적장기	칼시토닌의 작용	덧갑상샘호르몬의 작용
뼈(bone)	뼈용해를 억제하고, 뼈파괴세포를 감소시켜 뼈모세포를 증가시킨다.	골염용출촉진에 의해 Ca, P를 혈중으로 방출시킨다.
콩팥(kidney)	콩팥세관에서의 재흡수억제에 의해 P의 배설증가와 이에 따른 Ca배설을 촉진한다.	콩팥세관에서의 Ca재흡수를 촉진하고, P재흡수를 억제한다
소화관(alimentary canal)	Ca흡수를 억제하고, 위액·이자액의 분비를 억제한다.	콩팥에서 비타민D활성화를 촉진하여 창자로부터 Ca와 P의 흡수를 촉진한다

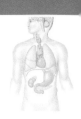

개의 미세과립을 포함하고 있다. 두 세포는 모든 면에서 같으며, 염색성의 차이는 세포의 기능 차이를 반영할 뿐이다. 으뜸세포는 덧갑상샘호르몬(parathormone)을 분비한다. 이 호르몬은 칼시토닌과 대항하여 작용한다. 즉 칼시토닌에서 혈중 Ca농도가 저하되면 분비되어 뼈파괴세포(osteoclast)를 자극하여 뼈의 파괴·흡수를 촉진하고, 콩팥세관(renal tubule)에서의 Ca이온 재흡수와 작은창자 점막에서의 Ca 흡수를 촉진하여 혈중 Ca농도를 상승시키는 기능이 있다. 이 호르몬이 결핍되면 테타니(tetany, 강축)라는 근육경련을 일으키는데, 이는 소아에서 많이 볼 수 있는 증상이다.

7. 부 신

1) 위치와 혈관

부신(adrenal gland)은 양쪽 콩팥 위쪽 가장자리에 올라탄 편평한 삼각형의 기관이다. 열한째~열두째등뼈 높이에 위치하며, 오른쪽부신은 왼쪽부신보다 척추뼈몸통의 반 정도 낮게 위치한다. 부신에 분포된 혈관계통은 다음과 같다.

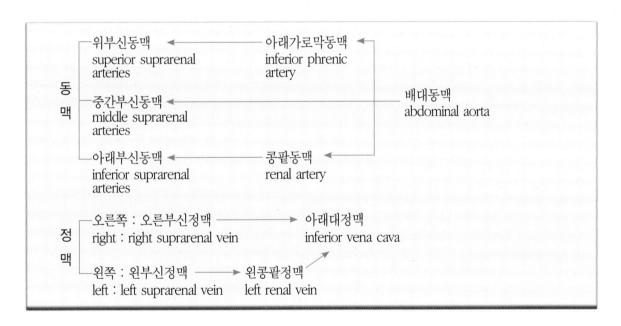

2) 구조와 기능

부신은 민무늬근육섬유를 포함한 결합조직피막으로 덮여 있고, 그 실질은 겉질(cortex)과 속질(medulla)로 나누어진다. 겉질은 육안으로 보면 약간 황색을 띤다. 겉질을 구성하는 세포는 다각형의 대형세포로, 그 세포체는 밝고 무과립세포질그물(agranular endoplasmic reticulum)과 지방방울을 풍부하게 포함하고 있다(스테로이드호르몬 생산세포의 특징). 겉질의 형태 및 기능은 3부분으로 나눌 수 있다. 그리고 겉질에는 피

endocrine system

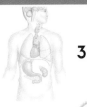
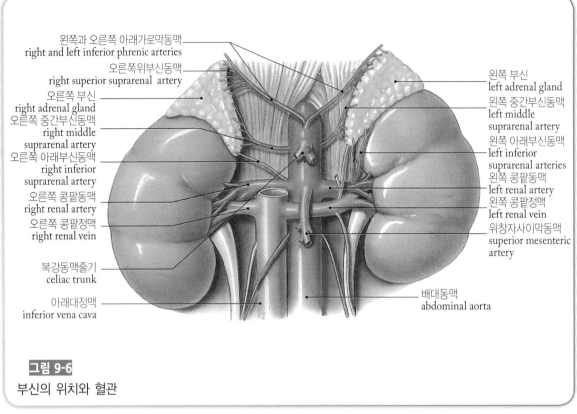

왼쪽과 오른쪽 아래가로막동맥
right and left inferior phrenic arteries

오른쪽위부신동맥
right superior suprarenal artery

오른쪽 부신
right adrenal gland
오른쪽 중간부신동맥
right middle
suprarenal artery
오른쪽 아래부신동맥
right inferior
suprarenal artery
오른쪽 콩팥동맥
right renal artery
오른쪽 콩팥정맥
right renal vein

복강동맥줄기
celiac trunk
아래대정맥
inferior vena cava

왼쪽 부신
left adrenal gland
왼쪽 중간부신동맥
left middle
suprarenal artery
왼쪽 아래부신동맥
left inferior
suprarenal arteries
왼쪽 콩팥동맥
left renal artery
왼쪽 콩팥정맥
left renal vein
위창자사이막동맥
superior mesenteric
artery

배대동맥
abdominal aorta

그림 9-6
부신의 위치와 혈관

막에서 갈라져 속질에 이르는 관통동맥(perforating artery), 세포다발 사이에 그물눈처럼 분포된 동굴구조 (sinusoid)가 있다.

속질은 교감곁신경절(sympathetic paraganglion)로서 신경능선(neural crest)에서 유래한다. 속질은 육안 으로 보면 암갈색을 보이고 부드럽다. 속질의 세포는 교감신경의 제2차뉴런(신경절이후뉴런)에 해당된다. 이것은 구형 또는 타원형으로 겉질의 세포보다 크며, 세포체 내에 크롬산염에 쉽게 물드는 과립을 가지기 때문에 친크롬세포(chromaffin cell)라고도 한다. 이 세포는 교감신경의 제1차뉴런(신경절이전뉴런)의 지배 를 받아 기능하여 소위 교감신경카테콜아민계를 이루고, 아드레날린(adrenalin)과 노아드레날린(noradren-alin)을 분비한다. 그중에서 아드레날린은 심박촉진작용과 혈당상승작용이 현저하고, 노아드레날린은 말초

표 9-6. 부신겉질의 각 층이 분비하는 호르몬

층	조직의 특징		주요 분비호르몬
토리층 (zona glomerulosa)	작은 다각형세포가 공모양의 집(house, 크고 투명한 젤라틴주머니)을 형성한다.	광물코티코이드	알도스테론, 다이옥시코티코 스테론 등
다발층 (zona fasciculata)	지질이 많은 큰 다각형세포가 끈모양으로 배열 되어 있다.	당질코티코이드	코티코스테론, 코티졸 등
그물층 (zona reticularis)	다발층과 비슷한 밝은 세포와 암조세포가 그 물구조를 형성한다.	성호르몬(주로 안드로겐)	다이하이드로에피안드로스 테론 등

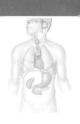

혈관수축작용이 현저하다. 그 외 속질에는 (교감)신경세포(ganglion cell)가 흩어져 있다. 또, 속질의 중심부분에 분포하는 중심정맥(central veins)의 벽에는 잘 발달된 세로로 향하는 민무늬근육다발이 결절모양으로 배열되어 있는데, 이 근육다발은 교감신경에서 세로방향으로 수축하여 혈관속공간을 확대시킨다. 그 때문에 부신의 혈류조절, 나아가 부신호르몬의 분비조절을 하게 된다.

표 9-7. 아드레날린과 노아드레날린의 작용

	아드레날린(adrenaline)	노아드레날린(noradrenaline)
심장	심박출량증가, 심박수증가	심박출량증가, 심박수감소
동맥계통	확장(수축기혈압상승, 확장기혈압저하)	수축(수축기혈압과 확장기혈압 모두 상승)
간·근육	글리코겐분해	글리코겐분해
소화관	꿈틀(연동)운동, 분비억제	꿈틀(연동)운동, 분비억제

심화학습

겉질과 속질

장기가 가쪽과 안쪽으로 경계를 갖는 경우에 구별되어 부신 외에 뇌, 척수, 콩팥 등에서도 겉질(cortex)과 속질(medulla)이 각각 구별되어 있다.

쿠싱증후군과 애디슨병

당질코티코이드가 과잉되는 질환군을 쿠싱증후군(Cushing's syndrome)이라고 한다. 뇌하수체의 ACTH생성종양과 부신겉질의 코티졸생성종양이 원인이 되는데, 스테로이드에 의한 부작용도 의료성쿠싱증후군으로 여겨지고 있다. 한편 애디슨병(Addison's disease)은 부신겉질호르몬이 부족한 질환으로 피로감, 식욕저하, 체중감소, 저혈압, 저혈당, 액모·치모의 탈락 등 각 호르몬부족에 의한 증상이 나타난다. 반대로 피드백작용에 따라 ACTH분비는 증가한다. 이때 MSH가 동시에 생성되기 때문에 피부의 색소침착도 생긴다.

부신겉질스테로이드

일반적으로 코티코스테로이드 혹은 코티코이드는 부신겉질스테로이드(adrenocortical steroid)의 총칭이다. 의약품으로 사용될 때에는 코티코스테로이드 혹은 코티코이드라고 부르는 경우도 많다.

8. 고 환

고환(testis)의 사이질세포(interstitial cell, 라이디히세포/Leydig cell)는 정세관 사이를 채우는 결합조직 속에서 집단을 이루고 있는 부정형 다각형세포이다. 세포질은 호산성으로 물들고, 종종 지방방울과 리포크롬 과립을 포함한다. 또, 길이 20μ, 폭 $2{\sim}4\mu$의 라인케의 결정질(Reinke's crystalloid)을 포함한 것이 있다. 이세포는 사이질세포자극호르몬(ICSH : interstitial cell stimulating hormone, 또는 황체형성호르몬/LH : lu-

endocrine system

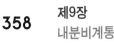
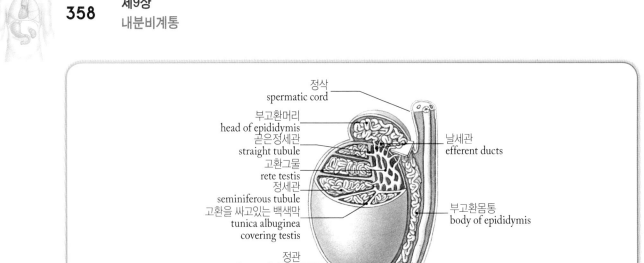

정삭
spermatic cord

부고환머리
head of epididymis

곧은정세관
straight tubule

고환그물
rete testis

정세관
seminiferous tubule

고환을 싸고있는 백색막
tunica albuginea
covering testis

정관
ductus deferens

음낭공간
scrotal cavity

부고환꼬리
tail of epididymis

날세관
efferent ducts

부고환몸통
body of epididymis

그림 9-7
고환의 구조

teinizing hormone)의 작용하에 남성호르몬(androgen, 주로 테스토스테론/testosterone)을 분비하여 남성의 2차성징을 발현·유지시키고, 정자의 발생을 촉진하며, 단백동화작용 등을 한다.

그리고 곱슬정세관(convoluted seminiferous tubule)에서의 정자발생기구는 다음과 같이 설명된다. 우선 난포자극호르몬(FSH : follicle-stimulating hormone)이 세르톨리세포(Sertoli cell, 버팀세포/supporting cell)에 작용하여 남성호르몬결합단백질(ABP : androgen binding protein)을 분비시킨다. 이어서 라이디히세포에서 분비된 남성호르몬(androgen)이 ABP와 결합하여 정자발생세포에 이른다. 여기에서 안드로겐은 ABP로부터 떨어져 나와 세포 속으로 들어가 안드로겐수용기와 결합한다. 그리고 최종적으로 핵으로 이동한 안

표 9-8. 성호르몬의 분비세포

	생성세포	호르몬	작용
남성호르몬	부신겉질세포 (주로 그물층세포)	다이하이드로에피안드로스테론 (dihydroepiandrosterone) 등	· 제1차성징에서 음낭, 고환, 전립샘의 발달 촉진 · 제2차성징(발성, 체모, 체격변화 등)의 발현 · 정자형성의 유지 · 체단백질의 합성촉진(성장호르몬과 협동)에 의한 근육 발달, 강화
	고환(라이디히세포)	주로 테스토스테론	
여성호르몬	난소(난포세포)	에스트로겐(난포호르몬)	· 제2차성징(초경, 젖샘발달, 뼈대의 여성화, 피하지방침착 등)의 발현 · 생식기능의 유지 · 자궁속막의 증생촉진, 수축성 항진
	난소(황체세포)	프로게스테론(황체호르몬)	· 에스트로겐의 작용으로 증식한 자궁속막 유지 · 임신성립 시 자궁속막분비세포의 증식과 분비항진, 자궁수축성 서하, 배란억제 · 젖샘자극세포의 증식촉진 · 체온상승작용

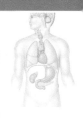

드로겐-수용기복합체(androgen-receptor complex)가 핵 DNA로 작용하는데, 이것이 실마리가 되어 핵분열, 즉 정자발생이 유도된다.

고환버팀질(stroma of testis)에서는 인히빈(inhibin, 펩타이드호르몬)이 분비되는데, 이는 뇌하수체에서 FSH생성을 억제하는 기능이 있다. 한편 난소에서도 같은 호르몬이 분비되는 것으로 밝혀졌다.

9. 난소(난포막과 황체)

난소버팀질(stroma of ovary) 속에는 발육단계에 맞는 *난포(follicle)가 있다. 우선 난포기(follicular phase,

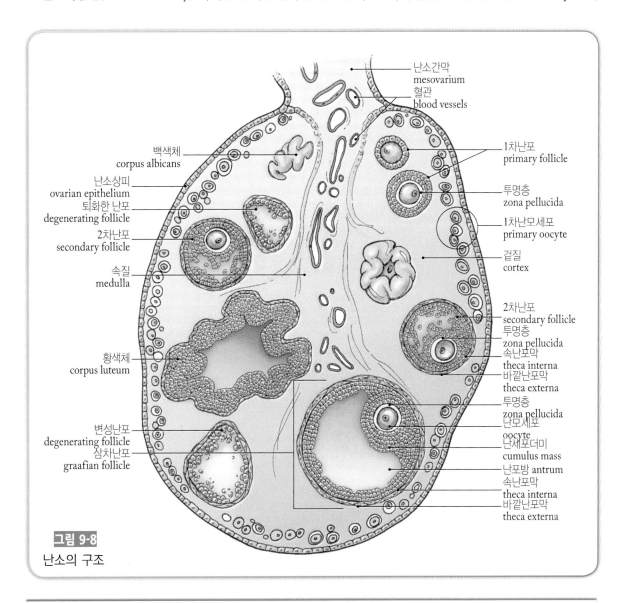

난소간막
mesovarium
혈관
blood vessels

백색체
corpus albicans

난소상피
ovarian epithelium

퇴화한 난포
degenerating follicle

2차난포
secondary follicle

속질
medulla

황색체
corpus luteum

변성난포
degenerating follicle

잠차난포
graafian follicle

1차난포
primary follicle

투명층
zona pellucida

1차난모세포
primary oocyte

겉질
cortex

2차난포
secondary follicle
투명층
zona pellucida
속난포막
theca interna
바깥난포막
theca externa
투명층
zona pellucida
난모세포
oocyte
난새포더미
cumulus mass
난포방 antrum
속난포막
theca interna
바깥난포막
theca externa

그림 9-8
난소의 구조

*난포(follicle)
난소에서 난포세포(follicle cell)를 둘러싼 세포의 집단. 호르몬을 분비하여 난포세포를 기른다.

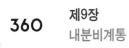

증식기)에는 삼차난포(vesicular follicle ; 성숙한 것이 그라프난포/graafian follicle이다) 난포막(theca folliculi)의 속층(속난포막/theca interna)에서 안드로겐이 생성되는데, 이것이 과립층으로 운반되어 과립층에 있는 아로마타제(aromatase)에 의해 에스트로겐(estrogen)으로 변환된다. 여기에서 에스트로겐은 자궁점막의 증식과 난포의 발육을 담당한다. 에스트로겐은 여성생식기의 발육촉진, 2차성징의 발현·유지를 담당한다.

한편 난포기의 삼차난포에서는 액티빈(activin)이 분비되어 뇌하수체로부터의 FSH분비를 촉진하고, 나아가 난포의 발육·성숙을 촉진한다. 이어서 황체기(분비기)에는 그라프난포의 파열에 의해 난자(ovum)가 배출되는 배란(ovulation)이 발생하여 난포막 속층과 과립층에서 황체(corpus luteum)를 형성시킴으로써 황체호르몬, 즉 프로게스테론(progesterone)과 에스트로겐(estrogen)이 분비된다. 이들 두 호르몬은 자궁점막을 분비상태로 유지하여 수정란의 착상을 용이하게 한다. 더욱이 황체로부터는 인히빈(inhibin)이 분비되어 뇌하수체로부터의 FSH분비를 억제하고, 나아가 다음 단계의 미숙난포의 발육을 억제하는 작용을 한다. 이들 2종류의 난소호르몬은 서로 협조·대항작용하여 월경주기의 발현 및 유지, 임신유지 등을 담당한다.

10. 이자(랑게르한스섬)

랑게르한스섬(Langerhans' islet)은 체내에서 인슐린(insulin)을 분비하는 조직으로, 1869년 독일의 병리학

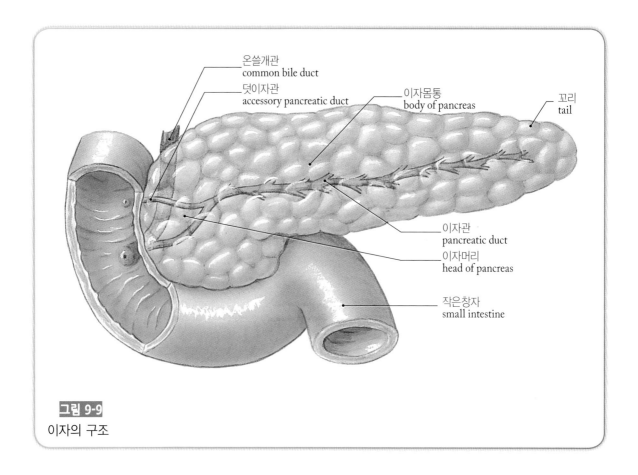

그림 9-9
이자의 구조

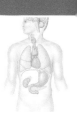

자 랑게르한스(Langerhans, P.)가 발견하였다. 이자의 머리부분보다는 몸체와 꼬리에 많이 있고, 주위의 외분비부분과 얇은 결합조직으로 나누어져 있다. 랑게르한스섬은 이자 전체 부피의 1%를 차지하고, 그 수는 20~200만 개이다. 이 섬의 지름은 100~200μ인데, 그중에서 내배엽계통의 조직에 들어온 신경세포로부터 분화된 A, B 두 세포를 중심으로 여러 종류의 분비세포가 분포되어 있다. 그리고 이들 세포는 대부분 신경세포와 공통되는 성질과 상태를 보이기 때문에 파라뉴런(paraneuron, 겉신경원)이라고도 불린다.

랑게르한스섬의 세포는 A세포(15~20%, 섬 주변에 많다), B세포(60~70%, 섬중앙부에 많다), D세포(10~20%, 섬 전체에 흩어져 있다) 및 F세포의 4종류로 구별된다. 이들 세포는 표 9-9와 같은 호르몬을 분비하고 있으며, A, B, D세포는 그 분비물을 매개로 하여 기능을 조절한다.

표 9-9. 이자의 랑게르한스섬 세포와 호르몬

종 류	세포체의 색조 (아잔염색)	분비호르몬	호르몬의 주된 기능
A세포	적색	글루카곤(glucagon)	혈당 상승, 간글리코겐 분해
B세포	오렌지색	인슐린(insulin)	혈당 저하, 간글리코겐 합성
D세포	옅은 청색	소마토스타틴(somatostatin)	A·B세포의 분비기능억제
F세포	–	이자폴리펩타이드(pancreatic polypeptide)	쓸개수축촉진, 창자관운동촉진

11. 기타 내분비기관

1) 전립샘

전립샘(prostate)은 고리모양을 한 지방산의 하나인 프로스타글란딘(prostaglandin)을 풍부하게 생성·분비하는 기관이다. 프로스타글란딘은 극미량으로 뇌하수체뒤엽의 옥시토신과 유사한데, 창자관과 자궁의 민무늬근육을 수축시킨다. 최근에는 호르몬의 한 종류로 간주한다. 그리고 전립샘 이외의 몇몇 기관에서도 프로스타글란딘이 생성·분비되는 것으로 밝혀졌다.

2) 위 및 작은창자 윗부분

소화관 중에서 위와 작은창자 윗부분(주로 샘창자)의 점막상피세포에는 각종 소화관호르몬(gastrointestinal hormone)을 분비하고, 소화기 자체의 기능(음식물의 소화·흡수)을 조절하는 기능이 있다(위장내분비세포계). 이들 세포는 작고, 바닥막과 모세혈관이 마주보고 있으며, 바닥부분에서 바닥과립세포(basal granule cell)라는 분비과립을 볼 수 있다. 그리고 호르몬을 포함한 분비과립은 개구분비에 의해 모세혈관으로 분비된다.

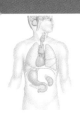

표 9-10. 소화관호르몬과 기능

호르몬	기 원	기 능
가스트린(gastrin)	위날문~빈창자의 G세포	위액분비와 촉진
엔테로가스트린(enterogastrin)	샘창자	위액분비와 위운동억제
세크레틴(secretin)	샘창자 위쪽의 S세포	효소의 적은 체액분비 촉진 위와 샘창자운동 억제
콜레시스토키닌-판크레오자이민 (cholecystokinin–pancreozymin)	샘창자~빈창자의 I세포	효소의 많은 체액분비 촉진 쓸개수축 촉진
엔테로글루카곤(enteroglucagon) (글루카곤전구물질)	위바닥부분, 빈창자의 EG$_1$세포	위액분비 억제 위와 작은창자운동 억제
빌리키닌(villikinin)	작은창자 위쪽	작은창자분비촉진 작은창자융모의 운동 촉진
모틸린(motilin)	샘창자~빈창자의 EC$_2$세포	창자관의 운동촉진
서브스탠스 P(substance P)	위~주름창자의 EC$_1$세포	위액·이자액의 분비 억제 창자관운동 촉진

　　그밖에 *소마토스타틴(somatostatin ; 위-작은창자점막상피에 분포하는 이자의 D세포와 유사한 세포에
의해 분비됨), 세로토닌(serotonin ; 위-작은창자점막상피의 창자크롬친화성의 EC$_1$과 EC$_2$ 세포로부터 분비
됨) 등이 알려져 있다.

3) 콩 팥

　　콩팥겉질에 분포하는 콩팥소체로 들어온 들관(afferent duct)의 관벽민무늬근육의 일부는 그 입구 부근에
서 비후하여 토리곁세포(juxtaglomerular cell, 혈압수용기)라는 상피모양세포집단을 형성하고, 콩팥소체 주
변의 먼쪽곱슬세관(distal convoluted tubule)의 상피도 일부 비후하여 치밀반점(macula densa, 식염농도감
지기)을 형성한다. 양자는 기능상 동일하며, 토리곁장치(juxtaglomerular apparatus)라고 한다. 혈압수용기의
세포는 일종의 펩타이드호르몬인 레닌(renin)을 분비한다. 레닌은 안지오텐신(angiotensin, 혈압상승인자)을
매개로 하여 부신겉질의 토리층에 작용하여 알도스테론(aldosterone)을 분비시키는데, 이것이 먼쪽세관에
작용하여 나트륨의 재흡수와 K의 배설을 촉진함으로써 혈압상승을 초래한다(레닌-안지오텐신-알도스테론
시스템/renin-angiotensin-aldosterone system).

　　토리로부터는 적혈구증식인자인 에리트로포이에틴(erythropoietin)이라는 일종의 펩타이드호르몬이 분비
된다. 이 호르몬은 적색뼈속질(red bone marrow)에 작용하여 적혈모구(erythroblast, 적모구)의 분열을 촉
진하고, 순환혈액 중에서 적혈구를 증가시킨다.

---

*소마토스타틴(somatostatin)
　시상하부 외에도 이자의 랑게르한스섬(Langerhans islets)이나 소화관의 내분비세포에서도 분비되어 인슐린분비나 위
액·샘창자액분비를 억제한다.

endocrine system

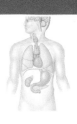

4) 심 장

심방의 가로무늬근육에서 혈중으로 분비되는 심방Na이뇨펩타이드(ANP : atrial natriuretic peptide)는 강력한 Na이뇨·물이뇨 및 혈관민무늬근육이완작용이 있다. ANP에 의한 이뇨는 혈관이완작용을 기반으로 토리여과량의 증가에 의한 것과 요세관으로의 직접 작용이 보고되고 있다. 또, ANP는 부신겉질로부터의 알도스테론분비를 억제함으로써 간접적으로 Na의 이뇨작용을 초래하는 것으로 판명되었다. 최근에는 ANP모양 호르몬은 뇌조직에서 분비되는 것으로 밝혀졌다(뇌나트륨이뇨펩타이드/BNP : brain natriuretic peptide).

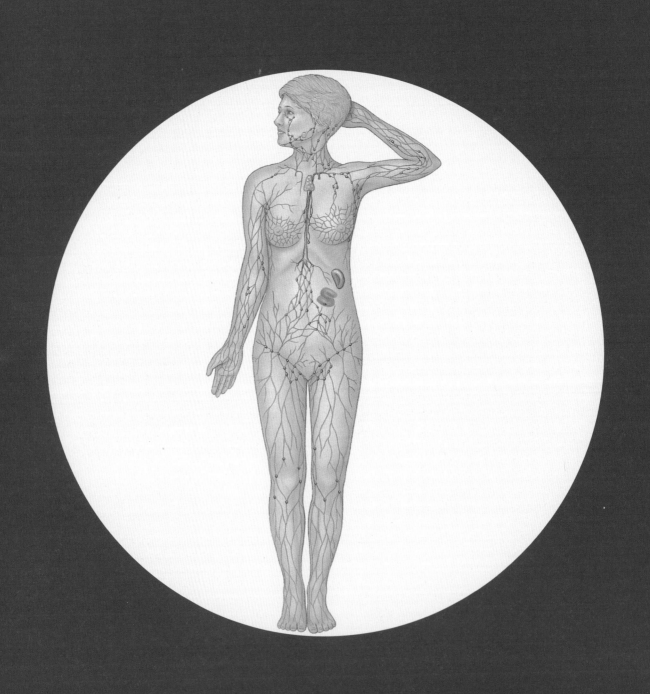

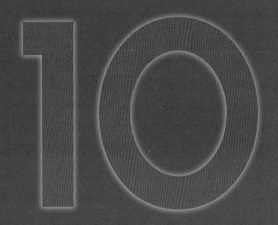

CHAPTER 10

인체의 방어기전
defense mechanism of human body

학습목표

- 비특이방어기전과 특이방어기전을 구분하고, 각 기전의 특성을 기술할 수 있다.
- 인체표면의 방어기전을 기술할 수 있다.
- 비특이방어에 관련된 세포를 기술할 수 있다.
- 면역을 담당하는 세포와 도움체에 대해 기술할 수 있다.
- 항원과 항체에 대해 기술할 수 있다.
- 체액면역과 세포면역을 구분하고, 각각 어떠한 특성이 있는지 기술할 수 있다.
- 알러지반응의 종류와 특성을 기술할 수 있다.

인체의 *방어기전은 크게 비특이방어기전과 특이방어기전으로 나누어진다. 전자는 하등동물에도 있는 원시적 방어기전으로 피부로 대표되며, 각종 생물로부터의 공격·자극에 일률적으로 넓게 대응하는 일차적 방어기전이다. 후자는 공격·자극의 종류나 표적에 대해 방어를 담당하는 전문분화된 기구나 선택된 담당에 의한 방어기전이다. 이 두 가지 기전은 서로 밀접하게 연관되어 기능하며, 특이방어기전은 비특이방어기능을 증강시키거나 비특이방어기전이 효과적으로 발현되도록 도와주고 있다.

병원체의 감염에 대해 인체는 통상적으로 비특이방어기전이 먼저 방어하고, 그 기전이 방어하지 못할 때에는 보다 강력한 특이방어기전이 발동되어 개체를 방어한다. 한편 특이방어반응에는 '면역기억(immuno-logic memory)'이라는 기능이 있어 과거에 경험한 것과 같은 종류의 공격·자극에 대해서는 보다 신속하고 효과적이며 강력하게 방어할 수 있다. 이 기전은 병원체와의 접촉(항원의 침해자극)을 인체가 학습하여 체내에 특이방어태세를 구축하는 *면역인데, 이 시스템을 면역계통(immune system)이라고 한다.

표 10-1. 인체의 방어기전

비특이방어기전	특이방어기전
▪ 물리적 방어기전 ▪ 화학적 방어기전 ▪ 생물학적 방어기전	▪ 체액면역(humoral immunity) ▪ 세포면역(cellular immunity)

1. 비특이방어기전

비특이방어기전은 반응이나 대응의 기전방식에 따라 물리적 방어기전, 화학적 방어기전, 생물학적 방어기전으로 나뉜다. 이 가운데 생물학적 방어기전은 비특이면역(nonspecific immunity, 자연면역)이라고도 한다. 이 반응계는 인체에서 이물질을 배제하는 기전이지만, 다음에 설명할 특이면역(specific immunity, 획득면역)에 비해 상당히 원시적이며, 이물질로 인식되는 광범위한 종류의 병원체(causative agent, 원인물질)에 대응할 수 있지만, 항상 똑같은 반응밖에 할 수 없다.

*방어기전(defense mechanism)
미생물(병원체)의 감염 등으로부터 인체를 지키는 구조. 장벽·외벽을 의미하는 'barrier'라고도 불리지만, 이 책에서는 '방어기전'이라는 말을 사용한다.

*면역(immunity)
면역이란 문자 그대로 '역(疫 ; 병의 기운)을 면하다(免 ; 벗어나다)'라는 뜻이며, 인체가 외부로부터의 이물질(병원체) 침입에 대해 자신을 방어하고, 자신의 체내환경을 정상적으로 유지·회복시키는 구조나 작용을 말한다. 한편 체내에서 발생한 자신에게 맞지 않는 물질을 처리할 때에도 면역이 작용한다.

*포식(phagocytosis)
포식세포(큰포식세포나 호중구 등)가 세균이나 이물질, 그밖에 체내에서 필요없는 유해물질을 포식작용에 의해 세포 내로 거둬들이는 것.

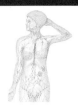

표 10-2. 비특이방어기전

물리적 방어기전	화학적 방어기전	생물학적 방어기전
• 피부의 격벽효과	• 산(위액, 소변)	• 포식세포계통(호중구, 큰포식세포)
• 코털에 의한 여과기능	• 라이소자임(눈물·침 속)	• NK세포(NK : natural killer cell)
• 분비물(눈물, 점액, 피부기름)	• 면역글로불린(IgA)	• 도움체계통(complement system, 보체계)
• 섬모운동(기도)		• 인터페론(interferon)
		• 상재세균무리(resident bacterial flora)

    예를 들어 이 기전에서 작용하는 대표적인 세포인 큰포식세포(macrophage)는 세균·진균 등의 병원체나 괴사조직 등이 있는 부위를 유주하면서 이들을 *포식하여 처리한다. 여기에서 작용하는 기전은 어디까지나 이물질을 포식하여 배제시키는 단순한 작용을 할 뿐이다. 같은 세균에 두 번 이상 감염되더라도 같은 정도로 포식기능을 다하는 것에 그친다. 다시 말해서 특이면역처럼 두 번째 이후의 감염이 좀 더 효율적으로 반응을 일으키거나 면역기억이 유도되는 것은 아니다.

 심화학습

자연면역과 획득면역

    자연면역(natural immunity)은 비특이면역으로 가장 원시적인 면역기전인데, 이것을 담당하고 있는 것은 포식세포와 자연살해세포(NK cell : natural killer cell)이다. 포식세포는 병원성미생물(pathogenic microorganism)을 세포로 거둬들여 파괴한다. 기본적으로는 비특이적이고 원시적인 인식에 기반을 두고 포식활동을 하기 때문에 여러 가지 다른 미생물을 거둬들일 수 있다. 따라서 면역의 제1단계를 형성하는 것으로서 굉장히 중요하다. 또한 NK세포는 종양세포나 바이러스감염세포를 항원특이성과는 무관하게 공격할 수 있다.

    한편 획득면역(acquired immunity)은 특이면역으로 자연면역과는 달리 개개의 병원성미생물에 대해 특이반응을 일으키고, 같은 병원성미생물에 노출되었을 때 과거의 감염기억을 더듬어 보다 유효한 반응을 나타내는 기전이다. 홍역에 한 번 걸리면 다시는 걸리지 않는 것은 획득면역이 지속되기 때문이다.

    한편 획득면역은 다시 능동면역(active immunity)과 수동면역(passive immunity)으로 나누어진다. 능동면역은 병원성미생물의 성분을 투여함으로써 획득되는 것인데, 백신의 예방접종이 그 예이다. 수동면역은 어떤 종류의 병원성미생물에 대해 다른 항체, 면역혈청, γ -글로불린 등과 같은 면역능력이 있는 성분을 투여함으로써 획득되는 면역이다.

자연살해세포

    자연살해세포(NK cell : natural killer cell)는 T세포와 같은 골수유래(bone marrow-derived)의 림프구로, 바이러스감염의 초기대응이나 '기억'에 존재하지 않는 비특이적으로 종양화한 세포를 검출 및 배제시키는 역할을 한다. 자연면역을 담당하는 세포이다.

라이소자임

    라이소자임(lysozyme)은 세균성세포벽의 점막펩타이드를 소화시키는 눈물·침·점액(nucin) 등의 분비물에 들어 있는 효소로, 비특이방어기전으로 작용한다.

1) 체표면(피부·점막)의 방어기전

(1) 물리적 방어기전

물리적 방어기전은 피부·점막 등의 상피조직이 제일 먼저 물리적인 방어벽 내지 방어막으로 기능하는 것이다. 이러한 부위에서 생성되는 분비물에 의한 피복효과나 세정효과에 의한 방어기전도 중요하다. 또한 피부기름의 분비, 점액·소변·눈물·침·콧물·기도분비물 등과 같은 분비에 의한 방어기전이 있다. 건강한 사람의 피부는 약산성(pH 5 정도)으로 유지되면서 부착된 미생물의 증식을 막는다.

이밖에 기침이나 재채기, 기도의 속공간에 분포하는 섬모원주상피(ciliated columnar epithelium)에 의한 섬모운동(ciliary movement) 등 기계적인 작용에 의한 병원체배제기전도 있다.

(2) 화학적 방어기전

화학적 방어기전은 상피세포나 상피세포의 일종인 샘세포가 분비하는 물질의 화학적 작용에 의한 방어기전으로, 눈물 등에 들어 있는 라이소자임(lysozyme)이나 위에서 분비되는 위산(염산) 등이 있다.

 심화학습

위산

위산(gastric acid)은 위액의 성분으로 주성분은 강염산이다. 위액은 pH 1~2 정도의 강산성이다. 위액은 소화관에서 세포에 대한 방어기구역할을 한다. 위를 절제한 사람이 콜레라가 중증화되거나 메티실린내성황색포도구균(MRSA : methicillin-resistant staphylococcus aureus)장염에 걸리기 쉬운 까닭은 이 방어기구가 기능하지 않기 때문이라고 볼 수 있다. 또한 결핵균은 위액에서도 쉽게 죽지 않기 때문에 가래와 함께 삼키는(연하되는) 결핵균에 의해 창자에 결핵병소를 만들기도 한다. 가래를 삼키지 말고 뱉으라는 말 속에는 이런 의미가 담겨 있기도 하다.

(3) 생물학적 방어기전

생물학적 방어기전에는 포식세포라는 세포에 의한 방어가 있다. 포식세포는 *호중구(특히 다핵백혈구), 큰포식세포(macrophage) 등이 있는데, 여기에는 조직 내에 침입한 이물질이나 체내에 생긴 괴사물질 등을 세포 속으로 거둬들이는 능력, 즉 *세포내이입(endocytosis)이 있다.

또한 도움체(complement)는 스스로 세균의 세포막을 파괴하거나 이물질에 부착되어 이물질이 포식되기

*호중구(neutrophil)
말초백혈구의 절반 정도(40~72%)를 차지하며, 특수하게 발달하여 큰포식세포보다 강력한 세균의 포식·살균기능을 갖고 있다.

*세포내이입(endocytosis)
세포 밖의 물질을 세포 내로 거둬들이는 구조로서, 포식세포에서 발달한 괴사세포나 세균을 거둬들여 소화하는 포식작용(phagocytosis)과 그 외의 세포에서 발견되어 세포외액을 세포 내로 거둬들이는 음세포작용(pinocytosis)으로 나누어진다.

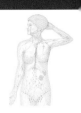

쉬운 상태로 만들기도 한다. 후자의 작용은 옵소닌(opsonin)작용이라고도 한다. 그밖에 자연살해세포(NK세포)라는 림프구계의 세포가 바이러스감염세포를 직접 공격하기도 한다.

그밖에 점막표면에 대량으로 들어 있는 특수한 단백질인 *면역글로불린A(IgA : immunoglobulin A)는 이물질과 반응하여 포식세포에 포식되기 쉽게 하는 기능이 있다. 이 IgA는 점막면역의 주체로 볼 수 있다.

게다가 상재세균무리(resident bacterial flora)는 병원성미생물의 배제 및 발육방지에 도움을 준다. 즉 인체의 표면(표피)이나 입안·코안·질 등에 있는 점막에는 각각 상재세균무리가 생식하고 있어 거기에 부착되어 침입하려고 하는 다른 병원체를 배제시킨다. 한 가지 예로 *되데를라인간균(Döderlein's bacillus)이 널리 알려져 있다.

2) 포식세포와 사이토카인

포식세포는 모두 백혈구계의 세포로, 포식기능 외에 화학전달물질인 *사이토카인(cytokine)을 방출하여 세포 간 정보를 전달하고, 포식세포의 증식·분화나 필요한 부위에 필요한 종류의 포식세포 유주를 촉진하며, 나아가 자신을 활성화시키는 등 인체방어에 효과적인 기능을 한다.

(1) 비특이방어에 관련된 세포

포식기능을 갖는 포식세포로는 과립구(호중구, 호산구, 호염기구), 단핵구(큰포식세포), 가지세포(dendritic cell) 등이 있다. 이것들은 모두 뼈속질계통줄기세포로부터 분화한 세포이다. 과립구는 혈액의 세포성분으로 전신을 순환한다. 단핵구에는 순환하는 것과 조직 내에 머무는 것(조직구 또는 큰포식세포)이 있다. 가지세포는 전구세포일 때에 피부나 림프절로 이동한다.

이러한 세포는 세포내이입(endocytosis), 끌어들이는 포식작용 등에 의해 이물질을 세포 속으로 거둬들여 세포 내에 있는 포식소체(phagosome, 식포, 식소체)를 만드는 라이소솜(lysosome, 용해소체)에 의해 이것을 소화한다. 이물질은 각 포식세포의 표면에 있는 각종 수용기에 의해 인식된다.

그밖에 종양세포나 바이러스감염세포를 공격하면서 민감화(senitization, 감작)되지 않아도 되는 림프구계

---

*면역글로불린(immunoglobulin)
면역에 관여하는 단백질. 몇 가지 종류로 나누어진다. 면역글로불린 A는 줄여서 IgA라고 쓴다.

*되데를라인간균(Döderlein's bacillus)
건강한 성인여성의 질 속에서 많이 생식하는 그람양성균(gram-positive bacterium)으로, 한 종류의 균이 아닌 유산균속(lactobacillus)의 다양한 균으로 구성되어 있다. 이 균들은 질상피세포의 글리코겐을 영양소로 하여 젖산을 생성한다. 그 결과 질 속은 산성을 유지하게 되어 다른 병원성미생물의 침입·증식을 방지한다. 균의 이름은 발견자에게서 유래되었다.

*사이토카인(cytokine)
사이토카인은 'cyto(세포) + kine(운동)'의 조합으로 만들어진 용어로, 세포의 활성을 조절하는 물질이다. 주로 면역계통이나 조혈계통의 세포 간 전달을 담당하는 물질을 가리킨다. 림프구에서 분비된 것은 림포카인(lymphokine)이라고 한다. 그밖에 집락자극인자(colony-stimulating factor), 인터류킨(interleukin), 인터페론(interferon), 종양괴사인자 등이 있다.

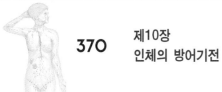

통의 세포가 있는데, 이것을 자연살해세포(NK세포)라고 한다. 림프계통의 세포는 림프계통줄기세포로부터 분화한다.

(2) 사이토카인

체내의 세포는 다양한 체액성인자에 의해 서로 정보를 교환하고 각각의 기능을 제어한다. '세포(cyto- 또는 cyte-)를 움직이게 하는(-kine)' 의미에서 사이토카인(cytokine)이라는 용어가 쓰이게 되었다. 특히 백혈구를 분비하여 면역계통을 조정하는 인자는 인터류킨(interleukin ; 'inter-'는 '중간', '-leukin'은 '백혈구'의 의미)이라고 한다.

혈구의 분화를 제어하는 물질도 사이토카인인데, 이는 세포의 분화·성장, 기능발현 등에 상당히 중요한 역할을 하는 물질이다. 주요 사이토카인과 기능은 표 10-3과 같다.

표 10-3. 주요 사이토카인과 기능

이름	주요기능
인터류킨(IL : interleukin)	
· IL-1	T세포의 활성화, 큰포식세포의 활성화, 발열
· IL-2	T세포의 분화·증식
· IL-3	조혈전구세포의 분화촉진
· IL-4	B세포의 활성화, Th_2세포로 분화유도
· IL-12	NK세포의 활성화, Th_1세포로 분화유도
인터페론(IFN : interferon)	
· IFNα	항바이러스활성
· IFNβ	IL-6작용(B세포의 분화·증식, 급성기단백질생성)
· IFNγ	큰포식세포의 활성화, NK세포의 활성화증강, IL-4에 길항
종양괴사인자(TNF : tumor necrosis factor)	
· TNFα	국소염증작용
· TNFβ	세포상해작용
집락자극인자(CSF : colony stimulating factor)	
· G-CSF	호중구의 분화유도
· GM-CSF	뼈속질단핵구계통세포의 분화유도
· M-CSF	큰포식세포의 분화유도
조혈인자(hemopoietin)	
· 에리트로포이에틴(EPO : erythropoietin)	적혈구계통·전구세포의 활성화(조혈촉진)
· 트롬보포이에틴(TPO : thrombopoietin)	거핵구계통세포의 증식, 분화(혈소판생성)의 촉진

3) 가슴샘 · 지라 · 림프절

면역계통세포가 분화·성숙하거나 기능을 발현하는 장기는 가슴샘(thymus), 지라(spleen), 림프절(lymph

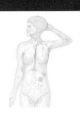

nodes) 외에 다양한 림프장치가 있다. 이러한 기관에는 복잡한 그물형태를 한 입체구조의 그물조직(reticular tissue)이 많이 들어 있다. 그 구조 사이에는 단핵구나 큰포식세포와 같은 포식세포가 많이 분포되어 있어 병원체 등을 포식하며, 체내에서 이물질의 최종처리기구 역할을 한다.

(1) 가슴샘

가슴샘(thymus)은 복장뼈(sternum) 바로 뒤 세로칸(mediastinum) 속에 있는 기관으로, 상피성분과 림프구로 구성되어 림프구가 T세포(T림프구)로 분화·성숙하는 장소이다. 태생(胎生) 제6주경에 셋째인두주머니(third pharyngeal pouch)의 상피가 사이질에 잘록하게 들어가 생긴다. 신생아일 때는 15g 정도이고, 성장하면서 커져서 사춘기에 약 30g으로 가장 크며, 이후 위축되어 지방조직으로 치환된다.

태생(胎生) 12.5주경이 되면 가슴샘에 T세포가 나타나고, 12~15주경에는 말초혈액(peripheral blood)에 나타난다. T세포의 분화에서는 억제T세포(suppressor T cell)가 나오고 이어서 보조T세포(helper T cell)가 분화하여 혈액으로 나온다고 알려져 있으나, 이 기구가 성숙하려면 생후 15~16개월이 걸린다.

(2) 지 라

지라(spleen, 비장)가 형성되는 시기는 태생기(胎生期)의 4~5주이지만, 이 시기에 이미 포식작용을 하는 세포가 있다. 즉 가장 원시적인 면역담당세포이다.

지라는 포식세포(주로 조직구)가 많이 모인 기관으로, 포식·처리기능을 맡는다. 노화한 적혈구가 처리되는 장소인데, 이 부위는 적색속질(red pulp)이라고도 한다. 지라는 원래 *부위림프절(regional lymph nodes)이었던 것을 반영한 기구로, 동맥주위에 T세포가 분포하며, 그 주위에 *난포(follicle)를 만드는 것이 B세포이다. 한편 백색속질(white pulp)의 동맥주위에는 림프구가 분포되어 있다.

(3) 림프절

림프절(lymph node)은 림프관을 따라 몸통과 팔다리의 연결부위 부근에 많이 분포하며, 림프구가 많이 모여 있다. 겉질의 림프소포(lymphatic follicle)에는 B세포가, 겉질주위에는 T세포가 모여 있다. 그밖에 동굴(sinusoid) 속에는 큰포식세포가 들어 있다. 림프소절(lymphatic nodule)의 중심부근에 있는 가지세포(den-

---

*부위림프절(regional lymph nodes)

사람의 몸에는 림프관이 그물망처럼 분포되어 흐르고 있다. 그리고 이 '림프관의 관문'으로서 여러 곳에 림프절이 배치되어 있다. 그중에서 장기 가까이에 있어 그 장기와 연관되는 림프절을 부위림프절이라고 한다. 예를 들어 팔림프관의 림프절은 겨드랑이에 있고, 다리는 샅굴부위에 있다. 또 팔의 부위림프절은 겨드랑림프절(axillary lymph nodes), 다리의 부위림프절은 샅고랑림프절(inguinal lymph nodes)이다.

*난포(follicle)

림프구가 덩어리를 이루는 구조를 난포(follicle, 소포)라고 한다. 면역자극이 없는 상태에서 모여 있는 것이 일차난포(primary follicle)이고, 면역자극을 받은 종자중심(germinal center)을 갖는 것이 이차난포(second follicle)이다. 종자중심에는 B세포 가운데 형질세포로 분화하지 않은 것이 분포되어 있는데, 이 세포를 여포중심세포(follicular center cell)라고 한다.

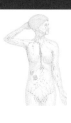

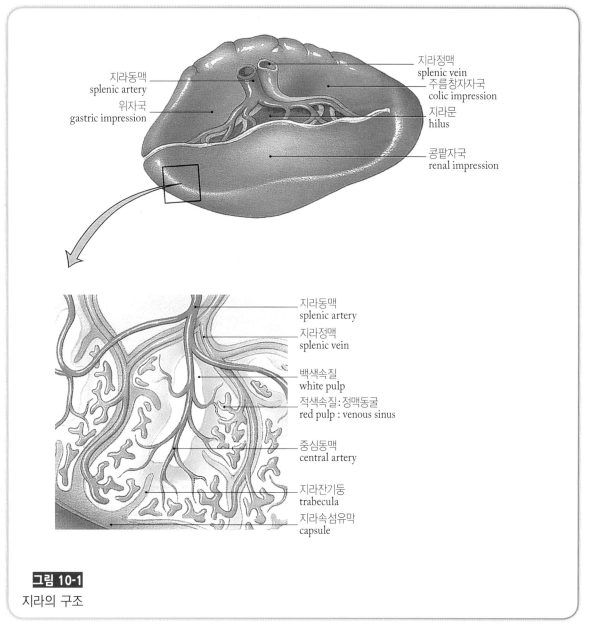

지라동맥
splenic artery

위자국
gastric impression

지라정맥
splenic vein

주름창자자국
colic impression

지라문
hilus

콩팥자국
renal impression

지라동맥
splenic artery

지라정맥
splenic vein

백색속질
white pulp

적색속질 : 정맥동굴
red pulp : venous sinus

중심동맥
central artery

지라잔기둥
trabecula

지라속섬유막
capsule

그림 10-1
지라의 구조

dritic cell)가 림프절 안에서 면역반응에 관여한다.

림프절은 이러한 T · B세포나 큰포식세포에서 이물질 등을 포착 · 처리하기 때문에 '림프관의 관문'이라
고도 불린다. 이러한 림프절은 부위림프절(regional lymph nodes)이라고 하며, 인체의 일정한 영역을 방어
하고 있다. 또한 림프계통은 사이질액의 물을 혈액(정맥)으로 되돌리는 작용도 한다.

(4) 기타 면역관련기관

① 파브리시우스주머니

B세포계는 T세포계보다 약간 늦게 성숙한다. 조류는 파브리시우스주머니(bursa of Fabricius)에서, 사람

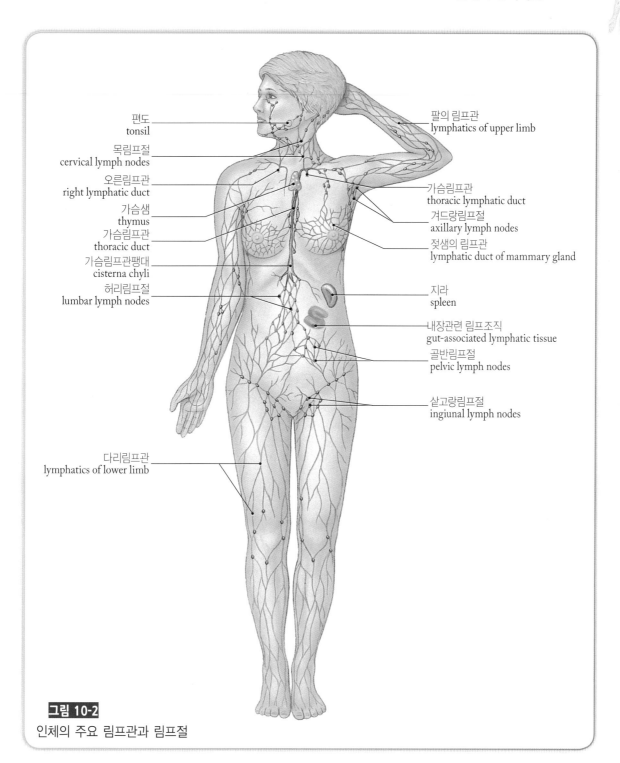

편도
tonsil

목림프절
cervical lymph nodes

오른림프관
right lymphatic duct

가슴샘
thymus

가슴림프관
thoracic duct

가슴림프관팽대
cisterna chyli

허리림프절
lumbar lymph nodes

다리림프관
lymphatics of lower limb

팔의 림프관
lymphatics of upper limb

가슴림프관
thoracic lymphatic duct

겨드랑림프절
axillary lymph nodes

젖샘의 림프관
lymphatic duct of mammary gland

지라
spleen

내장관련 림프조직
gut-associated lymphatic tissue

골반림프절
pelvic lymph nodes

샅고랑림프절
inguinal lymph nodes

그림 10-2
인체의 주요 림프관과 림프절

은 파브리시우스주머니 상동기관(homologue)·혈액섬(blood island)·간 등에서 생육하여 분화해가지만, 이 기구의 성숙에도 T세포와 비슷한 기간이 걸린다.

　② 점막부속림프조직

　점막부속림프조직(MALT : mucosa-associated lymphoid tissue)은 소화관·기관·요로의 점막밑조직에

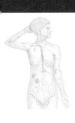

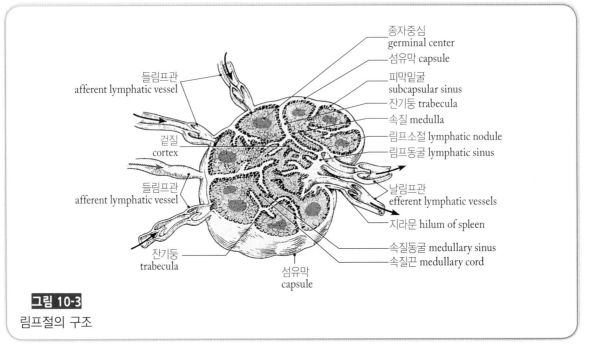

들림프관
afferent lymphatic vessel

종자중심
germinal center

섬유막 capsule

피막밑굴
subcapsular sinus

잔기둥 trabecula

속질 medulla

림프소절 lymphatic nodule

림프동굴 lymphatic sinus

겉질
cortex

들림프관
afferent lymphatic vessel

날림프관
efferent lymphatic vessels

지라문 hilum of spleen

잔기둥
trabecula

속질동굴 medullary sinus
속질끈 medullary cord

섬유막
capsule

그림 10-3
림프절의 구조

심화학습

암죽

작은창자점막의 창자융모중심부분에는 중심림프관(central lacteal)이라는 막힌끝(cecum, 盲端)의 림프관이 광범위하게 분포되어 있다. 흡수된 지방은 혈관이 아니라 이 림프관으로 들어간다. 지방이 풍부한 림프는 우유처럼 하얗게 탁해져 있기 때문에 암죽(chyle)이라고도 한다.

림프기관(장치)과 림프절

림프기관(림프장치)은 중추(일차)림프계통기관과 말초(이차)림프계통기관으로 나누어진다. 전자에는 가슴샘과 파브리시우스주머니(bursa of Fabricius) 상동기관(homologue)이 있고, 후자에는 림프절·편도·파이어판(Peyer's patch)·지라 등이 있다. 후자는 전자에서 분화·성숙하거나 림프구가 분포하는 곳이다.

편도는 목구멍에 있으며, 병원성미생물의 체내침입, 때로는 기도침입을 감시한다. 목구멍편도·인두편도·혀편도·귀인두관편도를 합쳐 발다이어고리(Waldeyer's ring)라고도 한다. 파이어판은 돌창자끝에 있으며, 림프구가 점막 안에 모여 짚신과 같은 형태를 하고 있다. 소화관의 면역장치 중 하나로 볼 수 있다.

림프절은 림프관을 따라 몸통과 팔다리의 연결부근 가까이에 많이 분포하고, 림프구가 많이 모여 있다. 겉질의 림프소절에는 B세포, 겉질주위에는 T세포가 모여 있다. 이밖에 동굴 속에는 큰포식세포가 들어 있다. 림프절은 이러한 T·B세포나 큰포식세포에서 이물질 등을 포착·처리하므로 '림프관의 관문'이라고도 한다. 이러한 각각의 림프절은 부위림프절이라고도 하며, 일정한 영역의 방어를 담당하고 있다.

비르효의 림프절전이

위암이 왼정맥각(left venous angle) 림프절로 전이되는 것을 비르효(Virchow, R.)의 림프절전이라고 한다. 위의 주위에도 많은 부위림프절이 있지만, 이것들을 침범하고 가슴림프관의 흐름에 타서 배안을 나와 전이한 것으로, 위암이 진행된 상태를 나타낸다.

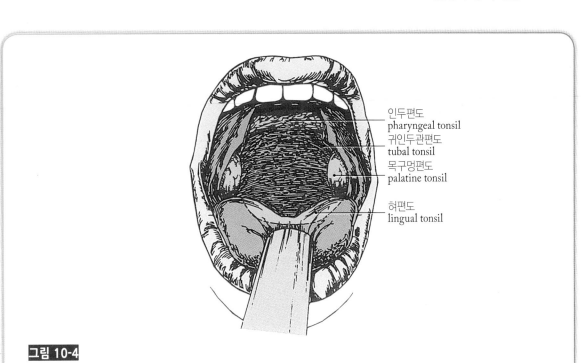

인두편도
pharyngeal tonsil
귀인두관편도
tubal tonsil
목구멍편도
palatine tonsil
혀편도
lingual tonsil

그림 10-4
발다이어고리

있는 T세포, B세포, 형질세포 등이 모인 림프소절모양의 구조물이다. 인두에 있는 편도나 돌창자끝에 있는
파이어판(Peyer's patch)도 발달한 림프조직이다.

 심화학습

점막면역

　점액 속에서 분비되는 IgA가 관여하는 면역기전을 점막면역(mucosal immunity)이라고 한다. 이 면역반응을
유도하는 조직으로 점막부속림프조직(MALT : mucosa-associated lymphoid tissue)이 최근 주목받고 있다.

2. 특이방어기전

　특이방어기전은 특정한 병원성미생물이나 이물질에 대해 정해진 방위태세를 갖춰 대응하는 구조이다.
최초로 병원성미생물 등의 침입이 있는 경우(1차감염) 그것을 '자기'가 아닌 것(이것을 '자기'의 반대개념으
로 '비자기/nonself'라고 한다)으로 인식하여 자신을 공격해오는 표적에 대해 방어태세를 갖춘다. 한 번 이
물질의 침입(감염)을 경험하면 같은 이물질이 다시 침입해올 때 그 이물질에 대해 특이적으로 방어하는 자
세를 갖춘다. 특이방어기전은 특히 두 번째 이후 이러한 이물질의 침입에 대해 개개의 방어장치나 방어방법
을 강구하여 대응하는 특별한 방어이다.

　면역계통에서 이러한 방어장치의 대표는 항체(antibody, 면역글로불린)이고, 면역반응을 일으켜 항체를

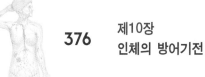
만들게 하는 병원체 등의 이물질을 항원(antigen)이라고 한다. 그러나 항체에 의한 방어만으로는 대항할 수 없는 병원성미생물인 경우에는 큰포식세포나 활성화림프구 등의 포식세포를 증식·동원하여 강력한 방어 태세를 펼친다. 이 구조는 항원에 접함으로써 획득되는 면역기전이기 때문에 '획득면역(acquired immunity)'이라고도 한다.

 심화학습

> **면역관용**
>
> '비자기(nonself)'를 배제하는 구조가 면역이지만, 세포에서는 면역세포에 인접한 다른 세포도 '비자기'가 된다. 그러나 실제로 여기에서 공격반응은 일어나지 않는다. 즉 여기에서는 '자기'를 다치게 하지 않는 구조의 존재가 시사되는데, 이러한 구조를 '면역관용(immune tolerance)'이라고 한다. 면역관용이 어떻게 성립하는가에 관해서는 여러 가지 이론이 있으나, 유전적으로 결정되는 것이 아니라 후천적으로 획득되는 것은 분명하다.

특이방어기전에는 다음의 2종류가 있다.

첫째는 비특이방어기전에 의해 처리되는 병원성미생물이 큰포식세포 속에서 여러 신호를 변환시킬 때 면역을 담당하는 세포에 전달되면(이것을 항원제시/antigen presentation라고 한다) 면역담당세포의 분화·증식을 촉진하여 그 세포 자신이 면역반응의 주체가 되는 것이다. 둘째는 항체(면역글로불린)생성을 중심으로 한 면역기전(immunomechanism)이다. 전자를 세포면역(cellular immunity), 후자를 체액면역(humoral immunity)이라고 한다. 큰포식세포의 포식작용은 항상 이 두 가지 면역계통과 나란히 발동된다.

두 번째 감염이 일어난 때에는 표적이 되는 미생물에 대해 첫 번째 감염 때보다 강하고 즉시적이며, 보다 장기적인 반응이 일어난다. 이것은 면역담당세포 가운데 축적된 '면역기억(immunologic memory)'이 기반이 되기 때문이다.

감염에 의해 같은 병원성미생물에 대해 방어력이 강해지는 현상은 백신접종에 의해 얻어지는 면역인 능동면역(active immunity)에도 적합한데, 이는 면역의 일차응답과 이차응답으로 설명된다. 체액면역의 항체생성을 예로 들면 첫 번째 반응보다 두 번째 반응이 크고 신속한 반응이 되는데, 이것을 부스터효과(booster effect, 추가면역효과라고도 함)라고 한다. 백신을 접종하는 목적(이차접종하면 효과가 커진다)이나 홍역 등과 같이 일생에 한 번밖에 걸리지 않는 바이러스감염구조도 이 예로 설명할 수 있다.

비특이방어기전의 포인트는 다음과 같다.

- '자기'와 '비자기'의 인식
- 과거에 있었던 감염의 '기억'
- '비자기'에 대해 특수화된 방어

1) 면역계통의 세포 및 도움체

(1) 면역담당세포

면역계통에서는 '자기'와 '비자기'의 인식이 전제되지만, 그 전에 먼저 최초로 표적을 발견하고 식별하는

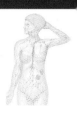

단계가 필요하다. 이 역할을 담당하는 것이 백혈구의 하나인 단핵구(monocyte)에서 분화된 조직구(혈관 밖으로 나오면 큰포식세포가 된다)이다. 큰포식세포가 표적을 포식하여 처리·분해한 분자수준의 정보를 T세포(T림프구)에 전달하는데, 이것을 기반으로 림프구가 면역계통의 반응을 계속해서 일으키는 구조가 된다. 면역계통에서 큰포식세포가 최초로 T세포에 표적정보를 발신하는 것을 항원제시(antigen presentation)라

 심화학습

항원자극에 의한 면역의 갱신

면역의 일차응답을 일으킬 때 예방접종만 한 경우와 진짜 병에 걸린 경우의 항원노출량은 엄청나게 다르다. 유아기에 감염증에 걸렸다면 두 번째로 발증하는 경우가 매우 드물지만, 예방접종만 했을 경우에는 홍역·백일해·결핵 등에 걸리거나 증상이 나타날 가능성이 높다고 한다. 이것은 한 번의 예방접종에 의한 항원노출만으로는 충분한 면역기억이 형성·유지·갱신되지 않는다는 것을 의미한다. 그리고 항상 병원체(항원)와 접촉이 반복됨으로써 면역기억이 갱신·유지된다는 사실이 알려지게 되었다. 지속적인 병원체 노출이 없으면 10년 정도 지나면 면역기억은 거의 소실되어버린다고 한다.

세포면역과 체액면역

면역연구의 역사를 보면 19세기 말 항체에 관련된 면역반응, 즉 체액면역에 대한 연구가 활발히 이루어져 일정한 성과가 있었다. 이 연구과정 중에 어느 개체에 다른 개체의 혈장을 이입해도 면역계통이 재구축되지 않는 케이스가 발견되었다. 한편으로는 상해발생부위에 세포침윤(cellular infiltration)이 나타나는 것을 발견한 메치니코프(Elie Metchnikoff)가 면역에 세포가 관여하고 있다는 '세포면역(cellular immunity)'의 개념을 제창했으나, 그 실태가 명확히 밝혀진 것은 20세기에 들어와서였다.

오늘날 면역계통은 다양한 시스템이 교묘히 연계되어 효과를 발현시키고 있으며, 과거처럼 세포면역(cellular immunity)과 체액면역(humoral immunity)을 구별하지 않게 되었다. 대략적으로 말하면 항체가 관여하는 것을 체액면역이라 하고, 그 외의 기전은 어떤 형태로든 세포가 관여하고 있다고 할 수 있다.

일차면역반응과 이차면역반응

인체가 처음으로 세균 등의 어떤 이물질(이것을 '항원'이라고 한다)과 맞닥뜨렸을 때의 면역반응을 *일차면역반응(primary immune response)이라고 한다. 일반적으로는 항원과 처음 접한 경우에는 일정기간을 거쳐 서서히 면역글로불린(항체)이 증가하다가 결국 소실되는데, 그것이 피크에 달하기까지의 기간을 10일부터 2주간으로 보고 있다.

이차면역반응(second immune response)은 같은 항원에 두 번째 이후로 접한 경우의 면역반응이다. 이차면역반응에서는 항원과 접촉한 후 조기에 급격히 다량의 면역글로불린이 장기간 생성된다. 이것은 면역담당세포(이 세포를 '기억세포'라고 한다)가 표적(항원)의 자극을 기억하고 있기 때문이다. 자연계에 존재하는 항원의 종류는 100만 종에 달하는 것으로 알려져 있으나, 인체는 그러한 항원에 대해 개별적으로 대응하는 항체를 체내에 만들어낸다.

***일차면역반응(primary immune response)**
면역반응의 초기단계로, 항원인식 후부터 항체가 만들어지기까지의 반응을 말한다. 항원제시를 받은 T세포에서 방출되는 사이토카인에 의해 B세포로부터 형질세포로의 분화가 촉진되어 항체의 생성·분비가 일어난다. 그 후 이런 세포의 작용에 의해 실제로 이물질이 배제되는 과정이 면역반응이다.

하고, 그러한 작용을 하는 세포를 *항원제시세포(antigen presenting cell)라고 한다.

큰포식세포 외에 중요한 항원제시세포는 피부에 분포하는 랑게르한스세포(Langerhan's cell)나 림프절에 존재하는 가지세포(dendritic cell)이다. 이것들도 특히 지금까지 항원과 한 번도 접한 적이 없는 T세포(naive T cell)로의 항원제시(antigen presentation)를 담당하고 있다.

면역계통을 담당하는 세포 중에서 다음으로 중요한 것은 림프구이다. 이는 각종 항원제시세포로부터 항원자극을 받아 증식·분화되어 기능을 발휘하는 세포인데, 여기에는 T세포(T림프구)와 B세포(B림프구)가 있다. T세포는 항원제시를 받으면 증식·분화를 시작한다. 어떤 세포는 스스로 항원에 대해 공격능력을 갖고, 어떤 세포는 B세포에 자극(사이토카인)을 보내 B세포의 분화를 촉진시킨다. B세포는 분화하여 *형질세포(plasmacyte, plasma cell)가 되어 항체를 생성하는 기능을 갖는다.

(2) 도움체

도움체(complement, 보체)는 면역에 관여하는 일련의 단백질로 20종류 이상으로 되어 있다. 그 작용은 염증의 조절이라고 하지만, 크게 나누면 다음의 2가지 계통이 있다.

첫째는 비특이방어기전의 반응에 참가하여 포식세포와 공동으로 작용하는 것이다. 이것은 항체가 나타나기 전에도 존재하고 있었으며, 가장 기본적인 인체방어기구이다.

둘째는 보다 진화된 단계인데, 이는 혈중에서 항체가 생성되어 항원항체반응이 일어난 후에 기능하는 것이다(즉 도움체는 인체방어의 초기와 후기에 두 번 나타난다).

도움체의 주요기능은 다음과 같다.

- 포식작용을 항진시키는 *옵소닌(opsonin)작용
- 염증부위에 포식세포를 유주시키는 *화학주성(chemotaxis)
- 염증부위에 혈류를 증가시켜 혈관의 투과성을 항진시키는 작용

---

*항원제시세포(antigen presentation cell)

면역계통이 활성화될 때에는 대상을 명확히 해둘 필요가 있는데, 이 기능을 항원제시세포가 담당한다. 대표적인 것은 큰포식세포(macrophage)이다. 큰포식세포는 혈액 속에는 단핵구(monocyte), 조직 내에서는 조직구(histiocyte)라고 한다. 조직 속에서는 피부·림프절·지라·가슴샘 등에 들어 있다. 또한 가지세포(dendritic cell)라는 같은 계통의 세포도 있어 림프절에서 T세포에 효율적으로 항원정보를 제공하고 있다. 피부에서는 랑게르한스세포(Langerhan's cell)가 같은 기능을 담당하고 있다. 또한 큰포식세포는 감염초기에 비특이방어로 나타나지만, 특이방어에도 다시 한 번 동원되어 매우 중요한 역할을 한다.

*형질세포(plasmacyte, plasma cell)

B세포가 최종적인 분화를 이루는 세포. 항체를 생성하므로 항체생성세포라고도 한다.

*옵소닌(opsonin)작용

세균표면을 코팅하여 포식세포에게 포식되기 쉽게 만드는 작용.

*화학주성(chemotaxis)

화학물질쏠림성(주화성)이라고도 한다. 화학주성물질의 농도기울기에 따라, 혹은 염증부위나 항원이 존재하는 부위를 향해 한 방향성으로 포식세포나 물질 등이 이동하는 성질. 화학주성물질에는 세균 자체를 생성하는 물질이나 도움체 성분이 있다. 호중구는 농도차가 자극이 되어 어떤 물질의 농도가 높은 쪽으로 이동한다.

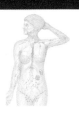

　　・세균의 세포막을 파괴하여 세포를 융해시키는 작용(bacteriolysis, 세균용해)

　　도움체는 기본적으로 11종류가 있으며, C1부터 C9까지로 순차적으로 활성화되는 경로(고전적 경로 혹은 제1경로)와 C3부터 반응이 진행되는 경로(제2경로 혹은 변도경로)가 있다. 고전적 경로는 항원항체복합체가 반응의 계기를 만드는 반응이며, 제2경로는 항원항체반응을 거치지 않고 직접 도움체(C3)의 활성화로부터 일어나는 경로이다. 제2경로는 면역계통의 발달에서부터 항원에 규정받지 않고 시작되는 도움체의 활성화인데, 이는 보다 원시적인 반응이다.

2) 항원과 항체

(1) 항원과 항체

　　면역반응을 일으키는 것을 면역학 용어로 항원(Ag : antigen)이라고 한다. 자연계에 있는 100만 종 외에도 인공적으로 만들어낸 독극물 등이 항원이 될 수 있다. 항원으로서 면역반응을 유도할 수 있는 성질을 면역원성(immunogenicity)이라고 한다. 이 반응을 통해 체내에 항체(Ab : antibody)가 만들어진다. 항체는 면역글로불린(immunoglobulin)이라는 특수한 단백질이다.

　　항체나 림프구와 반응할 수 있는 성질을 반응원성(antigenicity, 항원성)이라고 한다. 면역원성과 반응원성을 모두 갖고 있는 물질을 완전항원(complete antigen)이라고 하고, 반응원성만 갖고 있는 물질을 불완전항원(incomplete antigen) 혹은 합텐(hapten)이라고 한다. 합텐은 대형단백질과 결합하여 면역원성을 가질 수 있게 된다.

　　항원과 항체의 관계는 열쇠와 열쇠구멍과 같아서 보통 일 대 일로 대응할 뿐이다. 항체는 특수한 구조에 의해 항원과 결합하여 항원항체복합체(antigen-antibody complex)를 만들고 항원을 무력화시킨다. 이러한 반응을 항원항체반응(antigen-antibody reaction)이라 하고, 항원의 무력화를 중화(neutralization)라고 한다.

(2) 항체(면역글로불린)

　　체액면역의 주역인 항체(Ab)의 본체는 면역글로불린(Ig : immunoglobulin)이라는 특수한 구조의 단백질(polypeptide)이다. 면역글로불린의 기본형은 4줄기의 사슬로 이루어진 단백질로, 2줄기의 무거운사슬(heavy chain : H사슬)과 2줄기의 가벼운사슬(light chain : L사슬)로 되어 있다. 이것이 집합하여 Y자형의 구조를 이루고, 그 구조 중 일부에서 항원과 결합된다.

　　결합부분의 구조는 가변영역(Fab : fragment/variable)인데, 이것의 아미노산 배열형태는 다양하다. 그 종류는 항원의 수 이상으로, 이론상으로는 수천만 종류가 있다고 한다. 한편 줄기부분에는 항체별 차이가 그다지 없어서 고정영역(Fc : fragment/constant)이라고 한다. 이 구조가 면역글로불린의 기초단위이다.

　　형질세포로부터 생성된 항체는 구조와 성질에 따라 IgG, IgA, IgM, IgE, IgD의 5종류(클래스)로 나뉜다.

　　IgG는 혈청 중 주요 면역글로불린(약 80%)으로, 세균이나 바이러스에 대해 인체를 방어하는 기능이 주가 된다. 이것은 기초단위 1개로부터 이루어진 단량체(monomer, 일량체)로, 2군데의 Fab부분을 갖는 2가의 항체이며, 2종류의 항원과 반응할 수 있다. 유일한 이행항체(maternal antibody)이다.

　　IgA는 점막분비액에 포함되어 있으며, 점막면역의 주체가 된다. 여기에는 단량체, 이량체(dimer), 삼량체

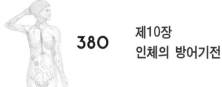
(trimer)가 있다.

　IgM은 감염 초기에 나타나는 것으로, 기초단위 5개부터 이루어지는 오량체이다.

　IgE는 리아진(reagin)이라고도 불리는 단량체이다. I형(즉시형)알러지반응을 일으키는 항체의 활성을 가지며, 피부의 *비만세포(히스타민을 세포질 내에 갖는다)나 호염기구에 결합하는 능력이 높다.

　IgD는 단량체이며, 그 역할에 대해서는 명확히 밝혀져 있지 않다.

표 10-4. 면역글로불린의 기능과 구조 및 혈중농도

면역글로불린	기능	구조	혈중농도
IgG	이차면역반응의 주요항체. 태반을 통과할 수 있다.	단량체	1,200
IgA	점막면역의 항체. 모유에도 포함되어 있다.	단량체, 이량체, 삼량체	300
IgM	일차면역반응의 주요항체	오량체	120
IgD	B세포 표면에서 발현되지만 기능은 불명	단량체	20
IgE	리아진으로서 비만세포에 결합. 알러지를 일으키는 항체	단량체	0~0.2

3) 체액면역

　항원제시세포, T세포, B세포, 그리고 최종적으로는 B세포가 분화된 형질세포(plasma cell)가 생성하는 항체(면역글로불린)에 의해 발동된 면역기전이 체액면역(humoral immunity)이다.

　항원제시세포가 T세포에 항원정보를 전달하면, 이때 정보전달을 받은 T세포는 활성화된다. 활성화된 T세포의 일부는 보조T세포로 분화하지만, 다양한 사이토카인의 영향에 의해 Th_1세포와 Th_2세포로 분화된다. 이 중 Th_2세포가 B세포를 자극하는 사이토카인(인터류킨-4 : IL-4)을 분비한다. 이 사이토카인은 B세포를 자극하여 활성화시키고 형질세포로의 분화를 촉진한다. 이 형질세포(항체생성세포)가 항체를 생성한다. 이 일련의 흐름을 체액면역반응이라고 한다.

　T세포 중에는 B세포의 반응을 억제하는 것도 있는데, 이것을 억제T세포(suppressor T cell)라고 한다.

　체액면역은 항체에 의한 면역반응이지만 T세포, B세포의 활성화가 그 조정에 깊이 관여하고 있다. 이렇듯 면역계통은 체액면역과 세포면역 모두 하나의 기능적인 인체방어기전에 편입되어 서로 잘 조정해가면서 기능한다.

4) 세포면역

세포면역은 지연형 알러지반응의 연구에서 발견되었다. 항체에 의한 것이 아니라 림프구가 직접 관여하

---

*비만세포(mast cell)

　호염기성의 과립이 여러 개 있는 세포로, 혈액의 다능성줄기세포(pluripotent stem cell)에서 유래하지만, 뼈속질계통의 세포와 달리 전구세포(precusor cell)의 단계에서 조직 안으로 나와 분화·증식한다.

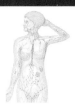

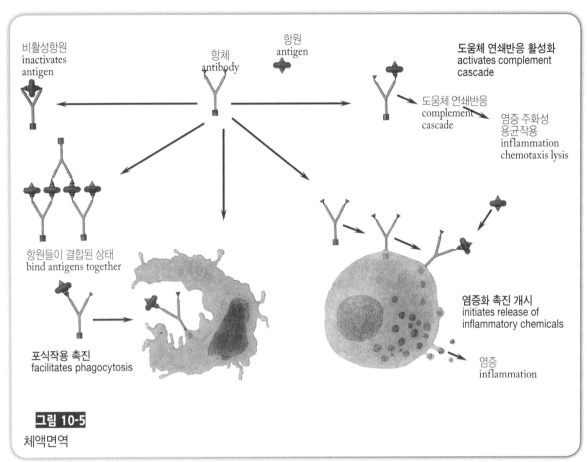

그림 10-5
체액면역

심화학습

면역의 2가지 형태

체액면역과 세포면역을 모두 획득하려면 항원제시세포와 T세포의 기능이 분화되어야 하지만, 체액면역에는 여기에 B세포의 기능분화가 더해진다.

림프구의 분화와 명칭

T세포와 B세포(림프구)는 모두 조혈줄기세포(hematopoietic stem cell ; 뼈속질로 만들어진 세포로 다능성줄기세포라고도 한다)에서 유래하지만 성숙과정이 있는 시기로, T세포는 가슴샘(thymus)을 통과하면서 T세포의 기능을 획득한다. B세포는 조류의 경우 파브리시우스주머니(bursa of Fabricius)에서 분화·성숙하는 시기가 있어서 이 명칭이 붙었다. B세포는 항체를 생성하는 형질세포(plasma cell)로 분화되어간다.

사람이나 포유류는 파브리시우스주머니를 갖고 있지 않지만, 태아의 간에 있는 혈구와 성인의 뼈속질에서 B세포가 만들어지는데, 이러한 장치들을 파브리시우스주머니 상동기관이라고 부르기도 한다. 또한 T·B세포 모두 성숙 후에는 지라나 림프절에 들어 있다.

는 방어반응이다. 이 기전의 주역은 T세포(T림프구)이다. 항원제시세포로부터 항원정보를 받은 T세포는 증식·분화를 시작하지만, 분화한 T세포가 직접 표적(항원)을 공격하고, 다양한 사이토카인을 분비하여 다

표 10-5. 주요 T세포의 종류와 기능

명칭	주요 기능
보조T세포1(Th₁)	세포상해성 T세포·NK세포·큰포식세포의 활성화
보조T세포2(Th₂)	B세포의 활성화(체액면역활성화)
억제T세포(Ts)	B세포의 활성화억제(체액면역억제)
세포상해성 T세포(Tc)	세포작동성 세포상해능력의 항진
살해세포(K :)	항체의존성 세포작동성 세포상해능력의 항진
자연살해세포(NK)	직접적인 세포상해능력(자연면역)의 항진
기억세포(TM)	항원의 기억

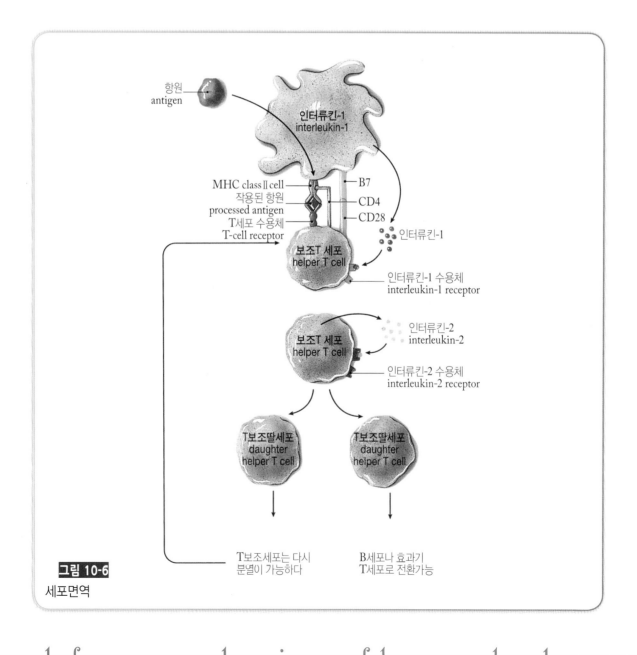

그림 10-6

세포면역

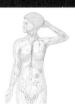

른 세포를 활성화시켜 면역반응을 발현시킨다. 전자에 관여하는 T세포가 *세포상해성 T세포(살해T세포)인데, 이는 바이러스감염세포를 배제하는 기능 외에도 장기를 이식할 때 거부반응을 일으키기도 한다. 후자는 Th₁세포가 대표적이며, 지연형 알러지반응에 관여하고 큰포식세포를 활성화시켜 염증을 유도한다.

항원과 전혀 접한 적이 없는 미접촉T세포(naive T cell)는 항원제시세포로부터 항원자극을 받으면 감작T세포(sensitized T cell)가 된다. 이 감작T세포는 체액면역에 관여하는 보조T세포, 억제T세포를 비롯하여 세포상해성 T세포, 기억세포(memory T cell) 등의 세포로 분화함과 동시에 다양한 사이토카인을 분비한다.

 심화학습

T세포와 HIV

이식면역과 관련하여(거부반응) 종양면역을 담당하는 것은 세포면역의 주역인 T세포이다. 후천성면역결핍증후군(AIDS : acquired immunodeficiency syndrome)은 사람면역결핍바이러스(HIV : human immunodeficiency virus)가 보조T세포(CD₄양성 T세포) 안으로 침입하여 증식하고, 이 T세포를 파괴하기 위해(세포소멸/apoptosis 유도) 면역력, 특히 체액면역을 빼앗아 발생하는 면역결핍상태이다.

5) 알러지반응

병원성미생물 등의 이물질에 반응하여 인체를 방어하는 구조가 면역반응의 기본이다. 통상적으로는 면역반응에 따라 임상증상을 나타내지는 않지만 경우에 따라 다양한 임상증상이 나타나기도 하는데, 이러한 현상을 *알러지(allergy)라고 한다. 과잉면역반응에 의해 나타나는 임상증상이라는 의미로 '과민증(hypersensitivity)'이라는 용어도 사용된다. 쿰스(R. R. A. Coombs)와 겔(P. G. H. Gell)이 제창한 I∼IV형의 분류가 널리 사용되고 있다.

 심화학습

알러젠(allergen, 알러지항원)

알러지체질이 있는 사람의 몸속에는 어떤 종류의 항체가 존재한다. 항체가 특이적으로 결합하는 항원을 알러젠이라고 하는 경우가 많은데, 정확히는 항체와 반응하여 알러지를 일으키는 항원을 가리킨다.

---

*세포상해성 T세포(cytotoxic T-cell)
종양세포·세균·바이러스 등 특이적인 항원인식을 기초로 표적에 대해 특이적으로 일하는 세포. 살해T세포(killer T cell)라고도 하며, 이식면역(transplantation immunity, 移植免疫)과도 연관된다.

*알러지(allergy)
1906년 오스트리아의 소아과의사 본 피르케(Von Pirquet)가 혈청요법을 연구하던 중에 제창한 개념으로, 그리스어 'allos'(altered, 다른)와 'ergon'(action, 반응)을 조합한 조어이다.

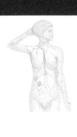
Ⅰ～Ⅲ형에는 면역글로불린이, Ⅳ형에는 T세포가 관여하고 있다. 면역반응출현의 빠르기로부터 Ⅰ～Ⅲ형은 즉시형이라 하고, Ⅳ형은 지연형이라고 한다. 각각의 형태에 대응하는 다양한 질환이 있다.

표 10-6. 알러지와 질환

Ⅰ형 알러지	Ⅱ형 알러지	Ⅲ형 알러지	Ⅳ형 알러지
아나필락시스(anaphylaxis, 과민증) 아토피성피부염(atopic dermatitis) 기관지천식(bronchial asthma)	용혈성빈혈(hemolytic anemia) 바제도병(Basedow's disease) 중증근육무력증(myasthenia gravis) 백색조직이식거부(white graft rejection)	토리콩팥염(glomerulo-nephritis) 혈청병(serum sickness)	접촉피부염(contact dermatitis) 결핵종(tuberculoma) 한센병(Hansens disease) 심부진균감염증(deep mycosis)

 심화학습

Ⅰ형 알러지반응의 구조

Ⅰ형 알러지반응은 다음 세 가지 기전에 의해 일어난다.

- 최초 항원(알러젠)과 접촉하여 미접촉T세포가 *감작되어 Th₂세포로 분화하여 활성화된다. Th₂세포는 B세포를 자극하여 형질세포로 분화시키고, 항원특이성이 높은 IgE를 생성한다. 이 특이적 IgE의 Fc부분은 비만세포나 호염기구의 Fc수용체부분과 단단히 결합한다(비만세포와 호염기구의 감작).
- 같은 항원에 노출되어 비만세포·호염기구표면의 특이적 IgE와 항원이 결합하면 이것이 자극이 되어 탈과립을 일으키고, 과립 중에서 히스타민(histamine), 세로토닌(serotonin), 류코트리엔(leukotriene) 등의 화학전달물질(chemical mediator)이 세포 밖으로 방출된다.
- 이러한 물질은 민무늬근육수축, 혈관확장, 혈관투과성항진, 샘분비항진 등을 일으키기 위해 여러 가지 임상증상(이 반응을 *아나필락시스반응이라고 한다)을 일으킨다. 증상은 국소성인 것과 전신성인 것이 있다.

Ⅰ형 알러지발증을 피하기 위해서는 항원물질을 특정하고, 이것을 멀리해야 한다. 방출된 화학전달물질의 작용을 억제시키는 약물(항히스타민제 등)과 화학전달물질의 유리를 억제시키는 약물(항알러지약)이 사용되고 있다. 원인요법으로 *감감작요법(hyposensitization therapy)도 이루어지고 있다.

*감작(sensitization)
한 번 침입한 항원자극을 기억하여 같은 항원의 자극을 다시 받을 때 재빨리 반응할 수 있도록 대응하는 구조. 항원자극의 기억을 갖는 T세포는 감작T세포(sensitized T cell)라고 한다.

*아나필락시스(anaphylaxis)
그리스어의 'ana(반항하다)'와 'phylaxis(방어)'를 어원으로 하는 용어로. 말미잘의 독소를 주사한 개에게 몇 주 후 두 번째 독소를 주사했더니 몇 분 후에 호흡곤란과 쇼크를 보이며 급사한 예가 발견되었는데, 이 현상을 아나필락시스라고 부른 것이 기원이 되었다. 이것은 아나필락시스쇼크를 가리킨다.

*감감작요법(hyposensitization therapy)
알러지의 원인이 되는 항원을 환자에게 소량씩 계속해서 투여하여 알러지반응을 억제하는 치료법이다. 치료법의 근거가 되는 이론으로는 특이항원에 대한 IgG를 생성시킨다는 설과 과잉된 Th₂세포의 활성화를 억제시킨다는 설이 있다.

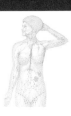

(1) I형 알러지

아나필락시스(anaphylaxis)형 알러지라고도 불린다. 이 반응은 항원에 노출된지 수 분~수 십분의 단시간 만에 증상이 나타나는 것으로, 이때 주역이 되는 항체는 *리아진(reagin)이라는 IgE항체이다. 최초의 항원 노출 시에 이 항체는 비만세포나 호염기구의 표면에 부착될 뿐이었지만, 두 번째로 노출될 때에는 항원항 체반응이 비만세포나 호염기구의 *탈과립반응을 일으켜 과립 속에 존재하는 *히스타민 등의 화학전달물질 (chemical mediator)을 유리시켜 조직에 염증반응을 일으킨다.

일반적으로 부르는 '알러지질환'이 여기에 속한다. 예를 들면 기관지천식, 아토피성피부염, 화분증(pol-lenosis), 두드러기 등이 있다.

(2) II형 알러지

세포상해형 알러지라고도 한다. 세포표면의 항원이 항체와 반응한 결과 항체의 Fc부분이 세포상해세포 (포식세포, NK세포 등)에 부착되어 포식되거나 항원항체복합물이 도움체를 활성화시켜 세포가 융해된다. 질환으로서는 부적합수혈이나 자기면역성 용혈빈혈 등이 있다.

(3) III형 알러지

*아르튀스(Arthus)형 알러지라고도 한다. 항원항체복합체가 도움체계통(complement system)이나 응고계 통(clotting system)을 활성화시켜서 조직상해를 일으킨다. 질환으로는 토리콩팥염, 혈청병(serum sickness) 등이 있다.

(4) IV형 알러지

지연형 반응이라고도 한다. 통상적으로는 국소반응이며, 반응시간은 48~72시간 후이다. 감작된 T세포가 다시 한 번 항원에 접촉하면 사이토카인을 방출하고, 염증반응을 일으킨다. 질환으로는 접촉피부염이 있다. 이 반응을 이용한 검사가 투베르쿨린(tuberculin)반응이다.

---

*리아진(reagin)
I형 알러지에 관여하는 항체인 IgE의 별칭. 비만세포나 호염기구의 표면에 결합하는 성질을 갖고 있다.

*탈과립(degranulation)
과립구(호중구, 호산구, 호염기구)인 백혈구나 비만세포(mast cell)가 세포 속에 있는 작은 알갱이(과립)를 세포 밖으로 방출하는 현상. 과립 속에는 사이토카인 등과 같은 생리활성물질이 들어 있다.

*히스타민(histamine)
히스티딘으로부터 생기는 생리활성아미노(아미노산, 아미노산유도체로부터 탈탄산반응으로 카복실기[−COOH]가 제거된 화합물)로, 미량으로 강한 생리활성을 나타낸다. 혈관투과성항진, 민무늬근육수축, 혈관확장, 샘분비항진 등과 같은 중요한 기능이 있다.

*아르튀스현상(Arthus's reaction)
어느 항원에서 감작된 동물의 피부에 같은 항원을 접종하면 격렬한 염증이 일어나 결국 피부가 괴사해버리는 현상. 면 역복합체가 관여한 반응이라고 한다.

찾아보기

INDEX

ㄴ

INDEX

영 문 편

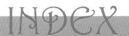

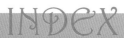

INDEX

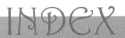

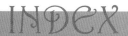

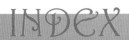

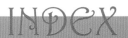

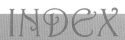